は　じ　め　に

　厚生統計は，保健衛生や社会福祉等の実態を把握し，厚生労働行政の基礎資料を提供するととともに，国民の皆様に利活用されています。本書は，そうした厚生統計について，可能な限りわかりやすく，公的統計の整備に関する第Ⅲ期基本計画など，各種資料等も最新のものを掲載し，さらに，皆様のお手元に置いていただけるよう，サイズもコンパクトなものとなっております。

　本書の前身は古く，昭和37年の「社会統計ハンドブック」にさかのぼります。その後，昭和60年に「厚生統計テキストブック」に改称し，現在，第7版を重ねております。

　本書は，厚生統計をより活用していただけるよう，厚生統計調査の種類，調査の概要，用いられている用語の定義にとどまらず，統計制度やICDや季節調整をはじめとした統計基準，統計調査のオンライン化についても記述しております。

　また，統計調査の実際として企画から公表までの流れについて記述し，分布や相関，推定と検定など統計数理的な内容も盛り込んでおります。さらに，参考として「労働統計調査一覧」「主な労働統計調査の概要」を掲載しております。

　このような特長を持つ本書は，厚生統計の学習書として，社会調査の入門書として広く活用されていますが，従前にもまして活用いただけるものと考えております。

　本書の執筆に当たりましては，厚生労働省をはじめ多くの皆様方のご尽力を賜りました。本書の発行に当たりまして，心から御礼を申し上げる次第であります。

　　令和2年2月

　　　　　　　　一般財団法人 厚生労働統計協会
　　　　　　　　　　会長　　松谷　有希雄

目　　次

第Ⅲ編　統計調査の実際

第Ⅳ編　厚生統計の基礎知識

第Ⅴ編　統計調査のオンライン化

第Ⅵ編　資料集

▶正誤表について

本誌の正誤表を当協会ホームページ (https://www.hws-kyokai.or.jp/) の『正誤情報』に掲載しております。

第Ⅰ編　統計と統計制度

§1　統計とは何か

1.1　統計と統計調査

統計とは，「統計集団（統計の対象となる集団＝ある共通性をもった個体の集まり）について調査した結果，あるいは，当該統計集団に関する業務資料を集計，加工して得られた数字」である。統計の意味および性格として，次のことがあげられる。

① 統計は，集団に関する何らかの情報を伝える数字であり，集団を構成する個体を特定する固有の情報は捨象される。

② 統計は，集団の存在が明確に規定された当該集団から得られるものであり，そのことによって，統計の分析，利用，相互比較が可能となる。

③ 個人や事業体の集団に限らず，社会に存在する具体的な集団は，すべて表示の対象となりうる。

④ 集団の大きさ，構成，特性，内部関連等，その活動の基盤となっているものから，活動の実態に至るまでの広い範囲にわたる内容の表示が可能である。

なお，統計法上は，「統計」の語は上記のように一般的には，集団の性質等を表す数的データを示す用語として広く社会に用いられており，既に各種の法令上で定義を置かずに用いられていることから，特に定義していない。

また，統計調査とは，統計を作成するための調査をいうが，統計法上は，「行政機関等が統計の作成を目的として個人又は法人その他の団体に対し事実の報告を求めることにより行う調査をいう。ただし，次に掲げるものを除く。

一　行政機関等がその内部において行うもの

二　この法律及びこれに基づく命令以外の法律又は政令において，行政機関等に対し，報告を求めることが規定されているもの

三　政令で定める行政機関等が政令で定める事務に関して行うもの」

と定義している（第Ⅰ編「3.2.3統計法の概要」（2. 定義）25頁参照）。

1.2　統計調査の必要性

社会の様々な行動の中で，その方向性を見いだすには，対象となる集団の実態や動向等を把握した，正確で時宜に適した統計情報が必要である。例えば，国や地方公共団体の行政においては，近年の政策決定過程の透明化，国民等に対する説明責任といった要請の中で「証拠に基づく政策立案（EBPM[注1]）」（政策の企画をその場限りのエピソードに頼るのでなく，政策目的を明確化したうえで合理的根拠（エビデンス）に基づくものとすること）の考え方が重要になっており，データに基づいた施策の企画・立案を行い，さらにデータに基づいて施策の効果を判断・評価し，施策の改善を図ることが求められる。施策の具体化に当たっては，様々な方法が考えられる

注1　Evidence-based Policymakingの略。EBPMは，あるべき政策の在り方を追求し，政策の質の向上を目的とするもの。

が，より効率的で有効な施策の展開には，統計情報が不可欠である。しかしながら，こうした個別の政策に対応した統計数値は存在しないことが多いことから，求める統計数値に応じた統計調査を実施する必要がある。行政においては，各種施策についての説明責任と評価を行う義務があり，本質的には，統計なしには行政はありえないといえる^{注2}。

1.3 統計・統計調査の種類

統計調査には様々なものがあるが，その種類を大まかに分けるとすれば，次のとおりである。

[統計の発生源による区分]

第一次統計（直接統計）……統計集団の実態を直接的に把握しようとする統計

第一義統計……その統計を作成することを専一ないし主な目的として実査を行うことにより得られる統計

第二義統計……他の何か，例えば，届け出等行政的な業務に伴って統計数字が作成される場合の統計（業務統計）

第二次統計（間接統計または加工統計）……既存の資料から特定の集団についての情報を得て，これを加工することにより得られる統計

[統計集団の把握時点による区分]

静態統計……統計集団の状況を一時点という時間的規定で把握した統計

動態統計……統計集団の状況を期間という時間的規定で把握した統計

・年に1回実施，1回限りあるいは数年に1回実施される統計調査を静態調査，比較的短い周期，例えば毎月継続して行われる統計調査を動態調査ということがある。

・動態調査の1つとして，調査客体を固定して継続的に調査を行う縦断調査（パネル調査，追跡調査）がある。

[統計調査の方法による区分]

悉皆（しっかい）調査（全数調査）……統計集団を構成する個体全部について調査を行うもの

標本調査（サンプル調査）……統計集団を構成する個体の一部を調査し，その統計集団全体について推測するもの

§2 厚生統計の沿革と役割

2.1 厚生統計の沿革と役割

厚生統計は，①人口動態統計，②保健統計，③社会福祉統計に大別されるが，その始まりは，1938年（昭和13年）の厚生省創設とともに内務報告例から厚生省所管分が移管されて制定された厚生省報告例である。1947年（昭和22年）には総理庁から人口

動態統計が移管されたが，厚生統計の本格的な整備は1940年代後半から50年代前半にかけて行われ，現行調査体系が形成された。その後は部分的な改善にとどまっていたが，1970年代後半に至り，複雑化，多様化した社会事象を的確に把握し，行政に反映させることを目的として，医療施設面，社会福祉施設面，世帯面の統計についての見直しを行い，調査規模の拡大，内容の充実等大幅な改善が図られた。近年においては，2001年（平成13年）の省庁再編による厚生労働省創設を踏まえ，適宜，必要な改善が図られている。

以下，分野別に厚生統計のたどってきた道筋を概観することとする（図2-1）。

2.1.1 人口動態統計

人口動態の把握において重要なものに戸籍制度がある。古くは，西暦645年の大化の改新において，籍に関する制度が定められ，その後，時代の推移とともに，徴貢，徴税，徴兵等の用に供されてきたが，近代的な明治政府が誕生するに及び，1871年（明治4年）に「戸籍ノ法」が制定され，全国的に戸籍簿が作成された。これにより，全国の性別出生数，死亡数が調査され，人口動態調査の第一歩が踏み出された。その後，1898年（明治31年）に戸籍法が制定されるに至り，翌1899年（明治32年）からは，従来のいわゆる表式（集団についての事実を統計表の形式に従って記入）による地方分査（地方公共団体が集計し，国に報告）の方式に代わって出生・死亡・死産・婚姻・離婚の人口動態5事象について1件ごとに調査個票を作成し，これを収集して統計を作成するという中央集査方式がはじめて採用され，近代的な人口動態調査方式が確立した。このような登録制度の整備と，そこから生まれる人口動態統計の精度の向上とを背景に，1891〜98年（明治24〜31年）の死亡統計に基づくわが国の第1回生命表が1902年（明治35年）に作成されている。

第二次大戦後，1946年（昭和21年）に人口動態調査令と死産の届出に関する規程が整備され，さらに翌1947年（昭和22年）9月，人口動態調査はその所管を総理庁統計局から厚生省に移され，直接的に保健行政に活用されることとなった。

近年の動きとしては，人口動態統計の死因分類の基礎となる疾病及び関連保健問題の国際統計分類第10回改訂（ICD-10）が1995年（平成7年）から適用され，2003年（平成15年）1月からは，オンラインによる調査票の収集が開始された。また，人口動態調査は指定統計として指定されていたが，2009年（平成21年）の改正統計法の全面施行後においても，引き続き，重要な統計として基幹統計に指定され，さらに，2014年（平成26年）1月には，基幹統計の名称が「人口動態調査」から「人口動態統計」に変更された。

2.1.2 保健統計

保健統計の収集も明治政府の誕生により整備された。1873年（明治6年）に医療施設の状況と医師数を調査するための「医制取調」制度が敷かれ，翌1874年（明治7年）に「医制」が発布されたが，その中には現在の保健統計の原型がみられる。その後も時代の推移とともに保健統計の整備が図られ，1886年（明治19年）に内務省令による内務報告例が制定された。この内務報告例には保健関係項目が含まれていた。そ

図2-1　厚生統計の沿革

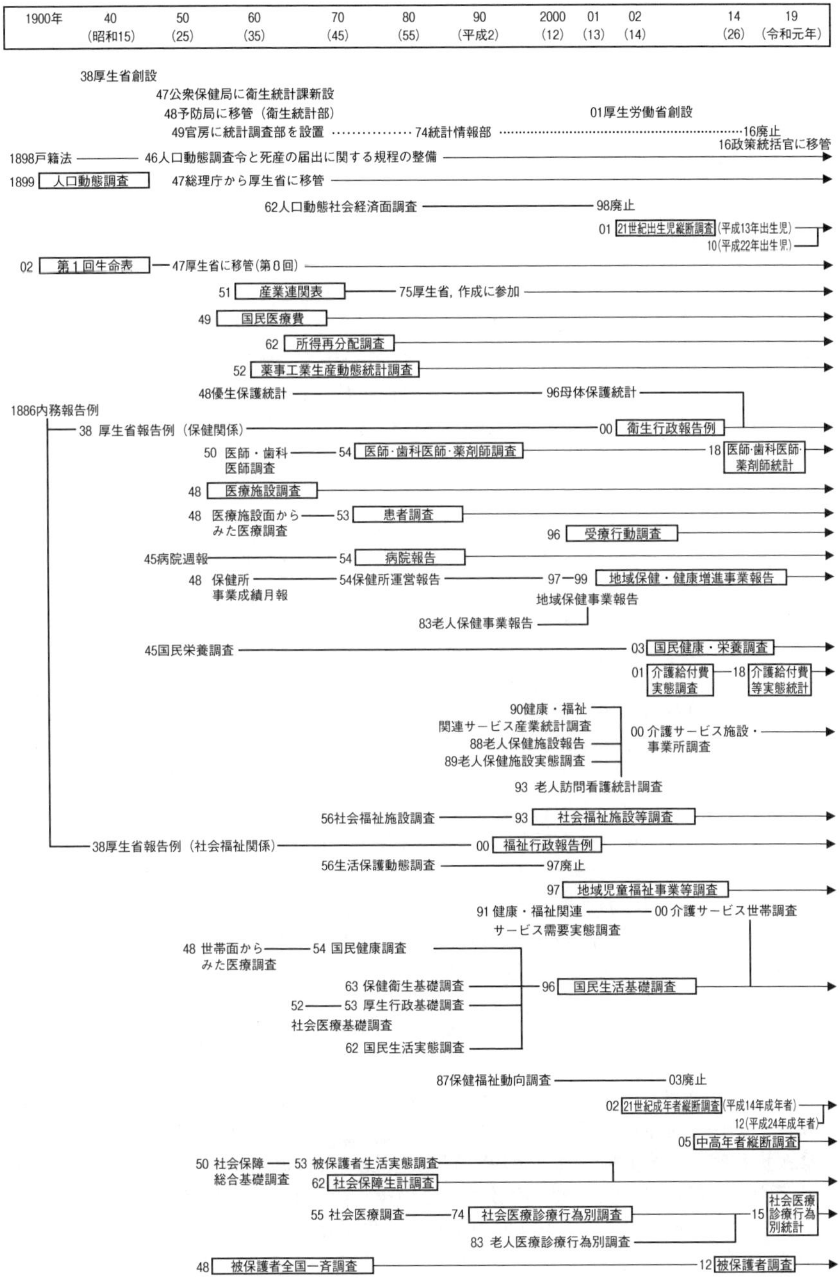

1900年	40 (昭和15)	50 (25)	60 (35)	70 (45)	80 (55)	90 (平成2)	2000 (12)	01 (13)	02 (14)	14 (26)	19 (令和元年)

38厚生省創設
47公衆保健局に衛生統計課新設
48予防局に移管（衛生統計部）　　　　　　　　　　　01厚生労働省創設
49官房に統計調査部を設置 ……………… 74統計情報部 …………………………………………………16廃止
　　　　　　　　　　　　　　　　　　　　　　　　　　　　　　　　　　16政策統括官に移管

1898戸籍法 ——— 46人口動態調査令と死産の届出に関する規程の整備 ————————————→
1899 人口動態調査　47総理庁から厚生省に移管 ————————————————————→

62人口動態社会経済面調査 ————————— 98廃止
01 21世紀出生児縦断調査（平成13年出生児）
10（平成22年出生児）

02 第1回生命表 —47厚生省に移管（第0回）————————————————————→

51 産業連関表 ——— 75厚生省，作成に参加 ——————————————→
49 国民医療費 —————————————————————→
62 所得再分配調査 ———————————————→
52 薬事工業生産動態統計調査 ————————————→

48優生保護統計 ————————————— 96母体保護統計 ————————→

1886内務報告例
— 38 厚生省報告例（保健関係）————————————————— 00 衛生行政報告例 →
50 医師・歯科医師調査 —54 医師・歯科医師・薬剤師調査 —————— 18 医師・歯科医師薬剤師統計 →
48 医療施設調査 ———————————————————————→
48 医療施設面からみた医療調査 —53 患者調査 —————————→
　　　　　　　　　　　　　　　　96 受療行動調査 ——————→
45病院週報 ——— 54 病院報告 ————————————————→
48 保健所事業成績月報 —54保健所運営報告 ——— 97－99 地域保健・健康増進事業報告 →
　　　　　　　　　　　　　　　地域保健事業報告
　　　　　　　　　　83老人保健事業報告 —————

45国民栄養調査 ———————————————— 03 国民健康・栄養調査 →
01 介護給付費実態調査 —18 介護給付費等実態統計 →
90健康・福祉関連サービス産業統計調査
88老人保健施設報告
89老人保健施設実態調査
00 介護サービス施設・事業所調査
93 老人訪問看護統計調査

56社会福祉施設調査 —93 社会福祉施設等調査 —————————→
— 38厚生省報告例（社会福祉関係）————————— 00 福祉行政報告例 —————→
56生活保護動態調査 ————97廃止
97 地域児童福祉事業等調査 —→

91 健康・福祉関連サービス需要実態調査　00介護サービス世帯調査
48 世帯面からみた医療調査 —54 国民健康調査
63 保健衛生基礎調査 —— 96 国民生活基礎調査 →
52——53 厚生行政基礎調査
社会医療基礎調査
62 国民生活実態調査

87保健福祉動向調査 —————03廃止
02 21世紀成年者縦断調査（平成14年成年者）
12（平成24年成年者）
05 中高年者縦断調査

50 社会保障総合基礎調査 —53 被保護者生活実態調査
62 社会保障生計調査
55 社会医療調査 ——74 社会医療診療行為別調査 —— 15 社会医療診療行為別統計
83 老人医療診療行為別調査
48 被保護者全国一斉調査 ———————————— 12 被保護者調査 →

— 9 —

の後，内容の充実が図られ，厚生省が創設される1938年（昭和13年）までの半世紀の間，保健関係業務報告のよりどころとなり，わが国の保健統計の根幹としての役割を果たした。厚生省の創設とともに厚生省報告例に引き継がれたが，保健関係統計の報告は53表にのぼっていた。

　第二次大戦後，衛生行政それ自体の整備に伴い報告例の整備合理化が行われ，その後も行政の整備に伴う改定が加えられつつ，現在の衛生行政報告例に至っている。また，伝染病統計の整備をはじめとして，人口動態統計も含めた広い意味での保健統計体系を確立しようとの意図から，①世帯面からみた医療調査，②施設面からみた医療調査，③医療経済調査，④診療内容精密調査の4種の調査が企画立案された。このうち，疾病調査にかかるものは①と②であり，いずれも標本調査法を用いて1948年（昭和23年）に発足した後，1953年（昭和28年）に指定統計となり，国民健康調査，患者調査として国民の疾病量把握の2大支柱となった。また，同年に指定統計となった医療施設統計も引き続き重要な統計とされ，2009年（平成21年）の改正統計法の全面施行後においても，引き続き，患者統計および医療施設統計については重要な統計として基幹統計に指定されている。国民健康調査は1986年（昭和61年）に国民生活基礎調査に統合された。

2.1.3　社会福祉統計

　社会福祉統計は，福祉行政報告例の前身であり，社会福祉行政運営に必要な統計調査の起点ともいえる内務報告例に端を発している。1886年（明治19年）の内務報告例制定当時は，済貧恤救施行表，行旅死亡人埋葬表，棄児並養育費の3種の項目を収集しているにすぎなかった。厚生省報告例に引き継がれてからも部分的な改正はあったものの基本的な改正は行われないまま1944年（昭和19年）にその多くが廃止されている。また，1911年（明治44年）には内務省細民調査が実施され，1910年から20年代にかけては主として「都市在住の要保護層」を対象とした統計調査が数多く実施されている。

　第二次大戦後，1951年（昭和26年）からは，社会福祉関係諸立法に対応して厚生省報告例（社会福祉関係）の全面的な整備が図られ，生活保護関係等の報告事項等も加えられた。

　また，社会福祉制度の進展とともに社会福祉統計調査が近代的な調査方法によって開始されている。生活保護の分野では，1948年（昭和23年）に被保護者全国一斉調査が実施されたのを皮切りに，医療扶助実態調査，被保護者生活実態調査が開始された。1956年（昭和31年）には，社会福祉施設を対象とした調査を厚生省報告例から独立させて実施し，その後，1985年（昭和60年）に調査内容等の充実を図って現在の社会福祉施設等調査（1993年（平成5年）に改称）に至っている。

　1952年（昭和27年）に，社会集団の最小単位である世帯からみた国民の所得階級別の状況，傷病，治療費に関する状況等について早急に関係資料を整備する必要性から社会医療基礎調査が実施され，翌1953年（昭和28年）には，この調査の名称を厚生行政基礎調査（指定統計第60号）と改め，その後，1986年（昭和61年），行政上の情報ニーズに的確に対処することおよび調査体系の効率化を図ることを目的として，厚生

行政基礎調査，国民生活実態調査，国民健康調査，保健衛生基礎調査の4調査を統合して国民生活基礎調査を創設した。この調査は，厚生労働省各部局の行う世帯調査のなかでも最も基本的なものとして位置づけられており，行政施策全般への基本的かつ総合的な情報提供の機能と他の世帯調査の親標本の役割を果たしている。また，作成する統計は指定統計として指定されていたが，2009年（平成21年）の改正統計法の全面施行後においても，引き続き，重要な統計として基幹統計に指定されている。

1989年（平成元年）に「高齢者保健福祉推進10か年戦略（ゴールドプラン）」の策定，社会福祉関係8法の改正を行ったが，こうした行政の動向に呼応して，健康・福祉関連サービス産業統計調査，要介護老人等の在宅サービス利用状況に関する調査，社会福祉施設の入所者と職員の処遇改善に資するための調査などが実施された。

この間，政府管掌健康保険（現．全国健康保険協会管掌健康保険），国民健康保険の療養の給付に係る医療の状況を傷病と診療行為の内容を通じて明らかにする社会医療診療行為別統計，社会保障制度と租税制度等による所得再分配の実態を把握し，社会保障施策の浸透状況と影響度を明らかにする所得再分配調査などが実施されてきている。

2000年（平成12年）には，介護の社会化を目的として介護保険制度が創設され，その運営のための基礎資料を得ることを目的として，介護サービス施設・事業所調査，介護給付費等実態統計等が実施されている。

2.2 厚生統計の調査体系

厚生統計の体系は，分野，調査対象，調査間の関連等により形作られている。また，基本的統計については政策統括官（統計・情報政策，政策評価担当）が作成し，専門的な統計については省内各局が作成している。厚生統計については，毎年，おおむね40〜50本の調査を実施している。

統計調査の種類別にみると，厚生統計に関する基幹統計調査は人口動態調査，薬事工業生産動態統計調査，医療施設調査，患者調査，国民生活基礎調査の5本であり，その他が一般統計調査である。

分野および調査対象による統計調査をみると，表2-1のとおりであるが，これは厚生労働行政がますます多様化，複雑化し，国民の保健，医療，福祉という生活全般に直接かかわる課題を多く抱えていること，科学的な行政を推進していく上で統計の役割が高まっていることを物語っている。

2.3 厚生統計の役割

厚生労働行政は，国民生活と深いかかわりをもっており，したがって厚生統計もまた，人の出生から死亡までに生起する様々な事象を対象としている。社会問題の所在を的確に示してくれる統計の存在は，科学的な厚生労働行政を推進，充実するための前提条件である。そして，厚生統計を行政とのかかわりだけでなく，広く社会生活の全般にわたる基礎的な資料を提供するという国民の共有財産としての性格をも有するものである。

これらの厚生統計は，厚生労働省だけでなく政府が行う行政活動の基礎資料として

表2-1　厚生統計の調査体系

	調　　　査　　　対　　　象		
	施設・事業所	世帯・世帯員	地方公共団体等
厚生労働全般		国民生活基礎調査* 所得再分配調査 21世紀出生児縦断調査 21世紀成年者縦断調査 中高年者縦断調査	人口動態調査
保健医療	医療施設調査** 患者調査 病院報告 看護師等学校養成所入学状況及び卒業生就業状況調査	国民健康・栄養調査 受療行動調査 国民生活基礎調査(健康票)	衛生行政報告例 地域保健・健康増進事業報告 無医地区等調査
生活環境			食肉検査等情報還元調査
薬事	薬事工業生産動態統計調査 医薬品・医療機器産業実態調査		
社会福祉・援護	社会福祉施設等調査**	全国母子世帯等調査 全国家庭児童調査 社会保障生計調査	福祉行政報告例 地域児童福祉事業等調査 被保護者調査 福祉事務所現況調査
医療保険	医療経済実態調査 歯科技工料調査 医薬品価格調査 特定保険医療材料再生医療等製品価格調査		
年金保険		年金制度基礎調査 公的年金加入状況等調査	
介護保険	介護サービス施設・事業所調査	国民生活基礎調査(介護票)	介護給付費等実態統計

*　　厚生労働省の各種世帯調査の抽出のための親標本機能をもっている。
**　当該分野の施設に関するセンサスとして位置づけられている。

広く活用されており，例えば人口動態調査と国勢調査による人口統計との組み合わせにより推計人口を算定するなど，多くの統計の組み合わせによる利用も活発に行われている。また，活用のされ方をみると，出生，死亡と死亡原因，栄養摂取，傷病と受療，身体障がい，生活保護世帯とその生活水準，母子世帯等厚生労働行政にかかわる問題の実態把握に始まり，個別の行政を進めていく上での基礎資料や白書などの施策の報告書に利用されているほか，国全体としての経済社会の発展に関する予測や，短期あるいは長期の計画を樹立する際にも活用されている。さらに，国や地方の行政機関だけでなく，国の試験研究機関はもとより多くの大学での研究資料，民間の企業での市場分析などにも活用され，社会の情報基盤としての性格をも持つものである。

2.4　厚生統計の改善の方向

　統計審議会は，1985年（昭和60年）に答申を行った「統計行政の中・長期構想」を社会・経済情勢の変化に対応することなどの観点から見直し，1995年（平成7年）3月に「統計行政の新中・長期構想」を答申した。

　この中でも，少子・高齢社会に対応して保健，医療，福祉関係の統計の総合的な分析が可能となる体系の構築，とりわけ，介護に関する情報の把握のための具体的な検討，国民の価値観の多様化に伴うミクロレベルでの世帯単位，世帯構成員単位の移動状況を推計できるような仕組みの検討など，厚生統計に関する提言がされた。また，厚生労働省は所管行政をとりまく環境の変化や，統計審議会答申「統計行政の中・長

期構想」を踏まえ，「21世紀に向けての厚生統計の在り方」を厚生大臣の諮問機関である厚生統計協議会にその検討を委ね，1997年（平成9年）3月に「厚生統計の今後の在り方について（報告）」を受けた。

　これまで厚生統計のあり方について長年にわたり審議してきた，厚生統計協議会については，2000年（平成12年）末日をもって廃止となり，新たに，社会保障審議会の中に「統計分科会」が設置され，今後，この組織において厚生統計のあり方が検討されることとなった。

　2007年（平成19年）の統計法改正に伴い，統計審議会は廃止され，わが国の公的統計整備の「司令塔」の中核的組織として，内閣府に統計委員会が新たに発足し，2008年（平成20年）12月に公的統計の整備に関する施策の総合的かつ計画的な推進を図るため，「公的統計の整備に関する基本的な計画」に関する答申をとりまとめた。これを受け，2009年（平成21年）3月に政府は「公的統計の整備に関する基本的な計画」（第I期基本計画）を閣議決定した。この中で，厚生統計関係では，少子高齢化の進展やワークライフバランスに対応した統計の整備等が課題とされたが，2013年度（平成25年度）末までにおおむね実施済みとなっている。

　第I期基本計画の終了に伴い，政府は統計をめぐる社会経済情勢の変化，公的統計の整備に関する施策の取組状況等を勘案しつつ，2014年（平成26年）3月に第II期基本計画（人口・社会，労働関連統計の整備，行政記録情報等の利活用の推進，オンライン調査の推進，統計データの有効活用の推進）を閣議決定した。

　その後，統計委員会の審議を通じた公的統計の整備に関する施策の効果に関する評価を踏まえ，おおむね5年ごとに変更する基本計画を1年前倒しで変更し，2018年（平成30年）3月に第III期基本計画を閣議決定した。

　第III期基本計画は，EBPMや統計ニーズへの的確な対応，国民経済計算・経済統計の改善を始めとする府省横断的な統計整備の推進，国際比較可能性や統計相互の整合性の確保・向上，ユーザー視点に立った統計データ等の利活用促進，統計改善の推進に向けた基盤整備・強化に重点をおいている。

人口動態統計と生命表

　近代以前の国家においても，国民の健康と安全を確保することは，国を安定させ，発展させるために不可欠のことであった。近代国家においては，人口動態統計やそれに基づく生命表の作成によって，刻々変化する国民の健康状況を的確に把握し，必要な対策を行うことが国民の保健・福祉を増進するためにぜひとも必要なことである。

　生命表の平均寿命は，保健福祉の水準を示す指標として，今日広く用いられている。この生命表を作成するには，国民あるいは国内の地域ごとに，性・年齢別の死亡状況を示す統計が必要となるが，この統計が整備されたのは，歴史的にみてそう古いことではない。

　医学が発達していなかった時代に，人類の存在を脅かしたものの1つは伝染病であった。なかでもペストの猛威は著しく，その流行年には多くの人々の命が奪われた。ロンドンもその例外ではなく，ロンドン市当局は教会に登録された死亡に基づき，死亡統計表を作成していた。

　これに着目したグラント（J.Graunt, 1620～1674）は，1662年に「死亡表に関する自然的ならびに政治的諸観察」を著した。そして，①出生，死亡は毎年規則的に生じており，②男児の出生は女児の出生よりも多く，③乳児の死亡率は高く，また，年齢によって死亡率が異なる等の人口の統計的規則性を見いだし，はじめて生命表（Life Table）を作成した。

　これに次いで，ハレー彗星の発見で名高いハレー（E.Halley, 1656～1742）が数理的手法を用いて，ブレスロー市の1687～91年生命表を1692年に作成し，1歳時の余命が33.5年であったことを明らかにしている。

　一般的に，近代的な国家制度をもつ国々では，出生，死亡などの事実を登録して個人の身分関係を公証し，この登録制度に基づいて人口に関する統計を作成してきた。

　近代的な死亡統計は，統計の国際標準化への努力とともに体系化されてきた。国際死因分類は，イングランド・ウェールズの衛生統計学者であり，人口動態統計の父とされるファー（W.Farr, 1807～1883）の指導のもとに作成され，1853年にブリュッセルにおいて開催された第1回の国際統計会議において国際死因統計分類基準の必要性が合意されたことに始まる。そして，1855年にパリで開催された第2回国際統計会議において，ウィリアム・ファーとマルク・ド・エスピィーネ（Marc D Espine）の国際死因

分類基準案が採択され，死因分類の国際的統一基準の歴史が始まった。

　現在の国際死因分類基準に直接つながる基準案は，1891年にウィーンで開催された国際統計協会会議において国際死因分類基準の委員会を設置したことに始まる。基準案は，フランスの統計学者ベルチロン（J.Bertillon）を委員長として作成され，1893年のシカゴにおける国際統計協会会議において採択された。さらに，1899年にクリスチャニアで開催された同会議において，各国が国際死因分類基準を採用すること，10年ごとの改訂を行うことの決議を行った。

　このようにして国際死因分類基準はこれまで医学の進歩や疾病構造の変化とともに10回の改訂を経て今日の体系として各国の人口動態統計に利用されるようになってきたのである。

　国家的な身分登録制度はフランスにおいて，1792年にはじめて採用されたといわれているが，近代国家の成立とともに多くの国々で身分登録制度が確立され，人口動態統計も次第に発達するに至った。

　英国では1836年に，出生・婚姻・死亡登録法が公布され，翌1837年から施行されたのであるが，出生・死亡の登録が国民の義務となったのは1874年からであったという。そして，ファーは，このような登録から生まれた1843年の死因統計を用いて英国の第1回の政府（公式）生命表を作成している。

　現代社会における人口動態統計は，急速に進行する少子化・人口の高齢化のなかで従来にも増して，保健・福祉に関する的確な情報資源として，また，政策立案のための基礎資料として，その重要性が認識されてきている。

　また，生命表は正確な人口静態統計（国勢調査）と人口動態統計を基礎として，高度な数理的手法により作成されており，これから算出される各年齢の平均余命（0歳の者の平均余命を「平均寿命」という）によってわかりやすい保健福祉の指標を提供している。

　さらに，生命表の解析によって，例えば，悪性新生物が克服された場合に平均寿命が何年延びるかが推計されるなど，政策立案のための基礎資料として生命表の果たす役割は大きくなってきている。

社会統計の系譜について

　近代的な社会統計の端緒は，おおむね18世紀半ばの産業革命以降である
といわれる。産業の発展や都市化などとの関連で顕在化してくる種々の社
会問題，例えば貧困，疾病，失業等に目を向け，個人や世帯を調査し，統
計分析を行う分野がある。

　イギリスでは，ハワード（J.Howard, 1726〜1790）が「監獄調査」を実
施したのが社会統計の始まりとされる。当時の監獄では，死刑囚といった
重犯罪者と軽犯罪者や債務者等が同じ獄舎につめこまれ，悪徳や悪習慣が
はびこり，衛生状態の悪さから生ずる獄舎熱や天然痘などの伝染病が蔓延
していた。ハワードは，イングランドの約250の獄舎を訪問し，観察したの
をはじめ，フランス，ドイツ，イタリアなど6カ国の監獄を訪問，その結
果を1777年に「イングランドおよびウェールズの監獄状態」に著した。こ
の調査は議会を動かし，監獄改良や懲治監獄建設の法律の制定といった成
果を生み出した。

　その後，家計調査の系譜で代表的なものとしては，フランスのル・プ
レー（Frederi Le Play, 1806〜1882）の「ヨーロッパの労働者」（1855年刊
行）があげられる。「社会の最も基本的な単位は家族であり，国民の大部分
を占める労働者家族の生活状態がその国の状況を代表する」と考え，その
生活の基礎は財政的支出＝家計にあると判断し，ヨーロッパの労働者家族
を対象に家計調査を実施し，家計費の分析を行ったものである。

　一方，チャールズ・ブース（C.Booth, 1840〜1916）は貧困問題に関心を
もち，貧困調査，産業調査，宗教的影響力調査の3つの調査からなる「ロ
ンドン調査」（1886〜1902）を17年間にわたって行い，労働者を中心とする
貧困の実態やその原因を歴史上はじめて数量的に把握し，「ロンドン民衆の
生活と労働」（1902〜03）を著した。このなかで，①ロンドン全人口の
30.7％が「貧困線」以下の生活状態であること，②貧困は飲酒，浪費等の
習慣の問題ではなく，不規則的労働・低賃金といった雇用の問題および疾
病・多子といった環境の問題に起因すること，③貧困層に対する宗教的活
動による対応は貴重なエネルギーの消耗であり，あまり効果が期待できな
いこと等について明らかにし，20世紀初頭における英国の救貧行政に大き
な影響を与えた。

　チャールズ・ブースの調査とともに，貧困問題に焦点をあてて調査を実
施し，重要な役割を果たした者にラウントリー（B.S.Rowntree, 1871〜
1954）がいる。

　ラウントリーは，地方都市ヨーク市において1899年に「第1回ヨーク調
査」を行い，その結果を「貧困－地方都市生活の一研究」（1901）に著して
いる。このなかで，生理学的，栄養学的視点から理論生計費方式（マー

ケット・バスケット方式）により，総収入が単なる肉体的能力を維持する
のに必要な最小限度にも足らぬ家族（第1次的貧困）が9.91％，その一部
が有用無用を問わず他の支出に振り向けられない限り，一応単なる肉体的
能力を維持するのに足る家族（第2次的貧困）が17.93％，両者合わせて
27.84％が貧困の状態で生活を送っていることを明らかにした。

　わが国での貧困問題を調査したものの代表例としては，横山源之助
（1871～1915）が1899年（明治32年）に発表した「日本之下層社会」があ
る。また，この分野に関連するものとしては，1903年（明治36年）の農商
務省工務局の「職工事情」があるが，これは労働者保護を図る工場法（明
治44年公布，大正5年施行）の必要性を明らかにするためのものであった。

　家計調査の分野では1916年（大正5年）の「二十職工家計調査」（高野岩
三郎）が代表的なものとしてあげられる。その後もこのような調査や研究
が進められてきたが，第2次大戦後は家族・都市・農村問題等の多くの分
野で調査研究が進められてきている。

　以上のような調査研究を通じて，現在の社会調査の実査段階で活用され
ている調査手法の代表的なものがほとんど考えられてきたのである。

　現在，国民から求められている保健・福祉にかかわるニーズは，かつて
の困窮者や様々な社会生活上の問題を抱える人々に関する保健・福祉需要
から，人口高齢化の進行とともにより質の高い水準，あるいは多様な保
健・福祉に対する需要へと変化してきている。

　例えば，高齢者が望む福祉サービスの内容は，世帯の状況や年齢，ある
いは配偶関係等によって様々である。

　そのような国民のニーズの変化のもとで，社会統計はより総合的に，よ
り詳細に国民の保健・福祉の現状とニーズを把握することが必要になって
きている。全国規模の保健・福祉統計の例として，1986年（昭和61年）に
従来の厚生行政基礎調査から時代の要請に沿って国民生活基礎調査として
拡充されたこともその1つの動きとしてとらえられる。

　また，国家的規模で取り組まれる少子・高齢社会に対応する保健・福祉
政策，あるいは子育ての社会的支援の政策では，その基本を保健・福祉需
要の統計的把握におき，科学的な根拠に基づいた政策の立案を前提にして
いる。

　その意味で，社会統計の拡充とそれを活用した研究や行政の発展が求め
られているといえよう。

§3　統計制度

3.1　統計制度の概要
3.1.1　日本の統計制度の変遷
　わが国における近代的統計制度の発足は，1871年（明治4年）の租税・戸籍などについての統計を所管する大蔵省統計司の設置と，同年の各省・府県等の報告書を取りまとめる太政官正院政表課の設置にみることができる。

　以降，統計調査制度の整備が図られてきたが，第2次大戦による，戦時体制の強化に伴う国力全般にわたる軍事機密化の流れの中で，わが国の統計制度・組織は大きな影響を受け，統計事務は不要不急のものとされ，縮小あるいは解体されていった。戦後，国家復興計画の策定等に資するため，統計組織の再建と正確なデータの収集・作成が不可欠とされ，内閣に設けられた統計研究会の建議に基づいて，1946年（昭和21年）7月，統計制度の改善に関する委員会が設置された。大内兵衛氏を委員長とするこの委員会は，同年10月，制度改善についての答申を内閣総理大臣に提出，この中で，統計委員会の設置を含めた国の統計機構の整備，統計関係職員および統計調査員の質の向上，統計法の制定に関する諸問題などの基本的方向を示した。

　この答申を受けて政府は国の統計機構の整備に着手し，まず，1946年（昭和21年）12月に国の統計行政の総合調整を所管する統計委員会を設置した。統計委員会の事務については，行政管理庁行政管理局（現在の総務省政策統括官（統計基準担当））に移管され実施されてきた。次いで，1947年（昭和22年）に内閣統計局を総理庁統計局に改組し，さらに同年に農林省統計局，商工省調査統計局などを設置するとともに，1949年（昭和24年）6月には，厚生省大臣官房統計調査部を設置した。このように国の統計機構は各省庁別に整備される形態をとり，これと併せて地方をも含めた統計調査機構が組織されて今日に至っている。

3.1.2　統計組織の概要
　統計組織は，国の統計調査を単一の行政機構で行う「集中型」と，それぞれの行政分野ごとに行う「分散型」に分かれる。わが国は，分散型の統計組織（図3-1）となっており，諸外国では，アメリカ，イギリス，フランス等が分散型，カナダ，ドイツ，オランダ等が集中型を採用している。

　分散型統計組織のメリットとしては，①統計調査部門が行政部門と密着しているため，政策・行政のニーズに対応した統計調査の企画・分析が可能なこと，②当該行政分野での行政記録情報とのリンクも含め，総合的な情報の収集・活用ができることなどがあるが，統計調査の重複や統計体系上の欠落が生じやすいというデメリットもある。

　このため，統計調査の重複性の排除と統計相互の比較可能性の確保などを図り，調和のとれた統計体系の維持のための調整機関が必要となる。この役割を担うのが，総務省政策統括官（統計基準担当）である。

　国全体の統計行政面での調整機能は，次章において述べる統計関係法令に基づいて総務省が行い，重要な事項については統計委員会において審議されることになってい

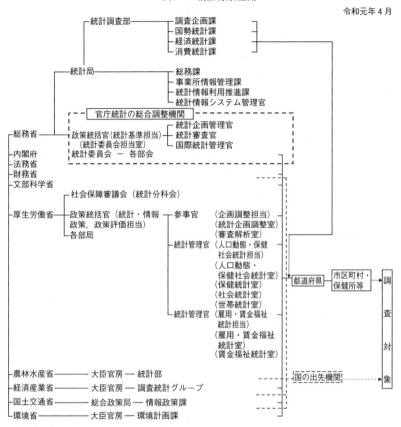

図3-1 統計行政組織

令和元年4月

○ 独立行政法人 統計センター（総務省所管；非公務員型独法）

る。また，各省庁では，統計主管部局だけでなく他の部局においても統計調査を実施していることから，国全体での総務省の調整機能に類似した機能を各省庁内においても必要とされ，通常，各省庁の統計主管部局がその業務を行っている。厚生労働省の場合は，政策統括官（統計・情報政策，政策評価担当）が省の統計部門を総括する幹事[注3]として，省全体の統計調査についての総合的な連絡調整を実施している。

3.1.3 地方統計機構

地方統計機構を整備し，質の高い統計を効率的に得る必要性から「地方統計機構整備要綱」が1947年（昭和22年）7月に閣議決定された。この要綱は，「国の必要に基

注3 統計法第49条の2で定める幹事。

づいて行う統計は国の監督のもとに国の経費をもって行い，統計の真実性と統一性を確保し，事務を迅速に処理するため，統計事務に従事する専任の職員を配置すること」としていた。また，指定統計のような国の重要な統計調査は国が専らその用に供することを目的として行うものとして，地方公共団体をして調査を行わしめる場合はすべて機関委任事務とされ，国費支弁となっていた。

　なお，その後，指定統計調査について地方公共団体が実査等を行う場合は，法定受託事務と位置づけられ，現在の基幹統計調査においても同様である。

　他省庁の調査経路をみると，まず，総務省統計局は，都道府県の統計主管課から市町村へのルートをもって一元的に統計に関する事務を行っており，国勢調査，住宅・土地統計調査等はこれに当たる。農林水産省の農林業構造統計調査，漁業センサス，経済産業省の商業統計調査など大規模な基幹統計調査についても都道府県統計主管課から市町村へと実査に関する事務が流れ，調査票等は逆のルートで収集されている。ただし，農林水産省の場合，前述の調査以外の調査については，地方農政局から統計情報事務所等の出先機関を経由して調査を実施しているケースもある。

3.1.4　厚生統計の組織

(1)　地方統計機構

　厚生統計の実施体制は図3-2に示すとおりであり，実施する統計調査の専門性と特殊性および関係行政との関連性の観点から，主要なものは保健統計および社会福祉統計主管部局を経由して行うものとなっており，このため，各都道府県・指定都市等に統計専任職員が配置されている。

図3-2　厚生労働省（厚生統計）の統計調査実施体制

令和元年4月末現在

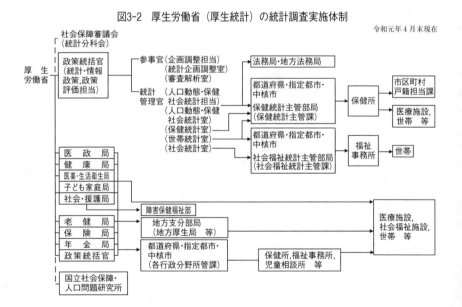

1947年（昭和22年）に保健（衛生）統計専任職員が先行して配置され，1951年（昭和26年）には，社会福祉統計専任職員が配置された。保健統計専任職員は人口動態調査，医療施設調査等，社会福祉統計専任職員は社会福祉施設等調査，介護サービス施設・事業所調査等の調査事務を担当している。

なお，2011年（平成23年）4月に保健統計専任職員と社会福祉統計専任職員が統合され，厚生統計専任職員として都道府県・指定都市等に配置されている。

(2) 現地指導官制度

現地指導官制度は，人口動態調査が戸籍事務と密接な関係にあるため設けられているもので，市区町村における人口動態調査事務の円滑な推進を図るためのものである。現地指導官は，各法務局と地方法務局の戸籍課長および支局長を厚生労働事務官に併任しているもので，主な任務は，①都道府県または保健所の保健統計事務担当者と機会あるごとに連絡，打ち合わせを行い，市区町村の人口動態調査事務処理状況の把握に努めること，②市区町村の人口動態調査事務担当者に対する講習会，研究会等を開催する場合には可能な限り出席し，助言するように努めること，③人口動態調査事務処理が適切に行われていない市区町村については，都道府県または保健所の保健統計事務担当者に連絡の上，その原因を調査し，助言に努めること等である。

3.2 統計関係法規
3.2.1 統計調査の統計法規による区分

戦前は，国勢調査に関する法律などにより個別に制定されていたものが，戦後，統計制度の基本的整備の中で廃止されることとなり，これに代わって，指定統計，国民の申告義務，公表などを規定した統計法が1947年（昭和22年）に施行され，統計調査に関する基本法として位置づけられることとなった。

その後，統計組織の整備に伴って各省庁の統計調査が活発に実施されるようになったことから，これらの調査による国民の負担軽減や調査の重複性の排除を図ることを目的として，1952年（昭和27年）に統計報告調整法が施行された。この法律の施行により，わが国の統計関係法の基本的構造が整備されることとなった。

また，近年の社会・経済情勢の変化に即応し，統計行政の円滑な運営に資するため，統計調査に係る秘密の保護等について所要の措置を講ずることを目的として，統計法および統計報告調整法の一部を改正する法律が1989年（平成元年）10月に施行された。

さらに，地方分権の推進に伴い，国と地方の役割分担の明確化を図る目的から，1999年（平成11年）に地方分権の推進を図るための関係法律の整備等に関する法律が制定され，国が実施する指定統計調査に関する地方公共団体の事務が，機関委任事務から法定受託事務となった。これに併せて，統計法施行令等の改正が行われた。

しかしながら，旧統計法（以下，旧法）は，その制定から60年余りが経過し，経済社会を取り巻く環境がめまぐるしく変化する中で，時代の変化や新たなニーズへの対応が必要とされていた。

このため，2006年（平成18年）の「統計制度改革検討委員会」（内閣府）と「統計

表3-1　統計法のポイント

令和元年8月

	統計法	ポイント
目的	「公的統計が国民にとって合理的な意思決定を行うための基盤となる重要な情報である」と位置づけた	公的統計は国民の共有財産
公的統計	公的統計とは，行政機関，地方公共団体または独立行政法人等が作成する統計をいう	基幹統計，一般統計は，行政機関が作成する統計
基本理念・基本計画	基本理念の規定と基本計画の策定を義務づけ	地方公共団体も基本理念にのっとり，公的統計を作成する責務を有する。公的統計の体系的・計画的整備の推進
地方自治体が処理する事務	法定受託事務と位置づけ	基幹統計調査の事務の一部が対象
地方自治体が行う統計調査	指定地方公共団体（規模を勘案して政令で定めるものに限る）の長その他の執行機関が行う統計調査について予め総務省へ届け出ることが義務付け（統計調査の変更も同様）	対象となる地方公共団体は，都道府県，指定都市（地方自治法第252条の19第1項の指定都市。）
事業所母集団データベースの整備	事業所に関する統計調査の対象の抽出および事業所に関する統計の作成	全ての行政機関等が提供対象　全ての地方公共団体も提供対象
調査票情報の利用	調査票情報の二次利用及び提供，委託による統計の作成等，匿名データの作成・提供	統計データの有効利用の促進
守秘義務等・罰則	調査実施者，業務委託を受けた者，匿名データの提供等を受けた者への守秘義務を整備　統計調査によって集められた情報などを統計の作成に関連する目的以外に利用，提供した者や，守秘義務規定に違反した者に対する罰則を整備	調査票の管理，統計調査の対象者の秘密保護の規定整備　統計の作成や有効利用に関連した罰則の規定整備
審議機関	統計委員会	統計整備の「司令塔」機能，統計幹事の設置，基本的な政策審議会

法制度に関する研究会」（総務省）の報告を踏まえ，また，「経済財政運営と構造改革に関する基本方針2006」において，「統計法制度を抜本的に改革するための法律案を次期通常国会に提出する」とされたことを受け，2007年（平成19年）5月に，①公的統計の体系的かつ効率的な整備およびその有用性の確保を図るため，専門的かつ中立公正な審議を行う統計委員会を設置し，②公的統計の整備に関する基本的な計画を作成すること，③統計調査の対象者の秘密を保護しつつ，統計データの利用促進に関する措置を講じること等を内容とする統計法の全部改正等が行われ，2008年（平成20年）10月には統計法施行令の全部改正が行われた。

なお，2009年（平成21年）4月の改正した統計法（以下，本法）等の全面施行に併せて，統計報告調整法は本法と一本化した上で，廃止された。

このようにわが国の公的統計は本法によって規定されることとなったが，さらなる経済統計等の制度向上や，データ処理・分析能力の高度化，客観的な証拠に基づく政策立案（EBPM）・学術研究の必要性の高まり等に対応し，政府は2016年（平成28年）12月の「経済財政諮問会議」（以下，諮問会議）において「統計改革の基本方針」（以下，方針）を決定し，方針に基づき設置された「統計改革推進会議」（議長：内閣官房長官）の「最終取りまとめ」を踏まえ，2018年（平成30年）6月に①行政機関等の責務等の規定設置，②事業所母集団データベースに記録されている情報の提供対象の拡大，③調査票情報の提供対象の拡大，④統計委員会の機能強化等を講じる本法の一部改正等が行われた。

本法で規定する事項，ポイントは表3-1のとおりである。

表3-2　統計調査の関係法規上の区分一覧

統計調査の区分	根拠法規・実施者区分			調査の種類（内容）に係る部分	被調査者の区分	実施上の法的手続き
基幹統計調査	統計法	国の行政機関		基幹統計の作成を目的とする統計調査	個人または法人その他の団体	1　総務大臣による基幹統計としての指定，公示 2　実施に当たり，必要承認事項について総務大臣の承認が必要
一般統計調査	統計法			行政機関が行う統計調査のうち基幹統計調査以外のもの		実施に当たり，必要承認事項について総務大臣の承認が必要
指定地方公共団体が行う統計調査	統計法	指定地方公共団体（地方公共団体の規模を勘案して政令で定めるものに限る）の長その他の執行機関	統計法施行令	都道府県，地方自治法第252条の19第1項の指定都市の統計調査		実施に当たり，必要届出事項について総務大臣への届出が必要
独立行政法人等が行う統計調査	統計法	独立行政法人等は，独立行政法人（独立行政法人通則法（平成11年法律第103号）第2条第1項に規定する独立行政法人をいう），特殊法人または認可法人のうち，政令で定めるもの	統計法施行令	沖縄振興開発金融公庫，株式会社日本政策金融公庫，原子力損害賠償支援機構，国立大学法人，大学共同利用機関法人，日本司法支援センター，日本私立学校振興・共済事業団，日本中央競馬会，農水産業協同組合貯金保険機構，放送大学学園，預金保険機構の（届出を要しない）統計調査		基本理念の下で実施されるもので届出は不要
		指定独立行政法人等（その業務の内容その他の事情を勘案して大規模な統計調査を行うことが想定されるものとして政令で定めるものに限る）		日本銀行の統計調査		実施に当たり，必要届出事項について総務大臣への届出が必要

　本法により統計調査を区分すると，表3-2のとおりである。

3.2.2　証拠に基づく政策立案（EBPM）の推進と統計改革
　2013年（平成25年）3月の諮問会議において，民間議員から，「結果（エビデンス）に基づく政策評価を基礎とするPDCAサイクル注4の確立」が提言され，その中で①政策効果を評価するための統計の整備が必ずしも十分でないこと，②統計の整備

注4　計画（Plan），実施（Do），点検・評価（Check），施策の改善（Action）のサイクル

— 23 —

が遅れている分野もあるなどと指摘されたことから，同年6月に閣議決定された「経済財政運営と改革の基本方針」（以下，骨太方針）により，「重点課題に係る政策について，PDCAの徹底（総合的な観点からの評価を重視），エビデンスに基づく政策評価を確立する。あわせて，こうした評価に必要な統計整備を各政策実施府省において進める」とされた。これを受け，翌年3月に改定された「公的統計の整備に関する基本的な計画」（第Ⅱ期基本計画）では，「公的統計は，EBPMを推進し，学術研究や産業創造に積極的な貢献を果たすことが求められている」とし，「骨太方針における実効性あるPDCAの実行に資するため，既存統計の利活用を含め統計の作成及び提供を一層促進する」とされた。

　2015年（平成27年）10月の諮問会議における麻生財務大臣の「経済情勢を的確に把握するために，GDP統計を推計するもととなる基礎統計の充実が必要ではないか」との問題提起を契機に，経済統計を中心とした統計の改善の議論が始まった。その後，諮問会議は前述の方針を取りまとめ，方針に基づき設置された「統計改革推進会議」において2017年（平成29年）5月に「統計改革推進会議最終取りまとめ」が策定された。その中では，わが国では，世界に類を見ない少子高齢化の進展や厳しい財政状況に直面しており，こうした現状や政策課題を迅速かつ的確に把握し，有効な対応策を選択し，また，その効果を検証することの必要性が高まっていること，欧米諸国では，客観的な証拠に基づくエビデンス・ベースでの政策立案への取り組みが比較的進んできたのに比べ，わが国では，これまで，統計の最大のユーザーである政府の政策立案において，統計や業務データなどが十分には活用されず，往々にしてエピソード・ベースでの政策立案が行われていることなどの指摘がされている。

　EBPMを推進するためには，その証拠となる統計等の整備・改善が重要であり，EBPMを推進することにより，ユーザー側のニーズを反映した統計等が一層求められ，政策の改善と統計の整備・改善が有機的に進むことから，①EBPM推進体制の構築，②GDP統計を軸にした経済統計の改善，③ユーザーの視点に立った統計システムの再構築と利活用促進，④報告者負担の軽減と統計業務・統計行政の体制の見直し・業務効率化，基盤強化について，予算措置等とあわせて所要の取り組みを整理するとともに，統計関係法制を総合的に見直すことが提言され，各府省においては，府省の行政に関し，EBPM推進に係る取り組みを総括するEBPM推進統括官を設置することとなった。

　2017年（平成29年）6月に閣議決定された骨太方針において，「「統計改革推進会議最終取りまとめ」等に基づき，証拠に基づく政策立案（EBPM）と統計の改革を車の両輪として，一体的に推進する」とされた。厚生労働省のEBPM推進統括官は，政策立案総括審議官である。

3.2.3　統計法の概要

　本法の構成は以下のとおりである（第Ⅵ編資料集「2.1.1　統計法」210頁参照）。

1．目的（第1条）

　本法第1条では，「公的統計が国民にとって合理的な意思決定を行うための基盤と

なる重要な情報であることにかんがみ，公的統計の作成及び提供に関し基本となる事項を定めることにより，公的統計の体系的かつ効率的な整備及びその有用性の確保を図り，もって国民経済の健全な発展及び国民生活の向上に寄与することを目的とする」としている。すなわち，本条は本法の直接の目的とその達成手段とに加えて究極的な目的を掲げたものであり，本法の中で定められた各条の実体的な規定によって達成しようと企図する目的を総括的に明らかにしている。目的規定は本法の内容を構成している各条の規定を貫く精神であることはいうまでもないが，各条の規定の内容を超えてさらに公的統計そのもののもつ理想を掲げたものといえる。

なお，主に次のような視点で公的統計の整備を図るとの立場を明らかにしている。

① 「行政のための統計」から「社会の情報基盤としての統計」へ

旧法の目的規定は，「統計の真実性の確保」や「統計調査の重複の排除」などを挙げていた。これらは，どちらかといえば，統計行政の適正な執行というやや技術的な観点から規定されているといってもよいと考えられる。これに対し本法は，旧法のこのような基本的な考え方は継承しつつ，統計の存在目的を前面に押し出して，公的統計が国民の合理的意思決定の基盤となるものであるとともに，公的統計の究極目的が「国民経済の健全な発展および国民生活の向上」にあることを明らかにしている。

② 有用性の確保を図ること

有用性とは，社会一般から是認され得る公的統計の利用によってもたらされる利益全般である。単に統計として優れた品質を備える公的統計を整備するということにとどまらず，その統計が国民に不可欠な情報として役に立つ，あるいは，個々または全体としての公的統計についてその作成のために投入される資源に対してそこから得られる効用が高いということも含意するものである。また，旧法と統計報告調整法の目的も包含し，さらに基本理念（本法第3条）すべてを包括する土台ともいうべきものが「公的統計の有用性」という考え方であり，基本理念すべてを包意した本法における基本理念の最上位概念といえる（「統計の真実性の確保」や「秘密の保護」などは，公的統計としての目的以前の当然の必要要件である）。

③ 公的統計のみを対象とする法律

公的統計とは，行政機関等（行政機関，地方公共団体または独立行政法人等）が作成する統計をいう（本法第2条第3項）ものであり，目的規定において本法が公的統計を対象とすることを明らかにしていることは，本法が民間統計を本法による規律の対象外に置いていることを示している。これは，統計が憲法の保障する言論および表現の自由ならびに学問の自由にも密接に関連するものであることにもかんがみれば，民間が作成する統計については，本法の目的や基本理念の考え方にはなじまない場合も想定されることから，法的な管理下に置かずに自由な発展や発達を期待することが適当と考えられたことによる。

2．定義（第2条）

行政機関，独立行政法人等，公的統計，基幹統計，統計調査，基幹統計調査，一般統計調査，事業所母集団データベース，統計基準，行政記録情報，調査票情報，匿名

データの各用語について，定義規定を整備している。

　なお，「統計」は一般的に，「集団における個々の要素の分布を調べ，その集団の傾向・性質などを数量的に統一的に明らかにすること。またその結果として得られた数値」として広く社会に用いられており，本法における「統計」も同じ意味である。

(1) 行政機関（第2条第1項）

　行政機関とは，「法律の規定に基づき内閣に置かれる機関若しくは内閣の所轄の下に置かれる機関，宮内庁，内閣府設置法（平成11年法律第89号）第49条第1項若しくは第2項に規定する機関又は国家行政組織法（昭和23年法律第120号）第3条第2項に規定する機関をいう」と定義している。

　なお，本法の行政機関の範囲を比較すると，表3-3のとおりである。

(2) 独立行政法人等（第2条第2項）

　独立行政法人等とは，「①独立行政法人（独立行政法人通則法（平成11年法律第103号）第2条第1項に規定する独立行政法人をいう），②法律により直接に設立された法人，特別の法律により特別の設立行為をもって設立された法人（独立行政法人を除

表3-3　統計法における行政機関の範囲

統計法第2条1項		該当する行政機関
法律の規定に基づき内閣に置かれる機関		内閣官房，内閣法制局，安全保障会議，高度情報通信ネットワーク社会推進戦略本部（IT総合戦略本部）等
内閣府		内閣府
内閣の所轄の下に置かれる機関		人事院
宮内庁		宮内庁
内閣府設置法国家行政組織法（平成11年法律第89号）第49条第1項もしくは第2項に規定する機関〔内閣府に外局として置かれる委員会および庁並びにそれらの外局に置かれる委員会〕	第1項	公正取引委員会，国家公安委員会，金融庁
	第2項	
国家行政組織法（昭和23年法律第120号）第3条第2項に規定する機関		(下記表参照)

省	委員会	庁
総務省	公害等調整委員会	消防庁
法務省	公安審査委員会	公安調査庁
外務省		
財務省		国税庁
文部科学省		文化庁
厚生労働省	中央労働委員会	
農林水産省		林野庁，水産庁
経済産業省		資源エネルギー庁，特許庁，中小企業庁
国土交通省		観光庁，気象庁，海上保安庁
環境省		
防衛省		

く）又は特別の法律により設立され，かつ，その設立に関し行政庁の認可を要する法人のうち，政令で定めるもの」と定義している。すなわち，①が独立行政法人，②が特殊法人または認可法人のうち，政令で定めるものである。

　なお，特殊法人と認可法人には様々な法人が対象に含まれており，その独立性に十分な配慮が必要な法人も数多く存在し，それらを一律に公的統計の作成主体とみることは適当ではないことから，政令で定める公的統計の作成主体としてふさわしい機関については，独立行政法人等個人情報保護法第2条第1項における考え方を参考にし，「政府の一部を構成」する法人としており，具体的には，沖縄科学技術大学院大学学園，沖縄振興開発金融公庫，外国人技能実習機構，株式会社国際協力銀行，株式会社日本政策金融公庫，原子力損害賠償・廃炉等支援機構，国立大学法人，大学共同利用機関法人，日本銀行，日本司法支援センター，日本私立学校振興・共済事業団，日本中央競馬会，日本年金機構，農水産業協同組合貯金保険機構，放送大学学園及び預金保険機構を政令で定めている。

(3) 公的統計（第2条第3項）

　公的統計とは，「行政機関，地方公共団体又は独立行政法人等（以下「行政機関等」という）が作成する統計をいう」と定義している。

　組織として作成する統計が公的統計であり，職員が自らの職務の参考とするために個人的に作成した数値については，公的統計としては取り扱わない。また，作成等（一部の企画・公表・提供等を含む）の過程に関して全部または一部の委託を受託して作業することを意味しない。

　なお，地方公共団体については，その自主性と自立性を尊重しつつも，地域社会の構成員の合理的な意思決定を支える公的統計の一翼を担うものとして，その作成主体である地方公共団体を旧法と同様に国の行政機関と共通の法的枠組みの中に位置づけている。具体的には，地方自治法第1条の3に規定する普通地方公共団体（都道府県，市町村），特別地方公共団体（特別区，地方公共団体の組合，財産区，地方開発事業団）である。

(4) 基幹統計（第2条第4項）

　基幹統計とは，国の行政機関が作成する統計のうち，国民経済・国民生活，国の政策決定に重要な役割を担い，公的統計の体系の中核をなすものとして重要性が特に高い統計であり，具体的には，「国勢統計，国民経済計算，行政機関が作成し，又は作成すべき統計であって，①全国的な政策を企画立案し，又はこれを実施する上において特に重要な統計，②民間における意思決定又は研究活動のために広く利用されると見込まれる統計，③国際条約又は国際機関が作成する計画において作成が求められている統計その他国際比較を行う上において特に重要な統計のいずれかに該当するものとして総務大臣が指定するもの」と定義している。

　なお，地方公共団体や独立行政法人等が作成する統計は基幹統計に該当しない。

(5) 統計調査（第2条第5項）

　統計調査とは，「行政機関等が統計の作成を目的として個人又は法人その他の団体に対し事実の報告を求めることにより行う調査（①行政機関等がその内部において行うもの，②この法律及びこれに基づく命令以外の法律又は政令において，行政機関等に対し，報告を求めることが規定されているもの，③政令で定める行政機関等が政令で定める事務に関して行うものを除く）をいう」と定義している。

　なお，本法が対象にしている統計調査の射程を表にすれば表3-4のとおりであり，用語の解釈については以下のとおりである。

① 統計の作成を目的

　その結果が専ら統計を作成するために用いられるものをいい，個別情報の利用を目的とする調査は含まれない。すなわち，統計を直接目的とせず，報告された内容を加工することなく利用することが前提とされている一般的な行政報告は統計調査の対象には含まれない。

② 個人又は法人その他の団体

　ア　個人には，日本人のみならず，日本に定住する日本国籍を有しない者（以下，外国人）も含まれる。

　イ　法人には，私法人だけでなく公法人（地方公共団体等）も含み，日本の域内に所在する外国企業も含まれる。

表3-4　本法が対象にしている「統計調査」の射程

「統計調査」の定義	除かれるもの	除かれないもの
行政機関等が，	○民間，地方独立行政法人が実施する調査	○地方公共団体が行う調査 ○国立社会保障・人口問題研究所が行う調査
統計の作成を目的として，	○個別目的（個別の観察や行政指導等）を目的として実施する調査	
個人又は法人その他の団体に対し	○気象，国土（面積，山の標高，川の長さ）に関する調査	○作物統計調査の実測調査（概念上報告義務者を想定できるから）
事実の報告を求めることにより行う調査をいう。	○世論調査，意識調査	
ただし，次*に掲げるものを除く。		○一～三以外
一　行政機関等がその内部において行うもの	○本庁が地方支分部局に求める業務報告 ○業務運営の一環として組織内の職員に対して行う調査	
二　この法律及びこれに基づく命令以外の法律又は政令において，行政機関等に対し，報告を求めることが規定されているもの	○行政機関が法律の報告請求規定に基づいて地方公共団体に求めている業務報告（旧法で，届出統計調査とされているものも一部含まれる） 　（例）行政機関個人情報保護法施行状況調査（行政機関の保有する個人情報保護法（平成14年法律第151号）第49条に基づく法律の施行状況調査） 　（例）住民基本台帳人口移動報告（住民基本台帳法（昭和42年7月25日法律第81号）第37条に基づいて地方公共団体に対して求めている報告	○国民健康・栄養調査（行政機関等に対するものではないから） ○地方公務員給与実態調査（統計法に基づく命令によって行われているから）など
三　政令で定める行政機関等が政令で定める事務に関して行うもの	○統計法施行令第2条に当たるもの 　（例）警察庁が行う統計調査など	

注　1）　行政目的事項と統計目的事項が混在している調査や統計調査事項と世論調査事項が混在している調査については，統計目的や統計調査事項の範囲で「統計調査」の定義に該当し，本法の規律が適用される。
　　2）　*に掲げるものについては，本法に基づく秘密保護についても除外される。

ウ　その他の団体とは，法人格を持たない団体（行政機関，団体の事業所を含む）である。

なお，個人又は法人その他の団体とは無関係の自然現象等について行う実測調査（実地に観測，測量および計測等する調査）は統計調査には含まれない。

③　事実の報告を求めることにより行う調査

統計調査とは，特定の個人的主観の考えや評価から独立した客観的な事実のみを把握し，調査への報告者が存在する調査であることを明らかにしている。すなわち，能動的に報告を求めず，自由意思により回答するような方法により行い，特段の報告を求められた個人または法人その他の団体が存在しない調査や，専ら意識等に関する調査は統計調査の対象には含まれない。

ただし，業況判断のように，客観的な経営状態を基礎にした先行き予測や，現在の自らの健康状態という事実に関する判断といった事項については，思想や感情といった内面的な意識とは異なるものとして，事実に関する事項として扱われる。

(6)　基幹統計調査と一般統計調査（第2条第6項，第7項）

基幹統計調査とは，「基幹統計の作成を目的とする統計調査をいう」と定義し，一般統計調査とは，「行政機関が行う統計調査のうち基幹統計調査以外のものをいう」と定義している。すなわち，地方公共団体や独立行政法人等が行う統計調査は基幹統計調査と一般統計調査に該当しない。

なお，「基幹統計の作成を目的とする」とは，①その統計調査が基幹統計を作成するための情報収集を専らの目的として行われていること，②その調査結果が，基幹統計の全部または一部として公表されるものであることの2つの要件を満たすことを意味する。しかし，基幹統計と基幹統計調査が1対1の関係である必要はなく，複数の基幹統計調査から1つの基幹統計が作成される場合も想定される。また，それぞれの調査結果が当該基幹統計の一部を構成するにとどまる場合であっても，①および②が満たされる限りにおいて，その統計調査は基幹統計調査として扱われる。すなわち，基幹統計の作成に利用された統計調査がそのことをもって直ちに基幹統計調査に該当するものではない。

(7)　事業所母集団データベース（第2条第8項）

事業所母集団データベースとは，「事業所に関する情報の集合物であって，それらの情報を電子計算機を用いて検索することができるように体系的に構成したものをいう」と定義している。

なお，事業所に関する情報とは，事業所（企業）の属性（産業，従事者規模，資本金など）によって，母集団から統計調査の対象となる事業所（企業）を抜き出すために必要な情報である。

(8)　統計基準（第2条第9項）

統計基準とは，「公的統計の作成に際し，その統一性又は総合性を確保するための技術的な基準をいう」と定義している。

なお，厚生統計関係では，「疾病，傷害及び死因の統計分類」が本基準に該当する。

(9)　行政記録情報（第2条第10項）

　行政記録情報とは，「行政機関の職員が職務上作成し，又は取得した情報であって，当該行政機関の職員が組織的に利用するものとして，当該行政機関が保有しているもののうち，行政文書（行政機関の保有する情報の公開に関する法律（平成11年法律第42号）第2条第2項に規定する行政文書をいう）に記録されているもの（基幹統計調査及び一般統計調査に係る調査票情報，事業所母集団データベースに記録されている情報並びに匿名データを除く）をいう」と定義している。

　なお，用語の解釈については以下のとおりである。

①　行政機関が保有している

　　当該行政記録情報について事実上支配している（当該行政記録情報の利用，提供，廃棄等の取り扱いについて判断する権限を有している）状態をいう。

②　行政文書に記録されているもの

　　行政記録情報には，紙等の媒体に記録されたものと，そうでないもの（口頭によるもの等）があるが，本法の規律を安定的に運用するためには，行政記録情報が記録されている媒体がある程度固定されている必要があり，文書，図画，電磁的記録等何らかの媒体に記録されていることを前提とした。その上で，行政機関の保有する情報の公開に関する法律との整合性を確保する観点から，行政文書に記録されているものに限ることとされた。したがって，職員が単に記憶しているにすぎない情報は，保有する行政記録情報に該当しない。また，行政機関の保有する情報の公開に関する法律は，官報，白書，新聞，雑誌，書籍その他不特定多数の者に販売することを目的として発行されるもの等を行政文書の定義から除いているが，これらに記録されている情報も，保有する行政記録情報に該当しない。

(10)　調査票情報（第2条第11項）

　調査票情報とは，「統計調査によって集められた情報のうち，文書，図画又は電磁的記録（電子的方式，磁気的方式その他人の知覚によっては認識することができない方式で作られた記録をいう）に記録されているものをいう」と定義している

　なお，用語の解釈については以下のとおりである。

①　統計調査によって集められた情報

　本条第5項において規定する統計調査の調査事項として集められた情報をいい，基幹統計調査であれば，本法第9条第2項第3号の「報告を求める事項」として，総務大臣の承認を受けたものをいう。統計調査の実施に際して，調査対象やその他の個人等からの聞き取り等により世帯名簿，準備調査名簿等を作成する場合があるが，調査事項として位置づけられている場合を除き，これらの情報は「統計調査によって集められた」には該当せず，本項の調査票情報には該当しない。また，統計調査の調査対象となった対象自身の情報である場合のほか，個人等に関する情報を管理する個人等を調査対象として，調査対象以外の個人等に関する情

報の報告を求めた場合の当該個人等の情報も含まれる。
 ② 文書，図画又は電磁的記録に記録されているもの

 調査票情報は，紙等の媒体に記録されたものと，そうでないもの（口頭によるもの等）があるが，本法の規律を安定的に運用するためには，情報がある程度固定されている必要があり，文書，図画，電磁的記録等何らかの媒体に記録されていることを前提とした。したがって，単に記憶しているに過ぎない情報は，本項の調査票情報には該当しない。また，文書，図画には紙の文書や文書を写したマイクロフィルム等が含まれ，電磁的記録には，電子計算機による情報処理の用に供されるいわゆる電子情報等が含まれる。

⑾ 匿名データ（第2条第12項）

 匿名データとは，「一般の利用に供することを目的として調査票情報を特定の個人又は法人その他の団体の識別（他の情報との照合による識別を含む）ができないように加工したものをいう」と定義している。すなわち，匿名データを「個体識別性をなくしたもの」として位置づけ，保護すべき情報の対象は個人または法人等であるかを問わない。

 なお，用語の解釈については以下のとおりである。
 ① 調査票情報

 匿名データを作成するために使用できる情報は本条第5項において規定する統計調査によって集められた情報に限定され，統計調査を補完する目的で調査票情報に付加した行政記録情報その他の情報を匿名データとして使用することはできない。ただし，補完情報を提供した者が匿名データとして利用することを了承している場合や一般的に公表されている情報は当然に利用できる。

 ② 他の情報との照合による識別を含む

 照合の対象となる他の情報の範囲については，行政機関の保有する個人情報の保護に関する法律（平成15年法律第58号）第2条第2項の個人情報における考え方と同様である。すなわち，他の情報には，その保有者が他者である場合も含まれ，また，公知の情報や図書館等の公共施設で一般に入手可能なものなど一般人が通常入手し得る情報が含まれる。特別の調査をすれば入手し得るかもしれないような情報は他の情報には含めて考える必要はない。しかし，事案によっては，個人または法人等の権利利益を保護する観点からは，調査票情報の取り扱いに当たって，より慎重な判断を求められる場合がある。したがって，当該個人または法人等を識別するために実現可能と考えられる手段について，その手段を実施するものと考えられる人物が誰であるか等も視野にいれつつ，合理的な判断で考慮することが適当である。

3．公的統計の体系的整備（第3条～第31条）
⑴ 基本理念（第3条）

 公的統計のあるべき姿を「基本理念」として明らかにしている。すなわち，本理念を母体化するものとして本法全体が作られ，各規定に最終的に反映されていくことと

なる。

　ただし，本条は訓示規定であり，公的統計の整備等に関する個別の行為に対して具体の規律をかけるものではない。

　なお，本法上の直接的な規定がかからない公的機関（政令で指定されない地方公共団体や独立行政法人等）が統計整備を行う場合には，本条が唯一のよるべき理念となることが期待される。

　第3条の各項の理念については，以下のとおり。

① 　公的統計の整備に当たっての基本理念（第1項）
　　行政機関等における相互の協力，適切な役割分担による体系的整備
② 　公的統計の作成に当たっての基本理念（第2項）
　　中立性，信頼の確保
③ 　公的統計の提供に当たっての基本理念（第3項）
　　国民が容易に入手し，効果的に利用できるものとして提供
④ 　公的統計の作成に用いる情報の秘密保護に係る基本理念（第4項）
　　個人または法人その他の団体に関する秘密保護

　また，第3条の2においては，公的統計の作成の効率化等を図るため，行政機関等が，基本理念にのっとり公的統計を作成する責務や公的統計の作成に関し関係者等の協力を得るなどの努力義務の規定を設けるとともに，基幹統計を作成する行政機関の長から協力要請を受けた関係者等がその要請に応じる努力義務の規定を設けることとしている。

(2)　基本計画（第4条）

　行政機関が，それぞれ独自の統計組織を有している分散型統計機構の下，公的統計の整備に関する目標や具体的取組を政府全体で共有し，総合的かつ計画的な統計整備を図るため，政府に対して公的統計の整備に関する基本的な計画（以下，基本計画）を閣議によって決定する（おおむね5年ごとに変更）ことを義務付けるとともに，基本計画で定める内容及び定める際の手続等について規定を整備している。

　2018年（平成30年）6月の本法の改正では，統計委員会の機能強化として，勧告機能（第7項及び第8項）が付与され，統計委員会が基本計画の実施状況の調査審議を行い，必要に応じ総務大臣または総務大臣を通じて関係行政機関の長に勧告を行うことを可能とするとともに，総務大臣または関係行政機関の長は，勧告に基づき講じた施策について統計委員会に報告しなければならないものとしている。

　なお，基本計画の策定主体を政府（内閣およびその統轄の下にある行政機関全体）としているのは，基本計画の効果が及ぶ範囲が主として行政機関であることによる。

(3)　基幹統計の指定（第7条）

　公的統計の整備のため，総務大臣が本法第2条第4項第3号に基づき基幹統計の指定を行う際の手続についての規定を整備している。

　指定する側である総務大臣に関する規定のみを置き，指定を受ける側，すなわち，統計を作成する行政機関（以下，統計作成機関）からの申請等については規定してい

ない。すなわち，基幹統計の指定は，法律上，統計作成機関の長からの申請を受けて行うものではなく，総務大臣がその発意により，主体的に行うものとして扱われる。

ただし，総務大臣が基幹統計の指定をするに当たっては，あらかじめ，①当該行政機関の長に対する協議，②統計委員会への付議が求められる。

なお，指定する内容は，基幹統計の①名称，②作成目的，③作成者（当該統計を作成する行政機関の長），④作成方法（専ら統計調査の方法によるか否かの区分）である。

(4) 基幹統計の公表等（第8条）

基幹統計については，公表期日と公表方法（インターネットの利用その他の適切な方法）を公表した上で，当該統計に係る基本情報と併せて利用者に速やかに提供すべきものとする規定や，公表した基幹統計等の長期的な提供のための保存の規定をあらかじめ整備することにより，基幹統計としての中立性・信頼性を担保するとともに，統計の適切な利用と解釈の促進を図っている。

なお，本条に係る，作成した統計の公表を義務づける規定については，旧法第16条の「結果の公表」に関する規定を受け継ぐものであり，本法の基本的な理念である「行政のための統計」から「社会の情報基盤としての統計」への転換という立場も踏まえ，公的統計の中核たる基幹統計を国民の公共財とすることの意義を重要視し，本条文において，基幹統計の提供を政府の基本的な行政サービスの1つとする位置づけを改めて明確にしているものである。

また，本条では，基幹統計を作成したときは，速やかに公表することが求められており，公表早期化に関する具体的基準は示されていないが，「申請負担軽減対策」（平成9年2月10日閣議決定）によれば，「原則として，すべての指定統計の第1報の公表を可能な限り早期化し，遅くとも月次調査は60日以内，年次・周期調査は1年以内に公表する」とされており，今後の基幹統計の公表においても，この原則に沿った対応への努力が求められる。

(5) 基幹統計調査（第9条〜第18条）

基幹統計調査について，品質確保や重複是正の観点から総務大臣が審査・承認を行う（変更および中止も含む（本法第11条））とともに，変更または中止を求めること（本法第12条：措置要求）ができること，適正確実な実施を担保するため，報告義務，統計調査員の設置，立入検査等，地方公共団体が処理する事務（法定受託事務），基幹統計調査と誤認させる調査（かたり調査）を禁止することなどの規定を整備している。

① 基幹統計調査の承認と承認の基準（第9条，第10条）

基幹統計を作成する手段として統計調査（基幹統計調査）が行われる場合，多くの国民に負担をかけて行われること，また，報告義務を課して行われる（本法第13条）ほか，立入検査等を行うことができる（本法第15条）という他の統計調査にはみられない特別な取り扱いがなされること等を踏まえ，その実施に当たっては，統計委員会への付議を経て，事前に総務大臣の承認を必要とする規定（本法第9条）を整備し，また，どのような要件を満たした統計調査が承認されるのかを法律上で明らかにし

て，国民の基幹統計調査に対する理解と協力を促進し，基幹統計調査を行おうとする行政機関に対して承認に関する予見可能性を与え，安定的に審査を行うための規定（本法第10条）を整備している。

② 報告義務（第13条）

基幹統計調査が，国の行う統計調査の中でも，公的統計の中核となる基幹統計を作成するために行われる重要な統計調査であることを踏まえ，正確な報告を法的に確保するため，調査対象に対して報告義務を課す規定を整備している。報告義務は基幹統計調査共通の事項であるが，実際に基幹統計調査を行うに当たって，具体的に誰が報告義務を負うのかについては，本法第56条の2に基づいて調査ごとに定められる命令（調査令または調査規則）により明らかにされる。

なお，本条の規定に反して，調査対象が報告を拒み，または虚偽の報告をした場合には，本法第61条第1号により罰則が科されることとされている。

③ 統計調査員（第14条）

基幹統計調査は，報告者が膨大であることが多く，常勤の職員のみで対応することができない場合が多いことから，基幹統計調査を実施するために必要があるときは，行政機関の長が，統計調査員（国家公務員）を置いて，調査を実施することができる規定を整備している。

なお，本法第16条に基づき，政令（別表）で定めるところにより基幹統計調査に関する事務を行うこととされた地方公共団体の長若しくは教育委員会（以下，地方公共団体の長等）が統計調査員の設置に関する事務を行う場合には，本条の行政機関の長に関する規定を，地方公共団体の長等に関する規定として地方公共団体の長等に適用があるものとして取り扱うことができ，この場合，地方公共団体の長等は，自ら統計調査員（地方公務員）を置くことができる。

ただし，国民生活基礎調査と薬事工業生産動態統計調査では，省令において，①国税徴収法（昭和34年法律第147号）第2条第11号に規定する徴収職員または地方税法（昭和25年法律第226号）第1条第1項第3号に規定する徴税吏員と②警察法（昭和29年法律第162号）第34条第1項に規定する警察官または同法第55条第1項に規定する警察官を統計調査員として設置する者から除いている。

また，社会の国際化に伴い，外国人を統計調査員として任用することが基幹統計調査の円滑かつ効率的な実施に資すると考えられる場合が生じてきており，本法では，外国人を統計調査員として任用することについて，特段の禁止規定を置いていないことから，外国人を統計調査員として任用するか否かは，統計調査員を設置する者の判断による。ただし，調査事務のうち，立入検査等に関する事務については「公権力の行使」に該当する事務であることから，外国人の統計調査員は行うことができないものと解される。

④ 立入検査等（第15条）

基幹統計調査の結果得られた報告内容に関する疑義が，報告を求められた個人または法人その他の団体（報告義務者）に対する通常の疑義照会では十分に解消されない場合や，報告義務者から報告が得られないときなどの場合に，正確な報告を確保するため，関係資料の提出要求や立入検査を行うことができる規定を整備している。資料

の提出要求や立入検査を行うことができる調査は，基幹統計調査に限られているが，これは，基幹統計調査により作成される基幹統計が公的統計の中核をなすものとして位置づけられ，報告内容の正確性がより一層求められていること，そして，それを担保するために基幹統計調査の報告者には報告義務が課せられており，報告拒否や虚偽報告に対しては罰則が用意されているという，一般統計調査とは異なる特別な取り扱いがなされていることを踏まえたものである。

　また，立入検査は私人の自由の制限を伴うものであることから，その権限を行使する者が正当にこれを行うものであることを知らせる必要がある。そこで，調査実施者は，立入検査が必要な場合には，調査事務に従事する者に特別の証明書を交付し，関係者の求めに応じて提示しなければならないとされ，その様式は統計法施行規則第5条により規定されている。様式に記載する事項には，立入検査を行う職員の顔写真も含まれているが，事務負担にも配慮して，顔写真に割印を捺すことを統計法令上求めていない。

　なお，厚生労働省の厚生統計関係調査で立入検査等の規定を設けているのは，薬事工業生産動態統計調査である。

○薬事工業生産動態統計調査規則（抜粋）

　第16条　前条に規定する統計調査員その他の生産動態統計調査の事務に従事する職員は，法第15条第1項の規定により，必要な場所に立ち入り，第6条各号に掲げる事項について，帳簿，書類その他の物件を検査し，又は関係者に質問することができる。

　2　前項の規定により立入検査をする統計調査員その他の生産動態統計調査の事務に従事する職員は，法第15条第2項の規定により，その身分を示す証明書を携帯し，関係者の請求があったときは，これを提示しなければならない。

　⑤　地方公共団体が処理する事務（第16条）

　行政機関の長が，基幹統計調査を実施するに当たり，調査事務の一部について，政令で定める範囲で，地方公共団体の長または教育委員会が行うものとすることができる規定を整備している。

　基幹統計調査は，公的統計の中核となる基幹統計を作成するために行われる調査であることから，全国的に実施され，かつ，報告を求められる者の数が非常に多い場合が少なくなく，そのような調査を国の職員のみで実施することは，物理的にも時間的にも不可能であり，仮に，統計調査員（本法第14条）を設置して実施するとしても，統計調査員の数が膨大になるだけに，その設置事務や連絡・指導を国の職員だけで行うことは困難であること，一方，このような基幹統計調査は，全国的に実施されることから，その結果は，都道府県単位等でも集計され，それぞれの地方公共団体の施策遂行の基礎資料として重要な役割を果たすものであることから，調査事務（統計調査員の設置（本法第14条），立入検査等の実施（本法第15条），行政機関の長以外の者に対して行う協力要請（本法第30条）に関する事務など）の一部を，地方公共団体に委ねて調査を行うことを法律上可能にするために旧法第18条に引き続き，本条の規定を整備している。

　なお，具体的には，統計法施行令の別表において，調査ごとに，地方公共団体のど

の機関が，どのような事務を行うものとするのかが明らかにされており，このほか，人口動態調査に関する事務の委託については，別途定められている人口動態調査令により明らかにされている。

⑥　基幹統計調査と誤認させる調査の禁止（第17条）

正規の調査事務従事者であることを装って，基幹統計調査の調査票を詐取等するいわゆる「かたり調査」を禁止する規定を整備している。

本条により守ろうとしている法益は，直接的には，基幹統計調査により報告される個人や団体の情報を不正手段による入手から保護することにある。ただ，本条は，国が行う統計調査のうちでも特に重要な位置づけにある基幹統計調査に関する情報を保護することによって，国の統計調査全般に対する信頼（国の調査として報告を求められる調査は，正規の手続きを経て行われているものであるから安心して報告できるという国民の信頼）を確保し，統計調査の円滑な実施，ひいては，正確な統計の作成が支障なく行われるという公的な目標の実現も法益の一部として含むものである。

なお，本条の実効性を確保するために，本条に違反する行為に対しては，本法第57条第1項第1号により罰則が科されることとされている。

⑦　命令への委任（第18条）削除

2018年（平成30年）6月の本法の改正において，新たに第56条の2（命令への委任）を新設することに伴う削除。

(6)　一般統計調査（第19条～第23条）

一般統計調査について，品質確保や報告者の負担軽減の観点から総務大臣が統計技術的に合理的かつ妥当か審査・承認を行うとともに（本法第19条），変更等の改善措置の求めや当該措置が講じられない際の調査の中止を求めること（本法第22条），その調査内容を変更しようとする場合または調査を中止しようとする場合の手続（本法第21条），また，基幹統計に準じた公表と保存に関する規定を整備している（本法第23条）。

なお，一般統計調査の結果も社会の情報基盤としての公的統計として，原則公表しなければならないが，特別の事情(公表した場合，特定の分野において市況等の無用な混乱を招く場合など)があるときに限り，例外的に公表しなくても良いとされている。

(7)　指定地方公共団体または指定独立行政法人等が行う統計調査（第24条，第25条）

政令で指定された地方公共団体または独立行政法人等が行う統計調査について，統計調査を行おうとするときやこれを変更しようとするときは，公的統計の整備を図る一環として，総務大臣への届出を必要とする規定を整備している（統計調査の中止については，本法第55条に基づき法律の施行状況の報告を求める際に把握すれば足りることから，届出を求めていない）。

行政機関が実施する統計調査（基幹統計調査または一般統計調査）においては，調査の内容について制度所管大臣たる総務大臣の承認を必要としているが，指定地方公共団体または指定独立行政法人等において届出という手続きをとっているのは，その自主性と自立性を尊重する観点から，総務大臣の関与を最小限に留める必要があるた

めである。すなわち，承認行為には承認しないことがありうるのに対し，届出に対しては，受理しないという選択肢は存在しないということである。

　また，届出が必要となる指定地方公共団体または指定独立行政法人等については，ともに基幹統計調査の実施に影響を及ぼしうる規模の統計調査を行うものに届出を求めることを想定し，あらかじめ，政令で定めるとしており，具体的に政令で定める対象は，指定地方公共団体については，都道府県及び地方自治法第252条の19第1項の指定都市（以下，指定都市）であり，地方自治法上「普通公共団体の執行機関」と位置づけられている教育委員会や人事委員会なども該当する。指定独立行政法人等については，日本銀行が該当する。

　届出等の手続きについては，第Ⅵ編資料集「2.1.4　地方公共団体又は独立行政法人等が行う統計調査に係る届出の手続等に関する事務処理要領」（288頁参照）のとおりである。

　なお，本法第24条は，行政機関の統計調査に準じると考えられる指定地方公共団体の統計調査について，その実施状況を把握するとともに，基幹統計調査の実施について支障を及ぼす場合に必要な調整を図ることを目的として届出を求める旨の規定であって，指定地方公共団体が行う個々の統計調査の実施に当たっての個別具体の規律を定めるものではない。したがって，指定地方公共団体が，その行う統計調査に関して，本法では規定していない各種規律を条例で定めることを妨げるものではない。

　ただし，指定地方公共団体が行った統計調査に係る調査票情報等の取り扱いについては，本法の規定（本法第39条～第41条。それに対する罰則も含む）が直接適用される。

　その他，指定地方公共団体の実施する統計調査について基幹統計調査との重複等による基幹統計調査の実施に支障を及ぼすおそれがあると認められる場合には，総務大臣が変更または中止の求めを行うことができる規定が整備されているが，指定独立行政法人等に対してはこのような規定は整備していない。これは，指定独立行政法人等においては，個別法等において特段の配慮が要請されている自主性・自立性を尊重した制度設計が必要であるという認識に立っていること，指定地方公共団体とは異なり，指定独立行政法人等は自ら条例を制定して調査対象に報告義務を課すような権能を有しておらず，あくまで任意の協力を求めるに過ぎない統計調査しか実施することができないため，想定される基幹統計調査への影響を勘案しても，総務大臣が指定地方公共団体に対する関与と同様の規定を設ける必要はないことによる。

○行政手続法（平成5年11月12日法律第88号）（抜粋）
　　第37条　届出が届出書の記載事項に不備がないこと，届出書に必要な書類が添付されていることその他の法令に定められた届出の形式上の要件に適合している場合は，当該届出が法令により当該届出の提出先とされている機関の事務所に到達したときに，当該届出をすべき手続上の義務が履行されたものとする。

(8)　基幹統計の作成方法の通知等（第26条）

　統計調査以外の方法を用いて基幹統計を作成する行政機関の長に対し，その作成方法について総務大臣への通知を求め，併せて，総務大臣が当該統計の改善のために行

い得る方法（意見）に関する規定を整備することにより，統計作成の効率性・正確性・利便性を担保している。

　なお，意見については統計作成機関に対する強制力を伴うものではない。また，意見を述べようとする場合はあらかじめ統計委員会の意見を聴かなければならない。

(9)　事業所母集団データベースの整備（第27条）

　正確かつ効率的な統計の作成を図るとともに，統計調査における被調査者の負担を軽減するため，事業所に関する統計調査の対象の抽出と事業所に関する統計の作成を行うために必要な事業所母集団データベースに関する規定を整備している。

　なお，行政機関のみならず，全ての地方公共団体（都道府県，市町村）の長その他の執行機関や独立行政法人等（統計法施行令第1条で定めるいわゆる特殊法人等を含む）についての利用を可能とするとともに，統計調査の対象抽出等を目的とする場合に加えて，統計調査以外の事業所に関する統計を作成するための調査（事業所の長等への意識調査等）の対象の抽出を目的とする場合にも事業所母集団データベースに記録されている情報の提供を受けることができる。

(10)　統計基準の設定（第28条）

　公的統計は，一定の基準に沿って作成され，また，相互の比較可能性が確保されていることが，社会の情報基盤にふさわしい有用な情報となり得る条件であることを踏まえ，これを確保するため，統計基準の設定に係る総務大臣の責務等についての規定を整備している。

　なお，統計基準の設定・改廃に際しては，関係行政機関と十分に相談し，連携協力を図った上で行うこととしている（表3-5参照）。

(11)　協力の要請（第29条～第31条）

　協力の要請に関する各条項の区分一覧については，表3-6を参照。
　① 　行政機関への協力の要請（第29条）
　行政機関の長が統計の作成又は統計調査その他の統計を作成するための調査の実施に際し，他の行政機関が組織的に保有する各種の情報（行政記録情報）を活用するこ

表3-5　統計法に規定する統計基準

統計 基準 の 種類		内　　容	大分類（抜粋）等
分類に関する基準	日本標準産業分類	財貨，サービスの生産と供給において類似した経済活動を統合し，体系的に配列したもの	農業・林業，漁業，建設業，製造業等
	疾病，傷害及び死因の統計分類	疾病や死亡の体系的記録，分析等を行うための分類	感染症及び寄生虫症，新生物，神経系の疾患等
	日本標準職業分類	個人を単位として，継続的にかつ収入を伴う仕事を分類	管理的職業従事者，専門的・技術的職業従事者，事務従事者等
経済指標に関する基準	指数の基準時に関する統計基準	各指数間の基準となる時点をそろえるための基準	指数の基準時の原則ウエイトを固定する指数等
	季節調整法の適用に当たっての統計基準	経済時系列データの季節変動を調整するための基準	季節調整法を適用する場合の手法，適用に関する公表事項等

表3-6　協力の要請に関する各条項（第29条〜第31条）の区分一覧

令和元年8月

統計法		協力を求める主体	協力要請の発動要件	協力を求める相手方	協力の内容	法律上必要とされる手続き
第29条	第1項	行政機関の長	他の行政機関が保有する行政記録情報を用いることにより正確かつ効率的な統計の作成または統計調査その他の統計を作成するための調査における被調査者の負担の軽減に相当程度寄与すると認めるとき	他の行政機関の長	行政記録情報の提供	当該行政記録情報を保有する行政機関の長に対する利用目的その他の政令で定める事項の明示
	第2項					―
第30条				地方公共団体の長その他の執行機関，独立行政法人等その他の関係者またはその他の個人若しくは法人その他団体	必要な資料の提供，調査，報告その他の協力	―
第31条		総務大臣	基幹統計調査を円滑に行うためその他基幹統計を作成するため必要があると認めるとき	当該基幹統計を作成する行政機関以外の行政機関の長，地方公共団体の長その他の執行機関，独立行政法人等その他の関係者またはその他の個人若しくは法人その他の団体	当該基幹統計を作成する行政機関の長への必要な資料の提供その他の協力	統計委員会への付議

とで，統計の正確性・効率性の向上または被調査者の報告負担の軽減が相当程度見込まれる場合に，当該保有機関に対して情報の提供を求めることができること（第1項），基幹統計調査の実施その他基幹統計の作成に関し，他の行政機関の長に対し，必要な資料の提供，調査，報告その他の協力（協力を求める内容に特段の制限はない。例えば，関係団体への周知等を想定）を求めることができる規定を整備している（第2項）。

　また，行政機関の長は，第2項の協力の求めを行ったにもかかわらず，他の行政機関の長から，必要な協力が得られなかったときは，公的統計の体系的整備を図る責任者としての総務大臣にその旨を通知する規定も整備している（第3項）。

　なお，「求めることができる」とあるように，個別の行政目的のために収集，作成されている行政記録情報について，当初の目的以外の利用で提供義務を課すことは，その情報に含まれる個々の提供者との関係から適当ではないと考えられることから，要請に応ずるかどうかは最終的には保有機関の判断に委ねることとしている。

　また，求める対象は行政機関に限定し，地方公共団体は含めていない。これは，国側の事情や要請だけで地方公共団体の情報を吸い上げるような一方的な利用の仕組みを法定することは，国と地方公共団体の関係において慎重に考える必要があり，地方公共団体が組織的に保有する各種の情報（本法の行政記録情報に相当する情報）を国に一元的に集めるのであれば，情報主体である事業者や国民の理解や合意を得るための慎重かつ入念な手続きを経ることが不可欠であると考えられたためである。

② 地方公共団体等への協力の要請（第30条）

　基幹統計の作成を行う行政機関の長が，基幹統計調査の実施その他基幹統計の作成に関し，地方公共団体の長その他の執行機関，独立行政法人等その他の関係者またはその他の個人若しくは法人その他の団体に対して必要な資料の提供，調査，報告その他の協力を求めることができる規定を整備している（第1項）。

　協力を求める対象には，基幹統計の作成に有用な情報を保有する可能性のある者を漏れなく示し，かつ，それらの者が協力を行わなければならない旨を明確に示している。

　さらに，前条と同様，行政機関の長は，第1項の協力の求めを行ったにもかかわらず，必要な協力が得られなかったときは，公的統計の休系の整備を図る責任者としての総務大臣にその旨を通知する規定も整備し，協力要請制度の充実が図られている（第2項）。

　また，協力を求める対象は個人であるか団体であるかを問わないが，基幹統計調査の調査対象については，本法第13条の規定により，報告義務が課されることから，本条に基づいて協力を求められる「その他の関係者」には含まれない。

　具体的に求められる協力等には，①基幹統計調査を実施するための試験調査の事務について行政機関の長が地方公共団体の長に協力を求めること（事務そのものは，私法上の契約に基づいて委託されることが一般的），②調査対象となる企業の業界団体に対して事前に説明会を開催し，団体内企業への周知を依頼すること，③被調査者が入居するマンションの管理組合に対して当該マンションへの立ち入りの許可を依頼すること，④有識者に基幹統計調査の広報活動に参加を求めることなどがあげられ，協力の内容に特段の制限はない。

　なお，地方公共団体の長等が，本法第16条の規定に基づき，政令で定めるところにより，基幹統計調査に関する事務の一部を行うことの一環として，関係者への協力要請を行う場合もあり得るが，その場合の根拠も本条である。

③ 総務大臣による協力の要請（第31条）

　総務大臣が公的統計の整備に責任を負う立場から，本法第29条や第30条の規定により，基幹統計を作成する行政機関から関係行政機関，地方公共団体の長その他の執行機関，独立行政法人等その他の関係者またはその他の個人若しくは法人その他の団体への協力要請が不調に終わった場合について，総務大臣への通知制度が設けられたことを踏まえ，本条に総務大臣による協力を求める規定を整備している。

　これにより，協力要請制度の充実が図られ，総務大臣が単なる審査機関ではなく，統計体系を整備するための「司令塔」としての立場を有していることを具体化している。

　なお，求めを行おうとする場合はあらかじめ統計委員会の意見を聴かなければならない。

4．調査票情報等の利用と提供（第32条～第38条（第3章））

　統計調査に係る調査票情報については，国民等の秘密の保護と統計調査に対する信頼確保の観点から，本法第40条第1項において，この法律（地方公共団体の長その他の執行機関にあっては，この法律または当該地方公共団体の条例）に特別の定めがある場合を除き，その行った統計調査の目的以外の目的で自ら利用し，または提供する

ことを禁止している。

　本法第3章「調査票情報等の利用及び提供」は，同項の「この法律に特別の定めがある場合」として規定するものであり，統計調査に係る調査票情報を活用することにより同種の統計調査の重複を避け，報告者負担の軽減に資する場合や，社会の価値観やニーズが多様化する中，調査実施者があらかじめ想定していなかった，または，一般に提供することを予定していなかった集計方法等を用いた分析・研究等が行われるなど，結果として公益に資することが期待されている。

　また，調査票情報等の利用と提供に係る制度の概要については，**表3-7**のとおりである。

　なお，対象とする統計調査の範囲は，基幹統計調査，一般統計調査，指定独立行政法人等が行う統計調査であり，政令で定める指定地方公共団体が行う統計調査に係る調査票情報等の利用と提供については，本法第40条第1項の規定により，各指定地方公共団体の条例で定めることとなる。

(1)　調査票情報の二次利用（第32条）

　行政機関の長または指定独立行政法人等が実施した統計調査に係る調査票情報につ

表3-7　調査票情報等の利用と提供に係る制度の概要

令和元年8月

統計法	対象者	調査票情報・匿名データの利用または提供の目的	手数料
第32条 （調査票情報の利用）	調査実施者	・統計の作成 ・統計的研究 ・調査名簿作成	不要
第33条 第1号 （調査票情報の提供）	公的機関 　行政機関等（行政機関，地方公共団体または独立 　行政法人等），会計検査院，地方独立行政法人， 　地方住宅供給公社，地方道路公社，土地開発公社		
第33条 第2号 （調査票情報の提供）	1．公的機関が委託または共同して調査研究を行う者 2．実施に要する費用の全部または一部を公的機関が公募により補助する調査研究を行う者 3．行政機関等が政策の企画・立案，実施または評価に有用と認める等特別な事由があると認める統計の作成等を行う者	・統計の作成 ・統計的研究	
第33条の2	一般の者 　学術研究の発展に資すると認められる場合 　相当の公益性が有するとして総務省令で定めるものを行う場合	・統計の作成 ・統計的研究	
第34条 （委託による統計 の作成等）	一般の者 　学術研究の発展に資すると認められる場合 　高等教育の発展に資すると認められる場合	－	
第35条 （匿名データの作成） 第36条 （匿名データの提供）	一般の者 　学術研究の発展に資すると認められる場合 　高等教育の発展に資すると認められる場合 　国際社会におけるわが国の利益の増進及び 　国際経済社会の健全な発展に資すると認められる場合	・統計の作成 ・統計的研究	要

いて，①統計の作成または統計的研究（以下，統計の作成等）を行う目的や，②統計調査その他の統計を作成するための調査に係る名簿を作成する目的で，これらの者が自らその調査票情報を利用する場合は，高度の公益性が認められることから，その行った統計調査の目的以外の目的のために，調査票情報を利用することができる規定を整備している。

調査実施者内部の当該調査担当部局以外の部局が，当該調査に係る調査票情報を利用する場合も，本条に基づく利用となる。

なお，調査実施者が調査票情報を二次利用するに当たって，他の者に作業の委託を行ったときは，当該委託を受けた者は，本条に基づく利用の補助者に過ぎず，本法第33条に規定する調査票情報の提供を受ける者としては扱われない。

(2) 調査票情報の提供（第33条）

行政機関の長または指定独立行政法人等が実施した統計調査に係る調査票情報について，高度の公益性が認められる場合（第1項）や学術研究の発展に資する場合（第33条の2）に限り，その行った統計調査の目的以外の目的のために，調査実施者以外の外部の者に調査票情報を提供することができる規定を整備している。

なお，第1項第1号の行政機関等（行政機関，地方公共団体または独立行政法人等）その他これに準ずる者として総務省令（統計法施行規則）で定める者には，会計検査院，地方独立行政法人，地方住宅供給公社，地方道路公社及び土地開発公社が該当する。

また，被調査者に対し，調査票情報の提供状況を明らかにすることにより，調査票情報の利用の透明性の確保を図る必要があることから，調査実施者は，第2項の規定により，調査情報の提供を受けた者の氏名等を公表し，第4項の規定により，作成された統計等またはその概要を公表することが義務付けられている。

さらに，本条の規定により，調査票情報の提供を受けた者は，第3項の規定により，作成した統計等の提出が義務付けられ，本法第43条第2項の規定により，その提供を受けた目的の範囲でのみ利用することができ，本法第42条と第43条により，当該調査票情報の適正管理義務や守秘義務が課せられるほか，さらに本法第57条と第59条により罰則が科せられる場合もある。

本条の運用については，第Ⅵ編資料集「2.1.5 調査票情報の提供に関するガイドライン」（299頁参照）のとおりである。

(3) 委託による統計の作成等（第34条）

行政機関の長または指定独立行政法人等が実施した統計調査に係る調査票情報を用いた統計の作成等を希望する者から，調査実施者が個別の委託を受けて集計等を実施し，依頼者に対しては作成した結果のみを提供する統計データの利用方式（いわゆる，オーダーメード集計）の根拠規定を整備している。

このような方式によれば，調査票情報を用いた集計等は調査実施者自身が行うこととなり，依頼者自身は調査票情報を利用することはなく，秘密の保護が確実であることから，本法第32条や第33条に規定する調査票情報の利用・提供の要件，すなわち行

政機関等の活動との関連性という高度の公益性の要件を満たさない場合についても，依頼に応じることを認めることとしている。ただし，本法第34条の規定により委託による統計の作成等を行うに当たっては，相当程度の事務作業を伴い，国民の共有の財産である行政資源を費やすことになるものであり，また，目的のいかんを問わずに依頼に応ずることとした場合には，国民・調査対象等にいたずらに不安を与え，統計調査に対する信頼を損ない，ひいては統計の真実性の確保に支障を来すおそれもあることから，学術研究の発展や教育の発展に資すると認める場合その他の一定程度の公益性が認められる場合に限って，委託に応ずることを認めることとしている。

なお，本法第33条と同様に，利用の透明性を確保するため，調査実施者に対して，委託により統計の作成等を行ったときは，当該統計等の公表を義務付けている。

(4) 匿名データの作成と提供等（第35条〜第36条）

行政機関の長または指定独立行政法人等が実施した統計調査に係る調査票情報を用いた統計の作成等を希望する者に対して，調査票情報の新たな利用形態として，調査票情報に個体の識別を不可能にするための加工を施した匿名データを作成および提供する規定とともに，基幹統計調査に係る匿名データを作成する際には，高度の専門的・技術的観点からの検証を行うため，あらかじめ統計委員会の意見を聴くこととする規定を整備している。

匿名データは，本法第2条第12項に規定する要件に従い，個体が識別されることがないように調査票情報を加工したものであり，秘密の保護が十分図られていることから，本法第32条や第33条に規定する調査票情報の利用・提供の要件，すなわち行政機関等の活動との関連性という高度の公益性の要件を満たさない民間研究者等に対しても，作成した匿名データを提供することを認めることとしている。ただし，匿名データは秘匿措置が施されているものではあるが，個体別の情報が提供されることになるものであり，国民・調査対象者等の統計調査に対する信頼を損なわないよう留意する必要があることから，学術研究の発展や直接の利用目的が教育に資すると認める場合その他の一定程度の公益性が認められる場合に限って，匿名データを提供することを認めることとしている。

なお，本法第33条と同様に，利用の透明性を確保するため，調査実施者に対して，被提供者の氏名等の公表，提供を受けて作成した統計等の提出，提出された統計等の公表，の実施が義務付けられている（第36条）。

5．調査票情報等の保護（第39条〜第43条）

国民等の秘密の保護と信頼確保の実効性を担保するため，統計調査によって集められた調査票情報等の適正管理義務や守秘義務等など情報管理に関する規定を整備している。

(1) 調査票情報等の適正な管理（第39条）

行政機関の長，地方公共団体（指定地方公共団体に限定されない）の長その他の執行機関，独立行政法人等（指定独立行政法人等に限定されない），これらの者からの

委託に係る業務の受託者に対する本法で規律する統計調査によって集められた調査票情報，事業所母集団データベースに記録されている情報，行政記録情報，匿名データの適正管理（漏洩，滅失，盗難等を防止するための所要の措置を講じること）業務の規定を整備している。また，調査票情報等の適正管理義務については，委託を受けた者その他の当該委託に係る業務を受託した者についても適用しているが，これは，適用が及ぶ者の範囲を行政機関，地方公共団体または独立行政法人等から直に委託を受けた者に限るとすることは，今後，一層の民間開放が行われていく情勢の中で，民間委託の形態も様々な形が考えられ，国民等の秘密の保護と信頼確保を確実にする上では十分とは考えられないことから，再委託の場合の再受託者，再々委託など以降の委託業務にかかわるすべての受託者等（再委託の場合の従事者や委託先に派遣された派遣労働者，顧問，嘱託等の者など当該委託に係る業務に従事するすべての者）についても，規定を適用するものである。

　具体的には，物理的保護措置（ロッカーの施錠，サーバ設置場所の施錠，立入制限，防災設備の整備など），技術的保護措置（ネットワーク接続されているコンピュータへのファイヤーウォールの構築，情報の暗号化など），組織的保護措置（管理規程の整備，職員に対する教育・研修の実施，安全管理者の設置など）がある。また，業務委託に当たって，契約条項の中に適切な管理のための条項を定めることなども含まれる。

　なお，旧法においては第15条の3と第15条の4の規定により調査票（統計報告）以外の「関係書類」（例．調査対象地図等）も適正な管理が求められてきたが，本条は，①調査票情報（統計調査によって集められた情報），②事業所母集団データベースに記録されている情報（①③等の情報を利用して整備），③本法第29条の規定により提供を受けた行政記録情報，④匿名データ（①を加工して作成）のみを規律の対象としている。したがって，それ以外の「関係書類」に記録された情報は，本条の対象ではなく，保有する一般の情報として扱われる（当該情報が保有個人情報であれば，各個人情報保護法令による適正管理の規律の対象となる）。

　このうち，地方公共団体において適正管理義務の対象となる情報は，①当該地方公共団体（都道府県および指定都市）の行った統計調査に係る調査票情報および②本法第27条の規定により提供を受けた事業所母集団データベースに記録されている情報である。

　本条の運用については，第Ⅵ編資料集「2.1.6　調査票情報等の管理及び情報漏えい等の対策に関するガイドライン」（337頁参照）のとおりである。

(2)　調査票情報等の利用制限（第40条）
　調査票情報，事業所母集団データベースに記録されている情報と行政記録情報について，本法に特別の定めがある場合（本法第27条，第3章（地方公共団体の長その他の執行機関にあっては，本法又は当該地方公共団体の条例））を除き，その利用目的以外の利用と第三者に提供することを原則として禁止する規定を整備している。本条（第1項）は，旧法第15条，第15条の2，第15条の4の規定の趣旨を引き継いだものである。

なお，指定地方公共団体（本法第24条の届出を行う地方公共団体）については，公的統計に係る秘密保護の理念を踏まえ，その行った統計調査に係る調査票情報についても適正な利用が図られるべきことを法律に規定することが，国民等の秘密の保護と信頼確保に資するものと考えられることから，指定地方公共団体にも，その所管する統計調査に係る調査票情報を適正に利用する義務を課すものである。

(3)　守秘義務（第41条）

　国民等の秘密の保護と信頼確保の実効性を担保するため，調査票情報等（調査票情報，事業所母集団データベースに記録されている情報，行政記録情報，匿名データを取り扱う業務に関して知り得た秘密）の取り扱いに関する業務に従事する者または従事していた者について，秘密の保持義務を課す規定を整備している。また，旧法では，指定統計調査に関する事務の執行において知り得た秘密以外の漏洩についての罰則はないが，本法においては公的統計を作成するために用いる調査票情報等に記録される個人または法人その他の団体の秘密を漏らした者に対する罰則を設けている。

　具体的には，本条の各号に規定する業務に従事するまたは従事していた以下の者が対象者となる。

　①　行政機関の職員
　②　本法第16条の政令で定めるところにより地方公共団体が行うこととされた基幹統計調査に関する事務（法定受託事務）に従事する地方公共団体の職員
　③　統計調査員（行政機関が設置した場合は本条第1号に，法定受託事務を行う地方公共団体が設置した場合は本条第5号に含まれる）
　④　地方公共団体の職員
　⑤　独立行政法人等の役員または職員
　⑥　行政機関の委託に係る業務に従事する者（再委託の従事者等を含む）
　⑦　地方公共団体の委託に係る業務に従事する者（再委託の従事者等を含む）
　⑧　独立行政法人等の委託に係る業務に従事する者（再委託の従事者等を含む）
　⑨　これら①から⑧であった者

　なお，秘密の漏洩が生じた場合には，その影響は当該団体・法人等のみにとどまらず，公的統計全体に対する信頼性を揺るがすしかねないことから，地方公共団体と独立行政法人等についても，行政機関が行う統計調査に準じて秘密の保持義務を課すこととしている（表3-8，47頁参照）。

(4)　調査票情報等の提供を受けた者による適正な管理（第42条）

　本法の規定により提供を受けた調査票情報と匿名データについて，適正に管理すべき規定を整備している。対象者は，調査情報と匿名データを実際に利用する者すべてであり，統計業務の民間開放の適切な推進に資するため，委託に係る業務に従事する者（再委託の従事者等を含む）にも適用する。

(5)　調査票情報の提供を受けた者の守秘義務等（第43条）

　本法の規定により利用する調査票情報の秘密の保持義務ならびに調査票情報または

匿名データについて，提供を受けた目的以外で利用すること，第三者に提供すること
を禁止する規定を整備している。対象者は，調査票情報または匿名データの提供を受
けた者すべてであり（過去に従事していた者を含む），統計業務の民間開放の適切な
推進に資するため，委託に係る業務に従事する者（再委託の従事者等を含む）若しく
は従事していた者にも適用する。

　なお，匿名データについては，被調査者である特定の個人または法人その他の団体
が識別されることがないように加工されたものであり，本条第1項に規定する守秘義
務の対象にはならないが，調査票情報に準じた慎重な取り扱いが求められることを踏
まえ，提供を受ける際に明らかにした目的以外に利用または提供することを禁止する
ものである（表3-8）。

(6) 守秘義務等と他の法律に基づく行為との関連

　調査票情報について，他の法律の規定に基づいて，押収，提出，利用などを求めら
れる場合があるが，これについての取り扱いの基本的対処例は次のとおりである。

① 刑事訴訟法第197条第2項の規定（捜査については，公務所又は公私の団体に
照会して必要な事項の報告を求めることができる）による警察署などからの照会
　　この場合は，旧法の運用においては，利用方法として統計法違反事件処理を
掲げており，旧法第19条第1号の虚偽申告の場合等に目的外使用を承認してい
たが，本法では，このような場合も含め，統計目的以外の調査票情報の利用に
関する規定は設けられていない。

② 刑事訴訟法第218条の規定（検察官，検察事務官又は司法警察職員は，犯罪の
捜査をするについて必要があるときは，裁判官の発する令状により差押，捜索又
は検証をすることができる）による差し押さえ，捜索，検証
　　この場合は，刑事訴訟法第103条の規定により，強制捜査の場合であっても，
押収の対象となる物を保管，所持する公務所から，職務上の秘密に関するもの
であることを申し立てた場合には，当該官庁の承諾がなければ，押収できない
こととされている。調査実施者が保有する調査票情報については，同条の要件
に該当するものと考えられ，提出を拒否することとなるが，一方同条ただし書
きにおいて，当該官庁は，国の重大な利害を害する場合を除いては，承諾を拒
むことができないものとされている。しかしながら，統計調査に係る調査票情
報を，一般的な犯罪捜査等に用いることを認めた場合には，統計調査に対する
信頼感を失わせる「国の重大な利害を害する場合」に該当するものと解されるた
め，統計法違反事件の捜査以外の場合には，承認は行わないことが適当である。
　　なお，旧法第15条で何人も統計目的以外には調査票を使用できない旨の規定
があることから，刑事訴訟法が犯罪容疑についての調査票の押収を容認してい
るとは考えられないとの判断（昭和24年統計委員会）が示されている。

○刑事訴訟法（抜粋）

　第103条　公務員又は公務員であった者が保管し，又は所持する物について，本人
又は当該公務所から職務上の秘密に関するものであることを申し立てたときは，
当該監督官庁の承諾がなければ，押収をすることができない。但し，当該監督官

表3-8　第41条各号および第43条第1項各号に掲げる者とその対象情報

令和元年8月

第41条	号	守秘義務を負う者	対象情報
	①	行政機関の職員または職員であった者	・当該行政機関の行った統計調査に係る調査票情報 ・第27条第1項の規定により利用する基幹統計調査または一般統計調査に係る調査票情報 ・事業所母集団データベースに記録されている情報 ・第29条第1項の規定により他の行政機関から提供を受けた行政記録情報 ・第35条第1項の規定により作成した匿名データ 【第39条第1項第1号】
	②	指定地方公共団体（都道府県，指定都市）の職員または職員であった者	・当該地方公共団体の行った統計調査に係る調査票情報 ・第27条第2項の規定により総務大臣から提供を受けた事業所母集団データベースに記録されている情報 【第39条第1項第2号】
		地方公共団体の職員または職員であった者	・第27条第2項の規定により総務大臣から提供を受けた事業所母集団データベースに記録されている情報 【第39条第1項第3号】
	③	指定独立行政法人等（日本銀行）の役員もしくは職員またはこれらの職にあった者	・当該届出独立行政法人等の行った統計調査に係る調査票情報 ・事業所母集団データベースに記録されている情報 ・第35条第1項の規定により作成した匿名データ 【第39条第1項第4号】
		独立行政法人等の役員もしくは職員またはこれらの職にあった者	・事業所母集団データベースに記録されている情報 【第39条第1項第5号】
	④	民間受託者（従事する者または従事していた者）	・委託業務を受けて取り扱う第1号から第3号に該当する情報
	⑤	基幹統計調査の事務（法定受託事務）を行うこととされた地方公共団体（都道府県，市町村）の職員または職員であった者	・基幹統計調査に係る調査票情報 ・事業所母集団データベースに記録されている情報 ・他の行政機関から提供を受けた行政記録情報
	⑥	民間受託者（従事する者または従事していた者）	・委託業務を受けて取り扱う第5号に該当する情報

第43条第1項	号	守秘義務を負う者	対象情報
	①	第33条の規定により調査票情報の提供を受けた者であって，その取り扱いに従事する者または従事していた者	・提供を受けた調査票情報を取り扱う業務に関して知り得た個人または法人その他の団体の秘密
	②	第33条の規定により調査票情報の提供を受けた者から当該調査票情報の取り扱いを委託された者（再委託の従事者もしくは従事していた者も含む）	・委託を受けた調査票情報の取り扱いに係る委託業務に関して知り得た個人または法人その他の団体の秘密

庁は，国の重大な利益を害する場合を除いては，承諾を拒むことができない。

③　税務当局からの照会，捜索

　1948年（昭和23年）に統計委員会から大蔵省主税局長あてに，指定統計調査の結果知られた秘密に属する事項または個票を徴税の資料として利用することは旧法第14条および第15条（調査票の統計目的以外の使用）に抵触し，これを行うことは，被調査者の真実の申告・協力に重大な支障を与えることとなるので禁止している旨の通知をしており，基幹統計調査においても同様に取り扱われるべきものと解される。

　なお，収税官吏は，国税犯則取締法第2条の規定により，裁判官の許可状を得て，捜索または差し押さえをなし得るとされているが，これについては，刑事訴

訟法第218条に基づく行為への対処と同様に扱うことになるものと考えられる。

6．統計委員会（第44条～第51条）

当初，専門的かつ中立公正な調査審議によってわが国における統計整備の一層の推進を図るとともに，法律の適正な実施を制度的に担保するため，法律の規定により権限に属させられた事項を処理する審議会等（国家行政組織法第8条の「審議会等」）として，内閣府に統計委員会を設置する等の規定を整備されたが，平成28年に内閣府から総務省へ移管され，平成30年の本法の改正では，法施行型審議会から基本的政策型審議会[注5]へ変更された。

(1) 所掌事務（第45条）

総務大臣の諮問に応じて「統計及び統計制度の発達及び改善に関する基本的事項を調査審議すること」という規定を置くことになり，幅広い事項について，社会情勢の変化に応じて機動的に諮問することを可能としている（本条第1号）。さらに，本条第2号の規定により，諮問を待たずに政策の方向性などについて機動的に意見を述べることを可能にすることにより，基本的政策型審議会としてその役割をより効果的に果たすことができると考えられる。

また，本条第3号から第7号の規定において，本法の規定により総務大臣，内閣総理大臣，行政機関の長が統計委員会の意見を聴かなければならないとされている事項等について，統計委員会の所掌事務をより明確にするため，表3-9のとおり，意見を述べ，または勧告を行う相手ごとに，条項を明示して列挙する。

なお，第45条第8号の規定については，第50条に基づき総務大臣又は関係行政機関

表3-9　統計委員会が意見及び勧告することとされている事項

	意見・勧告の相手方	具体の事項
第3号	総務大臣	・公的統計の整備に関する基本的な計画の案（第4条第4項等） ・基幹統計の指定，指定の変更又は解除（第7条第1項等） ・基幹統計調査の申請（第9条第4項） ・基幹統計調査の変更又は中止の申請（第11条第2項） ・基幹統計調査に関する措置要求（第12条第2項） ・統計調査以外の方法により作成される基幹統計の作成方法に対する改善意見（第26条第3項） ・統計基準の設定（第28条第2項） ・基幹統計の作成のための関係機関への総務大臣による協力要請（第31条第2項） ・政省令の制定・改廃（第45条の2） ・法の施行状況の報告を受け，法の施行に関する意見（第55条第3項）
第4号	総務大臣又は総務大臣を通じて関係行政機関の長	・基本計画の実施状況に関する勧告（第4条第7項）
第5号	内閣総理大臣	・国民経済計算の作成基準の策定（第6条第2項）
第6号	行政機関の長	・基幹統計調査に係る匿名データの作成（第35条第2項）
第7号	関係行政機関の長	・法の施行状況の報告を受け，法の施行に関する意見（第55条第3項）

注5　行政の企画・立法過程における法案作成や法案作成につながる事項などの基本的な政策を審議事項に含む審議会等をいう。

の長に対し，資料の提出，意見の開陳，説明その他必要な協力を求めること及び第4条第8項に基づき同条第7項の勧告に基づき講じた施策について報告を受けることが該当する。

(2) 委員会の意見聴取（第45条の2）

　平成30年の本法の改正では，統計委員会の機能強化の観点から，以下の①から③に該当する政令の制定または改廃の立案，省令の制定または改廃をしようとする場合には，統計委員会の意見を聴取することが必要である旨を定めるものである。
　　① 公的統計，統計調査，基幹統計等の定義など，公的統計の作成の基本的枠組みに関するもの
　　② 国民に向けて広く周知すべき内容に関するもの
　　③ 統計調査の目的以外に調査票を用いる条件に関わるもの

(3) 幹事（第49条の2）

　本条は，統計委員会を基本的政策審議会に変更し所掌事務を追加することに伴い，統計委員会を補佐する体制を強化するため，総務省及び関係行政機関の職員から幹事を任命し，統計委員会に設置することが規定されている。
　なお，幹事には，各府省の統計部門を取りまとめる責任者及び政府全体の統計の事務責任者をそれぞれ充てることとされている。厚生労働省においては，政策統括官（統計・情報政策，政策評価担当）である。

7．雑則（第52条〜第56条）

　本法第1章から第5章までに規定する事項のほか，公的統計全般に関して必要な事項を定めたものであり，行政機関の保有する個人情報保護に関する法律等の適用除外，公的統計の作成方法に関する調査研究の推進等，公的統計の所在情報の提供，法の施行の状況の公表等（統計委員会への報告），総務大臣による資料の提出および説明要求に関する規定を整備している。

(1) 行政機関の保有する個人情報の保護に関する法律等の適用除外（第52条）

　旧法および統計報告調整法と同様に統計の作成を目的として集められた各種の情報に含まれる個人情報について，行政機関の保有する個人情報の保護に関する法律（平成15年法律第58号。以下，行政機関個人情報保護法）と独立行政法人等の保有する個人情報の保護に関する法律（平成15年法律第59号。以下，独立行政法人等個人情報保護法）の適用を除外する規定を整備している。
　その理由としては，①統計調査により集められる個人情報は，集計後は統計処理されることにより，個人を識別できない形で利用，提供されること，②統計上の目的以外での調査票情報の利用が厳しく制限されているなど，個人情報の取り扱いに必要な制度上の規律が統計法等において整備されていること，③統計調査については，国の行政機関のみではなく地方公共団体も調査実施者となっており，統計法等の体系に従って一体的な管理運営の下に行われていること，の3点があげられる。

なお，地方公共団体が保有する個人情報の保護に関しては，各々の地方公共団体によって定められる個人情報保護条例によって規定されていることから，本法において適用除外規定を整備していない。

(2) 公的統計の作成方法に関する調査研究の推進等（第53条）

　旧法第10条に規定されていた統計官・統計主事制度を廃止することに伴い，公的統計の作成方法に関する調査，研究および開発の推進，公的統計の作成に従事する職員の人材の確保および資質の向上に関する規定を整備している。

　なお，地方公共団体においては，その規模と統計作成の実態が千差万別であることから，個々の事情に応じた取り組みを求めるものであり，例えば，国や関連団体等が実施する研修等（調査研究等）に職員を派遣することにより，公的統計の質的向上を図るための統計に関する調査，研究及び開発を推進することや，統計に関する専門性を有する人材を確保することなどの実現を図るという方法も想定される。

(3) 施行の状況の公表等（第55条）

　総務大臣が，本法の施行の状況について把握するため，行政機関の長，地方公共団体（本法第24条の届出を行う地方公共団体に限る）の長その他の執行機関または独立行政法人等に報告を求め，毎年度これを取りまとめて公表するとともに，統計委員会に報告する規定を整備している。

　統計調査の実施状況や調査票情報の使用状況などについて，国民や事業者に対して明らかにすることは，調査対象として公的統計の整備に協力を求める上で必要不可欠である上，本法の適正な運用の確保にも資するものである。

　なお，統計委員会は報告を踏まえて，法律の施行に関して意見を述べることができるとされている。

(4) 資料の提出および説明の要求（第56条）

　旧法第16条の2の規定を引き継ぎ，官民や個人であるか法人その他団体であるかを問わず，総務大臣による資料の提出と説明の要求を可能とする規定を整備している。

　ただし，前条と重複する報告の提出は規定せず，資料説明を求め得べき範囲は，本法を施行するために通常要求し得る範囲にとどめられる。

(5) 命令への委任（第56条の2）

　従来，基幹統計調査の実施に関し必要な事項は命令で定める旨を規定していた第18条を削除することに伴い新設された規定である。

　基幹統計調査は，基幹統計を作成するために行われるという重要性を有することから，その正確性をより一層確保するため，報告義務を課し，必要に応じて立入検査等ができるものとされ，また，地方公共団の職員等が調査事務に従事して行われる場合が少なくなく，他の統計調査と異なる特別な取り扱いがされている。本条は，このような基幹統計調査の特別な取り扱いや実態を踏まえ，基幹統計調査の実施計画等について，法令として明らかにすることを義務づける規定を整備するものであり，旧法第

3条第2項を引き継ぐものである。

　具体的には，①基幹統計調査ごとに，その実施計画について政令（調査令）や省令（調査規則）で明らかにすること，②基幹統計調査共通事項について，総務大臣が，統計法施行令や施行規則において定めることが，本条に基づいて行われる。

　なお，今回の改正で，統計法の規定により委任された命令のほか，統計法を実施するために必要な事項を命令で定めることも可能となる。

8．罰則（第57条〜第62条）

　罰則規定については，①かたり調査など公的統計制度全体に影響を及ぼしかねない事案への対処，②総務大臣に対して申請や届出がなされる統計調査に係る情報保護に関する罰則の総合的な整備，③法定刑の適正化等を踏まえ，整備している。

　なお，罰則は以下の構成になっているが，規定は，刑の重い順に配置されている。

　第57条：基幹統計調査に係るかたり調査（第1項第1号。未遂は第2項）
　　　　　統計業務従事者による調査票情報等に係る秘密漏洩（第1項第2号）
　　　　　調査票情報の提供を受けた者による秘密漏洩（第1項第3号）
　第58条：基幹統計に係る公表期日前の漏洩等
　第59条：調査票情報等に係る不正利益目的の提供や盗用
　第60条：基幹統計調査の報告妨害（第1号），基幹統計の改ざん（第2号）
　第61条：基幹統計調査の報告義務違反（第1号）
　　　　　基幹統計調査に係る立入検査等の拒否等（第2号）
　　　　　提供された匿名データに係る不正利益目的の提供や盗用（第3号）
　第62条：国外犯

(1)　かたり調査を行った罪（第57条第1項第1号および第2項）

　個人情報等を収集するために，基幹統計調査ではないにも関わらず基幹統計調査の報告の求めであると偽り，その求めに対する報告として，個人情報等を得た者を罰する規定である。これについては，基幹統計制度は公的統計制度の根幹を成すものであること，基幹統計調査に対する報告については本法第13条の規定に基づき報告義務を課すものであること等にかんがみ，特に基幹統計調査と誤認させて情報を騙し取る行為について，罰則をもって抑止する趣旨で規定を整備している。

　なお，情報の取得にまで至らない場合であっても，基幹統計調査の報告の求めであると誤認させる行為そのものが，個人または法人その他の団体の情報流出の危機を既に生じさせており，基幹統計調査に対する国民の信頼を損ねるものとなり，円滑な調査実施を困難にするため，本条第2項により，本条第1項第1号に違反する行為の未遂についても処罰対象としている。

(2)　統計にかかる秘密を漏らした罪（第57条，第58条）

①　個別情報の漏洩（第57条第1項第2号および第3号）

　個人または法人その他の団体の秘密と公的統計制度に対する公共の信用を保護するために，統計業務に従事する行政機関の職員等が，本法第41条に定める守秘義務に違

反して，調査票情報等を取り扱う過程で知り得た個人または法人その他の団体の秘密を漏らした場合に処罰する規定を整備している（第57条第1項第2号。表3-8）。

　また，本法第33条の規定に基づいて調査票情報の提供を受けた者と当該情報の取り扱いに関する業務の委託を受けた者が，本法第43条第1項に定める守秘義務に違反して，秘密を漏らす場合も同様に処罰する規定を整備している（第57条第1項第3号。表3-8）。

　なお，本法第57条第1項第2号および第3号の罪は，国家公務員法第109条または地方公務員法第60条の特別規定であり，本法第41条および第43条に違反した者が，一般職の公務員または一般職の地方公務員であり，本号の罪が成立する場合には，法条競合により，国家公務員法または地方公務員法の秘密漏洩の罪は問われない。

　② 基幹統計の期日前漏洩（第58条）

　公的統計制度に対する公共の信用と行政情報の秘密を保護し，社会経済の混乱を防止するために，基幹統計の業務に従事する行政機関の職員等が，当該基幹統計を，行政機関の長が定める公表期日以前に，他に漏らし，または盗用する行為を処罰する規定を整備している。

　なお，当該基幹統計の作成機関に属しない者であっても，当該基幹統計の内容を公表前に知るべき正当な権限を有する者が存在することはあり得るところであり，例えば，公表期日以前に適正な手続きを経て，他の行政機関の職員や報道機関の職員等への事前説明等を行うことは，本条で定める罰則の対象には当たらない。

(3) 調査票情報等を図利目的で提供等した罪（第59条，第61条第3号）

　調査票情報の保護と，公的統計制度の一部をなす調査票情報と匿名データの提供制度に対する公共の信用を保護するために，本法第41条各号または本法第43条第1項各号に掲げる者が，調査票情報を，または本法第36条に基づいて匿名データの提供を受けた者（当該匿名データの取り扱いに関する業務の委託を受けた者その他の当該委託に係る業務に従事する若しくは従事していた者）すなわち，本法第43条第2項に定める匿名データに係る目的外利用の禁止規定の適用を受ける者が，匿名データを，当初利用目的を逸脱し自己または第三者の不正な利益を図る目的で，それらを正当な権限を有しない第三者に提供し，または盗用することを処罰する規定を整備している（表3-8）。

　なお，匿名データはいうまでもなく，本法第59条においては，本法第57条第1項第2号のように調査票情報に秘密となる事項が含まれている必要はない。

(4) 円滑な基幹統計作成を妨害した罪（第60条，第61条第1号および第2号）

　円滑な統計業務の実施と公的統計制度に対する公共の信用を保護，または正確な基幹統計を維持するために，公的統計作成業務を妨害する行為のうち，他人による基幹統計調査の報告を妨害する行為（偽計を含む。本法第60条第1号），基幹統計の作成過程において何らかの改ざん行為を行い基幹統計の真実性を損なう行為（同条第2号），報告義務のある基幹統計調査に対し自らの報告義務に違背し報告を拒絶または虚偽報告する行為（不作為を含む。第61条第1号），基幹統計調査作成における主務

大臣による立入検査を拒否，妨害，虚偽陳述する行為等（同条第2号）を行った者を処罰する規定を整備している。

　なお，これらの規定は旧法第19条の規定を引き継いだものであるが，本法第60条第2号は，旧法では統計調査が対象であったが，本法では，統計調査のみならず，調査統計以外の基幹統計の作成についても真実に反するものとする行為を行った場合処罰の対象としており，当該行為を行いうる者であれば，公務員には限らず，委託を受けた企業において業務に従事する者も対象に含まれる。

　なお，本法第60条第2号は悪意をもって基幹統計の結果を真実と異なるものとする行為を罰するものであり，調査票の審査過程における適正な修正行為や基幹統計などでその精度を高めるため，推計方法等に工夫・改善を加えて，結果に差異が生じるような場合は対象とはならないことはいうまでもない。

(5) 国外犯の処罰規定（第62条）

　本法第57条第1項第2号および第3号，第58条，第59条，第61条第3号の各罪につき，行為を国外で行った者について，処罰する規定を整備している。

　刑罰の適用範囲は，日本国内において罪を犯したすべての者に適用されるのが原則である（刑法第1条，第8条）が，行政事務の国際化や情報通信技術の発展に伴い，統計業務に従事していた公務員や民間受託者が統計業務から知り得た個人や企業などに関する秘密を国外において漏洩する場合や，公表前の基幹統計の結果を国外において盗用して商取引を行う場合（本法第57条第1項第2号，第58条，第59条第1項）が生じうること，また，調査票の二次利用や匿名データについては外国人の利用も排除されないため，こうした国外の利用者が違反行為を犯す場合が十分考えられることを踏まえ，本法における罰則規定を実効あるものとするため，国外犯についても処罰する規定を整備している。

9．附則

　本法の施行に必要な施行期日，統計報告調整法の廃止，準備行為，経過措置などに関する規定を整備している。

(1) 統計報告調整法の廃止（附則第2条）

　本法は，公的機関が作成する統計について定めていた旧法と統計報告調整法の規定を一本化した上で，旧法の全部改正の形式によって定められたものであり，必要な部分は，本法の規定として引き継がれていることから，本法の施行に伴い，統計報告調整法は廃止された。

(2) 条例との関係（附則第15条）

　各都道府県と政令市が定める統計調査条例における守秘義務違反と図利目的使用の罰則規定の効力が失効するとともに，本法第57条第1項第2号，第59条第1項の罰則を適用する規定を整備している。

　これは，本法第41条において，地方公共団体が実施する統計調査に関する守秘義務

規定が設けられるとともに，当該規定に違反した場合の罰則が第57条第1項第2号に置かれていること，また，第59条第1項において，自己や第三者の不正な利益を図る目的で調査票情報等を利用し，または利用させた場合の罰則規定を定めている一方，ほとんどの都道府県と政令市において統計調査条例が既に制定されており，守秘義務違反に関する罰則規定も置かれている条例も多数みられることから，当該規定と本法の罰則規定との適用関係を整理する必要があるため，当該経過措置規定を整備した。

3.2.4　地方公共団体と統計法規

地方公共団体が，統計関係法令に基づいて，統計調査を行う場合については，前述の「3.2.3　統計法の概要」の項に示すとおりである。

地方公共団体の統計法規については，地方自治法第2条第3項（地方公共団体の処理する事務）と第14条（地方公共団体が処理すべき事務に関して法令に違反しない限りにおいて条例を制定することができる）により，統計調査事務についても，条例を制定できるものであり，大部分の都道府県ではこれが制定されている。

これらの統計調査に関する条例は，都道府県固有の統計調査について，報告義務，実地調査，結果の公表，統計調査員，秘密の保護などについて規定しているのが一般的である。また，都道府県の各機関の統計調査関係活動を調整するための規定を設け，あるいは，他の規則などを定めている場合もある。この場合，統計調査に関する条例や関係規則等は，国の統計関係法令と矛盾するものであってはならないのは当然である。

また，市町村においても，必要に応じて統計調査関係法規の整備が図られている。

3.2.5　統計調査と情報公開

(1)　行政機関の保有する情報の公開に関する法律（平成11年法律第42号。以下，情報公開法）が2001年（平成13年）4月から施行され，行政機関が保有する統計調査関係文書も情報公開法第2条に規定する行政文書に該当し，何人も目的を問わず開示請求ができることとなった。

一方，本法においては，第41条により，調査票情報等の取り扱いに関する業務に従事する者または従事していた者，業務の委託を受けた者その他の当該業務に係る業務に従事する者または従事していた者について，業務の遂行過程上に知り得た個人または法人その他の団体の秘密の保持義務を課しており，さらに，第40条により，その行った統計調査の目的以外の目的のための利用は制限されている。

(2)　情報公開法と統計法の規定に基づく統計調査の関係書類の情報開示に関する取り扱いは，次のとおりである。

①　基幹統計調査の調査票情報

基幹統計調査の調査票情報については，個人や法人その他の団体に対し報告義務を課していることから，仮に開示されることになれば，被調査者と調査実施者との信頼関係が損なわれ，その後の調査への協力を得ることが困難となり，その結果，統計調査の適正な遂行に支障を及ぼすおそれがあることから，情報公開法第

5条第6号の不開示情報に該当すると解される（調査票情報の内容によっては，同法第5条第1号または第2号にも該当することがある）。

② 一般統計調査の調査票情報

一般統計調査の調査票情報についても，基本的考え方は同様であり，一般的には情報公開法第5条第6号の不開示情報に該当すると解される（調査票情報の内容によっては同法第5条第1号または第2号にも該当することがある）。

なお，基幹統計調査または一般統計調査の調査票情報で，その内容が既に公にされている場合などには，開示の対象となる場合もあり得る。

また，同一調査中に，統計の作成を目的とする事項と個別利用目的の事項が混在する場合には，統計の作成を目的とする事項に関する部分のみが統計調査に該当するため，個別利用目的の事項に関する部分については，一般の行政文書として，情報公開法に従って開示・不開示を判断することになる。

③ 統計法第29条第1項の規定により他の行政機関から提供を受けた行政記録情報

統計の作成等に用いられる行政記録情報は，本法第29条第1項および統計法施行令（平成20年政令第334号）第11条に基づきあらかじめ明示された利用目的の範囲内での利用を条件として，行政記録情報を収集，作成した行政機関から提供を受けるものであり，一般への開示も含め，それ以外の目的での利用は認められていない。したがって，仮に提供を受けた行政記録情報が開示されることになれば，行政記録情報を収集，作成した行政機関と行政記録情報の提供を受けた行政機関との間の信頼関係を損ない，本法に基づく行政記録情報の提供制度の適正な運用に支障を及ぼすおそれがあることから，一般的には情報公開法第5条第6号の不開示情報に該当すると解される。

④ 統計法第35条第1項の規定により作成された匿名データ

匿名データは，特定の個人または法人その他の団体の識別ができないよう秘匿措置が施されたものであるが，個体別の情報が記載されているという点においては調査票情報と異なるものではない。

そのため，使用目的の制限，適正管理義務，守秘義務，罰則などの措置を講じることにより，被調査者の信頼を確保しており，このような措置が講じられないまま，個体別の情報が記載された匿名データが開示されることになれば，被調査者と調査実施者との間の信頼関係が損なわれ，統計調査の適正な遂行や本法に基づく匿名データの提供制度の適正な運用に支障を及ぼすおそれがあることから，情報公開法第5条第6号の不開示情報に該当すると解される。

⑤ 基幹統計と一般統計調査の結果（統計）

定められた公表期日（日時）以前の開示については，特定の者に不当な利益や不利益をもたらし，社会・経済の混乱を招くおそれおよび統計調査の適正な遂行に支障を及ぼすおそれがあり，ひいては公的統計への国民の信頼を低下させ，統計関連業務の適正な遂行に支障を及ぼすおそれがあると考えられことから，不開示とする。

なお，基幹統計については，本法第58条に基づき公表期日以前に他に漏らした場合に処罰する規定が整備されている。

⑥　調査対象名簿

　世帯または個人を対象とする統計調査の調査対象名簿に記載された世帯主氏名，住所等の情報については，情報公開法第5条第1号の特定の個人を識別することができる情報であることから，不開示とする。

　法人その他の団体（国および地方公共団体を除く）または事業を営む個人を対象とする調査対象名簿については，情報公開法第5条第2号および第6号の不開示情報に該当するか否かを判断し，不開示情報を除き，開示する。

　⑦　統計調査員の名簿

　統計調査員の名簿に記載された統計調査員の氏名，住所等の情報については，情報公開法第5条第1号の特定の個人を識別することができる情報であることから，不開示とする。

○行政機関の保有する情報の公開に関する法律（抜粋）

　第5条　行政機関の長は，開示請求があったときは，開示請求に係る行政文書に次の各号に掲げる情報（以下「不開示情報」という）のいずれかが記録されている場合を除き，開示請求者に対し，当該行政文書を開示しなければならない。

　　一　個人に関する情報（事業を営む個人の当該事業に関する情報を除く）であって，当該情報に含まれる氏名，生年月日その他の記述等により特定の個人を識別することができるもの（他の情報と照合することにより，特定の個人を識別することができることとなるものを含む）又は特定の個人を識別することはできないが，公にすることにより，なお個人の権利利益を害するおそれがあるもの。ただし次に掲げる情報を除く。

　　　（以下，略）

　　二　法人その他の団体（国及び地方公共団体を除く。以下「法人等」という）に関する情報又は事業を営む個人の当該事業に関する情報であって，次に掲げるもの。ただし，人の生命，健康，生活又は財産を保護するため，公にすることが必要であると認められる情報を除く。

　　　（以下，略）

　　三～五　（略）

　　六　国の機関又は地方公共団体が行う事務又は事業に関する情報であって，公にすることにより，次に掲げるおそれその他当該事務又は事業の性質上，当該事務又は事業の適正な遂行に支障を及ぼすおそれがあるもの。

　　　（以下，略）

3.3　統計調査員

3.3.1　統計法令と統計調査員

　本法第14条で「行政機関の長は，その行う基幹統計調査の実施のため必要があるときは，統計調査員を置くことができる」とし，併せて本法第16条で「基幹統計調査に関する事務の一部は，政令で定めるところにより，地方公共団体の長又は教育委員会が行うこととすることができる」とし，調査事務の一部を地方公共団体に委託して調査を行うことを可能とする規定を整備しており，これを受けて，その内容，役割分担

を具体的に統計法施行令第4条と別表で規定している。

　なお，統計法施行令の規定は旧統計法施行令第8条と別表の規定を引き継いだものである（前述「3.2.3　統計法の概要」統計調査員（第14条），地方公共団体が処理する事務（第16条）参照）。

3.3.2　統計調査員の身分と任命
(1)　統計調査員の身分
　国が行う統計調査の統計調査員は，その任命権者によって，国家公務員である場合と地方公務員である場合がある。すなわち，統計調査の実施者である国の行政機関の長が任命する者は，一般職に属する非常勤の国家公務員である（人事院規則8-14に該当するものと位置づけられている）。

　一方，都道府県など地方公共団体に委任して実施される国の統計調査で，統計調査員の任命が都道府県知事など地方公共団体の長によって行われるものについては，通常，地方公務員法第3条第3項第3号に規定する特別職に属する臨時または非常勤の地方公務員である。

(2)　統計調査員の任命
　統計調査員の任命に係る具体的手続きは，統計調査員が国家公務員の身分となるものであるか地方公務員の身分となるものかにより，それぞれ関係公務員法令，人事関係規則等に従って行われる。これら統計調査員の任命手続きは，当該統計調査での統計調査員としての身分を確実にする上で不可欠のものであるとともに，調査員手当の支給や公務災害補償などについても影響を及ぼすものであるから，必ず所定の手続きが行われる必要があるといえる。

(3)　一般職の公務員が統計調査員を兼職する場合の取り扱い
　地方公務員法による一般職の公務員が統計調査員を兼職する場合の取り扱いを以下に記述する。
①　職務専念義務の免除
　やむを得ず，一般職の地方公務員を統計調査員に任命する場合において，統計調査員としての職務を行うのが当該公務員の勤務時間内となる場合は，地方公務員法第35条（職務専念義務）の規定に反することとなるので，職務専念義務免除を受ける必要があり，これに要する人事上の手続きをとらなければならない。ただし，この規定は，当該公務員が勤務時間外において統計調査員の職務を行う場合には適用されないので，その場合はこの問題は生じない。
②　営利企業等への従事
　地方公務員法第38条（営利企業等への従事制限）は，勤務時間の内外にかかわらず，任命権者の許可を得ないで報酬を得ていかなる事業若しくは事務にも従事してはならないとしているので，一般職の地方公務員が調査員手当を受けて統計調査員の業務に従事する場合は任免権者の許可を得る必要があることになる。

③　併給の取り扱い

　統計調査員の職務が，当該地方公務員の正規の勤務時間内に行われる場合には，本務について勤務につかなかった時間に対する給与について調整を行う必要があり，いわゆる併給は禁じられている。これについては，統計調査員としての職務が勤務時間外に行われる場合に問題とならないのは当然である。

（注：正規の勤務時間内であっても，年次有給休暇の場合は除かれる）

④　調査員手当と所得税課税

　統計調査員手当に係る所得税の源泉徴収の取り扱いは，手当の支払者から他に給与を受けているかいないかにより異なるので，3.3.4または表3-10を参照されたい。

3.3.3　守秘義務

　統計調査の項目には他人に知られたくない事項も含まれているため，調査の対象となった人，法人等から正しい内容を報告してもらうため，統計調査員には秘密の保護が義務づけられている（本法第41条）。統計調査の活動により知り得た秘密を漏えいした場合には罰則が適用される（本法第57条第2項）ことになっている。

3.3.4　統計調査員と政治活動

　都道府県知事等の地方公共団体の長が任命する統計調査員の身分は，特別職の地方公務員とされ，これについては地方公務員法第4条第2項（この法律の規定は，法律に特別の定がある場合を除くほか，特別職に属する地方公務員には適用しない）の規定により，同法第36条の「政治的行為の制限」の規定は適用されないこととなる。

　しかし，統計調査員がその統計調査活動の中で，これらの政治的行為を行うことは，統計調査事務の適正な実施の観点からは望ましくない。

3.3.5　統計調査員手当の支給と課税

　統計調査員は従事した統計調査の統計調査員としての報酬（以下，調査員手当）の支給を受けるが，一般職（常勤）の地方公務員が調査員として任命された場合も同様に支給を受けることとなる。ただし，前記3.3.2(3)-③で述べたように，統計調査員の職務が当該職員の正規の勤務時間内に行われる場合には，本務について勤務につかなかった時間に対する給与についてはその調整（すなわち，本務について勤務しなかった時間に対する給与の減額）が行われるものである。

(1)　調査員手当の性格

　調査員手当は，調査員活動の対価として支給されるもので，原則として，所得税法第28条にいう「給与等」であり，所得税の課税対象になる。したがって，調査員手当の支払者（都道府県段階の統計調査では都道府県知事，市区町村を経由する統計調査では市区町村長）は，調査員手当を支払う際に所得税を源泉徴収する必要がある（同法第183条）。

　なお，調査員手当を一般的な「報酬」の名目ではなく「報償」または「謝金」などの名称で支払った場合でも，所得法上は「給与等」であり，「報酬」と同じ取り扱い

を受ける。

(2) 課税対象となる調査員手当の範囲

　課税対象となるのは，「報酬」としての調査員手当であって，研修会，説明会など
への出席や実査に必要な交通費，通信費などの「実費弁償金」は課税対象にはならな
い。したがって，調査員手当を支給する場合は，調査員手当（報酬）と交通費などの
実費弁償金との区別を明らかにしておくことが必要である。これらを区分しないで一
括して調査員手当として支給した場合には，全額が「報酬」とみなされ，徴収税額が
多くなることもあり注意が必要である。

(3) 統計調査員手当に係る所得税の源泉徴収の取り扱い

　基幹統計調査，一般統計調査に従事する統計調査員の手当に対する所得税について
は，総務省から国税庁への照会とこれに対する回答により，表3-10に示すところに基
づいて取り扱われている。
　① 「調査員の区分」上欄に該当する場合の主な例
　　　ア　民間人（公務員以外の者）を統計調査員に任命した場合
　　　イ　統計調査員の任命権者が都道府県知事で，市町村の職員，都道府県知事が設
　　　　置するもの以外の保健所の職員が統計調査員に任命された場合など
　② 前記①の場合であって，調査員手当の支給額が1万1円以上であるとき，ある
　　いは1万円以下でも旅費その他の費用の弁償を受けているときは「調査員の区
　　分」上欄(b)によることとなり，例えば，任命期間が2カ月以内の者については，
　　源泉徴収税額適用表の「別表第三（日額表）の丙欄」を参照・適用して課税額が
　　決められることとなる。
　③ 源泉徴収票の作成
　　　当該調査員手当が表3-10に示す「調査員の区分」上欄(a)に該当して非課税とな
　　り，当該調査員手当の支払者から他に給与等が支払われていない場合は，源泉徴
　　収票を作成しない。
　　　当該調査員手当の支払者から他に給与等が支払われており，当該他の給与等につ
　　いて源泉徴収票が作成されている場合は，当該源泉徴収票の摘要欄に，別途非課
　　税となる本収入があることを併記するなどとする。
　④ 「調査員の区分」下欄に該当する場合の主な例
　　　ア　統計調査員の任命権者が都道府県知事で，当該都道府県の職員が統計調査員
　　　　に任命された場合
　　　イ　統計調査員の任命権者が指定都市市長または特別区の区長で，当該指定都市
　　　　や特別区の職員が統計調査員として任命された場合など
　⑤ 前記④の場合は，職員たる給与の支払者と調査員手当の支払者が同一であるた
　　め「調査員の区分」下欄に該当し，また，注4により「統計調査員手当の支給期
　　が毎月と定められている場合」の「主申の提出有」によることとなり，源泉徴収
　　税額適用表の「別表第二（月額表）の甲欄」が適用されるものであり，給与と手
　　当の合算額に対して所得税が課税されることとなる。

表3-10　統計調査員手当に係る所得税の源泉徴収の取扱い

平成31年4月現在

調査員の区分	任命期間，支給期等の区分（注1）	適用される源泉徴収税額表及び欄	税額（手当日額7,140円の場合の例示）（注5）	根拠法令・通達等	備考
統計調査員手当の支払者から他に支給を受ける給与等がない者《当該市区町村の職員及び当該都道府県の職員等以外の者》	(a)　当該統計調査に係るその年中の手当の支給額が1万円以下で，旅費その他の費用の弁償を受けない者	（非課税）	—	●所得税基本通達28-7ただし書きの準用　●行政管理庁照会文書の(1)　●国税庁回答文書本文	確定申告時にも給与所得に算入する必要はない。
	(b) 上記(a)の要件に該当しない者　任命期間が2か月以内の者に対して支払われるもので，日額又は時間によって算定されるもの（注2）	日額表・丙欄	0円	●基本通達185-8による法185条1項3号の準用　●行政管理庁照会文書の(2)　●国税庁回答文書本文	
	任命期間が2か月を超える者（注3）　(c)支給期が毎月等と定められている場合（毎旬，毎半月，毎数月，一括払の場合を含む。）（注4）　主申を提出している者	月額表・甲欄	手当月額88,000円未満の場合には，扶養親族等の数にかかわらず0円	●法185条1項1号イ～ニ	原則として年末調整が必要（法190条参照）（注6）
	主申を提出していない者（従申提出者を含む。）	月額表・乙欄	手当月額88,000円未満の場合には，その金額の3.063%相当額（ただし，従申提出者については，その額から従申に記載された扶養親族等1人ごとに1,610円を控除した金額）	●法185条1項2号イ～ニ	
	支給期が上記以外と定められている場合（日々，数日又は週単位等で支給する場合）　主申を提出している者	日額表・甲欄	扶養親族等が0人のとき日額 175円　1人 日額 120円　2人 日額 65円　3人 日額 15円　4人以上 日額 0円	●法185条1項1号ホ，ヘ	統計調査員手当の支給としては，ほとんど例のない支給形態である。
	主申を提出していない者（従申提出者を含む。）	日額表・乙欄	日額840円（ただし，従申提出者については，その額から従申に記載された扶養親族等1人ごとに50円を控除した金額）	●法185条1項2号ホ，ヘ	
統計調査員手当の支払者から他に支給を受ける給与等のある者《当該市区町村の職員及び当該都道府県の職員等》	支給期が毎月等と定められている場合（毎旬，毎半月，毎数月，一括払の場合を含む。）（注4）　主申を提出している者	月額表・甲欄	個別額	●法185条1項1号イ～ニ	原則として，当該市区町村又は都道府県の職員としての給与額に調査員手当額を合算した額で税額を求め，支給の都度源泉徴収する。また，甲欄適用者については，原則として年末調整が必要（法第190条関係）（注6）
	主申を提出していない者（従申提出者を含む。）	月額表・乙欄	個別額	●法185条1項2号イ～ニ	
	支給期が上記以外と定められている場合（日々，数日又は週単位等で支給する場合）		(c)と同じ	●法185条1項1号ホ，ヘ又は法185条1項2号ホ，ヘ　●国税庁回答文書ただし書き	統計調査員手当の支給としては，ほとんど例のない支給形態である。

【注】
①本表の「税額」欄は，統計調査員手当の日額単価を7,140円として執行した場合のものであり，日額表における税額は，7,100円以上7,200円未満の場合を示している。したがって，手当額が異なる場合には，別途確認すること。
②課税対象となるのは，調査員活動に対する「報酬」としての調査員手当であって，交通費や通信費などの「実費弁償金」は課税対象にはならない。ただし，支給に際して，「報酬」としての調査員手当と交通費等の「実費弁償金」を区分せずに，一括して調査員手当として支給した場合には，全額が報酬とみなされ課税対象となるので注意を要する。
③《略称等》
　○法：所得税法
　○主申：給与所得者の扶養控除等申告書（法194条）
　○従申：従たる給与についての扶養控除等申告書（法195条）
　○月額表：平成24年3月31日財務省告示第115号別表第一　給与所得の源泉徴収税額表（月額表）（平成29年3月31日財務省告示第95号改正）
　○日額表：平成24年3月31日財務省告示第115号別表第二　給与所得の源泉徴収税額表（日額表）（平成29年3月31日財務省告示第95号改正）
　○行政管理庁照会文書：昭和46年6月28日付け，行管統第267号「各種統計調査の調査員手当に対する所得税の取扱いについて（照会）」
　　（行政管理庁行政管理局統計主幹 発，国税庁次長 あて）
　○国税庁回答文書：昭和46年7月5日付け，直審3-1（上記照会に対する回答）
　　（国税庁次長 発，行政管理庁行政管理局統計主幹 あて）

【表注】
(注1)「任命期間」とは，任命のときに示された統計調査員の身分を保持する期間である。「稼動日数」あるいは「業務執行期間」ではない。
(注2) 任命期間の延長または再任命により，継続して2月を超えて任命されることとなった者についても，当初の2月の期間について支払われる手当を含む。
(注3) 任命期間の延長または再任命により，継続して2月を超えて任命されることとなった者について，2月を超える部分の期間について支払われる手当を含む。当初2月を超える期間で任命された者が，2月以内に解職（離職）した場合の手当を含む。
(注4) 統計調査員手当が一括して支払われた場合には，任命されていた複数月分が一括して支払われたと解し，本欄を適用する。税額を求めるには，支給された額を任命されていた月数で除して，手当の1月に相当する分を求め，それに対する税額を計算する。しかるのち，その税額に任命されていた月数を乗じる。
(注5) 平成29年度の税制改正における配偶者控除等の見直しにより，税額表を使用する際の扶養親族等の数の求め方が変更となっていることに留意する。
(注6) 平成29年度の税制改正における配偶者控除等の見直しにより，年末調整における，配偶者控除及び配偶者特別控除の控除額の算出方法等が変更となっていることに留意する。

3.3.6　公務災害補償

　国の行う統計調査の統計調査員の身分については，3.3.2で述べたように，一般職の非常勤国家公務員または特別職の非常勤地方公務員となるが，これら統計調査員が当該統計調査の業務に従事している際に受けた災害については，それぞれ以下に記述する。

(1)　一般職の非常勤国家公務員の身分にある統計調査員の公務災害補償
　国家公務員災害補償法により公務災害補償が行われる。

(2) 特別職の非常勤地方公務員の身分にある統計調査員の公務災害補償
　① 地方公務員災害補償法第69条第1項の規定に基づいて当該統計調査員の任命機
　　関（知事）が制定している補償条例により公務災害補償が行われる。
　② 前記①により公務災害補償を行った都道府県知事は，「統計調査員公務災害補
　　償費交付要綱」（357頁参照）に基づいて，国に対し，公務災害補償として支出し
　　た経費の全部または一部について交付を求めることができる。

(3) 統計調査員公務災害補償費交付要綱
　この要綱は，国から委託を受けた統計調査の事務に従事させるため都道府県知事が
任命（注参照）した統計調査員が受けた災害に対して，地方公務員災害補償法第69条
第1項の規定に基づく条例による補償を行った都道府県に交付する統計調査員公務災
害補償費の取り扱いについて定めたものであり，国は都道府県知事からの請求に基づ
いて，都道府県が公務災害補償費として支出した経費の全部または一部を交付するも
のである。
　　注：この要綱は，当分の間，厚生労働省所管統計調査に係る統計調査員のうち，地方自治
　　　法第252条の19第1項の指定都市の市長，保健所を設置する市の市長または特別区の区
　　　長が任命した者に対する公務災害補償についても適用することとなっている。この場合
　　　において本要綱中「都道府県知事」とあるのは「市長又は区長」と「都道府県」とある
　　　のは「市又は区」とするとされている。

厚生労働省の統計情報主管部局の歴史

統計調査部の設立
　国民の保健衛生の向上，医療の確保および生活環境の改善等の国民生活
に密着した体制の確立と行政の拡充の要請に対処するために，1949年（昭
和24年）6月に厚生省設置法が施行されることになったが，この設置法の
施行により大臣官房に統計調査部が設置され，厚生行政に必要な統計調査
全般について所掌することになった。設置法では，「所管行政に関する調査
一般に関すること。」および「人口動態統計その他の厚生省の所管行政に必
要な統計について，企画，普及，資料の収集，保管，製表，解析及び編さ
んを行うこと。」とされた。組織については，指導課，計析課，製表課の3
課体制がしかれたが，企画立案，施行，普及広報等については指導課，製
表については製表課，解析については計析課が行い，業務の過程によって
各課に事務が配分される，いわゆる横割りの組織であった。その後，1961
年（昭和36年）6月に，統計調査業務を組織的かつ効率的に処理するため
に，従来の横割りの組織を縦割りの組織に移行することとし，管理課，人
口動態統計課，衛生統計課，社会統計課，集計課の5課が設置された。
統計情報部の発足
　1967年（昭和42年）7月，統計調査部に電子計算機が導入されたが，情
報化社会における部の役割を拡充強化するため電子計算機による情報処理

組織の確立と業務の拡充が要請されたことから，1974年（昭和49年）4月，ほぼ25年間にわたる統計調査部は幕を閉じ，新たに統計情報部として発足することとなった。組織的には従来の集計課が廃止され，情報処理に関する中心的機能としての行政施策に必要な情報システムの開発等を所掌するために情報企画課と電子計算機室の設置をみることとなった。

その後，1983年（昭和58年）5月には，行政改革により管理課と情報企画課が統合され，管理企画課と情報企画室が設置された。また，1988年（昭和63年）4月には国民生活基礎調査室が設置され，1993年（平成5年）7月には，保健，福祉等に関する統計調査の一元的実施体制の整備を図るため，衛生統計課と社会統計課の統合が行われた。これにより，統計調査を所掌する組織は，人口動態統計課，保健社会統計課，保健統計室，国民生活基礎調査室となった。

労働省との統合

2001年（平成13年）中央省庁等改革基本法に基づき労働省との組織統合が行われ，統計情報部は，従来の厚生統計と労働統計を併せて所管することとなった。これにより，統計情報部の組織は企画課，統計企画調整室，審査解析室，情報企画室，人口動態・保健統計課，保健統計室，社会統計課，国民生活基礎調査室，雇用統計課，賃金福祉統計課となった。

また，2012年（平成24年）に，社会保障・税番号制度の開始に向けて準備を進めるとともに，政府プラットホーム（政府の情報システムを統合・集約化するための基盤）の構築や業務プロセス改革等に向けて，行政情報化の推進体制を強化するため，情報企画室が廃止され，情報システム課が設置された。これに併せて，統計業務の効率化を図るため，統計調査を所掌する組織についても所要の見直しが行われ，企画課，統計企画調整室，審査解析室，人口動態・保健社会統計課，保健統計室，社会統計室，世帯統計室，雇用・賃金福祉統計課，賃金福祉統計室となった。その後，2014年（平成26年）情報政策を効率的・効果的に推進するため，情報システム課が廃止され，政策統括官付情報政策担当参事官が情報政策全般を所管し，統計情報部企画課が省内の基盤となる情報システムに関する業務を所管することとなった。

統計情報部の廃止及び政策統括官の組織再編

2016年（平成28年）には，日本年金機構への不正アクセスによる情報流出事案が発生したことを受け，国民生活に密接に関わる行政を担当する厚生労働省として，膨大な個人情報や重要な情報に係る情報セキュリティに関する体制等の整備を図る必要があることから，同年，情報システムや情報セキュリティに関する事務を政策統括官に集約し，統計情報部を廃止するとともに，統計業務等を政策統括官に移管した。

政策統括官の組織再編

2017年（平成29年），政府全体でEBPM（Evidence-based Policymaking：証拠に基づく政策立案）推進体制の構築が求められたことから，2018年（平成30年）政策統括官（統計・情報政策担当）に政策立案総括審議官および政策立案支援室を設置するなどの組織再編を行うとともに，新組織名は政策統括官（統計・情報政策，政策評価担当）とした。

第Ⅱ編　記述統計と推測統計の基礎および標本設計

§1　記述統計の基礎

1.1　度数分布

1.1.1　度数分布表

　下の数値は，A高校の男子生徒の体重についての測定値のデータである。この数値をただ眺めていただけでは，例えば最小値や最大値がいくつであるとか，体重何kgあたりに多くの者が集中しているか，などのデータの特徴を判断するのは難しい。

　一般に，データから有効な情報を引き出すためには，データの整理が必要である。

　そこで，表の数値についていくつかの階級を作り，それぞれの階級に分類される測定値の個数を数えるという整理をしてみよう。

　階級の区分の仕方には特に決まりはなく，例えばこのデータの場合には表1-1〜表1-3などのパターンが考えられる。これらの表を度数分布表といい，それぞれの階級

A高校の男子生徒の体重データ
（単位：kg）

61.8	57.7	59.3	58.1	61.3	58.4	60.8	56.2	63.7	63.2
62.6	62.0	64.3	62.1	64.5	60.1	55.7	64.8	60.6	54.3
57.5	58.9	57.8	61.2	63.9	64.9	63.5	63.6	63.1	62.4
64.7	65.7	59.8	64.4	59.0	60.9	60.3	62.1	61.9	66.1
66.2	61.7	65.6	61.8	60.4	59.5	61.5	62.8	58.6	62.3
63.8	63.3	56.6	62.7	65.3					

表1-1　度数分布表（0.5kg間隔）

階　　　　　級		度　数
54.0kg以上 ～ 54.5kg未満		1
54.5 ～ 55.0		0
55.0 ～ 55.5		0
55.5 ～ 56.0		1
56.0 ～ 56.5		1
56.5 ～ 57.0		1
57.0 ～ 57.5		0
57.5 ～ 58.0		3
58.0 ～ 58.5		2
58.5 ～ 59.0		2
59.0 ～ 59.5		2
59.5 ～ 60.0		2
60.0 ～ 60.5		3
60.5 ～ 61.0		3
61.0 ～ 61.5		2
61.5 ～ 62.0		5
62.0 ～ 62.5		5
62.5 ～ 63.0		3
63.0 ～ 63.5		3
63.5 ～ 64.0		5
64.0 ～ 64.5		2
64.5 ～ 65.0		4
65.0 ～ 65.5		1
65.5 ～ 66.0		2
66.0 ～ 66.5		2
合　　　計		55

表1-2　度数分布表（1kg間隔）

階　　　　　級		度　数
54.0kg以上 ～ 55.0kg未満		1
55.0 ～ 56.0		1
56.0 ～ 57.0		2
57.0 ～ 58.0		3
58.0 ～ 59.0		4
59.0 ～ 60.0		4
60.0 ～ 61.0		6
61.0 ～ 62.0		7
62.0 ～ 63.0		8
63.0 ～ 64.0		8
64.0 ～ 65.0		6
65.0 ～ 66.0		3
66.0 ～ 67.0		2
合　　　計		55

表1-3　度数分布表（5kg間隔）

階　　　級		度　数
50.0kg以上 ～ 55.0kg未満		1
55.0 ～ 60.0		14
60.0 ～ 65.0		35
65.0 ～ 70.0		5
合　　　計		55

に属する測定値の個数を度数という。

これらの表を視覚的にわかりやすくするためにグラフに表現すると、図1-1～図1-3のようになる。このようなグラフをヒストグラムという。

さて、この3つのヒストグラムをみると、図1-1は階級を細かく分けすぎてデータの特徴がわかりにくくなってしまっているし、図1-3では階級が少なすぎてグラフの形が把握しにくくなってしまっている。一方、図1-2のようなヒストグラムであれば、A高校の男子生徒の体重は62～64kgを中心とした分布となっていて、それより重い生徒よりも軽い生徒のほうが若干多い、ということを読みとることができる。このように、階級幅によって度数分布表は変化するので、度数分布表を作る際にはいくつかの階級幅を用いて実際に何パターンか作成してから、よりデータの特徴を把握しやすいものを選ぶ、という方法が良い。

1.1.2 累積度数分布表

表1-2の度数分布表からは、体重が60kg以上の者が何人いるのかは一目ではわからない。各階級ごとに、その階級の下限値以上の者が何人、上限値未満の者が何人、と表示されていると便利であり、そのようにして作成したものが、表1-4である。

この表から60kg以上の者の数を読みとるには、体重階級60.0～61.0kgの行の累積度数（以上）の欄の40を読めばよい。また、60kg未満の者の数を求める場合は、59.0～60.0kgの行の累積度数（未満）の欄の15を読めばよい。この表の数値は、各階級の度数を下から、あるいは上から次々に積み上げてできたもので累積度数とよばれ、表は

図1-1　ヒストグラム（0.5kg間隔）

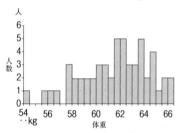

図1-2　ヒストグラム（1kg間隔）

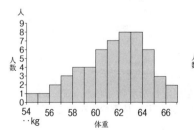

図1-3　ヒストグラム（5kg間隔）

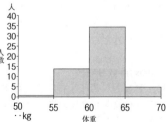

表1-4　累積度数分布表

階　　　級	度数	累積度数（未満）	累積度数（以上）
54.0kg以上～55.0kg未満	1	1	55
55.0　　　～56.0	1	2	54
56.0　　　～57.0	2	4	53
57.0　　　～58.0	3	7	51
58.0　　　～59.0	4	11	48
59.0　　　～60.0	4	15	44
60.0　　　～61.0	6	21	40
61.0　　　～62.0	7	28	34
62.0　　　～63.0	8	36	27
63.0　　　～64.0	8	44	19
64.0　　　～65.0	6	50	11
65.0　　　～66.0	3	53	5
66.0　　　～67.0	2	55	2
合　　計	55		

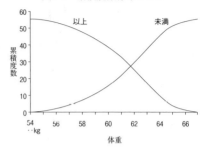

図1-4　累積度数分布グラフ

表1-5　B高校の度数分布表

階　　　級	度数
53.0kg以上～54.0kg未満	1
54.0　　　～55.0	2
55.0　　　～56.0	4
56.0　　　～57.0	5
57.0　　　～58.0	7
58.0　　　～59.0	9
59.0　　　～60.0	10
60.0　　　～61.0	9
61.0　　　～62.0	9
62.0　　　～63.0	7
63.0　　　～64.0	6
64.0　　　～65.0	4
65.0　　　～66.0	4
66.0　　　～67.0	2
67.0　　　～68.0	2
68.0　　　～69.0	1
合　　計	82

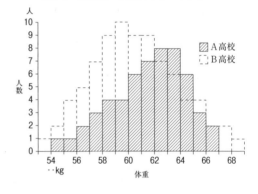

図1-5　A高校・B高校のヒストグラム

累積度数分布表とよばれる。

　表1-4をグラフ化したものが，図1-4である。

　この図は，横軸に体重，縦軸に累積度数をとったものである。グラフ化すると視覚的にとらえることができ，例えば体重の少ないほうから10番目の者の体重は58～59kgであるということがすぐにわかる。また，階級の中では分布が均等になっていると仮定すれば，階級の中間の値についてもある程度予測を立てることができる。先ほどの例で体重の少ないほうから10番目の者の体重をこの仮定の下で予測すると，グラフから約58.8kgと読みとることができる。

1.1.3　相対度数分布表

　ここに，B高校の男子生徒82人の体重を測定した度数分布表，表1-5がある。この表を用いてA高校とB高校の男子生徒体重を比較し，体重の分布にどのような違いがあるかを調べてみたいが，度数分布表だけを見比べて答を出すのは容易ではない。そ

表1-6　相対度数分布表

階　　　級	A高校			B高校		
	度数	相対度数 （%）	累積相対度数 （%）	度数	相対度数 （%）	累積相対度数 （%）
53.0kg以上～54.0kg未満	－	－	－	1	1.2	1.2
54.0　　～55.0	1	1.8	1.8	2	2.4	3.7
55.0　　～56.0	1	1.8	3.6	4	4.9	8.5
56.0　　～57.0	2	3.6	7.3	5	6.1	14.6
57.0　　～58.0	3	5.5	12.7	7	8.5	23.2
58.0　　～59.0	4	7.3	20.0	9	11.0	34.1
59.0　　～60.0	4	7.3	27.3	10	12.2	46.3
60.0　　～61.0	6	10.9	38.2	9	11.0	57.3
61.0　　～62.0	7	12.7	50.9	9	11.0	68.3
62.0　　～63.0	8	14.5	65.5	7	8.5	70.0
63.0　　～64.0	8	14.5	80.0	6	7.3	84.1
64.0　　～65.0	6	10.9	90.9	4	4.9	89.0
65.0　　～66.0	3	5.5	96.4	4	4.9	93.9
66.0　　～67.0	2	3.6	100.0	2	2.4	96.3
67.0　　～68.0	－	－	100.0	2	2.4	98.8
68.0　　～69.0	－	－	100.0	1	1.2	100.0
合　　　計	55	100.0		82	100.0	

図1-6　累積相対度数分布グラフ

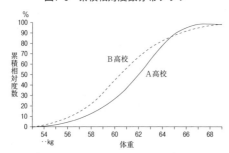

こで，両高校のヒストグラムを１つのグラフに重ねて表したものが，図1-5である。
これをみると，大部分の階級でB高校の度数が高く，62～65kgの３つの階級でのみA
高校の度数が高い。しかし，この比較はあまり正確なものとはいえない。なぜなら，
測定した人数がA高校では55人であったのに対して，B高校では82人と約1.5倍の人
数が調査されているからである。

　このような比較を行う場合には，両方の数を合わせる必要がある。B高校の82人か
ら27人を除外して同数にするという方法は，どの者を除外するかという選別の問題が
あるのであまり適当ではない。そこで，度数の代わりに全度数に対する各階級の度数
の割合を用いる方法を採用する。この割合を相対度数といい，相対度数を表した分布
表を相対度数分布表という。表1-6は，度数を相対化し，さらに累積度数にしたもの
である。表の累積相対度数をみると，60kg未満の者の割合がA高校では27.3％である
のに対し，B高校では46.3％もあり，B高校の方が体重の少ない者が多いということ
がわかる。このように累積相対度数分布表は，母数の異なる集団同士を比較するのに
適した表である。

この累積相対度数をグラフ化したものが，図1-6である。グラフでみると，Ｂ高校のグラフの方がＡ高校のグラフより全体的に左側（体重の少ない側）に位置しているので，Ｂ高校の方が全体的にみて体重の軽い者が多いということがわかる。

1.2 分布の代表値

分布は様々な形をとる。ある分布を人に伝える場合，最も優れた方法は，相対度数のグラフを描いて見せることであろう。しかし，ときには図で示すことができない場合もあり，そうかといって分布を文字で人に伝えることは容易ではない。

また，分布と分布の比較をしなければならないようなことも多く，例えばある部分で度数が多くても，他の部分で度数が少ない場合などはその総合判断が非常に難しい。

このようなときに，分布の状態（特性）を示す何らかの代表値があれば，人に伝える場合にも伝えやすく，また，分布の比較においても，代表値を用いて行うことができる。

分布の状態を示すには，「分布の位置」と「分布の広がり」を示す代表値を用いるのが普通で，それに加えて分布の非対称度（歪（ゆがみ）度）や尖（とがり）度といった「分布の形」を示すものを用いることもある。分布の位置を示す代表値としてよく用いられるものには，平均値（mean），最頻値（mode），中央値（median）等があり，分布の広がりを示す代表値としては，分散（variance），標準偏差（standard deviation），四分位偏差（quartile deviation）がよく用いられる。

1.2.1 位置の代表値

分布の位置を示す代表値として一番よく用いられているのが，平均値である。例えば，x_1，x_2，x_3，$\cdots$，x_n と n 個の数値があったとしたときに，平均値は，

$$\bar{x} = \frac{x_1 + x_2 + x_3 + \cdots + x_n}{n}$$

となる。このような値を算術平均（相加平均）とよぶこともある。また，このほかに，平均値には幾何平均（相乗平均）というものもあり，

$$幾何平均 = \sqrt[n]{x_1 x_2 x_3 \cdots x_n}$$

で計算される。この幾何平均は，例えば数年間分の物価上昇率などを平均したりする場合に用いられる。

平均値は位置を示す代表値として最も一般的なものであるが，例えば所得などの分布を考えた場合，非常に高い所得をもった数人によって平均値が押し上げられてしまうことから，平均値ではその分布の本来の位置を示すものとしてあまり適切でない場合がある。そこで，そのような場合に用いられるのが中央値である。

中央値とは，測定値を大きさの順で並べたときにちょうど真ん中にくる値であり，ヒストグラム上では面積を左右に２等分する直線の位置にあたる。例えばデータ数が15であれば８番目に大きいデータが中央値であり，データ数が20であれば，10番目と11番目のデータを平均した値が中央値となる。この値の長所は，特別に大きな値や小さな値が混入してもほとんど影響を受けない安定した値であるということである。短

所は，データからの計算で簡単には求めることができない点である。

分布の位置を示す代表値としてはほかに最頻値があり，これはデータのうち最も多く出現している値である。体重のように全く同じデータが複数個ないようなデータにおいては，度数分布表の中で一番度数の多い階級を，最頻値を含む階級であると考える。例えば表1-2の場合では，62.0～63.0kgと63.0～64.0kgの階級に最頻値があると考える。

1.2.2 広がりの代表値

測定値 x_1 と平均 $\bar{x}$ との差 $x_1 - \bar{x}$ を，平均からの偏差という。「分布の広がり」の程度を表す場合には，この値の平均的な大きさを用いることが考えられる。しかし，偏差は x_1 が $\bar{x}$ よりも小さいときは負の値，大きいときは正の値をとるので，例えばこの値をすべて合計したとすると，

$$(x_1 - \bar{x}) + (x_2 - \bar{x}) + \cdots + (x_n - \bar{x}) = (x_1 + x_2 + \cdots + x_n) - n\bar{x}$$
$$= n\bar{x} - n\bar{x} = 0$$

と，いつも 0 となってしまい，これでは「分布の広がり」を測ることはできない。

そこで偏差の 2 乗を作ると，偏差が負のときでも，負 × 負 ＝ 正となり，すべて正の値をとるので和は 0 とはならない。この平均，すなわち偏差の 2 乗の平均をとったものが分散とよばれる値である。

$$分散 = \frac{1}{n} \left\{ (x_1 - \bar{x})^2 + (x_2 - \bar{x})^2 + \cdots + (x_n - \bar{x})^2 \right\}$$

また，分散の平方根を標準偏差とよぶ。標準偏差は，分布の広がり度を示す重要な代表値である。

$$標準偏差 = \sqrt{分散}$$

測定値 x の分散は，σ_x^2 と表されることが多い。このとき標準偏差は，σ_x で表される。また，分散の計算方法に関しては，次の式

$$\sigma_x^2 = \frac{1}{n} \left(x_1^2 + x_2^2 + \cdots + x_n^2 \right) - \bar{x}^2$$

もよく知られており，この式を言葉で表すと，

(分散) ＝ (2 乗の平均) − (平均の 2 乗)

となり，覚えやすい。

64頁に掲げたA高校の男子生徒の体重の分散をこの簡便式に当てはめて計算すると，

$n = 55$
$x_1 + x_2 + \cdots + x_n = 3,385.3$
$x_1^2 + x_2^2 + \cdots + x_n^2 = 208,800.8$

であるから，

$$\sigma_x^2 = \frac{208,800.8}{55} - \left(\frac{3,385.3}{55} \right)^2 = 7.8638$$

となり，標準偏差は，

$$\sigma_x = \sqrt{7.8638} = 2.804$$

となる。

このほかに分布の広がりを示す代表値としては四分位偏差がある。データを小さいものから順番に並べたときに、ちょうど25%になるものを第1四分位点（Q_1）、50%になるものを第2四分位点（Q_2、これは先ほど述べた中央値のことである）、75%になるものを第3四分位点（Q_3）とよび、四分位偏差は、

$$四分位偏差 = \frac{Q_3 - Q_1}{2}$$

で計算される。この値は安定している値であるので、分布が年次経過と共に広がる傾向にあるのか、狭まる傾向にあるのかという分析には、よく用いられる値である。

1.2.3 代表値の計算方法

測定値が度数分布表にまとめられている場合は、個々の値から代表値を計算するよりも、まとめられている分だけ計算は楽になる。

まず平均について考えてみる。度数分布表には m 個の階級があり、それぞれの階級の度数を f_1, f_2, f_3, …, f_m とする。i 番目の階級には f_i 個の数値が入っているが、これらの平均はおよそ、階級の上限値と下限値の中間の値になっていると考えられる。

各階級の中間値を x_1, x_2, x_3, …, x_m で表すと、i 番目の階級における f_i 個の数値の合計は、$f_i \times x_i$ で近似することができ、全階級の数値の和は、

$$f_1 x_1 + f_2 x_2 + f_3 x_3 + \cdots + f_m x_m$$

で近似することができる。全度数 n は、

$$n = f_1 + f_2 + f_3 + \cdots + f_m$$

であるから、平均 $\bar{x}$ は、

$$\bar{x} = \frac{f_1 x_1 + f_2 x_2 + f_3 x_3 + \cdots + f_m x_m}{f_1 + f_2 + f_3 + \cdots + f_m}$$

で近似することができる。

なお、各階級の中間値 x_1, x_2, x_3, …, x_m はそれぞれの階級を代表する値であり、階級値とよばれる。

また、分散 σ_x^2 は、

$$\sigma_x^2 = \frac{f_1 (x_1 - \bar{x})^2 + f_2 (x_2 - \bar{x})^2 + \cdots + f_m (x_m - \bar{x})^2}{f_1 + f_2 + \cdots + f_m}$$

で近似することができる。これは i 番目の階級では $(x_i - \bar{x})^2$ が f_i 回加算されることになるためである。

ところで、分散を求める簡便式は、

（分散）=（2乗の平均）−（平均の2乗）

であった。これを置き換えると、分散は、

$$\sigma_x^2 = \frac{f_1 x_1^2 + f_2 x_2^2 + \cdots + f_m x_m^2}{f_1 + f_2 + \cdots + f_m} - \left(\frac{f_1 x_1 + f_2 x_2 + \cdots + f_m x_m}{f_1 + f_2 + \cdots + f_m} \right)^2$$

表1-7　度数分布表からの計算

階　　　　級		階級値 x_i	度数 f_i	$f_i x_i$	x_i^2	$f_i x_i^2$
54.0kg以上	～　55.0kg未満	54.5	1	54.5	2 970.25	2 970.25
55.0	～　56.0	55.5	1	55.5	3 080.25	3 080.25
56.0	～　57.0	56.5	2	113.0	3 192.25	6 384.50
57.0	～　58.0	57.5	3	172.5	3 306.25	9 918.75
58.0	～　59.0	58.5	4	234.0	3 422.25	13 689.00
59.0	～　60.0	59.5	4	238.0	3 540.25	14 161.00
60.0	～　61.0	60.5	6	363.0	3 660.25	21 961.50
61.0	～　62.0	61.5	7	430.5	3 782.25	26 475.75
62.0	～　63.0	62.5	8	500.0	3 906.25	31 250.00
63.0	～　64.0	63.5	8	508.0	4 032.25	32 258.00
64.0	～　65.0	64.5	6	387.0	4 160.25	24 961.50
65.0	～　66.0	65.5	3	196.5	4 290.25	12 870.75
66.0	～　67.0	66.5	2	133.0	4 422.25	8 844.50
合　　　　計			55	3 385.5		208 825.75

で近似することができる。

　以上の方法を用いて，64頁に掲げたA高校の男子生徒の体重の平均と標準偏差を，表1-2の度数分布表から計算した例が表1-7である。結果をみると，データから直接求めた結果である平均値61.551や標準偏差2.804とほとんど変わらない。

$$平均 \bar{x} = \frac{f_1 x_1 + f_2 x_2 + f_3 x_3 + \cdots + f_m x_m}{f_1 + f_2 + f_3 + \cdots + f_m} = \frac{3,385.5}{55} = 61.555$$

$$標準偏差 \sigma_x = \sqrt{\frac{f_1 x_1^2 + f_2 x_2^2 + \cdots + f_m x_m^2}{f_1 + f_2 + \cdots + f_m} - \left(\frac{f_1 x_1 + f_2 x_2 + \cdots + f_m x_m}{f_1 + f_2 + \cdots + f_m}\right)^2}$$

$$= \sqrt{\frac{208,825.75}{55} - \left(\frac{3,385.5}{55}\right)^2} = 2.805$$

1.2.4　標準偏差の性質

測定値 x_i を次のように変換して u_i とする。

$$u_i = \frac{x_i - c}{k} \quad (i = 1, 2, 3, \cdots, n)$$

このとき，u_i の標準偏差 σ_u と元の値 x_i の標準偏差 σ_x との間には，次のような関係式が成立する。

$$\sigma_u = \frac{\sigma_x}{k}$$

この関係式には c が含まれていない。このことは，仮に $u_i = \frac{x_i - c}{k}$ という変換をしても，$k = 1$ の場合には標準偏差（および分散）には全く影響を与えないということである。これは図1-7でみると容易にわかる。

　x_i の各々から一定の値 c を引くということは，c だけ分布を左に平行移動するということであり，分布の形は変わらないので，分布の広がりも変化しない。

　しかし，x_i に k をかけると分布の広がりは k 倍になり，x_i を k で割ると広がりは k

図1-7　分布の移動

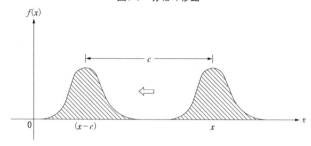

分の1になるので，標準偏差も同様に変化する。

$$u_i = \frac{x_i - c}{k}$$

において，$c = \bar{x}$, $k = \sigma_x$とすると，変換は，

$$u_i = \frac{x_i - \bar{x}}{\sigma_x}$$

となり，この変換を標準化とよぶ。標準化された値の平均，標準偏差は，

$$\bar{u} = \frac{\bar{x} - \bar{x}}{\sigma_x} = 0$$

$$\sigma_u = \frac{\sigma_x}{\sigma_x} = 1$$

となる。このように，標準化を行うと，平均が0，標準偏差が1の分布となることがわかる。

さて，標準偏差は集団のばらつきの程度を表しているものの，集団の平均値に関係して大きくなったり小さくなったりする。例えば，成人男性の身長のデータと，小学1年生男子の身長のデータとでは，それぞれに同程度のばらつきはあるとしても，小学生の方のばらつきは数量的には大人のそれよりは小さいはずである。これは，そもそも集団の平均値が異なることに関係している。そこで，標準偏差 σ と平均値 $\bar{x}$ の比を用いることがある。これを相対標準偏差または変動係数という。

表1-8では，地域Ⅰと地域Ⅴの標準偏差を比べると，地域Ⅰの方がばらつきが大きく見えるが，これは平均体重が大きいためであり，変動係数で比べるとおおむね等しくなっていることがわかる。

表1-8　出生時平均体重と変動係数（男女計）

地域	平均体重（g） $\bar{x}$	標準偏差（g） σ	変動係数 $\frac{\sigma}{\bar{x}}$
Ⅰ	3 201	420	0.131
Ⅱ	3 201	429	0.134
Ⅲ	3 209	415	0.129
Ⅳ	3 197	449	0.140
Ⅴ	3 167	416	0.131

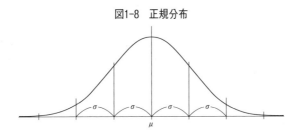

図1-8　正規分布

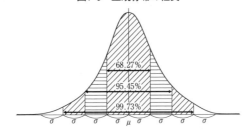

図1-9　正規分布の性質

1.2.5　正規分布

　自然現象，社会現象の中には，左右対称でつりがね型の，図1-8のような分布がよく見受けられる。

　この分布を式で表すと，

$$f(x) = \frac{1}{\sqrt{2\pi}\sigma} \exp\left\{\frac{-(x-\mu)^2}{2\sigma^2}\right\}$$

となる。この分布は正規分布（normal distribution）とよばれ，平均は μ，分散は σ^2（標準偏差は σ）であり，平均値，中央値，最頻値の3つの値が一致している。

　正規分布は大変重要な分布であり，例えば身長や体重の分布，学力の分布，何かを測定したときの誤差の分布などが正規分布に近いものとして知られている。その値について詳しくは巻末に数値表を掲載しているが，一部分を図で表すと次のようになる。

　すなわち，平均 μ から左右に標準偏差 σ の幅をとると，その中に含まれるデータの割合が68.27％となり，標準偏差の2倍の幅をとると95.45％となる（図1-9）。

1.3　相関と回帰

1.3.1　2次元度数分布表

　74頁に掲げた数値は，C高校の男子生徒の身長と体重を同時に測定し，一緒に記入したデータである。

　調査においては，1つの調査対象から同時にいくつもの項目を調査することが一般的である。それは項目と項目の間の関係を明らかにしようという調査目的があるためと，調査対象集団を対象の属性によりいくつかの小集団に分割して，その特徴を把握するという目的があるためである。

C高校の男子生徒の身長と体重データ

(単位：cm, kg)

(167.1　62.5)	(170.6　64.7)	(163.4　58.7)	(163.3　57.7)	(166.5　63.3)
(168.8　61.8)	(162.2　56.8)	(167.4　65.4)	(166.2　60.6)	(167.7　63.7)
(166.4　62.3)	(162.5　59.1)	(167.5　62.3)	(162.4　54.7)	(164.5　60.4)
(167.3　61.2)	(166.0　62.9)	(160.8　55.6)	(160.8　53.3)	(165.3　62.5)
(165.6　59.2)	(165.0　59.9)	(161.9　57.3)	(162.5　58.0)	(165.7　60.9)
(169.5　63.8)	(165.9　61.6)	(164.9　61.5)	(168.4　63.3)	(165.2　58.6)
(163.3　61.0)	(170.2　65.2)	(164.7　59.4)	(164.9　60.5)	(161.9　55.4)
(167.4　61.7)	(163.8　59.5)	(160.4　56.2)	(168.3　61.8)	(164.5　57.7)
(164.1　60.3)	(167.2　62.2)	(161.6　56.5)	(165.7　60.2)	(164.7　62.4)
(163.8　58.4)	(164.1　60.8)	(168.2　64.4)	(166.9　59.1)	(161.1　57.1)
(167.2　63.5)	(166.6　61.3)	(169.3　62.7)	(169.4　64.8)	(169.0　63.2)

表1-9　C高校の男子生徒の身長と体重の度数分布（相関表）

		体重 (kg)					
		52.0〜55.0 以上　未満	55.0〜58.0 未満	58.0〜61.0	61.0〜64.0	64.0〜67.0	合計
身長（cm）	160.0以上〜162.0未満	1	6	—	—	—	7
	162.0　　〜164.0	1	2	5	1	—	9
	164.0　　〜166.0	—	1	10	4	—	15
	166.0　　〜168.0	—	—	2	11	1	14
	168.0　　〜170.0	—	—	—	6	2	8
	170.0　　〜172.0	—	—	—	—	2	2
	合　　計	2	9	17	22	5	55

表1-10　C高校の男子生徒の身長と体重の相対度数分布

(単位：%)

		体重 (kg)					
		52.0〜55.0 以上　未満	55.0〜58.0	58.0〜61.0	61.0〜64.0	64.0〜67.0	合計
身長（cm）	160.0以上〜162.0未満	1.8	10.9	—	—	—	12.7
	162.0　　〜164.0	1.8	3.6	9.1	1.8	—	16.4
	164.0　　〜166.0	—	1.8	18.2	7.3	—	27.3
	166.0　　〜168.0	—	—	3.6	20.0	1.8	25.5
	168.0　　〜170.0	—	—	—	10.9	3.6	14.5
	170.0　　〜172.0	—	—	—	—	3.6	3.6
	合　　計	3.6	16.4	30.9	40.0	9.1	100.0

　同時に調査された項目が多数あったとしても，それらの項目を同時に関連づけて分析する多変量解析はここでは扱わず，2項目間の関係を調べる方法を述べることにする。

　分析に当たっては，まず，データを整理する必要がある。そこで，1次元データでの分析のときに作ったような度数分布表を2次元データについて作ることになるが，ここでも1次元データのときのように，階級の決め方に関しては全体の分布が把握しやすくなるように，いくつか実際に作成してその中から適当なものを選ぶような方法が良い。

　そのような方法でC高校の男子生徒の身長と体重のデータをまとめると，表1-9のようになり，全体としての状況が把握しやすくなる。これをみると，身長が高くなると体重も重くなっている様子がわかる。また，入っている数値の大きさにより，データの集中している箇所がどのあたりかがわかる。

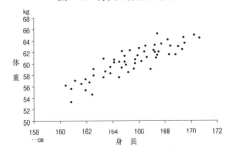

図1-10　身長と体重の分布

各コマ（セル）に属している割合を知るには，この表を相対度数分布表にする。総合計の55ですべての度数を割ったものが，表1-10である。

2次元度数分布表は，2つの数量項目間の分布をみるもので，一方の値が大きくなっていくとき，他方の値がどうなっていくのかなどを見ることができる。

1.3.2　相関図

2つの変量の間の関係式を求める際には，必ずその関係を目で確かめておく必要がある。目で確かめる方法は，説明する変量を横軸にとり，説明される変量を縦軸にとって，観測された値を縦軸と横軸の目盛りに合わせて印を付ける。このようにすると2つの変量の関係を目で確かめることができるようになる。このように2変量の観測値を2次元グラフ上に表したものを相関図とよんでいる。上記に掲げた身長と体重のデータを相関図に表したものが，図1-10である。

この図でみると，体重は身長に比例しているようにみえる。言い換えれば，身長と体重がほぼ直線上に並ぶという関係がこの図から読みとれる。

1.3.3　相関係数

さて，相関図から身長と体重がほぼ直線上に並ぶ関係が読みとれるわけだが，それはどの程度直線関係に近いといえるのだろうか。

この「どの程度直線関係に近いか」という指標を相関係数という。各測定値を (x_i, y_i) とすると，相関係数 r は，

$$r = \frac{\sum_{i=1}^{n}(x_i - \bar{x})(y_i - \bar{y})}{\sqrt{\sum_{i=1}^{n}(x_i - \bar{x})^2} \cdot \sqrt{\sum_{i=1}^{n}(y_i - \bar{y})^2}}$$

という式で計算される。この値は，$-1 \leqq r \leqq 1$ となることが知られているが，その絶対値である $|r|$ が大きいほど，相関関係が強いということができる。

ここで定義式における r を変形すると，

$$r = \frac{\frac{1}{n} \sum_{i=1}^{n} (x_i - \bar{x})(y_i - \bar{y})}{\sqrt{\frac{1}{n} \sum_{i=1}^{n} (x_i - \bar{x})^2} \cdot \sqrt{\frac{1}{n} \sum_{i=1}^{n} (y_i - \bar{y})^2}} = \frac{\sigma_{xy}}{\sigma_x \cdot \sigma_y}$$

となる。ただし，それぞれの σ は，

$$\sigma_{xy} = \frac{1}{n} \sum_{i=1}^{n} (x_i - \bar{x})(y_i - \bar{y})$$

$$\sigma_x = \sqrt{\frac{1}{n} \sum_{i=1}^{n} (x_i - \bar{x})^2} \quad (x \text{の標準偏差})$$

$$\sigma_y = \sqrt{\frac{1}{n} \sum_{i=1}^{n} (y_i - \bar{y})^2} \quad (y \text{の標準偏差})$$

であり，σ_{xy} を，x と y の共分散（covariance）という。

この σ_{xy} も分散と同様に，もうひとつの計算方法があり，

$$\sigma_{xy} = \frac{1}{n} \sum_{i=1}^{n} x_i y_i - \bar{x}\bar{y}$$

という計算方法で算出したほうが容易に計算できることも多い。

74頁の身長（x）と体重（y）の相関係数を計算すると，

$\sigma_{xy} = 6.45$

$\sigma_x = 2.60$

$\sigma_y = 2.82$

$r = 0.88$

となり，強い相関関係があるということがわかる。

相関係数が正のときの関係を順相関，負のときの関係を逆相関という。また，先ほど述べたように相関係数の絶対値が1に近いほど強い相関関係を示している。

相関図との関係を考えると，順相関があるというのは，x が増加するにつれて y も増加する傾向がある，つまり正の傾きをもった直線関係にあるということであり，逆相関があるというのは，x が増加するにつれて y が減少する傾向にある，つまり負の傾きをもった直線関係にあるということである。

図1-11は相関係数が1，0.8，0，－0.8，－1のデータの相関図の例である。

なお，相関係数（の絶対値）がいくつ以上であれば「この2つのデータは相関関係にある」ということができるのか，という基準は決められていないので，相関図などをみながら相関関係にあるかどうかを総合的に判断するのがよいと思われる。

図1-11　相関係数と相関図

1.3.4 順位相関係数

2つの数量を測定値そのものではなく，測定値を小さい順，あるいは大きい順に並べたときの順位の相関を調べる場合を考えてみよう。

そのような方法としてまず考えられるのが，順位をデータそのものと考えて，先ほど述べた相関係数を定義に従って求めるという方法である。

相関係数の式である，

$$r = \frac{\sigma_{xy}}{\sigma_x \cdot \sigma_y} = \frac{\frac{1}{n}\sum_{i=1}^{n} x_i y_i - \bar{x}\bar{y}}{\sqrt{\frac{1}{n}\sum_{i=1}^{n}(x_i - \bar{x})^2} \cdot \sqrt{\frac{1}{n}\sum_{i=1}^{n}(y_i - \bar{y})^2}}$$

における各データである x_i と y_i を，順位の $1, 2, \cdots, n$ とするわけだから，

$$\bar{x} = \bar{y} = \frac{n+1}{2}$$

を用いて，これを上の式に代入することによって相関係数を求める。ただし，実際に計算をするにあたっては定義に従って算出を行ってもよいが，式を整理することによって，

$$r = 1 - \frac{6\sum_{i=1}^{n}(x_i - y_i)^2}{n(n^2 - 1)}$$

を得ることから，この式に当てはめると計算がしやすくなる。この順位相関係数は，スピアマンの順位相関係数とよばれているものである。

また，順位相関係数にはもうひとつ，ケンドールの順位相関係数というものもある。これは，n 個の測定値 (x_k, y_k) から2つを選んだ組合せ (x_i, y_i) と (x_j, y_j) について，

$x_i < x_j$ かつ $y_i < y_j$ なら $+1$
$x_i < x_j$ かつ $y_i > y_j$ なら -1
$x_i > x_j$ かつ $y_i < y_j$ なら -1
$x_i > x_j$ かつ $y_i > y_j$ なら $+1$

と $+1$ または -1 を与えてすべての組合せについての合計をとり，組合せの数 $\frac{n(n-1)}{2}$ で割った値である。つまり，x と y の大小関係がどの程度同一であるかということをみたものがケンドールの順位相関係数である。

双方の順位相関係数とも，順位が完全に一致していれば 1，完全に逆のときに -1 となる。

順位相関係数はどのようなケースで使用するべきかを考えてみよう。相関係数も平均値と同様に，測定値の中に極端に大きい数値や小さい数値を含むと値が不安定になる。このようなときは，順位相関係数の方が適切な判断の基準を与えてくれるのである。また，測定値よりも順位そのものの方がデータとして意味をもつような場合もある。例としては，音楽と体育のテストを受けた n 人の学生の，音楽と体育の成績の関係を求める場合が挙げられる。この場合には，当然，順位相関係数が用いられるこ

表1-11　都道府県別平均寿命（関東・北陸地方，平成27年）

（単位：年）

	男		女	
	平均寿命	順位（x_i）	平均寿命	順位（y_i）
茨　城　県	80.28	10	86.33	10
栃　木　県	80.10	11	86.24	11
群　馬　県	80.61	9	86.84	8
埼　玉　県	80.82	6	86.66	9
千　葉　県	80.96	5	86.91	7
東　京　都	81.07	3	87.26	5
神　奈　川　県	81.32	1	87.24	6
新　潟　県	80.69	7	87.32	3
富　山　県	80.61	8	87.42	2
石　川　県	81.04	4	87.28	4
福　井　県	81.27	2	87.54	1

とになる。

　例として，スピアマンの順位相関係数を算出してみよう。表1-11は，平成27年都道府県別生命表のうち，関東・北陸地方のものである。この地方の平均寿命の男女間（スピアマン）順位相関係数を計算すると，

$$6\sum_{i=1}^{11}(x_i-y_i)^2=576$$

$$n(n^2-1)=11\times(11^2-1)=1,320$$

$$r=1-\frac{576}{1,320}=0.564$$

となり，ある程度の相関があることになる。

　なお，平均寿命の実数で相関係数を計算すると0.757となる。

1.3.5　直線への近似・最小2乗法

　2つの数量の間にほぼ直線上に並ぶような関係がある場合，その関係に一番近いと思われる直線は，どのように決定すればよいだろうか。相関図をみて近いと思われる直線を引こうとしても可能性のある直線は何通りも存在し，相関図をみただけでは決定することはできない（図1-12）。

図1-12　直線あてはめの例

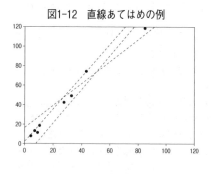

図1-13　最小2乗法

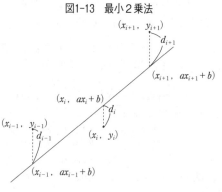

そこで，最も近い直線を決定する方法が，最小2乗法とよばれる方法である。

まず，未知の定数 a と b を用いて，決定すべき直線をとりあえず $y=ax+b$ とおく。ここで，a を回帰係数とよぶ。

次に，各測定値 (x_i, y_i) からこの直線までの縦軸に平行な線分の長さ d_i の2乗を計算する。この d_i^2 の平均が最も小さくなるように a, b を決めるという方法が最小2乗法である（図1-13）。

詳しく計算方法を述べると，点 (x_i, y_i) から $y=ax+b$ まで縦軸に平行に延ばした線分の終点は (x_i, ax_i+b) となるので，

$$d_i^2 = (y_i - ax_i - b)^2$$
$$= \cdots = (y_i - \bar{y})^2 + (\bar{y} - a\bar{x} - b)^2 + a^2(x_i - \bar{x})^2 + 2(y_i - \bar{y})(\bar{y} - ax - b)$$
$$- 2a(y_i - \bar{y})(x_i - \bar{x}) - 2a(\bar{y} - a\bar{x} - b)(x_i - \bar{x})$$

と変形できる。

右辺の第1項を $i=1$ から n まで加えると，分散 σ_y^2 の n 倍になる。同様に，第2項は $(\bar{y} - a\bar{x} - b)^2$ の n 倍，第3項は σ_x^2 の $n \times a^2$ 倍，第4項は0，第5項は σ_{xy} の $n \times (-2a)$ 倍，第6項は0になる。

したがって，d_i^2 の平均は，

$$\overline{d^2} = \frac{1}{n}(d_1^2 + d_2^2 + \cdots + d_n^2)$$
$$= \sigma_y^2 + (\bar{y} - a\bar{x} - b)^2 + a^2\sigma_x^2 - 2a\sigma_{xy}$$
$$= (\bar{y} - a\bar{x} - b)^2 + \sigma_x^2\left(a - \frac{\sigma_{xy}}{\sigma_x^2}\right)^2 - \frac{\sigma_{xy}^2}{\sigma_x^2} + \sigma_y^2$$

となる。これは，

$\bar{y} = a\bar{x} + b$，$a = \dfrac{\sigma_{xy}}{\sigma_x^2}$ のときに，最小値 $-\dfrac{\sigma_{xy}^2}{\sigma_x^2} + \sigma_y^2$ をとる。

したがって，最もよく当てはまる直線を仮に，

$$\hat{y}_i = ax_i + b$$

とすると，

$$a = \frac{\sigma_{xy}}{\sigma_x^2} = r\frac{\sigma_y}{\sigma_x}, \quad b = \bar{y} - a\bar{x}$$

$$\overline{d^2} = -\frac{\sigma_{xy}^2}{\sigma_x^2} + \sigma_y^2$$

が成り立つ。

1.3.6 回帰分析の例

前節で行ったような直線への当てはめなど，2つの数量の間で，一方の値が他方の値によってどの程度説明できるかを分析する方法を回帰分析という。また，それが直線関係にある場合，そのような直線を回帰直線という（図1-14）。

実際の例として，74頁に掲げたデータの身長を x，体重を y として回帰直線を求めてみよう。

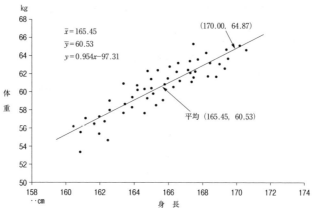

図1-14　回帰直線

$n = 55$

$$\sum_{i=1}^{n} x_i = 9,099.6$$

$$\sum_{i=1}^{n} x_i^2 = 1,505,875.24$$

$$\sum_{i=1}^{n} y_i = 3,328.9$$

$$\sum_{i=1}^{n} y_i^2 = 201,920.93$$

$$\sum_{i=1}^{n} x_i y_i = 551,112.22$$

これらの値を用いて，

$$\bar{x} = \frac{1}{n} \sum_{i=1}^{n} x_i = \frac{9,099.6}{55} = 165.45$$

$$\bar{y} = \frac{1}{n} \sum_{i=1}^{n} y_i = \frac{3,328.9}{55} = 60.53$$

$$\sigma_x^2 = \frac{1}{n} \sum_{i=1}^{n} x_i^2 - \bar{x}^2 = \frac{1,505,875.24}{55} - \left(\frac{9,099.6}{55} \right)^2 = 6.7498$$

$$\sigma_x = \sqrt{6.7498} = 2.60$$

$$\sigma_y^2 = \frac{1}{n} \sum_{i=1}^{n} y_i^2 - \bar{y}^2 = \frac{201,920.93}{55} - \left(\frac{3,328.9}{55} \right)^2 = 7.9590$$

$$\sigma_y = \sqrt{7.9590} = 2.82$$

$$\sigma_{xy} = \frac{1}{n} \sum_{i=1}^{n} x_i y_i - \bar{x}\bar{y} = \frac{551,112.22}{55} - \frac{9,099.6}{55} \times \frac{3,328.9}{55} = 6.45$$

$$r = \frac{\sigma_{xy}}{\sigma_x \sigma_y} = \frac{6.45}{2.60 \times 2.82} = 0.880$$

これらを用いて回帰直線を求める。

$$y = \bar{y} + r \frac{\sigma_y}{\sigma_x}(x - \bar{x})$$

$$= 60.53 + 0.880 \times \frac{2.82}{2.60}(x - 165.45)$$

$$= 60.53 + 0.954(x - 165.45)$$

$$\therefore \quad y = 0.954x - 97.31$$

この式は，身長（x）と体重（y）の平均的関係を示しているということができる。例えば，身長が170cmの人の回帰直線による体重は，

$$y = 0.954 \times 170 - 97.31 = 64.87 \text{（kg）}$$

となる。

また，相関図上に実際に回帰直線を引く際には，以下のような方法を用いる。

① 回帰直線は，必ずxとyの平均値である（165.45，60.53）を通るので，相関図上におけるこの点をプロットする。

② xの平均から少し離れた値をxとして仮定し，yの値を求める。例えば，$x = 170$とした場合，$y = 0.954 \times 170 - 97.31 = 64.87$となり，回帰直線は（170.00，64.87）を通ることがわかる。

③ ①と②で求めた2点を結んだ直線が，回帰直線である。

1.3.7 回帰分析による将来の見込み

過去の統計調査をもとにして，将来どうなるかを予測する必要がある場合が多い。このような場合には，過去の統計数値を観察し，その増減傾向が直線的であるのか，それとも例えば指数関数的なのかを確認し，当てはまる式を求める。それによって，将来もその傾向が続くものと仮定して，将来の特定時期の値を計算することができる。これも回帰分析の一種である。

また，この場合の当てはめる式のことを，将来の傾向を表していることから傾向線という。

例えば，過去の統計数値が毎年ほぼ同程度増加（または減少）していて，今後もその傾向が続くと考えられる場合には，適当な直線の式を当てはめ，今後の数値を予測することができる。

実際にどのように予測を行うかというと，先ほど述べた回帰直線を用いる。つまり，xを時点とし，yを予測したいデータとして最小2乗法を用い，回帰直線を求める。回帰直線を求めることによって，時点（x）とそのデータ（y）との平均的関係を知ることができるから，例えば回帰直線が，

$$y = ax + b$$

で表されるような場合には，将来のある時点x'におけるデータy'は，

$$y' = ax' + b$$

であろうと予測することができるのである。

先ほど述べたように，直線より増加傾向が強い場合などは，指数関数に当てはめる場合もある。計算がやや複雑であるためここでは割愛するが，最小2乗法によって傾向線を求め，それによって将来の予測をするという手法は，直線の場合と同様である。

§2　推定と検定

2.1　推定と中心極限定理

標本調査においては，母集団の平均などの母数を標本から推計することが行われるが，これを推定とよんでいる。これに関しては，次に述べる「中心極限定理」が重要な役割を果たしている。

「X_1, X_2, …, X_n を独立で同一の分布に従う（確率）変数とし，各変数の平均 μ および分散 σ^2（> 0）が存在すれば，

$$\overline{X} = \frac{X_1 + X_2 + \cdots + X_n}{n}$$

の分布は，n を十分大きくすると，平均 μ，分散 $\dfrac{\sigma^2}{n}$ の正規分布に近づく」

標本調査では，母集団からランダムに標本 X_1, X_2, …, X_n を抽出し，この標本を用いて母集団の情報を推定するのが常である。母集団情報の中で特に重要な情報は平均であるが，その推定値としては，一般に標本平均 $\overline{X}$ が用いられる。

その理由は，標本サイズ n が十分大きければ，標本平均

$$\overline{X} = \frac{X_1 + X_2 + \cdots + X_n}{n}$$

は中心極限定理によって平均 μ のまわりに分散 $\dfrac{\sigma^2}{n}$ の大きさで正規分布することが保証され，しかも，分散 $\dfrac{\sigma^2}{n}$ は十分小さくなることから，母平均 μ の近くの値を多くとると考えることができるからである。

2.2　区間推定

中心極限定理は，標本調査でかなりの大きさのサンプルを抽出してその平均をとれば，それは母集団の平均に十分近いと考えることができることをわれわれに教えている。しかし，これをもう少し詳しく考えてみると，中心極限定理からは，標本平均は分散が十分小さい正規分布で近似できるということは導かれるものの，たまたまとられた標本から計算された標本平均の値が母平均から大きく離れるという可能性が全くないわけではない。このように，母集団の一部である標本からは，母集団情報を完全に知ることはできないため，標準誤差を認識した上でいろいろな判断や決定を行っていくことが必要である。

さて，ここで，73頁に示した正規分布の形状を考えると，平均から離れるに従い急速に減少していく形となっている。例えば，平均の両側に標準偏差の1.96倍の区間をとると，その区間外に値をとる確率は5％である。

そこで，母平均に関する次のような推定法が考えられる。

「標本調査による標本平均を母平均であるとみなしても，例えば，その差が標準偏

差の1.96倍以上になるのは5％以下だから，ある確率（信頼係数）以上で母集団情報（母数）が入る区間（信頼区間）を明示することによって，認識誤りの危険の少ない情報を提供する」

このような考え方の上にできあがっている推定法が，「区間推定法」とよばれるものである。いまの例でいえば，ある母集団から十分大きな（通常は30以上）サイズ n の標本を抽出し，その平均を $\bar{x}$，標準偏差を s としたとき，信頼係数95％の信頼区間として，

$$\bar{x} \pm 1.960 \times \frac{s}{\sqrt{n}}$$

という区間を明示して母平均の推定を行うものである。

なお，信頼係数が90％のときの信頼区間は，

$$\bar{x} \pm 1.645 \times \frac{s}{\sqrt{n}}$$

信頼係数が99％のときの信頼区間は，

$$\bar{x} \pm 2.576 \times \frac{s}{\sqrt{n}}$$

で表される。

2.3　仮説検定の考え方

実際の観察値が理論的な分布に一致しているかどうかや，2つの項目間に関連があるかどうかを検証したいなど，母集団に関して仮定された命題を標本に基づいて統計学的に検証することを仮説検定とよぶ。ここでは，まず，コインを投げたときの表と裏の出方に関する実験例を考え，仮説検定を行うための基本的考え方とその流れについて確認しよう。

いま，われわれは，あるコインを投げたとき，このコインの表と裏の出方が均等ではないのではないかとの予想をもっており，これを検証したいと思っているとする。このとき，まず，

仮説0：コインの表・裏は同じ割合で出る（これを帰無仮説という）

と，これに対立する

仮説1：コインの表の出方は裏の出方と異なる（これを対立仮説という）

を立てる。そして，仮説0が正しいという前提の下では非常にまれにしか起こらないことが起きたということが確認された場合，仮説0を退け，仮説1を採択するという論法で仮説1を立証するのが仮説検定における流れである。

さて，実際にコインを6回投げ，6回とも表が出たとしよう。コインを1回投げて表の出る確率は $\frac{1}{2}$ だから，仮説0（帰無仮説）が真であったとすると，6回投げて全部表の出る確率は $\left(\frac{1}{2}\right)^6 = \frac{1}{64} = 0.016$，すなわち1.6％であり，（1.6％が「非常にまれ」と考えるのであれば，）非常にまれにしか起こらないことが起きたと考えられる。そこで，仮説0（帰無仮説）は真ではなかったと考えて棄却し，仮説1（対立仮説）を採択する。このようにして，このコインは表と裏が同じ割合で出ることはな

く，表の方が裏より出やすいと考えることとするというのが仮説検定の基本的な考え方である。

さて，この例では「コインを6回投げ，6回とも表が出た」ことを「非常にまれなことである」として仮説1（対立仮説）を採択した。このとき，表の出る回数のように，検定にあたって標本から得られる統計量のことを検定統計量（T）とよぶ。また，「非常にまれなことが起きた」という基準として，一般には，5％以下，1％以下などの水準が選ばれるが，この水準を有意水準（α）とよぶ。有意水準を決定すると，非常にまれなことが起き，仮説0（帰無仮説）を棄却すべき検定統計量の範囲がわかるが，これを棄却域とよぶ。一方，棄却域に対し，仮説0（帰無仮説）を棄却できない検定統計量の範囲を採択域とよんでいる。なお，仮説0，仮説1はH_0，H_1と書かれることが多い。

ここで，仮説検定の手順をまとめると，以下のとおりとなる。
① 帰無仮説H_0と対立仮説H_1を立てる。
② 有意水準αを定める。
③ 検定統計量Tを定める。
④ 帰無仮説が真であるとして，検定統計量Tの分布を決定する。
⑤ 検定統計量Tと有意水準αから棄却域，採択域を決定する。
⑥ 観察した検定統計量Tの値が棄却域に入れば帰無仮説を棄却し，対立仮説を採択する。採択域に入れば帰無仮説を採択する。

帰無仮説の真偽と検定を行った結果の帰無仮説の採択・棄却の関係には，以下の表に示す4通りの場合がある。このうち，帰無仮説が正しいにもかかわらず帰無仮説を棄却してしまう誤りを第1種の誤り，帰無仮説が誤っているのに採択してしまう誤りを第2種の誤りという。製品検査でいえば，帰無仮説は，「製品が不良品でない」ということであり，第1種の誤りは，不良品でない製品を不良品と判定するものであることから，生産者リスクという。一方，第2種の誤りは，製品が不良品であるにもかかわらず不良品でないと判定するものであることから，消費者リスクという。

	帰無仮説が正しい	帰無仮説は誤り
帰無仮説を採択	（正しい）	第2種の誤り
帰無仮説を棄却	第1種の誤り	（正しい）

2.4　仮説検定の実例

ここでは，2.3で述べた考え方に基づいて仮説検定を実際に行う場合の実例を示すこととする。本書においては，以下の実例をとりあげる。

χ^2分布を用いた検定（→2.4.1）

適合度検定	理論的な分布が実際の観察値によく適合するかどうかをみる検定
一様性の検定	2つのグループをある特性によっていくつかのクラスに分け，そのクラス構成を比較する検定
独立性の検定	2項目間の関連をみるため作成されるクロス表について，項目間に関連があるかどうかを調べる検定

正規母集団に関する検定 (→2.4.2)

母平均の検定	母集団が正規分布をすると考えられる場合にその平均値に関する検定
平均値の差の検定	正規分布をすると考えられる2つの集団に対して，その平均に差があるかどうかを調べる検定

2.4.1　仮説検定の実例－1 (χ^2分布を用いた検定)

(1) 適合度検定

　理論的な分布が実際の観察値によく適合するかどうかをみる場合，χ^2検定が用いられる。

	クラス1	クラス2	…	クラスk	合計
既知の分布	p_1	p_2	…	p_k	1
観察値	f_1	f_2	…	f_k	n
期待値	np_1	np_2	…	np_k	n

　n個の観察値をk個のクラスに分ける。観察値と期待値の差を測る尺度として，

$$\chi^2 = \frac{(f_1 - np_1)^2}{np_1} + \frac{(f_2 - np_2)^2}{np_2} + \cdots + \frac{(f_k - np_k)^2}{np_k}$$

を用いる。この値は，観察値が理論的な分布に従っているならば，自由度が$(k-1)$のχ^2分布 (カイ2乗分布) に従うことが知られている。この式から明らかなように，観察値と期待値との差が，期待値に対して相対的に大きくなればなるほど，χ^2の値は大きくなる。そこで，χ^2の値がある一定の値以上に大きくなったときは，観察値は理論的な分布には従っていないものと判断する。

　下の表は，あるサイコロを60回振ったときの目の出方の観察値である。このサイコロの目の出方に偏りがあるかどうか，適合度検定を行ってみよう。

目の数	1	2	3	4	5	6	計
回数	12	19	9	9	5	6	60

　前節でまとめた仮説検定の手順に従って行う。

　　① 帰無仮説H_0と対立仮説H_1を立てる。

この場合，

　　帰無仮説H_0：このサイコロの目の出方は偏っていない

　　対立仮説H_1：このサイコロの目の出方は偏っている

となる。

　　② 有意水準αを定める。

ここでは，$\alpha = 0.05$ (5%)，$\alpha = 0.01$ (1%) の2通りについて行うこととする。

　　③ 検定統計量Tを定める。

検定統計量Tは先述のχ^2である。

　　④ 帰無仮説が真であるとして，検定統計量Tの分布を決定する。

検定統計量の分布は，自由度5のχ^2分布となる。

　　⑤ 検定統計量Tと有意水準αから棄却域，採択域を決定する。

$\alpha = 0.05$（5%）のとき，χ^2分布のパーセント点を表す数表から数値を読むと，自由度5の場合，$\chi^2_{0.05}(5) = 11.07$である。したがって，$T > 11.07$が棄却域となる。

$\alpha = 0.01$（1%）のときも同様に読みとると，$T > 15.09$が棄却域となる。

⑥　観察した検定統計量 T の値が棄却域に入れば帰無仮説を棄却し，対立仮説を採択する。採択域に入れば帰無仮説を採択する。

	1	2	3	4	5	6	合計
既知の分布	1/6	1/6	1/6	1/6	1/6	1/6	1
観察値	12	19	9	9	5	6	60
期待値	10	10	10	10	10	10	60

$$\chi^2 = \frac{(f_1 - np_1)^2}{np_1} + \frac{(f_2 - np_2)^2}{np_2} + \cdots + \frac{(f_6 - np_6)^2}{np_6}$$

$$= \frac{(12-10)^2}{10} + \frac{(19-10)^2}{10} + \frac{(9-10)^2}{10} + \frac{(9-10)^2}{10} + \frac{(5-10)^2}{10} + \frac{(6-10)^2}{10}$$

$$= 12.8$$

したがって，検定統計量 $T = 12.8$ となる。

$\alpha = 0.05$（5%）のとき，$T = 12.8 > 11.07$であるから帰無仮説を棄却する。すなわち，有意水準5%でこのサイコロの目には偏りがあるといえる。

$\alpha = 0.01$（1%）のとき，$T = 12.8 < 15.09$であるから帰無仮説を棄却することはできない。すなわち，有意水準1%でこのサイコロの目に偏りがあるとはいえない。

(2) 一様性の検定

2つのグループをある特性によっていくつかのクラスに分け，そのクラス構成を比較する場合に用いられる検定である。

	クラス1	⋯	クラスk	合計
グループⅠ グループⅡ	f_1 g_1	⋯ ⋯	f_k g_k	n m
合計	$f_1 + g_1$		$f_k + g_k$	$n + m$
（期待値） グループⅠ	F_1 $= \dfrac{f_1 + g_1}{n + m}n$	⋯	F_k $= \dfrac{f_k + g_k}{n + m}n$	n
（期待値） グループⅡ	G_1 $= \dfrac{f_1 + g_1}{n + m}m$	⋯	G_k $= \dfrac{f_k + g_k}{n + m}m$	m

グループⅠとⅡの構造が同じである（一様である）と仮定すると，

$$\chi^2 = \frac{(f_1 - F_1)^2}{F_1} + \cdots + \frac{(f_k - F_k)^2}{F_k} + \frac{(g_1 - G_1)^2}{G_1} + \cdots + \frac{(g_k - G_k)^2}{G_k}$$

は，自由度$(k-1)$のχ^2分布に従い，両者の食い違いが大きいほど（すなわち一様でないほど）大きな値となる。

次の表は，A県とB県の初婚の妻における婚姻年齢の分布である。

A県とB県の婚姻年齢の分布（初婚の妻）

	15〜19歳	20〜24歳	25〜29歳	30〜34歳	35歳以上	合計
A県	126	940	1 241	396	92	2 795
B県	226	1 950	2 475	735	270	5 656
合計	352	2 890	3 716	1 131	362	8 451

この両県の年齢階級別分布に差があるかどうかについて，手順に従って検定してみよう。

① 帰無仮説 H_0 と対立仮説 H_1 を立てる。

この場合，

帰無仮説 H_0：この両県の年齢階級別分布には差がない

対立仮説 H_1：この両県の年齢階級別分布には差がある

となる。

② 有意水準 α を定める。

ここでは，$\alpha = 0.05$（5％），$\alpha = 0.01$（1％）の2通りについて行うこととする。

③ 検定統計量 T を定める。

検定統計量 T は先述の χ^2 である。

④ 帰無仮説が真であるとして，検定統計量 T の分布を決定する。

検定統計量の分布は，自由度4の χ^2 分布となる。

⑤ 検定統計量 T と有意水準 α から棄却域，採択域を決定する。

$\alpha = 0.05$（5％）のとき，χ^2 分布のパーセント点を表す数表から数値を読むと，自由度4の場合，$\chi^2_{0.05}(4) = 9.488$ である。したがって，$T > 9.488$ が棄却域となる。

$\alpha = 0.01$（1％）のときも同様に読みとると，$T > 13.28$ が棄却域となる。

⑥ 観察した検定統計量 T の値が棄却域に入れば帰無仮説を棄却し，対立仮説を採択する。採択域に入れば帰無仮説を採択する。

検定統計量を以下のように計算しよう。観察値を O，期待値を E として以下のように表を埋めて T の値を計算する。

A県とB県の婚姻年齢の分布（初婚の妻）

		15〜19歳	20〜24歳	25〜29歳	30〜34歳	35歳以上	合計
A県		126	940	1 241	396	92	2 795
B県		226	1 950	2 475	735	270	5 656
合計		352	2 890	3 716	1 131	362	8 451

		15〜19歳	20〜24歳	25〜29歳	30〜34歳	35歳以上	合計
A県	O	126.00	940.00	1 241.00	396.00	92.00	2 795.00
	E	116.42	955.81	1 228.99	374.06	119.72	2 795.00
	$(O-E)^2/E$	0.79	0.26	0.12	1.29	6.42	8.88
B県	O	226.00	1 950.00	2 475.00	735.00	270.00	5 656.00
	E	235.58	1 934.19	2 487.01	756.94	242.28	5 656.00
	$(O-E)^2/E$	0.39	0.13	0.06	0.64	3.17	4.39

これより，検定統計量 $T = 13.26$ となる。

$\alpha = 0.05$（5％）のとき，$T = 13.26 > 9.488$ であるから帰無仮説を棄却する。すなわち，有意水準5％でこの両県の年齢階級別分布には差があるといえる。

$\alpha = 0.01$（1%）のとき，$T = 13.26 < 13.28$であるから帰無仮説を棄却することはできない。すなわち，有意水準1%でこの両県の年齢階級別分布には差があるとはいえない。

(3) 独立性の検定

2項目間の関連をみるため作成されるクロス表について，項目間に関連があるかどうかを検定する場合にもχ^2検定が用いられる。

項目1	項目2					合計
	クラス1	…	クラスj	…	クラスl	
クラス1 $\vdots$ クラスi $\vdots$ クラスk	f_{11} $\vdots$ f_{i1} $\vdots$ f_{k1}	… $\ddots$ … $\ddots$ …	f_{1j} $\vdots$ f_{ij} $\vdots$ f_{kj}	… $\ddots$ … $\ddots$ …	f_{1l} $\vdots$ f_{il} $\vdots$ f_{kl}	$f_{1\bullet}$ $f_{i\bullet}$ $f_{k\bullet}$
合計	$f_{\bullet 1}$	…	$f_{\bullet j}$	…	$f_{\bullet l}$	n

f_{ij}はサンプルの度数

2つの項目が相互に関連がないと仮定すれば，項目1が第1番目のクラスでかつ項目2が第1番目のクラスとなる確率は，

（項目1が第1番目となる確率）×（項目2が第1番目となる確率）$= \dfrac{f_{1\bullet}}{n} \times \dfrac{f_{\bullet 1}}{n}$

となる。一般に，項目1がi番目，項目2がj番目となる確率は，

$$\frac{f_{i\bullet}}{n} \times \frac{f_{\bullet j}}{n}$$

となり，n個のサンプルのうち，項目1がi番目，項目2がj番目のクラスに入る度数は，理論的には，

$$F_{ij} = \frac{f_{i\bullet}}{n} \times \frac{f_{\bullet j}}{n} \times n = \frac{f_{i\bullet} \times f_{\bullet j}}{n}$$

となる。ここで，

$$\chi^2 = \sum_{i=1}^{k} \sum_{j=1}^{l} \frac{(f_{ij} - F_{ij})^2}{F_{ij}}$$

を検定統計量として検定を行う。2つの項目が独立であれば，χ^2の値は自由度$(k-1) \times (l-1)$のχ^2分布に従う。また，2つの項目に関連性があるならば，この値は大きくなる。

この特別な形として，「2×2分割表」がある。これは，先述のクロス表において2つの項目が2つのクラスに分けられている場合で，以下のような形となるものである。

項目1	項目2		合計
	クラス1	クラス2	
クラス1	a	b	n_1
クラス2	c	d	n_2
合計	m_1	m_2	n

このとき，項目が独立であるとすれば，

$$\chi^2 = \frac{(ad - bc)^2 n}{n_1 \cdot n_2 \cdot m_1 \cdot m_2}$$

は自由度 1 の χ^2 分布に従う。

ただし，a, b, c, d の中に 1 つでも 4 以下のものがある場合には，以下の補正を行う。

$$\chi^2 = \frac{\left(|ad - bc| - \dfrac{1}{2} n \right)^2 n}{n_1 \cdot n_2 \cdot m_1 \cdot m_2}$$

例として，次の表に示す C 県と D 県の男女別乳児死亡数の例を考えよう。

	男	女	合計
C県	142	134	276
D県	152	92	244
合計	294	226	520

このデータから，両県の乳児死亡数の男女比に違いがあるかを検定することとする。χ^2 検定を行うと，

$$\chi^2 = \frac{(142 \cdot 92 - 134 \cdot 152)^2 \cdot 520}{276 \cdot 244 \cdot 294 \cdot 226} = 6.200$$

自由度 1，$\alpha = 0.05$ のとき，$\chi^2_{0.05}(1) = 3.841$ であるから，有意水準 5 ％で両県の乳児死亡数の男女比には違いがあるといえる。

2.4.2 仮説検定の実例－ 2 （正規母集団に関する検定）

(1) 母平均の検定

母集団が正規分布をすると考えられる場合に，その母平均 μ に関する検定を行いたいとしよう。この場合，ある μ_0 に対して，

帰無仮説 $H_0 : \mu = \mu_0$

対立仮説 $H_1 : \mu \neq \mu_0$

という検定を行うこととなる。標本平均を $\overline{X}$，標準偏差を s とした場合，検定統計量 T として，スチューデントの t 統計量

$$t = \frac{\overline{X} - \mu_0}{s / \sqrt{n-1}}$$

をとると，帰無仮説 H_0 が正しければ，t は自由度 $n-1$ の t 分布に従うことを用いて検定を行うことができる。

例として，次のような状況を考えてみよう。通常の成人の安静時における心拍数は平均的に 1 分間 70 回程度であり，その分布は正規分布であるとする。このとき，ある特定地域に居住する 8 人からなる集団の安静時の心拍数を測定したところ，

76，72，69，78，71，77，68，75

という結果であった。この集団の心拍数は，通常の成人の安静時における心拍数と同程度と考えられるだろうか。

帰無仮説を $H_0 : \mu = 70$，対立仮説を $H_1 : \mu \neq 70$，有意水準 α を 5 ％として，棄却域を決定する。t 分布のパーセント点を表す数表から数値を読むと，自由度 7，

$\dfrac{\alpha}{2}=0.025$ に対し, $t_{0.025}(7)=2.365$ となるので, $|T|>2.365$ が棄却域となる。$\overline{X}=73.25$, $s=3.53$ となり, $T=2.44$ となるので帰無仮説を棄却する。すなわち, 有意水準 5 %でこの集団の心拍数は通常の成人の安静時における心拍数と同程度ではないということになる。

(2) 平均値の差の検定

2つの集団があり, この集団の構成員のもつ特性値の平均に差があるのか, ないのかをチェックしたい場合がある。例えば, 10歳の男児の体重を農家世帯, 勤労者世帯別に計測してそれぞれの平均値28.64kg, 29.79kg, 標準偏差4.21kg, 4.30kgを得た。標本数はそれぞれ40, 50であったが, この結果から, このグループ間に差があるといえるだろうか。それを検定したい。

この問題を解くために, 正規分布のひとつの性質を利用しよう。2つの集団の数がいずれも大きい場合か, 2つとも正規分布をなす集団の場合は, 各々の分散が σ_1^2, σ_2^2, 平均が μ_1, μ_2 のとき, ここからとり出した標本数が n_1, n_2 個のそれぞれの標本平均の差 $\overline{X}-\overline{Y}$ は, 平均が $\mu_1-\mu_2$, 分散が $\dfrac{\sigma_1^2}{n_1}+\dfrac{\sigma_2^2}{n_2}$ の正規分布に従い, 仮説 $H_0 : \mu_1=\mu_2$ のもとでは,

$$\frac{\overline{X}-\overline{Y}}{\sqrt{\dfrac{\sigma_1^2}{n_1}+\dfrac{\sigma_2^2}{n_2}}}$$

は, 平均 0 , 分散 1 の標準正規分布に従う。

したがって, 仮説検定の手順は,

① 帰無仮説 $H_0 : \mu_1=\mu_2$, 対立仮説 $H_1 : \mu_1 \neq \mu_2$
② 有意水準 $\alpha=0.05$
③ 検定統計量:

$$T=\frac{\overline{X}-\overline{Y}}{\sqrt{\dfrac{\sigma_1^2}{n_1}+\dfrac{\sigma_2^2}{n_2}}}$$

④ T は標準正規分布に従う。
⑤, ⑥ $|T|$ の値が1.96 ($\alpha=0.05$) 以下であれば H_0 を採択し, 1.96より大きければ H_1 を採択する。つまり $|T|>1.96$ であれば, 2つの集団の平均に差があると判断しても100回に 5 回程度の割合でしか判断を誤らないことになる。
この例の場合で計算してみると,

$$|T|=\frac{|28.64-29.79|}{\sqrt{\dfrac{4.21^2}{40}+\dfrac{4.30^2}{50}}}=\frac{1.15}{0.90}=1.28$$

となり，H_0が採択され，結局，平均に差があるとは判断できない（ここでは，標本サイズが大きいので，標本の標準偏差は母集団の標準偏差に等しいとした）。

§3　標本設計

3.1　標本調査
3.1.1　標本調査とは
　調査をする目的というのは，対象としているある集団に関する情報を得ることである。そのためには母集団を構成する個体から観測値を得る必要があるが，その際，母集団を構成するすべての個体から観測値を得るような調査を全数調査または悉皆（しっかい）調査という。全数調査においては母集団すべての情報を得ることができる。実際に行われている全数調査の例としては，国勢調査，人口動態調査，医療施設調査などがある。
　しかし，全数調査は，膨大な費用を必要としたり，また，事務量などの問題があり，あまり複雑な調査項目を調査できなかったりするという欠点をもっていることから，実際の統計調査においては，一部の個体だけから観測値を得るような調査方法をとる場合がほとんどである。このような調査方法を標本調査といい，このとき母集団から一部の個体を選び出すことを抽出（サンプリング），抽出された個体の集まりを標本（サンプル），その個体数を標本サイズ（標本の大きさ）という。

3.1.2　有意抽出と無作為抽出
　正しい統計的推測を可能にするためには，標本が母集団の状況を正しく反映するものでなくてはならない。そのためには，母集団の中でも極端なものだけが標本として多く選ばれてしまうような偏りが生じることのないように，抽出を行わなければならない。そのときの2つの基本的な考え方が，有意抽出と無作為抽出（ランダムサンプリング）である。
　有意抽出というのは，母集団の中で代表的あるいは平均的と考えられる個体を選んで抽出するということであるが，なにをもって代表的あるいは平均的な個体とするかということを決定する過程で，必ず抽出を行う者の主観が入ることとなってしまうことに注意が必要である。有意抽出の例としては，サラリーマン全体の意識調査をしたいというときに，意図的に30代，40代の男性サラリーマンを調査対象とするような場合がこれに相当する。
　これに対して無作為抽出というのは，母集団の中からくじ引きのような形で全く無作為（ランダム）に個体を抽出してくる方法のことである。無作為抽出においては主観が入ることはないので，どの個体を抽出することになるかについては前もって予想することはできない。それは結果として標本が偏る可能性を否定できないということになる。しかし，十分大きな標本をとれば，そのような偏った標本を抽出する確率は小さくなり，平均的には母集団の縮図と考えられる標本を得ることができる。
　これらの2種類の抽出方法を比較すると，有意抽出においてはどうしても主観が入ってくることになるのに対して，無作為抽出は主観を排除した形になっている。し

たがって，無作為抽出においては，どのような標本が抽出されるかわからないとはいえ，偶然変動によるゆらぎの大きさ（これを標準誤差という）を，標本から推計することができるのである。誤差を計算できるということは，逆に標本調査を行うに際して，得られる結果にある一定の精度をもたせたい場合，どのくらいの大きさの標本を抽出すればよいのかを前もって評価することができるということである（これを標本設計という）。このような理由から，近代的な標本調査は無作為抽出を基本としており，現在，国が行っている調査のほとんどは，無作為抽出による標本調査となっている。

3.1.3 標本誤差と非標本誤差

　統計調査を行うときに生じる誤差には，調査対象が標本であることに起因する誤差のほかに，実際に調査を実施する過程で生じてくる人為的な誤差等が考えられる。前者の誤差は標本誤差といい，後者の標本誤差以外の人為的な誤差等を非標本誤差といい，これは全数調査においても存在する誤差である。

　この非標本誤差については，例えば，

　　・所得に関する質問をした場合には所得が高い者ほど回答拒否の傾向が強い

　　・女性に年齢を質問した場合には実際よりも低めの回答が得られる場合がある

など，それによって調査の結果をゆがめてしまう危険性がある。また，大規模な調査になればなるほど，調査員等を数多く必要とするので，その水準の維持が困難になることから，非標本誤差は生じやすくなる。このため，たとえ全数調査を行ったとしても，その結果は大きな誤差をもつ可能性があるので，それよりむしろ少数の標本を正確に調べたほうが真の値に近いということは十分にありうる。

　実際に調査で得られた結果に関してどれくらいの標本誤差が生じているか，ということは，母集団の正確な値がわからない以上，わからない。しかし，標準誤差の大きさに関しては，標本が無作為に抽出されていれば，どの程度の大きさかを推計することができる。

　例えば，白石と黒石が半々に混ざっている山から無作為に10個の石を取り出したとすると，それが黒石ばかりである確率は $\left(\dfrac{1}{2}\right)^{10}$，すなわち0.001（同様のことを1,000回やって，1回起こる程度）と非常に小さい。言い換えれば，母集団は黒石ばかりであると推測してしまうような誤りはほとんど起こりえないことがわかるであろう。同様に白石ばかり選ばれることもめったになく，普通は白石と黒石が混ざって選ばれるのである。

　標本サイズが10のとき，例えば，白石の割合が40％未満になることは表3-1の(1)でわかるように0.172（白石の数 0,1,2,3 の確率の数値を加えたもの）の確率でおこるが，標本を100個とすると，白石が40％未満である確率は表3-1の(2)からわかるように0.018とずっと小さくなる。つまり，標本サイズが大きいほど，標本から得られる推定値（比率，平均値など）は，真の値に近いものが出やすく，真の値とかけはなれた値は出にくくなるのである。図3-1は，その様子をグラフに示したものである。

　標本を選ぶ方法や，標本の大きさが同じであっても，たまたまくじ引きの当たり具合によって，標本からの推定値は，真の値より大きいこともあるだろうし，小さいこ

表3-1　白石（黒石）の出現個数とその確率

表3-1　白石（黒石）の出現個数とその確率

(1)　標本数10のとき

白石の数	黒石の数	確率
0	10	0.001
1	9	0.010
2	8	0.044
3	7	0.117
4	6	0.205
5	5	0.246
6	4	0.205
7	3	0.117
8	2	0.044
9	1	0.010
10	0	0.001

(2)　標本数100のとき

白石の数	黒石の数	確率
0～　9	91～100	0.000
10～　19	81～　90	0.000
20～　29	71～　80	0.000
30～　39	61～　70	0.018
40～　49	51～　60	0.443
50～　59	41～　50	0.511
60～　69	31～　40	0.028
70～　79	21～　30	0.000
80～　89	11～　20	0.000
90～100	0～　10	0.000

図3-1　白石（黒石）の出現個数とその確率

(1)　標本数10のとき

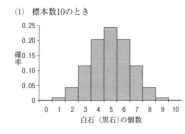

(2)　標本数100のとき

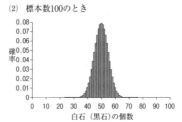

ともあるだろう。実際には，標本抽出は1回だけ行われ，それに対して調査が行われるのであるから，推定値も1つであるが，もし，同じ母集団から標本抽出をやり直して，推定値を得る操作が何回もできたとした場合，次々に得られる推定値が形成する分布の標準偏差を計算すれば，これは，標本推計値のばらつきの尺度になるはずである。これを通常，標準誤差とよんでいるが，その意味は，

　　　「標準誤差が小さいということは，標本の選ばれ具合によって推定値に大きな違いが出るということはない。つまり，得られた推定値は安定性のある値であるということ」

である。

　一方，非標本誤差の大きさは，このように理論的に推計する方法がなく，調査が誤りなく遂行されたかどうかを点検してみるよりしかたがない。したがって，むやみに標本サイズを大きくするよりも，非標本誤差ができるだけ小さくなるような実査上の努力をし，その大きさを推計できる標準誤差が小さくなるようにしたほうが現実的なのである。

3.2　標本抽出法

　ここでは，実際の統計調査において用いられる，様々な標本抽出法とその考え方について説明する。

3.2.1　単純無作為抽出法

　単純無作為抽出法というのは，母集団全体から無作為に標本を抽出してくる方法で，最も基本的な抽出方法である。先ほどの白石と黒石の例でいうと，すべての石を区別することなく，1つの大きな壺に入れて，それをよくかき混ぜた上で石をひとつひとつ取り出すことに相当する。

　ただし，ここで取り出した石を壺に戻すか戻さないかという2つの方法があることに注意をしなければいけない。一般に，1度抽出を行う度に，抽出された個体を母集団に戻してそこからまた次の抽出を行う方法を復元抽出法といい，1度抽出された個体は以降の抽出の対象とはしないという方法を非復元抽出法という。したがって，復元抽出の場合には，同じ個体が2回以上抽出される可能性があることになる。

　これを壺から石を取り出す例でいうと，石をひとつ取り出す度にそれを壺に戻し，再びよくかき混ぜた後で次の石を取り出すという方法が復元単純無作為抽出法となり，いったん取り出した石は壺に戻さずに，次の石を取り出す方法が非復元単純無作為抽出法となる。

　この2つの方法を比較すると，復元抽出においては同じ個体が2回以上標本に選ばれる可能性があるため，その結果無駄な情報が得られる可能性があることがわかる。したがって，復元抽出のほうが，非復元抽出よりも精度は落ちることになる。しかし，標本サイズに対して母集団サイズが非常に大きい場合は，同じ個体が2回以上標本に選ばれる可能性は非常に低いため，この2つの方法における結果にはあまり差がないと考えることができる。

3.2.2　系統抽出法

　実際に母集団から標本を抽出しようとする場合は，母集団を構成する個体のリスト（これを枠あるいはフレームという）で，各個体に通し番号（これをラベルという）がついているようなものがあって，そこから何かの抽出を行うということになることが多い。

　乱数を利用して非復元の単純無作為抽出を行おうとするなら，1からラベルの数の最大値までの間の乱数を発生させて，その乱数と一致するラベルをもつ個体を抽出する，ということを標本サイズの回数繰り返すことになる。その際，今までに出た値と同じ値が乱数として発生することもあるので，重複があればそれは除くことになる。

　しかし，以上のような作業は，標本サイズが大きくなってくると重複などのために非常に手間のかかるものになる。そこで，フレーム上から等間隔で個体を抽出するという方法をとることにより，この手間を1回で済ませてしまう方法が，系統抽出法とよばれるものである。

　例えば，大きさ N の母集団から大きさ n の標本を抽出することを考える。さらに，簡単にするためには N は n で割り切れるものとしたとき，$d = \dfrac{N}{n}$ を抽出間隔，$f = \dfrac{1}{d} = \dfrac{n}{N}$ を抽出率という。このとき，まず1から d までの乱数を1回発生させ，その番号を出発点として d 個おきにひとつずつ個体を抽出していく，という方法が系統抽出法である。単純無作為抽出法の場合には1から N までの乱数を n 回発生させる

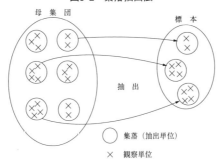

図3-2　集落抽出法

母集団　　　　　　　　　　　標本

抽出

◯　集落（抽出単位）

×　観察単位

ことになるが，系統抽出法の場合には，乱数を1回発生させるだけでよい。
　このように系統抽出法は，単純無作為抽出法と比べて簡便であるため，実際の標本調査においては単純無作為抽出の代用として系統抽出が用いられることが多い。

3.2.3　集落抽出法

　調査する個体についてのリストは得られないが，そのかたまりに関するリストは得られるということは，しばしばある。その場合，そのかたまり（集落）を抽出して，そのかたまりに属している個体について調査を行う方法が考えられる（図3-2）。例えば，国勢調査区を抽出してその調査区内の世帯を調査するとか，医療機関を抽出してその医療機関を利用した患者を調査するというのがそれにあたる。この場合，国勢調査区や医療機関が集落ということになる。このような抽出方法は，調査単位がまとまっているので，調査実施が容易であるという利点をもっている。
　世帯や個人を調査する場合，市町村や丁目などを集落として用いることも考えられるが，それぞれの人口や世帯数の違いが大きく，集落間の性質がよりばらつくことになる。その点，国勢調査区は人口調査のために設定されたものなので地区間のばらつきは比較的小さく，標本調査の集落として有用である。

3.2.4　多段抽出法

　先ほど述べた集落抽出の発展形として，抽出した集落の中でさらに抽出を行うということが考えられる。
　例えば，市区町村役場またはその支所，出張所を第1段目の標本とし，住民基本台帳を用いて世帯を第2段目の標本として抽出するとか，選挙の投票区を第1段目の標本とし，選挙人名簿を用いて個人を第2段目の標本として抽出する方法などである（図3-3）。
　単純無作為抽出法では，広範囲にまんべんなく標本が割り当てられるのに対し，多段抽出法では，まず1段目の抽出単位（第1次抽出単位）を抽出し，選ばれたものの中から2段目の抽出単位（第2次抽出単位）を抽出し……というかたちで標本を選ぶわけであるから，同数の最終単位の標本を調査した場合には，その精度は単純無作為

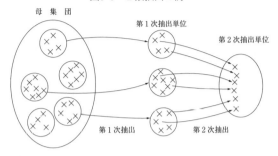

図3-3　2段抽出の例

抽出法に比べ悪くなることが多い。しかし，調査の趣旨徹底，フレームの整備，実査という点からすれば実用的であることも多いので，この面での節約を標本サイズの増に充てることにより，上記のデメリットをカバーしてあまりあることも多い。

　なお，第1次抽出単位を市町村，第2次抽出単位を学校，第3次抽出単位を学生というように，抽出は何段階でも行うことが可能である。2段階以上の抽出方法を総称して多段抽出法といい，一方で単純無作為抽出法のような方法を一段抽出法という。

　また，第1次抽出単位を市町村，第2次抽出単位を学校とし，抽出された学校の全学生を調査するような場合もある。この場合は2段抽出であり，かつ，2段目の抽出単位が集落ということになるが，このように多段抽出法と集落抽出法が複合されたかたちの抽出法も考えることができる。

3.2.5　層化抽出法

　標本のばらつきが少ない（分散が小さい）と標本サイズが少なくてすむのであるから，集団をばらつきの少ないいくつかのグループに分け，そのグループごとに標本を抽出すると，標準誤差を小さくすることができる。

　例えば，個人に対する調査を行うような場合，母集団全体をまず男性と女性の2つのグループに分け，それぞれから標本を選ぶようにする。こうすることによって，男性ばかり，あるいは女性ばかりが標本として選ばれることを防ぐことができ，全体の様子に近い標本が選ばれるようになる。

　このような目的のためのグループ分けを層化といい，グループのことを層という（図3-4）。

　層化においては，グループ内はできるだけ均質に，グループ間はできるだけ異質にすることによって，調査精度の向上を図ることができる。

　例えば，ある県の南部と北部では実態が大きく異なり，それぞれの中では比較的均質であるような事項に関する調査の場合は，標本を全県から無作為に選ぶのではなく，県の北部と南部からそれぞれ無作為に選ぶようにするべきである。また，国勢調査区は，住宅地域・農村地域・商業地域などに分類されており，全県の調査区をこの特性で層化することによって，調査精度の向上を図ることもできる。

　このように，層化を行ってその層ごとに無作為抽出する方法を層化無作為抽出法と

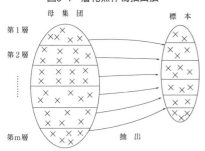

図3-4　層化無作為抽出法

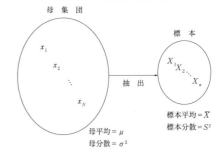

図3-5　単純無作為抽出法

よぶ。この抽出法は層ごとにみれば単純無作為抽出法となっているので，単純無作為抽出法の理論を拡張して使うことができる。

　また，各層における標本サイズの配分を変えることによって調査精度は変化する。さらにいえば，最も精度の良くなる配分，つまり一種の最適配分が存在する。しかし，この配分は調査項目ごとに同じになるとは限らず，ひとつの調査項目に関する最適配分は，その他の調査項目に関して最適配分になるとは限らない。一方で，各層の抽出率を一定にした場合でも，標本サイズが同じ単純無作為抽出法に比べて精度が悪くなることはないことから，調査の項目数が多い調査においては，各層の抽出率を一定にすることが多い。

3.3　推定方法と標本数の見積もり

3.3.1　平均値の推定

　N 個の個体からなる母集団 $(x_1, x_2, \cdots, x_N)$ があり，ここから大きさ n の標本 $(X_1, X_2, \cdots, X_n)$ を無作為に抽出して調査することを考えてみよう（図3-5）。通常の調査では数多くの調査項目があり，ただ1つということはまずないが，説明を簡単にするために単純化しておく。

　このとき，母集団と標本における平均と分散は次の式で与えられる。

$$\text{母平均}\quad \mu = \frac{1}{N}\sum_{i=1}^{N} x_i \qquad \text{標本平均}\quad \overline{X} = \frac{1}{n}\sum_{i=1}^{n} X_i$$

$$\text{母分散}\quad \sigma^2 = \frac{1}{N}\sum_{i=1}^{N}(x_i - \mu)^2 \qquad \text{標本分散}\quad S^2 = \frac{1}{n-1}\sum_{i=1}^{n}(X_i - \overline{X})^2$$

　なお，Ⅱ.1.2.2では分散の分母には数値の個数を用いたが，ここでは1を減じたもの，$n-1$ を用いる。なぜかというと，このように定義すれば標本分散を母分散の推定値として考えたときに偏りのない推定値となるからである。

　さて，N 個の個体からなる母集団から大きさ n の標本を選ぶ選び方は $_NC_n$ 通りある。ここで $_NC_n$ とは異なる N 個から n 個を選ぶ組合せの数で，

$$_NC_n = \frac{N!}{n!(N-n)!}\quad (\text{ただし，} N! = N(N-1)\cdot\cdots\cdot 2 \cdot 1)$$

である。いま仮に，$_NC_n$ 通りの標本についてすべて調査を行ったとすると，$_NC_n$ 個の

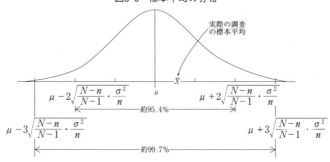

図3-6　標本平均の分布

標本平均が計算される。

　これらの標本平均は，一定の分布に従うが，その分布は標本サイズが大きくなるに従って，平均は μ で，分散は $\dfrac{N-n}{N-1} \cdot \dfrac{\sigma^2}{n}$ の正規分布に近づくことが証明されている（2.1推定と中心極限定理82頁参照）。

　実際の調査ではただ1つの標本平均が求められるが，これは上記分布に従う1つの実現値として出現する。

　正規分布に従う事象では，平均の両側に，標準偏差の2倍ずつの範囲をとると全体の約95.4%が含まれる。これを平均値の推定にあてはめると，

$$\mu - 2\sqrt{\frac{N-n}{N-1} \cdot \frac{\sigma^2}{n}} \leqq \overline{X} \leqq \mu + 2\sqrt{\frac{N-n}{N-1} \cdot \frac{\sigma^2}{n}}$$

が約95.4%の確率で起こるということになる（図3-6）。これは次のように書き換えることができる。

$$|\mu - \overline{X}| \leqq 2\sqrt{\frac{N-n}{N-1} \cdot \frac{\sigma^2}{n}}$$

　われわれは，$\overline{X}$ を母平均 μ の推定値とするが，式は推定値と母数の差を表している。この不等式はその成立が確率的に保証されており，95%以上の確からしさ（同様の調査を100回行うと，95回以上成立する程度）をもっている。

　この確率は信頼水準とよばれており，また，

$$\sqrt{\frac{N-n}{N-1} \cdot \frac{\sigma^2}{n}}$$

は，標準誤差とよばれる。さらに，標準誤差を母平均で除したもの，つまり，母平均と比べた相対的な誤差の大きさは標準誤差率とよばれる。

$$\text{標準誤差}\ (\overline{X}) = \sqrt{\frac{N-n}{N-1} \cdot \frac{\sigma^2}{n}}$$

$$\text{標準誤差率}\ (\overline{X}) = \left(\sqrt{\frac{N-n}{N-1} \cdot \frac{\sigma^2}{n}}\right) \Big/ \mu$$

N が n に比べて比較的大きい場合（このような調査は多い），$\dfrac{N-n}{N-1}$ は1とほぼ等

しくなり，

$$標準誤差 \ (\overline{X}) \fallingdotseq \frac{\sigma}{\sqrt{n}}$$

$$標準誤差率 \ (\overline{X}) \fallingdotseq \left(\frac{\sigma}{\sqrt{n}}\right) \Big/ \mu$$

と簡略化することができる。なお，$\dfrac{N-n}{N-1}$ は有限母集団修正係数とよばれ，抽出率が高いときに意味をもつ。

　式からわかるように，標準誤差の大きさは，n のみによってほぼ決定される。これは，10万の個体からなる母集団から大きさ1,000の標本を選ぶ調査をし，一方，同じ性質をもつ１万の個体からなる母集団があった場合に，同程度の精度の調査を行うためには，やはり大きさ1,000の標本を必要とする，ということを意味している。

3.3.2　総数の推定
　母平均 μ が求められれば，総数 T は，

$$T = N\mu$$

によって求めることができる。したがって，総数の推定値は，

$$\hat{T} = N\overline{X}$$

によって求めることができ，このときの標準誤差は，

$$標準誤差 \ (\hat{T}) = N\sqrt{\frac{N-n}{N-1} \cdot \frac{\sigma^2}{n}}$$

となるが，標準誤差率は，

$$標準誤差率 \ (\hat{T}) = \left(N\sqrt{\frac{N-n}{N-1} \cdot \frac{\sigma^2}{n}}\right) \Big/ N\mu$$

$$= \left(\sqrt{\frac{N-n}{N-1} \cdot \frac{\sigma^2}{n}}\right) \Big/ \mu$$

となって，平均値の推定の場合の式と同じになる。

3.3.3　比率の推定
　比率も一種の平均である。いま，N 個の個体で構成されている集団で，ある属性をもつ個体の割合（比率）を p としよう。集団の各個体を x_1, x_2, …, x_N（ここで各 x_i は，１か０で，その属性をもつ場合は１，そうでない場合は０）と表すと，その平均 $\overline{x}$ は，x_1, x_2, …, x_N のうち pN 個は１で，$(1-p)N$ 個は０であるので，

$$\overline{x} = \frac{x_1 + x_2 + \cdots + x_N}{N} = \frac{pN \cdot 1 + (1-p)N \cdot 0}{N} = p$$

となり，比率と同じになる。したがって，比率の推定に関しては，平均値の推定の理論をそのまま用いることができる。

　N 個の個体からなる母集団から大きさ n の標本を選び，そして，そのときの母集団と標本における，ある属性をもつものの割合を p，P とすると，比率 p の推定値 $\hat{p}$ は平均値の推定に合わせると，

$$\hat{p} = P$$

となる。このときの標準誤差は，

$$\text{標準誤差}\ (\hat{p}) = \sqrt{\frac{N-n}{N-1} \cdot \frac{p(1-p)}{n}}$$

となり，標準誤差率は，

$$\text{標準誤差率}\ (\hat{p}) = \sqrt{\frac{N-n}{N-1} \cdot \frac{1-p}{np}}$$

となる。N が n よりある程度大きいときは，

$$\text{標準誤差}\ (\hat{p}) \fallingdotseq \sqrt{\frac{p(1-p)}{n}}$$

$$\text{標準誤差率}\ (\hat{p}) \fallingdotseq \sqrt{\frac{1-p}{np}}$$

とすることができる。

3.3.4 比推定

そのほかにも推定には様々な方法があるが，ここでは比推定法を紹介する。

例えば，母集団の人口がわかっているとする。標本の各世帯について病人の数を調査すると同時にその世帯員数も調査し，何人の世帯員中何人の病人がいたかという比率を算出する。すると，それを母集団の人口にかければ，それは母集団の病人の数の推定値であるということができる。このように，各調査単位についての2つの値（この場合は世帯員数と病人の数）を調査し，その比を利用して全体の量を推定する方法を比推定という。この方法は，2つの変量の関係が比例関係に近いほど良い精度が得られるが，そうでない場合には，例えば単純に抽出率の逆数をかけて推定するような線形推定よりも標準誤差が大きくなることもあるので，注意が必要である。

3.3.5 誤差の推定

標準誤差や標準誤差率は，平均の推定の場合，

$$\text{標準誤差}\ (\overline{X}) = \sqrt{\frac{N-n}{N-1} \cdot \frac{\sigma^2}{n}}$$

$$\text{標準誤差率}\ (\overline{X}) = \left(\sqrt{\frac{N-n}{N-1} \cdot \frac{\sigma^2}{n}} \right) \Big/ \mu$$

で求めることができる。しかし，母平均 μ や母分散 σ^2 は母集団についての値であり，当然，真の値は知り得ない。そこで，μ，σ^2 の代わりに，それらの推定値である標本平均 $\overline{X}$，標本分散 S^2 を用いる。

$$\overline{X} = \frac{1}{n} \sum_{i=1}^{n} X_i$$

$$S^2 = \frac{1}{n-1} \sum_{i=1}^{n} (X_i - \overline{X})^2$$

総数や比率の推定の場合は，μ，σ^2，p の代わりに，その推定値である $\overline{X}$，S^2，標本における比率 P を用いて計算する。

3.3.6 標本サイズの見積もり

標準誤差は標本の抽出法によって異なる。例えば，20,000人の個人を単純無作為抽出法により選んだ場合と，国勢調査区（1地区平均100人）を200地区抽出し，その地区内の全住民20,000人を調査した場合とでは，同じ20,000人を調査したとしても，調査結果の精度は異なったものとなる。

新しく標本調査を設計する場合には，過去に行われた同種の（または類似の）調査結果を参考にして，標本抽出法と標本サイズを決定するとよい。以下に，実際の世帯調査で抽出単位としてよく用いられる国勢調査区を例にして標本サイズの決定法を述べる。

（例1）世帯の特性を調査する場合

表3-2は，平成30年国民生活基礎調査結果による世帯特性別構成割合と推計世帯数に対する標準誤差率を示したものである。標準誤差（率）は標本サイズの平方根に反比例する。すなわち，標本サイズが4倍になれば標準誤差（率）は2分の1となり，標本サイズが2分の1になると標準誤差（率）は約1.4倍になる。したがって，例えば構成割合が10%程度の世帯について標準誤差率を5%にするように国勢調査区を抽出しようとするのであれば，表3-2では「高齢者のいる世帯」のうち「単独世帯」が構成割合13.4%で標準誤差率が2.68%であるから，

$$必要な標本地区数 = 1,106 \times \left(\frac{2.68}{5}\right)^2 \fallingdotseq 317（地区）$$

となり，317地区を抽出すればおおむね必要な精度が達成できると考えられる。

（例2）ある地域の高校生における左利きの生徒の割合を知るために，調査を行うこととなった場合

左利きの生徒の割合の推計値における標準誤差率を5%以下にしたい場合，何人の生徒に対して調査を行えばよいか。なお，一般的に左利きの割合はおおよそ10%であることが知られているので，今回の調査対象者における割合もおよそ10%であると予測できる。

上記の問題で，n人の生徒について行うと考える。「比率の推定」で述べたように，比率の推定値 $\hat{p}$ における標準誤差率は，地域における高校生が十分多いと仮定すれば，

$$標準誤差率 (\hat{p}) = \sqrt{\frac{1-p}{np}}$$

となる。ここで，$p = 0.1$，標準誤差率$= 0.05$としてnを計算すると，

$$n = 3,600$$

となり，3,600人の生徒を調査すればよいことになる。

表3-2　世帯特性別構成割合と標準誤差率（平成30年国民生活基礎調査　1,106国勢調査区）

（単位　％）

項目		構成比	標準誤差率
全世帯		100.0	0.65
世帯業態	雇用者世帯	59.8	0.92
	常雇者世帯	54.8	0.99
	会社・団体役員等の役員の世帯	4.3	2.69
	一般常雇者世帯	50.5	1.07
	1月以上1年未満の契約の雇用者世帯	4.4	2.64
	日々又は1月未満の契約の雇用者世帯	0.6	7.02
	自営業者世帯	9.2	2.29
	雇人あり	3.2	3.29
	雇人なし	6.0	2.62
	その他の世帯	28.1	2.00
	所得を伴う仕事をしている者のいる世帯	5.1	2.59
	所得を伴う仕事をしている者のいない世帯	23.0	2.27
世帯構造	単独世帯	27.7	2.73
	住み込み・寄宿舎等に居住する単独世帯	1.9	21.32
	その他の単独世帯	25.8	2.42
	核家族世帯	60.4	0.69
	夫婦のみの世帯	24.1	1.37
	夫婦と未婚の子のみの世帯	29.1	1.23
	ひとり親と未婚の子のみの世帯	7.2	2.37
	三世代世帯	5.3	3.40
	その他の世帯	6.6	2.27
世帯人員	1人世帯	27.7	2.73
	2人世帯	31.8	1.23
	3人世帯	19.5	1.06
	4人世帯	14.1	1.62
	5人世帯	4.9	2.47
	6人以上の世帯	2.1	4.43
世帯類型	高齢者世帯	27.6	1.94
	母子世帯	1.3	6.18
	父子世帯	0.2	11.49
	その他の世帯	71.0	0.78
世帯種	国保加入世帯	17.2	1.65
	被用者保険加入世帯	44.5	1.49
	国保・被用者保険加入世帯	8.1	1.72
	後期高齢者医療制度加入世帯	12.7	2.46
	国保・後期高齢者医療制度加入世帯	6.1	2.50
	被用者保険・後期高齢者医療制度加入世帯	6.3	2.63
	国保・被用者保険・後期高齢者医療制度加入世帯	2.1	4.14
	その他の世帯	1.8	6.74
高齢者のいる世帯	65歳以上の者のいる世帯	48.9	1.94
	単独世帯	13.4	2.68
	夫婦のみの世帯	15.8	2.06
	その他の独世帯	19.7	5.55
児童のいる世帯	児童のいる世帯	22.1	1.64
	1人いる世帯	10.0	1.89
	2人いる世帯	8.9	2.41
	3人いる世帯	2.8	3.31
	4人以上いる世帯	0.4	7.97

第Ⅲ編　統計調査の実際

§1　統計調査の企画から公表

1.1　調査の企画
1.1.1　調査企画の概要
　統計調査の企画に先立って，まず行うことは，調査目的にかなう情報を得るには，どうしても新しく統計調査を実施しなければならないのか，既存のデータを加工・分析することによって得ることはできないのかということの検討である。その結果，統計調査の実施が必要であることが明らかになった場合に，統計調査を企画すべきである。

　統計調査を実施するには，多くの人手，経費，日数を要し，さらに多くの被調査者の協力を求めるものであるから，調査結果は，調査目的にかない，利用価値が十分に高いものでなければならない。

　このためには，調査の企画・設計の段階で十分検討し，綿密な計画を立てることが重要である。

1.1.2　調査の実施手順
　統計調査には，国が実施する全国的で大規模なものから，企業や事業所内で行う小規模なものまであり，調査対象の種類，規模，調査期間，調査方法等により，その実

図1-1　統計調査の実施手順

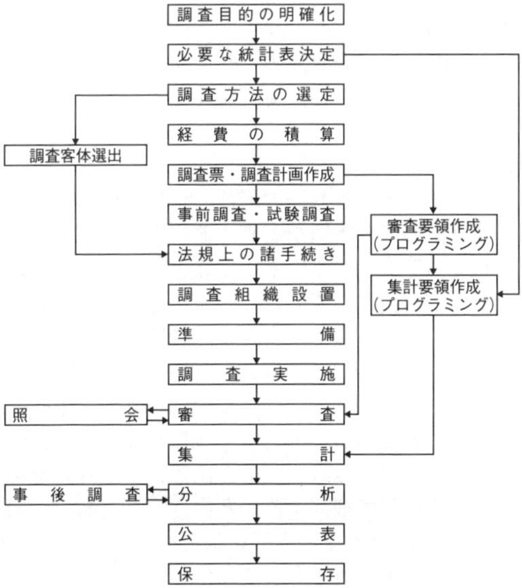

施手順は異なってくるが，比較的大規模な調査を想定してその実施手順をみると，図1-1のとおりである。

統計調査を企画するに当たっては，これらすべてについて詳細な検討を加える必要がある。

1.1.3　調査目的の明確化

調査の企画は，調査目的を明確にすることから始まる。国や地方公共団体が実施する調査の場合は，行政施策の立案，推進とその評価のための基礎資料とすることが究極の目的であるが，具体的に「何のために」「何について」調査し，「どういう統計表を出せばよいか」ということを明確にすることが第一の作業である。

調査目的を明確にしていないと，調査結果が使いものにならないという事態になりかねないので，調査目的を明確にし，それを念頭において企画・設計することによって，調査目的にかなう調査結果を得ることができる。

1.1.4　制約条件の明確化

調査を企画・設計する上で問題となるのは，経費，データが利用可能となる時期，調査結果の正確さ，調査体制である。これらの事項はそれぞれ矛盾する内容をもっていることから，その範囲を明確にしながら，企画を進める必要がある。

経費があらかじめ定められている場合には，与えられた経費の枠の中で他の条件を決めていくこととなる。

データが利用可能となるまでの所要期間は，大部分が審査と集計にかかる日数に制約を受けるため，経費に制限があればこの時期を短縮することは困難である。また，結果数値にどの程度の正確性を要求するかについては，利用する側の必要性によっておのずと決まってくるものである。

経費の制約が厳しく，必要な調査対象のすべてを調査することが困難な場合には，調査対象をローテーションにより分割して実施する等の方法も考慮すべきである。

1.1.5　調査対象

調査対象は，調査をしようとするものの属性，地域，時間の３つの面から決めなければならない。例えば，高齢者の実態を調査する場合，高齢者とは何歳か，どの地域で，何日現在で居住している者とするかということを決めなければならない。

実例を挙げると，平成27年国勢調査では，調査の対象を地域的には「本邦（国勢調査施行規則第１条に規定する島を除く）内」に，時間的には「平成27年10月１日午前零時現在」に，属性的には「常住している者」と定義している。

調査の対象を決めるに当たっては，調査結果の利用価値を中心として，調査の難易度などを考慮することが必要である。例えば，離島や極めて人口密度の低い地区を除くことがあるが，これは実査（実地調査）上の困難によるものである。

次に，調査の対象を何を通じて把握するかということである。個人を対象とした調査であっても，実際の調査は世帯や事業所を通じて行われることが多いが，こうした，調査対象の属する世帯や事業所等を調査単位という。

1.1.6 調査客体

調査対象が決まると，その全部または一部を選んで調査を行うこととなる。

この実際に調査されるものを調査客体という。調査客体の決定には，調査対象を把握するための台帳が必要である。これを枠（フレーム）という。枠は調査実施時期になるべく近い時期に作成され，かつ，全対象を網羅しているものが望ましい。例えば，全国の入院患者を対象とする調査では，いくつかの病院，診療所を選んで，その医療機関における全入院患者を調査客体とすることが考えられるが，この場合の枠は，全国の病院・診療所の名簿である。枠は必ずしも調査単位（観察単位）のリストである必要はなく，調査単位を確定できればよい。

また，客体数をどの程度の規模とするかは標本設計（第Ⅱ編　記述統計と推測統計の基礎および標本設計91頁参照）に基づいて行うこととなる。

1.1.7 調査の時期

調査の時期には，3つの視点がある。第1は，調査対象を規定する時期（一般に「調査の時期」というときは，この時期をさす），第2は，調査事項のかかわる時期，第3は，実査を行う時期である。例えば，平成30年国民生活基礎調査（世帯票）では，①平成30年6月7日午前零時現在で，②調査事項のうち「5月中の仕事の状況」に関する事項は，平成30年に調査し，③6月7日から1週間程度の期間に調査員が各世帯を訪問して回収している。この場合，①が調査対象を規定する時期，②が調査事項のかかわる時期，③が実査を行う時期にそれぞれ該当する。

調査対象を規定する時期は，いつの時期に調査を実施することが調査の目的に適し，利用価値が高いかという観点から定めることが必要である。同時に，調査員の確保，気象条件，他の業務等との関連など調査実施者側の事情や，被調査者側の事情（例えば，農繁期や連休を避けるなど）も十分考慮する必要がある。なお，周期的に実施している調査の場合には，時系列の比較分析のために，なるべく調査の時期を変更しないほうがよい。

調査事項のかかわる時期は，一般的には，調査対象を規定する時期と同じであるが，上述の例のように，両者は必ずしも一致させる必要はなく，調査目的に適し，利用価値が高くなるように定める。ただ，人間の記憶は時間の経過とともに薄れていくものであるから，調査結果の正確さの点から，調査対象を規定する時期からあまり離れていないことが望ましい。

実査の時期についても，調査対象を規定する時期にできるだけ接近させるほうがよく，両者が離れすぎると調査の誤り，漏れ，重複が起こりやすくなる。また，実査期間の長短は，調査員をどのくらい確保し，また，活用できるか，被調査者が調査に協力的であるかなどにより左右される。

1.1.8 調査事項の決定

どのような事項について調査したらよいかは，調査目的を明確にすることによって絞られてくるものである。調査事項の数については，調査の経験のない者や調査結果の利用者は多くしたがる傾向があるが，被調査者や調査員の負担，集計や分析の能

力，経費等からみて，適当なものでなければならない。例えば，あまりに調査事項が多いと被調査者が回答や記入に飽きて，正しい回答が得られなくなる懸念がでてくる。

調査事項の検討の際に，必要な統計表様式を作成してみると，重要な調査事項とそうでないものを整理することができる。

調査事項を決める際，調査の正確性の確保や被調査者の協力という観点から，一般に注意しなければならない点をあげると，次のとおりである。

①被調査者が嫌がるような事項（例えば，学歴，貯蓄等）は，最小限にとどめる。
②非常に古く，記憶が薄れているような過去のことは，正確な回答が得にくいので避ける。
③被調査者が合算や比率計算をしなければならないような事項（例えば，購入した品物の100グラム当たりの値段，住居の1人当たり畳数等）はできるだけ避ける。
　　なお，このような場合は計算のもとになる数字そのものを調査し，集計の段階で必要な数値を算出するとよい。
④専門的な知識を必要とするような事項は避ける。
⑤周期的に実施している調査の場合には，調査結果の時系列分析を可能にするため調査事項を変えないほうがよい。しかし，社会経済の変化にあわせて調査事項を変えていかないと，調査目的に適する情報が得られない場合もある。

調査事項は，大きく分けると次の3種類になる。
①　調査の目的に直接結びついた中心となる質問事項
②　中心となる質問事項を分類・補完するために必要な関連質問事項
③　調査の目的とは関係のない事項で，調査対象のチェックやサンプルの評価に役立たせるための事項（施設の名称，電話番号，調査対象者本人の記入か否かなど）

調査事項が決まったら，同時に用語を明確に定義しておかなければならない。用語の定義は調査目的に適するように決めるのは当然であるが，関連する他の調査などの定義に合わせておくと，調査結果の比較分析がしやすい。

1.1.9　経費

調査実施に当たって経費の確保は必要不可欠であり，積算に当たっては，調査客体数，調査方法等に見合ったものとし，調査全般にわたり必要な経費について漏れのないようにしなければならない。

必要な経費について一例をあげると，次のとおりである。
①　旅費：調査実施機関や調査員への説明会などへの出席にかかる交通費など
②　印刷製本費：調査票，記入要領など調査関係書類，返信用封筒のあて先印刷，調査員証，調査広報のためのポスター，調査結果報告書などの作成にかかる経費など
③　データ入力・集計にかかる経費
④　通信運搬費：調査関係書類や調査報告書を関係機関等に配布する経費など
⑤　人件費：調査員手当，指導員手当，調査協力謝金など
⑥　その他必要な経費：上記以外の諸経費（消耗品費，説明会場の賃借料など）など

1.1.10 調査票の設計

調査票設計の良否は，調査の成否を左右する重要な問題であり，調査票は，調査企画の集大成ともいえるものである。そこには，調査に関するすべての要素が盛り込まれるので，調査票の設計は，調査計画全体を念頭において行うことが大切である。

(1) 調査票の様式

調査票の設計において，まず問題になるのは，単記票にするか，連記票にするかということである。単記票とは，1つの調査票に1つの調査対象を記入するものをいい，連記票とは，1つの調査票に2つ以上の調査対象を記入するものをいう。

単記票は，集計が手集計のとき，調査事項が複雑なとき，秘密の保護を厳密にする必要があるときや個々人の意識を把握する場合などに用いられる。一方，連記票は，調査事項が少なく，厳密な秘密保護の必要がないとき（例えば，同一世帯内の世帯員の情報）などに用いられる。

実例をあげると，平成30年国民生活基礎調査の世帯票（世帯員の状況）は，世帯ごとの連記票になっており，1枚の調査票に世帯員が6人まで記入できるようになっている。

(2) 質問項目の設定

調査事項は，調査の企画段階の早期に決まるが，調査事項についての情報を得るためには，さらに具体的な質問項目に分解しなければならない。

例えば，「あなたは単身赴任者ですか」と質問しても，調査実施者の定義に基づいて被調査者が回答するとは限らないため，正確性を欠くこととなる。

これを避けるためには，「配偶者または扶養親族がいますか」「あなたは給与所得者ですか」「会社などの命令により生活の本拠地としていた住居を離れ，別の場所で1人で3か月以上生活をしていますか」といった質問をし，すべてに「はい」と回答した者を「単身赴任者」とすれば，正確な把握ができることとなる。

このように，すべての調査事項について，そのまま質問項目になるか，いくつかの質問項目に分解しなければならないか，分解するとしたらどのような項目になるか，ということを検討しなければならない。

(3) 質問の形式

回答の要求の仕方によって，自由回答法，二者択一法，多項選択法の3つに大別される。それぞれの特徴を整理すると，表1-1のとおりである。

(4) 質問の用語と文章

質問は，調べたいと思うことが的確に表現されており，しかも，被調査者が理解しやすいものでなければならない。

質問文作成に当たって一般的な注意事項をあげると，次のとおりである。

①やさしい言葉や表現を用いる。

専門用語や流行語などは使用しない。否定文の質問，特に二重否定の質問は，

表1-1　質問の形式とその長所・短所

形式	内　　容	長所・短所
自由回答法	質問に対して被調査者の回答をそのまま記入させる方法 例1：先月の収入は税・社会保険料込みでいくらでしたか 例2：どんな仕事をしていますか。具体的に記入してください	＜長所＞ ・具体的で，詳細な回答が得られる ・職業など回答を分類するのに特殊な知識が必要とされるものについては，この方法がよい ＜短所＞ ・集計するために，新たに符号付けなどの作業処理を要する ・回答がためらわれる場合がある 　　例：収入額は階級であれば答えやすいが金額の記入はなかなか困難 ・どの程度までの範囲を回答とするかは回答者の主観によるため，回答に均一性を欠く場合が多い
二者択一法	質問に対して「はい」か「いいえ」，または，2つのうちどちらか一方の回答を求める方法 例1：経験の有無（ある，ない） 例2：○×事業に対する賛否（賛成，反対）	＜長所＞ ・回答に要する時間が短くてすむ ・回答しにくい質問事項でも階級に分類されているため回答率がよい ・集計作業が簡単である
多項選択法	あらかじめ作られた3つ以上の項目（選択肢）の中から，該当するものを選ばせる方法 回答は1つに限定するのが普通であるが，複数求める場合もある（この場合，順位をつけることもある）	・提示する回答は，調査目的，分析する視点，想定される回答などを考慮して，前もって決めなければならないので，質問の作成に時間がかかる ・提示する回答の中から選ばせるため，被調査者の実態や考えをそのまま引き出せない可能性がある ・回答を誘導してしまうおそれがある

意味がわかりにくいばかりでなく，誤解を生じるので避けるべきである。

②質問文は簡潔にする。

前文や修飾語などはできるだけ切り捨てる。問題が複雑でどうしても長くなるような場合は，何問かに分割することが望ましい。

③質問は明確にする。

何を聞こうとしているのか，質問の趣旨をはっきりさせることが大事である。例えば，「収入はどれくらいか」という質問は，どの時期のものか，手取りか，税・社会保険料を含むのかなどが明確ではない。

④回答を偏らせるような誘導的な質問はしない。

(5)　質問の順序

調査事項に応じて質問項目ができたら，次に，質問の順序を決めなければならない。質問は，被調査者が質問の流れに抵抗なく回答できるように配列されていることが大事である。

質問の順序についての一般的な注意事項をあげると，次のようになる。

①最初の質問は，被調査者にとって心理的な抵抗がなく，簡単に答えられるものにする。

②関連性のある質問は，できるだけ続けて質問するように配列する。同種の質問の回答欄が調査票の中に散在すると，被調査者は思考過程を中断されるので疲れる。また，関連性のある質問をまとめて配列しておくことは，調査の企画者にとっても，審査がしやすいという利点がある。

③前の質問が，後に続く質問の回答をゆがめないようにする。

④難しい質問，関心が低いと思われる質問，被調査者が嫌がるような質問は，なるべく後ろに置く。

(6) 試験調査による調査票の検討

机上で作成された調査票は，現実には不適当なこともあるかもしれないので，一部の調査対象について，試験調査を実施してみることが必要である。

試験調査では，次のような点を検討する。

① 質問の妥当性

調べたいと思うことが的確に表現されているか，質問が被調査者に理解されやすい表現になっているか等を検討する。

② 質問の形式や，質問文の長さの妥当性

設問の趣旨にあう情報が得られるような質問の形式になっているか，質問文は長すぎないか等を検討する。

③ 多項選択法において提示する回答（選択肢）の妥当性

提示する回答（選択肢）が重複していないか，あらかじめ設定した回答以外に重要な回答が脱落していないか，回答区分は適当か等を検討する。

④ 質問の流れの妥当性

質問の流れがスムーズか，回答が前の質問の影響を受けないか等を検討する。

⑤ 調査所要時間の妥当性

所要時間が長いと，被調査者は飽きてしまうため，信頼のできる回答を得ることができなくなる。面接調査において，被調査者を飽きさせずに面接できるのは，目安として20分から30分くらいまでであろう。

1.1.11 調査計画の作成

調査計画は，調査の全体像をわかりやすく表した，いうならば調査の設計図のようなものである。調査実施者はもとより，調査にかかわる者にとって，調査を理解する上で重要なものである。

調査計画には，次の事項を記載する。

① 調査の名称

② 調査の目的

実施しようとする調査について，目的，調査内容等について記載する。

③ 調査対象の範囲

調査の対象について，地域的範囲，属性的範囲を記載する。

④ 報告を求める個人又は法人その他の団体

報告者数，調査対象の選定方法について記載する。実施しようとする調査が標本調査である場合は，報告者の選定に使用した母集団名簿の名称及び母集団数，抽出方法，標本設計に当たっての算定式及び標本抽出の流れについて記載する。

⑤ 報告を求める事項（調査事項）及びその基準となる期日又は期間

調査票の種類ごとに主要な調査事項及びその調査で求める情報の期日又は期間について記載する。

⑥　報告を求めるために用いる方法

　　実施しようとする調査の実施機関から報告者へ調査票を配布・回収する調査系統を記載する。また調査員調査，郵送調査，オンライン調査などの調査方法について記載の上，具体的な実施方法（面接法，留置（とめおき）法，オンラインシステム，電子メール等）について記載する。

⑦　報告を求める期間

　　調査の周期（毎月，四半期，１年，２年など）及び実査期間（調査票の配布の開始を予定している年月日及び調査票の回収の終了を予定している年月日）を記載する。

⑧　集計事項

　　予定されている統計表の内容（統計表の表題）について網羅的に記載する（通常は別紙として添付することが多い）。

⑨　調査結果の公表の方法及び期日

　　調査結果の公表の方法(インターネット及び印刷物)及び公表の期日を記載する。

⑩　使用する統計基準

　　使用する統計基準を記載する。

⑪　調査票情報の保存期間及び保存責任者

　　記入済み調査票の原票及び調査票の内容を記録した電磁的記録媒体の保存期間及び保存責任者を記載する。

1.1.12　統計表様式の設計

　統計表は，調査の目的を具体的に表現したものであるから，その概要は調査設計の初期の段階で決まっているはずであるが，調査票の設計を終えた後に，調査票の記入内容をもとにして作成されるべき詳細な統計表の様式を設計する。

　統計表の設計に当たっては，集計事項の決定，分類，報告書掲載の統計表との関係を明確にしておく必要がある。

①　集計事項の決定

　　統計表は，調査結果を観察するための基礎となるものであることから，調査目的に見合った調査事項間の組み合わせ（集計事項）を決定しなければならない。単純なクロス集計では充分な分析ができない場合があり，一方，あまりに多次元のクロス集計では焦点がぼやけることとなる。特に，抽出調査の場合は，標本数，標本誤差率も考慮して，適切な集計事項を決定しなければならない。

　　また，統計表の量は，集計と分析にかかる時間に直接影響することから，目的や公表時期に見合ったものとする必要がある。

②　分類

　　分類については，調査の目的，結果の精度，他の調査や前回調査との関連などを考慮して選択する必要がある。

　　まず，調査事項について，そのまま集計するのか，分類区分を用いるのかを検討する。例えば，年齢について，５歳階級とするか10歳階級とするかといったことがあげられる。また，調査事項を組み合わせた分類等もあり，より分析しや

図1-2 調査スケジュール例

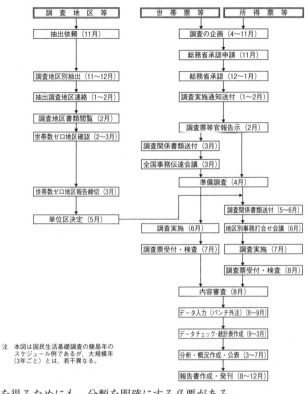

| 調 査 地 区 等 | | 世 帯 票 等 | 所 得 票 等 |

調査地区等:
- 抽出依頼 (11月)
- 調査地区別抽出 (11~12月)
- 抽出調査地区連絡 (1~2月)
- 調査地区書類閲覧 (2月)
- 世帯数ゼロ地区確認 (2~3月)
- 世帯数ゼロ地区報告締切 (3月)
- 単位区決定 (5月)

世帯票等:
- 調査の企画 (4~11月)
- 総務省承認申請 (11月)
- 総務省承認 (12~1月)
- 調査実施通知送付 (1~2月)
- 調査票等官報告示 (2月)
- 調査関係書類送付 (3月)
- 全国事務伝達会議 (3月)
- 準備調査 (4月)
- 調査実施 (6月)
- 調査票受付・検査 (7月)

所得票等:
- 調査関係書類送付 (5~6月)
- 地区別事務打合せ会議 (6月)
- 調査実施 (7月)
- 調査票受付・検査 (8月)

- 内容審査 (8月)
- データ入力 (パンチ外注) (8~9月)
- データチェック・統計表作成 (9~3月)
- 分析・概況作成・公表 (3~7月)
- 報告書作成・発刊 (8~12月)

注 本図は国民生活基礎調査の簡易年の
スケジュール例であるが, 大規模年
(3年ごと) とは, 若干異なる。

い結果を得るためにも, 分類を明確にする必要がある。

③ 報告書掲載統計表の検討

作成する統計表が, そのまま報告書の掲載原稿になれば理想的である。統計表
様式を検討する段階で, 報告書を考慮しておくことが望ましい。

1.1.13 日程表の作成

調査の設計が終了したら, 調査期日を基準として前後の各作業の日程を見積もり,
作業の種類ごとに年月日を記載した日程表を作成しておく。作業の種類としては, 調
査設計から始めて, 調査票その他調査用品の発注・納入・現地への発送, 調査員の選
任・訓練, 調査区の設定, 準備調査, 実査, 受付・審査, 集計製表, 分析, 報告書の
作成, 公表等のすべての作業を網羅する。この日程表には予定だけでなく実績も記入
できるようにしておき, これによって各作業の進ちょく状況を管理する (図1-2)。

1.1.14 一般統計調査に係る承認申請等の手続き

行政機関 (統計法 (平成19年法律第53号。以下, 法) 第2条第1項に規定する行政

機関。以下同じ）の長が，一般統計調査を新規に行おうとする場合には，法第19条第1項の規定に基づき，あらかじめ，総務大臣の承認を受けなければならない。行政機関の長は，この承認を受けるために，法第19条第2項により準用される法第9条第2項各号に規定された事項を記載した申請書および同条第3項に規定された添付書類を添えて総務大臣に申請しなければならない。なお，申請に当たっては，109頁の調査計画の他，必要な書類を添付することとなる。

1.2 調査の実施

1.2.1 調査の型

統計調査には全数調査か標本調査か，また，実査方法の種類によっていろいろな型があり，調査の実施に際しては，その調査の目的，内容，経費等を考慮して，どの型をとるかが決定される。どの型をとるかにより，調査の仕組みも異なってくる。全数調査と標本調査のそれぞれの特徴は，次のとおりである。

(1) 全数調査

全数調査は，調査対象のすべてを網羅的に調査する方法であり，対象集団が非常に小さい場合を除いて，一般的には調査の規模が大きくなり，膨大な経費を必要とする。

国が行っている国勢調査，人口動態調査，医療施設調査など基本的な事項を把握する調査がこれに当たる。

なお，市町村別などの小集団での観察が必要な場合は，標本調査では充分な精度が得られないことが多く，そのような場合には全数調査が必要となる。

(2) 標本調査

標本調査は，調査対象全体の中から一部を抽出し，この抽出した部分だけを調査し，その結果から全体についての値を推定しようとする方法である。この一部を抽出する方法として，有意抽出法と無作為抽出法がある。

有意抽出法は，対象の中から平均的，代表的と思われるものを抽出する方法である。

無作為抽出法は，調査対象の中からくじ引きの原理で，被調査単位（標本という）を抽出する方法である。この方法によれば，標本誤差を管理することが可能で，標本数を多くするなどして必要な程度にまで誤差を小さくすることができる。

標本調査には標本誤差がつきものであるが，全数調査に比べ，調査の規模が小さく，経費も少なくてすむという利点をもっている。また，集計に要する時間も短くてすむため，調査結果が早期に利用できるという長所がある。

1.2.2 実査法

実査の主な方法としては，面接法，留置法，郵送法，オンラインによる方法がある。

また，調査項目に対する回答を，被調査者自身が調査票に記入するか，調査員が記入するかによって自計式と他計式とに区別する。

①面接法とは，調査員が被調査者に面接して直接質問し，その回答をもとに，携行

した調査票に記入する方法である。

②留置法とは，調査員があらかじめ配布した調査票に被調査者が自ら記入し，後日，それを調査員が回収する方法である。

③郵送法とは，郵送された調査票に被調査者が自ら記入し，それを調査実施者に返送する方法である。調査票を配布するときは統計調査員を使い，回収時のみ郵送方式で行う方法や，その逆の方法もある。郵送法で調査を行う場合は，正確な名簿を準備することが必要である。

表1-2　自計式と他計式の長所・短所

	長　　　所	短　　　所
自計式	・通常，調査票の配布と回収との間に相当日時をおくので時間的ゆとりがあり，即答しかねる質問であっても，よく考えたり調べたりした回答が得られる ・被調査者が留守の場合でも帰宅した時点で調査票に記入すればよいので回答が得られやすい	・調査員とマンツーマンで回答するわけではないので，虚偽の回答がなされるおそれがある ・周囲の意見の影響によって，本人の回答がゆがめられたり，示し合わせた回答になったりするおそれがある ・読み書きの不自由な人や面倒がる人の回答が得にくい ・予定した被調査者以外の人が回答しても調査実施者側ではわからない
他計式	自計式の短所にあげた問題の解消が期待できる	自計式の長所にあげた逆のことが問題となる

表1-3　実査法の長所・短所

	長　　　所	短　　　所
面接法	・調査の回収率は高い ・調査事項をよく被調査者に理解させることができるので，複雑な内容の事項についても調査が可能である ・被調査者本人以外の者が回答することを防ぐことができる	・調査員の確保や訓練に費用がかさむ ・被調査者が散在していると多くの調査員を必要とする ・被調査者に会えるまで何回も足を運ぶ必要がある ・調査員の質問の巧拙が回答に微妙に影響し，場合によっては誘導質問になるおそれがある ・調査員が顔見知りの場合，被調査者からプライバシー面で拒否を受けやすい
留置法	・調査の回収率は高い ・調査事項についての説明や記入チェック等がある程度可能である ・プライバシー保護の面では面接法より好ましい（密封回収の場合） ・被調査者への訪問回数が面接法よりは少ない ・調査員の確保や訓練が面接法より容易である	・あまり複雑な調査事項は困難である ・面接法よりは調査員が少ないとはいえ調査員の確保にある程度の費用が必要である ・被調査者本人が記入したかどうかわからない
郵送法	・費用は概して安い ・被調査者を広い地域からまんべんなく選ぶことができる	・回収率は面接法，留置法に比べ低くなる ・被調査者の社会階層や地域により回収率に差が出ることが多い ・回答に不備や誤解が入りやすい ・被調査者本人が記入したかどうかわからない
オンラインによる方法	・迅速な調査の実施が可能 ・回答データが電子化されていることから処理が容易 ・電子帳票方式等の利用で被調査者サイドでの記入内容のチェックが可能 ・調査結果の回答者への提供・還元が可能で容易	・被調査者がインターネットを利用している者に限定される ・調査の趣旨や調査内容の説明を行いつつ回答を得る方法ではないため，複雑な調査には向かない ・簡易なEメールによる調査以外は，システムの構築等，体制の整備に時間，経費がかかる

④オンラインによる方法とは，インターネット等により，ホームページの調査サイトやEメール等を利用して，被調査者が電子的調査票に記入し送信する方法である。

自計式と他計式の長所・短所を整理すると，表1-2のようになる。他計式は自計式と逆の長所・短所をもっている。

面接法は他計式となるので，当然，他計式の長所・短所をもち，留置法や郵送法，オンラインによる方法は自計式であるので，自計式の長所・短所をもつ。各実査法の長所・短所をまとめると，表1-3のとおりである。

以上の実査法のほか，電話によって回答を求める電話調査法（他計方式）があるが，回答を得やすい長所がある反面，多くの質問ができない，電話保有者に限られるとの短所があり，使われ方も限定される方法ということができる。

また，被調査者を一定の場所に集めて調査する集合調査法があるが，これは，調査員の質問が被調査者に与える影響が均質になるという長所があり，運動能力テスト，心理テストに適している。

なお，被調査者からの調査に関する問い合わせに対応する窓口（コールセンター）を設置することにより誤記入防止や調査票回収率の向上等が期待できる。

1.3　調査票の受付・入力

受付においては，回収した調査票の枚数が適正であるかの確認，受付段階で最低限確認しておかなければならない事項の検査，入力作業への引き渡しのための調査票の整理等を行う。

1.3.1　調査票の受理と検査

調査票を受理したときは，速やかに枚数を確認する。提出されるべき枚数に過不足がある場合は，その原因を究明する必要がある。個々の調査票は調査結果に直接影響するものであり，特に標本調査においては，標本について調査・観察した結果に基づいて集団に関する推論を行うことからその重みは高く，軽視できるものではない。

受付時の検査のあり方は，調査票の量，調査事項により異なるが，例えば，世帯番号，施設番号等，データ処理の際に個々の調査票を識別するキーとなる項目について，正しく記載されているか等の検査を行うことが，その後の処理を考慮すれば効率的である。受付時に行う検査内容は，入力後の機械による検査も勘案してその範囲を決めることとなる。

これらの検査が終了したら，受付表，監督数リスト等を作成する。

あらかじめ受付表（受理日，受理枚数，検査開始日，同終了日，その他必要な事項の記載欄を設けた一覧表）を作成しておき，処理の都度，担当者が記入する。この受付表により，随時，進ちょく状況を確認する。

監督数リストは，検査終了後の客体数の一覧表であり，白紙，重複，調査対象外等のため除外した枚数等も記録しておくとよい。このリストの客体数が入力件数になる。

1.3.2　調査票の整理

受付が終了した調査票は，入力作業への引き渡しのため，調査票の種類等の別に整理して箱詰めする。これには，調査名，範囲，枚数等が一目でわかるラベルを付けるなど，取り扱いやすいものとする必要がある。併せて，区分ごとの箱数，調査票枚数を記した整理票を作成しておく。

1.3.3　受付作業の委託

調査票が大量である等の理由により，受付作業を第三者に委託する場合は，次の点に留意する必要がある。

①委託業務の内容を明確にし，効率的で的確な作業が行える指示書（委託業務仕様書）を作成するとともに，業者に十分理解させる。指示書には，作業手順，審査内容と処理等の詳細な作業の仕方を記載する。

②データの秘密保護のため，調査票等の複写・貸与の禁止，調査票等の管理状況についての検査の実施，事故または災害発生時における報告等の内容を記載した契約書，覚書等を交わす。

③秘密の保護の観点からも，調査票の散逸等がないよう調査票，関係書類の保管場所，責任者を明確にする等の調査票の管理体制を確立し，その趣旨を業者に十分理解させる。

④作業の初期段階で業者の作業場所に立入り，①～③で定めた事項が適正に履行されているか確認する。また，作業終了時においても，業務が指示書に基づいて適切に行われたか確認する。

1.3.4　データ入力

調査票データの電子化の方法は，パンチ（キーエントリー）方式，OMR（Optical Mark Reader：光学式マーク読取装置）方式，OCR（Optical Character Reader：光学式文字読取装置）方式等があるが，パンチ入力は，多様な調査票様式に対応可能であり，コストも比較的低廉であるため，通常，この方式を採用することが多い。どのような方式により電子化するかは，調査票の様式や，調査項目数等調査票の設計に見合った方式を選択する必要がある。

データ入力は，通常，専門の業者に委託して行うが，委託業者へのデータ入力業務仕様書と入力指示書は，入力後のデータチェック等の処理も考慮して，十分に注意を払って作成する必要がある。併せて，調査票の引き渡し，作業期間中の調査票等の保管・管理についても重要であり，正確な入力とともに十分な管理が行える業者を選定する必要がある。（前記に記載した第三者に委託する場合の留意点も参照）

(1)　データ入力業務仕様書

データ入力業務仕様書には，作業期間，ベリファイ（打鍵検査）の有無，エラーチェック方法，調査事項の入力方法等必要な事項を網羅する。仕様書記載事項の一例をあげると，次のとおりである。

①　入力業務の概要

② 入力客体数（枚数）

調査票の種類ごとに，入力客体数を記載する。

③ 入力桁数（打鍵数）

調査票の種類ごとに，英数字・漢字別の総入力桁数を記載する。

④ 入力前の事務

例えば，調査票搬出時の箱数の確認など入力作業の前に業者が行う事務を記載する。

また，入力データのチェック処理に備えて，調査票返却時の整理形態等の指示を行う。

⑤ 入力方法

調査票に記載されている項目を，どのような順番に，どのような文字の種類と桁数で入力するか，具体的に指示する。

ベリファイ（打鍵検査）を行うか否かを指示し，行う場合は，エラーの処理方法も記載する。

入力済みデータを納入する媒体の仕様も記載する。

⑥ 入力データの検査等

入力データを電子媒体に記録した後，ファイルの読みとり検査を行うよう指示をする。これは，納入しようとする電子媒体に瑕疵（かし）による読みとり不能等がないかをあらかじめ検査するためである。また，入力データ1件当たりの桁数，入力件数の確認，入力件数リスト（例：都道府県別一覧）の出力等必要な事項を記載する。

⑦ 納入検査

契約目的物の納入時の検査方法，検査で不合格となった場合の再納入方法等について記載する。

⑧ データ保護と調査票等関係書類の保管管理体制

図1-3　入力指示書例

<table>
<tr><td colspan="8" style="text-align:center">入 力 指 示 書</td></tr>
<tr><td colspan="8">調査名　令和○○年　○○○○調査
調査票名</td><td>No. 1 － 3</td></tr>
<tr><td>項番号</td><td>項　目　名</td><td>桁数</td><td>欄位置</td><td>入　力　要　領</td><td>不詳等の場合の処理</td><td colspan="2">備　考</td></tr>
<tr><td>1</td><td>性別</td><td>1</td><td>1</td><td>1〜2，△</td><td>9</td><td></td><td></td></tr>
<tr><td>2</td><td>出生年月</td><td></td><td></td><td></td><td></td><td></td><td></td></tr>
<tr><td>2-1</td><td>元号</td><td>1</td><td>2</td><td>1〜3，△</td><td>9</td><td></td><td></td></tr>
<tr><td>2-2</td><td>年</td><td>2</td><td>3〜4</td><td>01〜64，△△</td><td>99</td><td></td><td></td></tr>
<tr><td>2-3</td><td>月</td><td>2</td><td>5〜6</td><td>01〜12，△△</td><td>99</td><td></td><td></td></tr>
<tr><td>3</td><td>地区番号</td><td>5</td><td>7〜11</td><td>00001〜99999　右詰　前0</td><td>99999</td><td colspan="2">ニューメリック</td></tr>
<tr><td>4</td><td>単位区番号</td><td>2</td><td>12〜13</td><td>01〜99　右詰　前0</td><td>99</td><td colspan="2">ニューメリック</td></tr>
<tr><td>5</td><td>世帯番号</td><td>2</td><td>14〜15</td><td>01〜99　右詰　前0</td><td>99</td><td colspan="2">ニューメリック</td></tr>
<tr><td>6</td><td>現在の健康状態</td><td>1</td><td>16</td><td>1〜5，△</td><td>9</td><td></td><td></td></tr>
<tr><td>7</td><td>日常生活で感じたこと</td><td>24</td><td>17〜40</td><td>01〜13，△△　左詰　前0</td><td>99〜99</td><td colspan="2">2桁ずつ左詰
余りは空白</td></tr>
<tr><td>・</td><td></td><td></td><td></td><td></td><td></td><td></td><td></td></tr>
<tr><td>・</td><td></td><td></td><td></td><td></td><td></td><td></td><td></td></tr>
</table>

⑨　調査票の受払方法
⑩　事故責任と措置
⑪　履行期限と納入方法
⑫　その他必要な事項
　　立ち入り検査の有無，詳細の指示等必要事項を記載する。

(2)　入力指示書

　　入力指示書には，入力する項目名，桁数，欄位置，入力要領，エラー処理等を記載する。
　　調査票上の項目を入力する順番は，調査事項の流れに抵抗なく目線が動くように配慮し，入力項目ごとに，チェック方法，エラー処理等を具体的に記載する（図1-3）。

1.4　データ処理

　　データ処理とは，電子化されたデータを編集し，順次，チェック，修正，コーディング（必要がある調査のみ），統計表の作成・出力作業を行うことをいう。これらの作業は，それぞれ，処理要領を作成するとともに，コンピュータ処理をするための処理要領に基づいたシステム（プログラム）作成が必要である。プログラム作成は，調査が実施され，データ入力が完了する前に完了することが望ましい。
　　なお，集計については，①C言語等のプログラム言語による集計，②エクセル等の表計算ソフトや専用の集計パッケージソフトによる集計，③外部委託による集計等があるが，調査データの属性，量，全体のスケジュール，経費等の状況により判断する必要がある。

1.4.1　データの編集

　　調査票を電子化したデータが出来上がったら，入力仕様書どおり記録されているかの確認を行う。データ件数，1件ごとのデータサイズ，項目ごとのデータの属性（英数字タイプか漢字か）や分布（項目の範囲内か）等に誤りがないか確認を行う。また，例えば，最初と最後の数件ずつのデータをそのままプリントし，調査票と照合して問題がないか確認をする（図1-4）。
　　確認が終了したデータについては，チェック等の処理が行いやすいように編集を行う。
　　データ編集は，データチェック，集計等の処理を効率よく行うことを目的に，データの並べ替えやコードの追加等を行うものである。データ編集のタイミングは，データチェック前，集計前等である。
　（1）データチェック前の編集
　　　　項目の入れ替え，繰り返し項目の項目数の設定（例：世帯員の繰り返し情報から世帯員数を算出し，「世帯人員」という項目を追加する）など。
　（2）集計前の編集
　　　　項目の入れ替え，集計に必要なコードの追加（例：出生年月日から調査日現在の年齢を算出し，それを集計しようとする階級に区分する）など。

図1-4　データ編集例

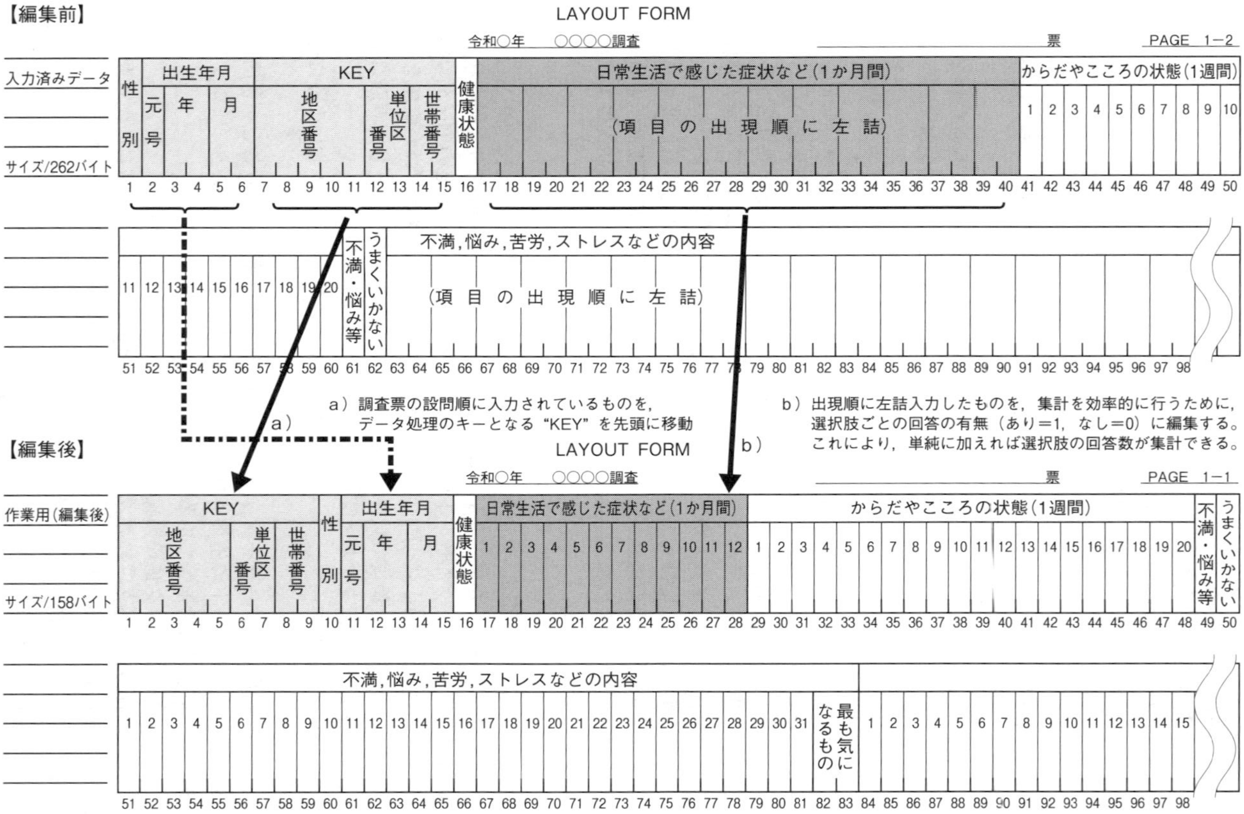
【編集前】
LAYOUT FORM
令和○年　○○○○調査
票
PAGE 1−2
入力済みデータ
サイズ/262バイト
性別
出生年月
元号
年
月
KEY
地区番号
単位区番号
世帯番号
健康状態
日常生活で感じた症状など（1か月間）
（項目の出現順に左詰）
からだやこころの状態（1週間）
不満・悩み等
うまくいかない
不満，悩み，苦労，ストレスなどの内容
（項目の出現順に左詰）
a）調査票の設問順に入力されているものを，データ処理のキーとなる“KEY”を先頭に移動
b）出現順に左詰入力したものを，集計を効率的に行うために，選択肢ごとの回答の有無（あり＝1，なし＝0）に編集する。これにより，単純に加えれば選択肢の回答数が集計できる。
【編集後】
LAYOUT FORM
令和○年　○○○○調査
票
PAGE 1−1
作業用（編集後）
サイズ/158バイト
KEY
地区番号
単位区番号
世帯番号
性別
出生年月
元号
年
月
健康状態
日常生活で感じた症状など（1か月間）
からだやこころの状態（1週間）
不満・悩み等
うまくいかない
不満，悩み，苦労，ストレスなどの内容
最も気になるもの

1.4.2 データチェック

チェックと修正は，データを集計できるものにするための作業の一部であり，統計調査の正確性を確保するための重要な作業である。これにより，記入漏れや記入不備等の訂正を行う。場合によっては，報告者への照会も必要となる。

データチェックは，すべての調査事項に対して行い，調査事項そのものの妥当性を検査する単独チェックと，調査事項相互の関連についての妥当性を検査する関連チェックがあり，審査要領を作成した上でチェックを行う。

データの修正は，自動修正も含めて（120頁）処理要領を作成し，調査全体が同一の基準で処理される必要がある。

調査票に現れるエラーの種類には様々なものがあるが，大きく2つに分かれる。論理的にあり得ない値を記入している定性的エラーと，論理的にあり得ても，一般的には起こりがたい値を記入している定量的エラーである。

一般的に，定性的エラーの処理には決定論的チェック方法が適用され，定量的エラーには確率論的チェック方法が適用される。

(1) 決定論的チェック方法

① コード・ダブリチェック

施設番号や世帯番号のような調査対象番号等の基本コードについて，同じ番号が付されていないかのチェックを行う。通常，これらの基本コードは，エラーデータの訂正の際にキーコードとして使うので，データについて一意的である必要がある。なお，個人を対象とした調査などで，コードが重複しやすい付け方をしている場合や，調査対象数に比べてキーコードの桁数が多いような場合（例えば，調査対象が7～8万程度であるにもかかわらず，県番号－事業所番号－調査票番号－個人番号等10桁以上にもなっている場合）は，キーコードをそのまま使用すると，エラーデータ修正の際の転記作業，パンチ作業等で手間がかかるため，新たに通し番号を付し，それをキーコードとすれば作業軽減を図ることができる。

② コード・マッチングチェック

調査対象名簿が電子化されている場合，その対象名簿データと調査票データとで調査対象番号（事業所番号等）の照合チェックを行う。もし，調査対象番号が一致していなければ，調査票の事業所番号等の記入誤りか調査票を電子化するときの誤りであることがわかる。また，対象名簿データ上に調査票データと同じ項目があれば，調査対象番号が一致したデータ同士で，その項目の内容の照合も可能であり，その項目の記入誤り等のチェックを行うことができる。

③ オフコードチェック

項目ごとに定義どおりの記入内容になっているか否かのチェックを行う。例えば，性別について男が1，女が2と定義されていれば，1または2以外はオフコードとしてエラーとなる。ある項目の選択肢が1から6までの場合，これ以外の数字，空白，文字等であればオフコードとしてエラーとなる。

④　ニューメリックチェック

　　調査票の記入内容がすべて数字で行うものである場合に，数字以外の文字や記号が混在していないかのチェックを行う。

⑤　ブランクチェック

　　全項目が空白のデータが入っていないかのチェックを行う。

⑥　関連チェック

　　それぞれの項目について規定どおりの記入がされている調査票について，他の項目との関連で矛盾がないかのチェックを行う。例えば，内訳の和と合計欄が一致しているか，子宮がんの患者が女性であるか，ある設問で回答した場合は他の項目を回答しなければならない（してはならない）と設定されている場合の記入の有無のチェックなどである。

(2)　確率論的チェック方法

　①　レンジチェック

　　主として金額，数量，人数などについて，上限値，下限値をある基準で設定し，各項目がその範囲内であるかのチェックを行う。

　②　前回の調査結果とのチェック

　　1つの調査対象について継続して同じ調査を行う場合，同じ調査項目があれば，前回調査時の内容との比較を行う。例えば，人員，賃金額等，一般的には急激に変動するとは思われない数値の前回比の増減率を求めて，その範囲のチェックを行う。

1.4.3　自動修正

(1)　自動修正のあり方

　自動修正は，方法を誤ると調査結果にゆがみを与えることになるので，特に慎重でなければならない。したがって，継続調査については，過去の調査結果からデータの記入される状態が把握でき，一定の修正方法が確立されるか，他の項目から決めつけができるものに限って自動修正を行うべきであり，それ以外は不明（不詳）として処理する。

　自動修正が採用されるためには，原則として次の条件が満たされているものに限られるべきである。

　①あらゆるエラーの発生ケースを予測でき，それぞれのケースについて修正措置が誤りなく行えること。

　②機械による修正が人の手による修正よりも効率的であること。

　新規調査の場合はあらゆるケースを予測することが困難であるから，自動修正を行うには十分注意する必要がある。また，理論的には自動修正が可能でも，プログラムの作成，オペレーションが著しく困難で，人の手による修正のほうが効率的である場合は柔軟に対応することも必要である。

(2) 自動修正の方法

自動修正に限らず，修正を行う場合は，誤りである項目を確定することが先決である。機械チェックにおいては，誤りの項目を確定できるケースは，単独チェックでは，無記入，文字チェック（規定の文字以外の入力），他の項目に関係なく判定できる範囲チェックに限定される。

また，関連チェックでは，一般に誤りである項目がいずれであるかを機械上では判定できない。しかし，項目によっては基準となる項目を定めることにより，他を誤っている項目として自動修正することは可能である。

なお，自動修正を行う場合には，その件数をカウントする等の管理データの収集が必要であることはいうまでもない。

(3) 自動修正によるデータ削除

統計調査の集計においては，できる限りデータを生かして集計対象に加える方向で対応するのが適当であり，たとえ一部の項目が使用不能でも他の正しく記入されている項目は集計に加えることが望ましい。ただし，調査客体が多く，継続調査であって，比較的誤記入が少ない統計調査においては，データ削除による影響は少ないため，自動修正によりデータ削除をしても問題がないと考えられる。

1.4.4 コーディング

コーディングは結果表章における分類の符号を付けるものであり，職業分類，産業分類，疾病・死因等の属性的（質的）な分類と，年齢階級等の数値による分類がある。前者については，あらかじめ選択肢としてコード化されているものと，具体的に職業名や死因を記入させてそれを符号化する方法があり，符号化に当たっても，オートコーディング（辞書機能を用いたあてはめにより機械的に符号化する方法）と，人の手による方法がある。

オートコーディングは処理時間が少なくてすむが，システム作成にかかる経費，労力が多大であり，継続的かつ調査客体数の大きな調査以外には不向きである。

年齢階級等の数値による分類については，データそのものをコード化することなく，集計の段階でコードに置き換えることも可能であり，集計の前段での処理の必要性は絶対ではない。

1.4.5 集計要領と集計様式の作成

調査結果の集計に当たり，推計方法と標本誤差，集計対象の範囲，集計結果の表章単位，母集団数と標本数，集計一覧表，集計様式等を記載した集計要領を作成する。

(1) 推計式の決定

標本調査は，対象となる集団の中の一部について調査し，その集団全体の情報を推計しようとする方法である。したがって，標本調査の結果は何らかの推計式をもって推計を行うことが必要となる。

推計数の算出は，調査の標本設計時に定められた抽出率の逆数を乗じて行うのが通

常であるが，実際問題としては調査票の未回収などがあり，当初の計画どおりに行われず母集団との乖離（かいり）が生じる場合があることから，抽出単位，抽出方法，母集団の大きさ，抽出数，実際の回答数（未回答や拒否があるので抽出数とは必ずしも一致しない）などを勘案して決定される。推計式の決定を行うに当たっては，同じ抽出方法であっても得られる母集団情報の違いにより推計値が変わることもあるため，十分な検討を行う必要がある。

集計要領には，どのような推計式を用いるかを示し，その際，四捨五入の桁を明示するほか，抽出時と集計時とで報告者の層に異動があった場合の取り扱いなどについて明示する必要がある。

(2) 標本誤差の算出

標本調査における結果の精度がどの程度であるかは，調査結果を実際に使用するに当たって不可欠な情報である。通常，標本調査においては，得られた結果の中で主要なものについて，その標本誤差を算出する。その算出方法は，推計式決定の際に参考としたデータと推計式をもとにして決定され，決定した計算式に基づき，各調査項目の標本誤差を算出する。

(3) 集計対象の範囲と集計結果の表章単位

集計の対象が何であるかを明示する。特に，特定の属性をもつものを集計する場合は，その属性を正確に示すことが必要である。また，統計表の数値が，標本の実数なのか，推計数なのか，あるいは比率であるか等を明示する。

なお，構成比，指数など加工計算を要する統計表については，その計算式を明示する。

結果の表章単位と単位未満の数値の丸め方については，表章桁数と四捨五入の桁を明示する。

(4) 母集団数と標本数

抽出を行った層（例：地域，施設の種類，施設規模等）別の母集団の数，標本数，乗数（推計数算出の倍率）を表にして明示する。なお，回収された結果に基づき乗数を修正する場合は，母集団数，集計客体数，修正乗数を表にして明示する。

(5) 集計一覧表

全体の統計表がどの程度の量になるかを把握するために，集計対象，地域，調査項目を表頭に，表番号を表側にとって，集計する項目に○を付した集計一覧表を作成する。このような一覧表を作成することにより，
　①統計表の作り忘れをなくし，調査した全項目が集計の対象となったか否かを確認することができる。
　②表間チェックの際に，対応している表を容易に読みとることができる。等の利点があげられる。

(6) 集計様式

具体的な統計表様式を添付する。その作成に当たって留意する点は次のとおりである。

①標本誤差を念頭において集計を行う。

標本調査においては標本誤差が存在するので，調査結果の精度に関しては注意が必要である。一般的に誤差計算結果における区分より細かくしたり，多段にわたるクロス集計を行ったりした場合には，その結果の精度を把握することは非常に困難である。したがって，区分の細分や，多段のクロス集計は，常にその結果における標本誤差を念頭において行う必要がある。

②できるだけ報告書にそのまま使用できる集計様式とする。

統計調査結果の要約，概要，報告書においては，統計表が数多く使用されるが，報告書等の統計表として，そのまま使用できる集計様式であれば，数値の転記作業等に伴う誤りを防ぎ，作業を効率的に進めることができる。

③時系列比較ができる集計様式とする。

継続的あるいは周期的に実施している調査項目の集計には，過去の報告書等を参照し，時系列比較が容易になるよう配慮する。

④集計様式で用いる表章事項は，原則として調査票で用いた用語をそのまま表章する。

調査結果は設問に対する回答であり，微妙な表現の違いが数値をみる者を惑わすことになるので，調査票の設問に用いた用語をそのまま用いるのが妥当である。また，そうすることにより，集計様式と調査票との対応が明確になり，集計結果の検討の際に，調査票と見比べることが容易になる。

なお，統計表を見やすくするため，意味が変わらない範囲で用語を短縮化する場合もある。

⑤表頭，表側の用い方や表章事項の配置などは複雑化を避ける。

1つの表の中で計が重層化（合計，小計など）しているものについては，利用者に誤解を与えることもあるので，表章事項の配置に留意する。

(7) 集計結果の審査

集計要領と集計様式に基づいて集計された結果については，そのまま使用することなく，表1-4のような審査を行う。

その他，標本数が極端に少ないために利用上注意を要する数値の有無，回答不詳の影響の有無，集計上の指示誤り，異常値やはずれ値の影響の有無等を検討する。ま

表1-4　集計結果の審査

審　査　項　目	審　査　内　容
表内及び表間の形式的な整合性	例えば，一致すべき項目の不一致，総数と内数の関係にある項目の妥当性，一致するはずのない項目の一致
時系列的妥当性	過去の調査結果と比べての異常値の有無
関連する他の調査との整合性	関連する他の調査との整合性をチェックし，その結果，発見された異常値に対しては，原因究明と対処が必要

た，標本の実数の統計表の各数値に，同じ項目の乗数を掛けて，統計表の数値が得られるか試算することで集計プログラムをチェックすることができる。

1.5　分析

集計結果を調査目的に対応した統計数値として，より明確にするために必要なのが分析である。統計数値の詳細な観察や他の統計資科との比較をより簡単にするため，次に示すものをはじめとして，各統計調査に応じた分析が必要である。

1.5.1　比率

(1)　構成比率（百分率）

最もよく用いられる指標であり，特定の属性をもつものが全体に占める割合を示したものである。観察の目的によって，異なった分母を用いなければならない。

$$百分率（％）＝\frac{特定の属性をもつものの数}{全体の数}×100$$

(2)　単位当たり（人口当たり）の率

ある地域の統計数値を他の地域の統計数値や全国の統計数値と比較する場合，それぞれの地城の人口を無視することはできない。その場合によく用いられるのが，人口千対（または人口10万対）の値である。すなわち，比較したい統計数値が，仮に人口規模が千人（または10万人）であったら何件出現するかという仮定の数値を求めて比較するもので，仮定の出現件数をｎと表すならば，

実際の件数：実人口＝ｎ：1,000であるから，ｎは次式により表される。

$$n＝\frac{実際の件数}{実人口}×1,000$$

単位当たりの観察には，この他１施設当たり，１世帯当たり等がある。

(3)　指数

ある地域の統計数値を他の地域の統計数値と比較する場合，全国の数値を基準とし，この値との比で表される数値を指数と呼ぶ。

$$指数＝\frac{比較される数値}{比較の基準となる数値}×（100などの一定倍率）$$

1.5.2　時系列観察

(1)　指数

年次推移を観察する場合，ある基準時点の値を100とした指数を求めると，増加（または減少）の傾向やその程度が把握しやすくなる。基準時点の設定は，単純に10年前であるとか，大きな制度改正時など様々であるが，観察する資料の目的にかなったものを選択する。

$$指数＝\frac{比較される時点の数値}{比較の基準となる時点の数値}×（100などの一定倍率）$$

(2)　対前年（度）比

基準年（度）に対する比較ではなく，毎年（度），その前年（度）と比べて増減が

どの程度であるかをみるために用いられる。

(3) 寄与率

ある事象の一定期間における増減の状況について，その増加分（または減少分）の要因を百分率でみたものである。

$$寄与率（\%）= \frac{当該項目の増加分（減少分）}{増加分（減少分）の総数} \times 100$$

1.5.3 地域分析

調査結果を地域別に比較する場合は，地域の特性による違いを排除するため，標準化を行う必要がある。地域をどの程度まで（都道府県をいくつかまとめた地域ブロック，都道府県，市町村，二次医療圏等）詳細にみるかは，調査の規模により異なる。標本調査の場合は，標本設計により設定したもの以上の細分はすべきではない。

(1) 年齢調整死亡率

A，B 2 つの市の死亡率を比較すると，全年齢階級を通して両市の死亡率には大きな差はないが，総数では B 市が高く，また，若年では A 市が高いが，55 歳を過ぎると B 市のほうが高いといった場合，このままでは総合的に評価することは難しい。それを行うためには，1 つの総合的な指標を考える必要がある。

そこで，人口規模を調整するだけでなく，人口の年齢構成も調整した死亡率を求める方法を考えなければならない。この方法の 1 つとして，比較される集団の年齢階級別死亡率と基準となる人口の年齢構成を用いて期待死亡数を年齢階級別に作成し，全期待死亡数を基準となる人口の総数で割って死亡率を作成する方法がある。

人口動態統計では，この基準人口として，昭和 60 年モデル人口（昭和 60 年国勢調査人口をベースとしてベビーブーム等による年齢構成のひずみを一定の方法で補整したもの）を使用している（第Ⅳ編厚生統計の基礎知識 165 頁参照）。

(2) 標準化死亡比（Standardized Mortality Ratio: SMR）

年齢調整死亡率を求めるためには，地域ごとの年齢階級別死亡率を求めなければならない。それに比べ標準化死亡比は，基準となる人口集団の年齢階級別死亡率を用いればよいので計算が簡単である（第Ⅳ編厚生統計の基礎知識 166 頁参照）。

1.6 公表とデータ保存
1.6.1 結果の公表
(1) 概況（速報）の作成

調査結果は，報告書としてとりまとめることとなるが，主要な調査結果を迅速に提供するため，概況（速報）を作成することは重要である。

厚生統計においては，おおむね，概況（速報）による公表，報告書による公表を行うとともに，調査結果を厚生労働省ホームページ，政府統計の総合窓口（e-Stat）等に掲載し，統計表のダウンロードを可能とするなど，電子化し，迅速な利活用を図っている。

概況（速報）は，調査の概要，結果の概要，統計表，用語の定義等で構成し，20〜30頁程度とすることが妥当と考えられる。

(2) 報告書の作成

報告書は，統計調査の最終的な成果物であり，その作成は慎重に行う必要がある。なぜなら，数値の誤りが刊行後に発見されても，全利用者へ確実に知らせる手段が困難であるからである。

報告書は，調査の概要，結果の概要，統計表，用語の定義等で構成する。

調査の概要には，調査の目的，沿革，調査の対象，調査事項，調査の時期，調査の方法などを記載する。

結果の概要には，利用上の注意や，表章上の取り決めなども記載する。概要をコメントする場合の用語の用い方も，統一したルールに基づいて行う必要がある。

統計表は，表題，表頭，表側の表記，単位記号の位置，時系列の年次の並び順，出典，脚注の記載方法等，すべて統一されるべきである。

報告書には調査票様式を掲載しておくと，調査全体の概要把握に便利である。

なお，継続して実施される調査の報告書は，表紙の体裁をはじめ基本的な編成は毎回同様のものとしておくと，利用に便利である。

1.6.2 データの保存と提供

調査票の保存については，多様な利活用に供するため電子化を図り，電子化した調査票情報については，調査票情報がどのような情報であるかを示す情報（データレイアウトフォーム・符号表等）及び作成した統計を作成するために必要な情報と合わせて，永年保存することが望ましい。

なお，調査票および調査票を収録した電子データについては，被調査者の秘密に属する事項が記録されていることから，その保存と提供に当たっては，統計法の趣旨に沿って，秘密の保護に十分留意する必要がある。

また，作成した統計表についても，広く利活用できるように電子化し，永年保存することが望ましい。

§2 統計表と統計グラフ

2.1 統計表の作成
2.1.1 統計表とは

集団の特性を数量で観察することが統計調査を行う目的であり，その観察を行うための道具として作成するのが統計表である。

したがって，統計表の内容，例えば調査項目の分類や組み合わせなどは，調査の目的を十分に観察し得るように設計することが必要である。

なお，統計表は，用いる目的によって結果表および解析表の2種類がある。

①結果表は，調査票から調査目的に応じて集計した，主に実数（件数）を配列したもので，調査結果を解析するための基礎となるものである。

②解析（分析基礎）表は，結果表をもとに，百分率や指数など分析の手法の項で述べたような計算などを行い，結果表だけではわかりにくい集団の特性を，観察しやすいように表現したものである。

2.1.2　統計表の設計
(1)　集計事項の決定
　結果表は，調査項目の分類と組み合わせで決まる。これは，調査結果を観察するための基礎となるものであるから，調査の企画段階で，調査の目的に合わせて決めておくことが必要である。

　なお，集計項目や分類について，結果表作成途中や作成後に変更や追加が必要となった場合，経費や集計期間に直接影響するので，事前の検討が大切である。

(2)　集計項目の分類と組み合わせ
　集計項目の分類については，調査項目の分類（選択肢等）をそのまま集計するか，新たな分類区分を設けて集計するかを決定しなければならない。

　例えば，年齢の分類区分の場合は，各歳別，5歳階級別，10歳階級別等が考えられるが，どのような年齢階級の区切りが適切かなどの検討が必要である。

　また，集計項目の組み合わせでも，調査項目が8項目としても，そのうち2項目ずつ組み合わせると28通り，3項目では56通りの組み合わせとなる。しかも各項目について，分類区分を細かくすると，結果表の頁数はどんどん増えてしまう。結局，分類区分についても，集計項目の組み合わせについても，①調査の目的，②結果の精度，③他の調査や前回調査との関連などを考慮して選択することとなる。

　なお，記録に残しておく必要があるときを除き，統計数値を観察するためには，3次元（調査項目3つの組み合わせ）程度の結果表にとどめるべきである。

(3)　報告書掲載の統計表との関係
　統計表がそのまま報告書の印刷原稿になるのが理想的であり，統計表を検討する段階で報告書掲載のことを考慮しておくことが必要である。

2.1.3　統計表の作成
(1)　一般的注意
　統計表は利用しやすいように，次の点に注意することが必要である。
①視覚的にも，心理的にも見やすく作ること。
②できるだけ脚注を付けなくてもわかるように工夫すること。
③空白の駒がないようにすること。
④複数の統計表を作成する場合には，相互間の統一を図ること。

(2)　統計表の構造
　統計表は，次に掲げた部分によって組み立てられている。

例1

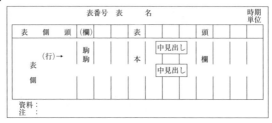

(3) 表番号

　複数の統計表がある場合に，統計表ごとに番号を付ける。1つの統計表が何頁にもわたる場合は，「第10表　××××××（12-6）」のように表名の次に補助番号を付記する。

(4) 表名

　表名は一見してその内容がわかるように正確，簡明に表す。

　1) 表名の構成

　表名は，単位事項，分類事項，対象事項によって構成する。ただし，対象事項は独立して表示する場合と，単位事項とあわせて記載する場合とがある。また，統計表との関係などで対象範囲を理解できる場合には，部分的または全面的に省略することもある。

　①単位事項とは，統計表の駒に表章する統計数の性格（出生数，死亡率，世帯数など）を表した部分のことである。

　②分類事項とは，統計数がどういう区分によって表章されているか（性別，年齢別，都道府県別，年次別など）を表した部分のことである。分類を構成する項目のそれぞれを分類項目という。

　③対象事項とは，表章された統計数の対象を限定している事項のことで，地理的範囲（例えば，日本全国），時間的範囲（例えば，令和××年△△月○○日現在），属性的範囲（例えば，日本人）を表した部分のことである。

　2) 表名の事項の配列

　表名は，分類事項，単位事項の順とし，分類事項の次に「別」をつけ，次のように表す。

　例2

　　第1表　年次，都道府県（21大都市再掲），性・年齢階級別総人口

　　　　　表番号　表別，表側（外側・内側），表頭（上段・下段）別単位事項

　　　　　　　　　　　　　　　　分類事項

　3) 表名の記載に用いる符号と用法

　各事項の接続については，クロスする事項は「，」で接続し，クロスせず並列で表章するものは「・」で接続する。

　単位事項が2つ以上ある場合の接続は「，」とし，最後の単位事項の前のみ「及

び」で接続する。

　分類名がないため，分類項目名を列記して分類項目の代わりとして使う場合には「－」（ハイフン）を用いる。

　単位事項，分類事項，対象事項のなかで補足的説明を加える場合には，「( )」（丸括弧）を用いる。

　4）　表名の簡略化

①表名をつけるに当たり，正確を期するため詳細になりすぎて複雑になる場合には，簡略に表すことがある。

　　例3

　　都道府県別出生数・死亡数・自然増加数・乳児死亡数・新生児死亡数・死産胎数・婚姻件数及び離婚件数

　　　↓

　　都道府県別人口動態総覧

②単位項目名の主体が同じである場合には，単位項目名の共通な部分の繰り返しを避けるような省略法を用いてもよい。

　　例4

　　都道府県別出生数・出生率（人口千対）・死亡数及び死亡率（人口千対）

　　　↓

　　都道府県別出生及び死亡（実数・率（人口千対））

③分類項目名を「－」（ハイフン）でつないで分類名の代わりとして用いる場合には，一般に理解できる範囲で，分類項目名の共通な部分の繰り返しを避けるような省略法を用いてもよい。

　　例5

　　分娩前－分娩中－分娩後別周産期死亡数→分娩前－中－後別周産期死亡数

(5)　単位

　単位には，単位名（歳，g，円，％など），略数単位（略数表章のための単位で，千，万，10万，億など），率単位（人口10万対，出生千対など）があり，本欄の統計数を説明する場合と階級区分に付記する場合とがある。また，単位名と率単位については，表名の単位項目名に付記する場合がある。

　なお，率単位は，分母と分子とに用いる統計数の性質と，倍数（例えば，人口10万対の10万のこと）を示すのが原則であるが，分子になる統計数の性質が明らかな場合には，分母の統計数の性質と倍数のみを示すだけでよい。

　単位を掲げる位置は，用途によって異なる。

　1）　表名に付記する場合

　率単位を表名に付記する場合には，率の名称の直後に丸括弧で補足する。

　　例6

　　都道府県別出生及び死亡（実数・率（人口千対））

　2）　本欄の統計数を説明する場合

　本欄の統計数の単位が，

全部共通の場合：表外右肩に単位を掲げる（例7）。
欄により異なる場合：単位事項に丸括弧で表章する（例8）ことを原則とするが，
　　　　　　　　　　用いる単位が多い場合は，欄外下に表章してもよい。
中見出し以下が共通の場合：中見出しの最後に丸括弧で単位を補足する（例9）。

例7　　　　　　　　　　　　例8

(単位：千円)

都道府県	総　数	1カ月平均
全　国	14 808	1 234

都道府県	出　生　数（人）	出　生　率（人口千対）	出　生　時平均体重（kg）
全　国	946 065	7.6	3.00

例9

年　齢	総　数	男	女
総　　数 0〜14歳 15〜64 65歳以上	実　　数		
総　　数 0〜14歳 15〜64 65歳以上	構成割合(%)		

3）　表側または，表頭で階級区分に付記する場合

　表側または，表頭で階級区分（年齢，体重，家計支出額など）に付記する場合には，最初の階級の見出し枠内に単位を表章する。単位は階級表示の上限（例えば，10〜14の14を上限という）の右側または右肩に表章する。

(6)　時期

　表章された統計数が，一時点についての調査によるものか，期間についての調査によるものかを区別するため，前者の場合には時期の後に「現在」をつけ，後者の場合には時期の表示にとどめるか，期間の長さを丸括弧で補足する。

例10-1　（一時点の場合）　　　　　例10-2　（期間の場合）
　令和元年10月1日現在　　　　　　　令和元〜5年（5年間）
　　　　　　　　　　　　　　　　　　令和元年9月・10月（2カ月間）
　　表章された全部の統計数が同一時期の場合：表外右肩に掲げる。
　　表頭または表側の分類が同一時期以外の分類の場合で，
　　①欄により時期が異なる場合：欄の見出し枠内下部に丸括弧表章する(例11-1)。
　　②行により時期が異なる場合：行の見出し枠内で本欄寄りに時期を丸括弧で表章するか，または時期の表章欄を別に設けて表章する（例11-2，11-3）。
　　時期の一部が同一の場合：その部分だけを表外右肩に掲げてもよい（例11-4）。

例11-1

	病院数 (令和2年 ('20) 6月末現在)	医師数 (令和2年 ('20) 12月31日現在)
全　国 北海道 ・		

例11-2

	人　口
日本　　　　　　 (2019.10. 1) アメリカ合衆国 (2017. 7. 1) イギリス　　　 (2017. 3.27)	

例11-3

	調査時点	人　口
日本 アメリカ合衆国 イギリス	2019.10. 1 2017. 7. 1 2017. 3.27	

例11-4

各年10月1日現在

年次	人　口
平成21年　('09) 　　26　　('14) 令和元年　('19)	

(7)　表側頭

　表側頭は，表側に表章されている事項が何であるかを示す手引きであるので，表側に扱われている事項の総称を表章する。ただし，その事項が何であるか明らかな場合には省略してもよい。

　①表側頭には，原則として表側の見出しを記入する。この欄に斜線を引き表側の見出しを記入してはならない。ただし，表側と表頭に置く項目が期日等の場合（例えば，1年前と現在をクロスした統計表等）には記入して差し支えない。

　②表側頭の見出しは，表側に書く分類基準に応じて記入する。ただし，分類基準の種類があまりに多い場合には，「項目」または「区分」という語で代用して差し支えない。

例12

都道府県	人　口
全　　　国 北　海　道 青　　　森 岩　　　手	

例13

年　　齢	人　口
総　　数 0～ 4歳 5～ 9 10～14	

(8)　表側，表頭

　分類項目別の表章に当たり，その一部または全部を包含する分類項目名を「総数」という。総数行や総数欄は，その細分を表す行または欄の配列の頭に置く。なお，「総数」という表現よりも，より正確にその範囲を表す用語がある場合には「総数」を用いなくてもよい。特に，総数行や総数欄の次に再掲の行や欄がくる場合には「総数」という表現は適当ではない。

　例えば，家計支出においては，総支出・実支出・消費支出・非消費支出などと区別している。

例14

市部ー郡部	総　　数			0 ～ 4 歳			5 ～ 9		
	総数	男	女	総数	男	女	総数	男	女
全　　国 市　　部 郡　　部									

　「総数」が二重三重に表章されて紛らわしくなる場合には，それに代わる適切な用語があれば用いる。

　例15

　　総額

　　総消費量

　同一の用語が重複する場合には，誤解が生じない程度で，表現が不自然でない範囲で簡略化する。

　例16

出　　生		死　　亡		→	出　　生		死　　亡	
出生数	出生率	死亡数	死亡率		実　　数	率	実　　数	率

　表側と表頭は，ともに既定のスペースの中で配置数字間の関係を最もわかりやすく配置しなければならない。原則的には，調査の主題となっている項目を表頭に置き，分類または属性的事項については表側に置くことが望ましい。

(9)　表側の出入り

　表側の見出し名の出入りは，分類などのくくりを明確にするためにつけるものであり，細分や再掲の分類項目名の頭（第1字目）はそれらを包括する直上位の分類項目名の頭から1字分下げて表章し，分類項目名の最終の字は上下に揃える。また，原則として縦横の線で区切ったり，大括弧(ブレース)などでくくるようなことはしない。

　例17で，病院とは病院の総数の意味である。同様に，一般診療所とは一般診療所の総数の意味である。

　例17（好ましい例）　例18

施設の種類
総数 　病院 　　精神科病院 　　一般病院 　一般診療所 　　有床診療所 　　無床診療所 　歯科診療所

年　　齢	総　　数	男	女
		実　　　　数	
総　　数 　0～14歳 　15～64 　65歳以上			
		構成割合（％）	
総　　数 　0～14歳 　15～64 　65歳以上			

(10)　本欄の表章記号

　本欄は本来，統計表の生命である統計数を表章する場所であるが，統計数のほかにも，統計数の性質を明確にするために，本欄の中に見出し名や単位などを表章するこ

とがあり（本欄に表章した見出し名や単位などのことを中見出しという），また，統計数がない場合や特殊の統計数を表章する場合には，記号を表章することもある。

　なお，空白の駒があると，記入漏れか，統計数がないのか，判断に迷うことになり，統計表の明確性を失う結果になるので，統計数がない場合には，次の表章記号を参考にその理由を明確にしておくことが必要である。

表章記号

その事象が出現する可能性をもっているが，統計上出現しなかった場合	－
その事象が出現することは，本質的にありえない場合	・
上記以外の統計数がない場合又は統計数を表章することが不適当な場合	…
比率等でまるめた結果が表章すべき最下位の桁の1に達しない場合	0，0 0など
暫定値である場合（概数の場合を含む）	P
利用上で注意を必要とする場合	＊
減少数や減少率を意味する場合	△，－
秘匿措置を講ずる場合	x
訂正数値である場合	r

　次に，表章記号の適用例を示す。
① 「―」（ダッシュ）を適用する場合
　「感染症の種類別発生状況」の統計表で，報告を要する対象となっているコレラ件数について報告がなかったような場合に用いる。
② 「・」（なか点）を適用する場合
　「性，発生部位別悪性新生物死亡数」の統計表で，「男の子宮」や「女の前立腺」のように統計数がありえない場合に用いる。
③ 「…」（3点リーダー）を適用する場合
　例19　適切な統計数がない場合
　「年齢（5歳階級（0～4歳は各歳に細分））別主要国の人口」の統計表で，例えば某国で0歳から4歳までの各歳人口を集計していないため，その各歳についての人口を表章できないような場合である。
　例20　意味がない統計数のため表章しない場合
　年齢不詳の死亡数があるために，「年齢不詳」項目を年齢分類に追加した「年齢別死亡数及び死亡率」の統計表で，「年齢不詳」についての死亡率を表章しないような場合である（年齢不詳人口に対する年齢不詳死亡数で，死亡率を機械的に計算したとしても，そのような死亡率は無意味である）。
　例21　未報告，未計算で統計数がない場合
　「市町村別」の統計表で，集計する数値を推計していない村があり，その数値を表章できないような場合である。
　例22　統計資料が欠如している場合
　その事象の出現であり得るのに統計数がない場合，例えば，人口動態統計における死亡原因としての「急性心筋梗塞」は昭和43年から死因基本分類として把握されており，昭和42年以前について表章できないような場合である。
　例23　統計数はあるが公表または利用をはばかる場合
　例えば，昭和19～21年の人口動態調査は戦後末期のために統計が完全でないこ

とから，普通は用いないことになっており，「年次別出生数」の統計表で，昭和19，20，21年分を表章しないような場合である。

④ 0，0.0などを適用する場合

例24 統計比率が微小な場合

平成29年のヒト免疫不全ウイルス［HIV］病の死亡数は38人であり，人口10万人当たりの死亡数は0.030486となる。しかし，人口動態統計では小数2桁目を四捨五入して小数1桁で表章するため，0.0と表章することになる。

例25 標本による推計値の場合

平成29年の患者調査における「百日咳」推計外来患者数を求めると，50人に満たない数値となり，推計患者数の単位である千人の小数2桁目を四捨五入して小数1桁で表章するため，0.0と表章することになる。

⑤ 「＊」（アステリスク）を適用する場合

統計表を設計し直すとか，注記で処理することによって，＊を使わずに利用上の注意を表すことができるが，報告書で各統計表に共通な利用上の注意に＊を用いることで一括処理し，各統計表ごとに注記する手間を省くことができ，注記を特に強調したい場合にも用いることができる。

例26 統計数が異質である場合

毎年の平均余命を表章する際に，簡易生命表のほかに完全生命表が作成された年については，完全生命表の方を表章し，その年に＊をつけ注意を促す。

例27 計算方法が異なる場合

完全生命表と簡易生命表とは生命表を計算する基礎資料や方法が異なることから，「年次別平均寿命」の統計表で，完全生命表と簡易生命表の区別を明確にするため，例えば完全生命表を用いた年次には＊をつける。

例28 調査時期が異なる場合

毎年，特定月（例えば10月）に調査を実施しているもので，調査月の異なることがあった場合，統計表の中で，例えば10月実施でない調査年次に＊をつけて，通常の調査時期との区別を明確にする。

⑥ 本欄に統計数を表章する場合には，次の諸点に留意する。

ア：小数点以下の表章すべき最下位の桁が0となる場合でも，その0を省略してはならない。例えば「15.0」を「15.」のように表章してははならない。

イ：1より小さい統計数の場合，整数の1の桁の0は省略してはならない。例えば「0.2」を「.2」のように表章してはならない。

(11) 資料

資料は，統計表の出所であって，表章された統計表に関連した知識を広くまたは深く知りたい人々への案内である。

資料としては，統計調査や統計報告の名称（またはその報告書名か図書名）およびその作成機関名または作成者・著者名などを掲げる。

なお，資料は表外下側に記載するが，脚注が記載されている場合にはその上に記載する。

(12) 脚注

脚注は，表章された統計数を，より正確に，より深く読むための補足的記載または注意書きである。

脚注には全体注と部分注とがあるが，全体注は統計数の全体に関する記載であり，部分注は特定の統計数のみに関する記載である。

脚注の記載は，全体注と部分注とに分け，まず，全体注を掲げてから，次に部分注を掲げる。全体注では特に注番号をつけることをしないが，部分注では，注を必要とする統計数や見出し名などに注番号をつけたうえで，表外下側に注番号の順に記載する。なお，注番号は丸片括弧をつけた算用数字を用いる。

例29

年　　齢	総　　数
総　　数[1]	12 345
0～4歳	[2]　345
5～9	123
⋮	⋮

資料：·················
注：本表は···············} 全体注
1)···························} 部分注
2)···························

(13) 付記

特定の統計調査または統計報告のみを扱った報告書に添付する基本表で，各統計表に共通な注記などについては，本文中に一括して説明することによって各統計表の記載を省略することができる。

2.2　統計グラフ

2.2.1　統計グラフのあり方

統計グラフは，統計数値を視覚化して表したものであり，統計解析の手がかりを得るものとして，また，解析結果を応用して地域の衛生管理などの手だてとして活用することができるものである。

統計グラフは，大要をとらえることが主眼であり，「微小な差」が表せなくてもグラフの効果は失われない。したがって，グラフは直感的に正しい解釈ができるよう見やすく描くことが肝要である。次の点に留意することが必要である。

(1) 最適のグラフを厳選してグラフ化する。

(2) グラフは正確に描く。

グラフ化しようとする資料に間違いがないことを確認し，目盛りの刻みや数値のプロット〔記入〕はできるだけ正確にする。

(3) グラフはわかりやすく描く。

グラフは「直感的に正しく理解できること」が生命である。したがって，理屈の上では正しくとも，表現が複雑なグラフは避け，1つのグラフでは複雑になってしまう場合には，いくつかのグラフに分解することによって簡明にするほうが望ましい。

(4) グラフで扱っている統計値の性格をはっきりさせる。

例えば，扱っている統計値が出生児数か分娩件数か，あるいは実数か率か，さらに率であれば，人口千対か出生千対かなどの区別をはっきりさせることが大切である。

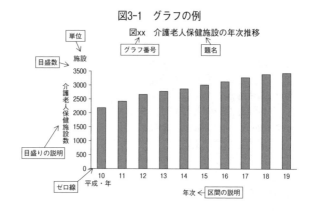

図3-1　グラフの例

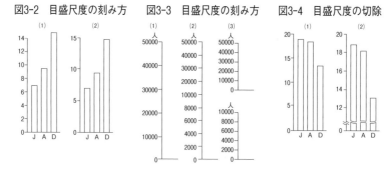

図3-2　目盛尺度の刻み方　　図3-3　目盛尺度の刻み方　　図3-4　目盛尺度の切除

(5)　タイトル，色づけ，ハッチング等を配慮する。

　　タイトルの字を大きくしたり，色をつけたり，絵を添えたりしてグラフが際立つようにすることが必要である。

(6)　見た目に快いグラフにする。

(7)　広く意見を聞き，よりよいグラフにする。

2.2.2　グラフの描き方

(1)　グラフは，グラフ本体と，本体以外の部分に分けられる。本体には，目盛り，目盛線，目盛数，ゼロ線，ラベル，凡例等の記入が必要である。ただし，目盛線，区間境界線は，数量置線と紛らわしくなる場合もあり，適宜，省略する場合もある。グラフ本体以外には，グラフ番号，題名，脚注，資料の出所等を記入する（図3-1）。

(2)　目盛尺度の扱い方

　　①記入する統計値をカバーするように目盛りを刻むこと。図3-2で，最高14.5という統計値がある例では，(2)のように目盛尺度を少なくとも15まで刻むべきである。

②普通（算数）目盛りでは「ゼロ目盛り」から刻みはじめ，「0」を明記し，「ゼロ線」（ゼロ目盛りの目盛線）を太めの実線で描くこと。ただし，棒グラフとヒストグラムでは「ゼロ線」を省略してもよい。

③1つの目盛尺度のなかでは目盛りの「単位長」を変えないこと。「単位長」とは「1万を1cmで示す」というように，統計値を長さに変える基準のことである。1つの目盛りのなかでは図3-3の(1)のようにすべきで，(2)のように1万を境に上下で単位長を変えてしまっては直感的比較が失われてしまう。特に1万以下を細かく比べたい場合は，(3)のように2段構えにするのがよい。

④目盛尺度の一部切除を安易に行わないこと。例えば図3-4で，最低の統計値が13.6だからといって，図の(2)のように目盛りを切除しては直感的比較がしにくいし，誤解されやすい。できれば図の(1)のように目盛りを切除しない目盛尺度を用いるのがよい。

(3)　グラフの作成方法については，Microsoft社のExcelなどの表計算ソフトの基本機能であるグラフ作成機能を用いて作成するのが一般的になっている。表計算ソフトで作成が可能なグラフの種類は，縦棒，横棒，折れ線，円，レーダーチャート等がある。

(4)　グラフの種類と用途
　　　グラフには多くの種類があるが，その選択に当たっては，用途に適したものとする必要がある（表3-1）。

① **棒グラフ**
　棒グラフは，統計値の大小や差を「棒」の長さによって表したものである。数量を比較するには最も優れたグラフといわれる。

表3-1　グラフの種類と用途

種　　類	特　　徴	用　　途
棒グラフ	・棒の長さで統計数量を表示 ・単純で感覚的に理解が容易	比較する統計数字の少ないとき，または数字の差を重視するとき
折れ線グラフ	・線の動きで統計数量を表示	時間的推移，項目間の比較
クモの巣グラフ （レーダーチャート）	・同心円を目盛りとする折れ線で複数の統計数量を表示	年間の動きの特徴等の比較
円グラフ	・構成割合を円で表示 ・小さな数の表示が可能	構成割合の傾向を一目で把握
帯グラフ	・棒の長さを100%として構成割合を表示	連続した構成割合の観察
ヒストグラム	・度数分布の型をみる棒グラフ ・棒の面積が級度数に比例する	所得額等階級幅の違うものの比較
度数多角形	・度数分布の型をみる折れ線グラフ	いくつかの度数を重ねて観察
地図グラフ	・地域別の統計数量を階級区分し，各階級をハッチングで表示	全地域を通観して地域傾向を把握
散点地図グラフ	・発生地点を地図上に描く ・地理的分布密度が細かくわかる	1事項の発生状況の分布を観察
点整列グラフ （単位棒グラフ）	・各列の点の個数または各列の長さで比べる	点の数で数量の差，大小の順位を観察
単位絵記号グラフ	・絵が内容を表し，感覚的に理解が容易	年次の動きの特徴等の比較
相関グラフ	・点の分布で関連性を表示	2つの統計数量の相関関係を観察

〈描き方〉
a 「棒」は太さを等しく，かどを直角に描いた「たんざく型」が最も効果的である。

b 「棒の間隔」は等しくする。ただし，「棒の太さ」と「棒の間隔」が等しくならないように注意する。

c 「棒」と「地」との区別をはっきりさせるため，棒の枠内にハッチングか色をつけるほうがよい。

d 統計値を表す目盛りには普通（算数）目盛りを用いるのがよい。

e 普通（算数）目盛りを用いる場合には「ゼロ線」を描くのが原則であるが，棒グラフの場合には棒そのものの長さで比べられるので，「ゼロ線」を省略してもよい。特に，極端に棒が短くゼロ線に隠れてしまう場合には「ゼロ線」を省略するほうがよい。ただし，「ゼロ目盛り」と「0」を省略してはならない。

f それぞれの「棒」の説明は，棒の太さの中央真下に記入するのが一般的である（図3-5）。年次別の棒グラフの場合で，多年にわたるため年次をいちいち記入できないような場合には，飛び飛びに記入する場合もある。

g 組み合わせ棒グラフを描く場合は，図3-6のように，棒の一部を前後に重ね合わせる。この場合には，通観して統計値の大きい系統を後側にするのが一般的であり，たまたま，後側の棒が低くなる場合には，後側の棒の頭が前側の棒を突き破って前にでたように描くのも一法である。

　なお，国別とともに性別でも比べるというように二重の比較をする場合には，図3-6のような組み合わせ棒グラフに表す場合もある。

h 量的属性別の場合であっても，扱われている統計値が度数（又は相対的度数）でない場合には棒グラフを用いる。級間（階級の間隔）が等しくない場合には，

ⓐ 単位長を決める（例えば，「1歳を2 mmで示す」というように）。

ⓑ 単位長を基準に階級の順にしたがい，級間（階級の間隔）に比例するように，各階級の境界の位置を決める。

ⓒ それぞれの級の両側の境界間の間隔を太さにした棒を立てるか，各境界間の中央に等しい太さの棒を立てる。

ⓓ 階級の表示は図3-7のような方法がとられる。これらの表示のうちでは，(1)が一

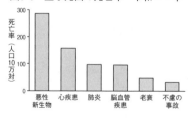

図3-5　主な死因の死亡率　令和××年

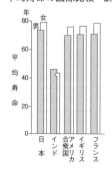

図3-6　平均寿命の国際比較　20××年

図3-7　棒を使う場合の階級表示（細い縦線は棒の境界を示す）

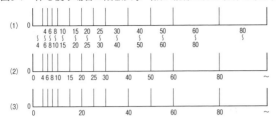

図3-8　普通目盛りと対数目盛り

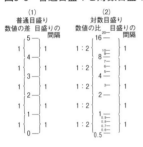

図3-9　出生率と死亡率の年次推移

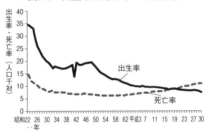

般的である。

② 折れ線グラフ

　折れ線グラフは，経過グラフ，歴史グラフなどとも呼ばれている。折れ線は座標に統計値をプロットし，直線で結んだものである。年次別，時期別，年齢別などの量的属性に伴う統計値の変化傾向をとらえやすい。

　折れ線グラフには，普通（算数）目盛りのグラフと，対数（比）目盛りのグラフがある。

　普通目盛りは，1と2，2と3，3と4というように差が等しい関係を等間隔に表した目盛りであり，0，1，2，3と等差の数値をあてはめた目盛りということになる。

　対数目盛りは，1と2，2と4，4と8というように比が等しい関係を等間隔に表した目盛りである。これは「ゼロ目盛り」がない目盛りで，等間隔の目盛りに0.5，1，2，4，8と等比の数値をあてはめた目盛りということになる。

　例えば，年次推移をグラフ化する場合，変動の差に着目して傾向をとらえたいときは，普通目盛りのグラフを描き，変動の比に着目して傾向をとらえたいときは，年次を普通目盛りにとった片対数グラフとする（図3-8）。

　図3-9は，普通目盛りのグラフであるが，図3-10は，死亡率を対数目盛りとしたグラフである。

〈描き方〉

a　年次別や年齢別などの区間を横に，統計値を表す目盛りを縦にとるのが一般的である。この場合，区間の目盛りは左から右に，統計値の目盛りは下から上に向けて刻むのが一般的である。

b　区間を表す刻みは，「1年を5mmで表す」というように「単位長」を決め，この単

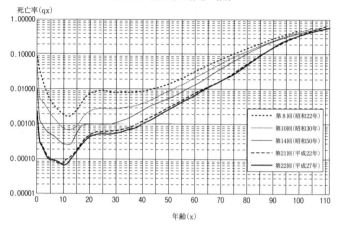

図3-10　死亡率の推移（男）

死亡率(qx)

年齢(x)

凡例：
- 第 8 回（昭和22年）
- 第10回（昭和30年）
- 第14回（昭和50年）
- 第21回（平成22年）
- 第22回（平成27年）

図3-11　経過グラフの表章の方法（年次別の例）

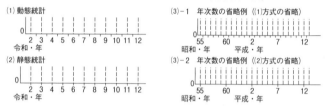

(1) 動態統計
令和・年

(2) 静態統計
令和・年

(3)-1　年次数の省略例（(1)方式の省略）
昭和・年　　平成・年

(3)-2　年次数の省略例（(2)方式の省略）
昭和・年　　平成・年

位長をもとに区間の幅に比例するように区間の境界の位置を決める。そして，この単位長をもとに区間の幅に比例するように区間の境界の位置を決める。そして，統計値は区間の境界間の中央にたてた（仮想の）垂線上にプロットする。

c 年次別のような時期別の統計値の推移を扱う場合には，統計値が動態統計か静態統計かによって図3-11の(1)と(2)のように描き分けるのが通例である。扱う統計が静態統計か動態統計か区別できない場合には，(2)の静態方式を用いるのが一般的である。

　また，図3-11の(3)は，長期の推移を示すグラフで見やすさなどの関係から年次の一部を省略した場合である。(3)-1は動態方式で年次数を 5 年ごとに表示した例であり，(3)-2は静態方式で年次数を 5 年ごとに表示した例である。

d 収入額別とか年齢別のような階級別（量的属性別）の場合の「区間の目盛り」と「プロット位置」と「階級の表示」の位置的関係を図3-12に示した。これらの表示のうちでは(1)が一般的であり，階級間がはっきり理解できる。(1)のような方法をとるだけの場所的なゆとりがないような場合には(2)(3)のような省略法が用いられる。

e プロット位置には○や・などの座標点を記入することが望ましい。点というと，×や・を使うことが多いが，形が限定されているわけでなく，どんな形を用いてもよ

図3-12 数値線を使う場合の階級表示（点線は仮想の垂線を表す）

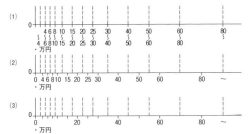

図3-13 線の種類

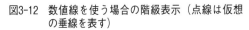

図3-14 数値線の使い方

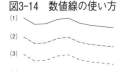

図3-15 数値線が交差する場合の処置

(1)　　　　　　　(2)

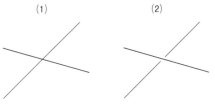

いが，見た目に中心がとらえやすく，描きやすく，あまり大きくないことが必要である。さらに，座標点が何種類かある場合は点の種類を変えるが，この場合には，「遠目にも互いに見分けやすい形の点」を使い分けることが大切である。

f　1つのグラフに何本もの数値線を描く場合で，特に数値線が交差する場合には，用いる線の種類を変えなければならない。「線の種類」としては図3-13のような区別があり，また，線の太さでも区別できる。

　数値線を描く場合は次の点に留意する必要がある。

ⓐ虚線を用いる場合には，図3-14の(2)のように「切れ目」がプロット位置にこないようにする。

ⓑ特に重要で着目させたい数値線は太い実線を用い，他の線と交差する場合には，図3-15の(2)のように後者を切断し，両線がそのまま交差しないように配慮する。このように描くと重要な数値線が浮きでて着目されやすい。

ⓒ曲線の場合には，無理のないカーブになるように描く。

ⓓ折れ線の場合には，図3-14の(4)(5)のようにプロット位置に座標点を描くとよい。

ⓔ年次別など時期別の資料で，統計値が数年にわたって欠けているような場合のグラフには図3-16のような表現が考えられるが，(3)のように，区間は飛ばさないで刻むのが原則である。しかし，区間を飛ばさないと紙面の無駄が大きいというような場合には，区間を飛ばして刻んでいることがわかるように，しかも，その間の統計値の変化傾向が正しい傾斜になるような図3-16の(6)(7)の方法がよい。

ⓕ年次別や月次別の統計資料のグラフには，図3-17，3-18のような方法があるが，

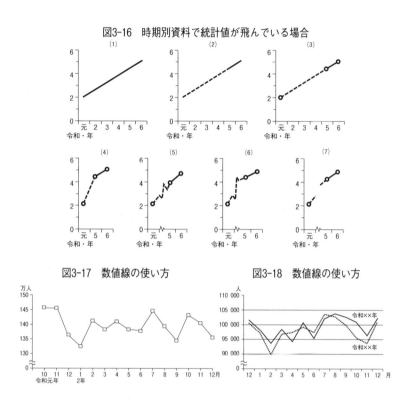

図3-16　時期別資料で統計値が飛んでいる場合

図3-17　数値線の使い方　　　　　図3-18　数値線の使い方

　　図3-18のように年間についてグラフ化する場合には「前年12月」を加えた13カ月
とし，年間の変化が折れ線で完全に表現できるようにするのがよい。
③　クモの巣グラフ（レーダーチャート）
　クモの巣グラフは，図3-19，3-20のように，「放射状の線」と「多角形をした折れ
線」とで構成されたグラフ形式である。その形がクモの巣を連想させるところから
「クモの巣グラフ」の名が生まれた。このグラフは極座標系を利用しており，その面
から極図表に属するとともに，折れ線を使っているので広義の折れ線グラフに属する
形式である。
　　a 多角形の形や大きさの同異によって集団または個体を類型化するのに便利であ
　　　る。
　　b 統計値の大小関係が誇張されて感じられ，平均値や基準値に対する集団や個体の
　　　偏差を総合して，それらを類型化する場合に適している。
　　c 隣り合った統計値間の比が等しい場合には折れ線の傾斜が等しくなる。
　　d 両隣りの統計値が極端に小さい場合にはグラフ化しにくいことがある。
　　e 多角形の形として認識されるため，一般の折れ線グラフよりも印象が強い。
　　f 時刻別や月別，方位別など循環性のある区分別による統計値のグラフ化（ただ

図3-19　月別死亡割合　令和××年

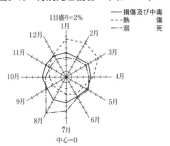

図3-20　A氏の体格血圧などの偏差値プロフィール

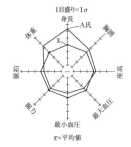

し，細かい比較をする必要のない場合）に適している。図3-21は風配図で，方位別の統計値に応用した好例である。

〈描き方〉

　a 区分を円周に刻み，統計値（または記録）の目盛りを放射方向に刻む。

　b 区分は中心に立てた垂線を基準にして右回り（時計の針の進む方向）に刻む。

　c 放射方向の目盛りは普通（算数）目盛りを用いるが，ゼロ目盛りの位置は，

　　ⓐ中心を 0 とする場合（図3-19）

　　ⓑ中心から一定距離の位置を 0 とする場合（図3-20）

　　とがある。扱う統計値のなかに極端に小さい値が混在する場合には，ⓑの方法を用いるのが便利である。ただし，多角形の大きさを問題にする場合には，ⓐの方法を用いるのが合理的である。

　d いくつかの因子についての平均値（または基準値）をもとにした「クモの巣グラフ」を描こうとする場合には，平均値（または基準値）を結んだ多角形が正多角形になるように，中心から等距離の位置に平均値（または基準値）をとるのがよい。

　e 放射方向の目盛りに（＋）と（－）がある場合には，c のⓑの方法により，図3-20のように近心方向に（－）目盛りを，遠心方向に（＋）目盛りを刻むのが一般的である。

　f 目盛線は図3-19，図3-20のように（同心の）多角形がよく，図3-21のように同心円で目盛りを引いたのではあまり意味がない。

④　円グラフ

　円グラフは，図3-22のように，円の面積を半径で区切って構成割合を表したグラフをいう。

　なお，区切りに用いる半径を区分線という。

　a 「着目した構成部分の全体に占める程度」を直感的にとらえやすい。

　b 小さい円グラフでも，比較的小さい構成割合まで表示できる。

　図3-22のようなものが本来の円グラフであるが，二重円を使い，内円内の区分線を省略した図3-23，3-24のようなものもある。

〈描き方〉

　a 円の中心から真っすぐ上にのばして円周と交差した線を基線として，構成部分を

図3-21　東京の風配図　令和××年

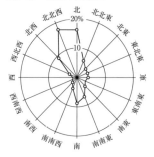

図3-22　出生児の出生時体重別構成割合　単胎産，男，令和××年

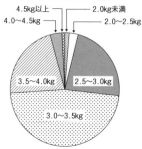

図3-23　3大死因の全死亡中に占める割合
20××年

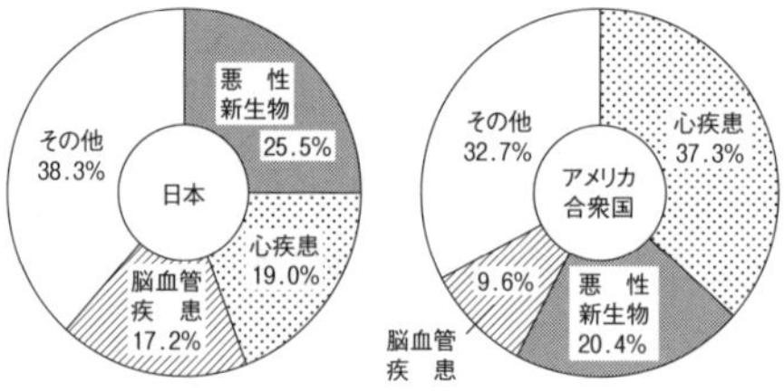

図3-24　子どものあり，なし別にみた親権を行う子をもつ夫妻の離婚件数　令和××年

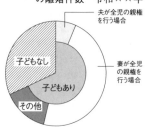

右回り（時計の針の進む方向）に並べるのが慣行になっている。

b　構成部分の配列には，構成割合の大きさの順にする「量的配列」と，自然の序列や分類体系の序列の順にしたがう「質的配列」とがある。年齢別とか世帯人員別とか月別のように自然的序列がある場合や，世帯業態別，産業3区分別など，分類体系的序列がある場合には，量的配列より質的配列のほうが理解しやすいことが多い。

c　「不詳」と「その他」は本質的に異なるので，別個に扱うべきである。さらに，配列方法や構成割合の大きさに関係なく，「不詳」は配列の最後に，「その他」は「不詳」の直前に配列する。

d　構成は7区分ぐらいが好ましい。

e　区分線が中心の一点に集中しないと仕上がりが悪くなる。特に区分線が多くなると集中しにくくなる。このような場合には図3-23のように同心の内円を描き，その内部の区分線を省略するという方法をとるのも一つの方法である。しかし，この方法によると中心角でみられなくなるので，円グラフとしての効果が低下することは避けられない。

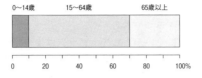

図3-25　年齢３区分による人口構造　令和××年10月1日現在

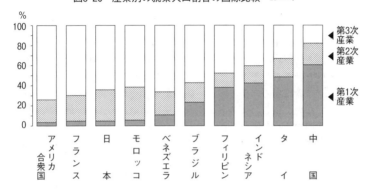

図3-26　産業別の就業人口割合の国際比較　20××年

⑤　帯グラフ

　帯グラフは，図3-25のように，「たんざく形」の面積を短辺に平行な直線で区切っ
て構成割合を表したグラフである。このグラフ形式は棒を使っているので棒グラフと
もみることができ，構成割合棒グラフと呼ぶ場合もある。

　帯グラフは棒の方向が縦か横かによって「縦型」と「横型」とに区別され，また，
１本の帯グラフで示す図3-25のような「単一帯グラフ」と，帯グラフを並べた図3-26の
ような「並列帯グラフ」とに区別される。図3-26は離散型，縦型の並列帯グラフである。

〈描き方〉：離散型の並列帯グラフ

a「棒の長さ」は等長とし，「棒の太さ」は等しくする。

b「棒の間隔」は等しくする。ただし，「棒の太さ」と「棒の間隔」とは等しくし
　ないほうがよい。

c構成割合の年次推移や年齢変化をとらえる場合には縦型が好ましく，左から右に
　並べるのが一般的である。

d構成部分の配列を各帯グラフと共通にすると，内部構造の集団間の比較がしやす
　い。したがって，年齢別や出生時体重のような自然的序列や，世帯構造別や産業
　３区分別のような分類体系序列がある場合は質的配列にするとよい。

e構成部分は，縦型では下端から上に向けて並べるのが一般的であり，できれば，
　棒の両端には正確に比べたい構成部分を配するように工夫するとよい。

f構成割合の大きさにかかわらず「不詳」は最後に，「その他」は「不詳」の直前
　に配置するとよい。

g各構成部分ごとに，各棒共通のハッチングまたは色を用いるとよい。

⑥　ヒストグラム

　ヒストグラムは，図3-27のように「度数分布の型」をみる目的で，棒（柱という場合もある）を用いて描いたグラフである。

　一見，棒グラフと区別しにくいが，ヒストグラムは棒の面積が級度数に比例し，棒の合計面積が総度数に一致するように描かれ，棒グラフでは統計値が棒の長さに一致するように描かれている。したがって，ヒストグラムは，外観的には棒グラフの仲間といえるが，本質的には面積グラフに属する形式ということになる。

〈描き方〉

　aヒストグラムは，変量（年齢や収入額など）が増えるに伴って度数（人数や世帯数など）や相対度数がどのように変化した形になるか，いわゆる「度数分布の型」をとらえるために描くものである。したがって，級間が等しい場合には，級間が1単位と考えられるから，級度数を高さとした幅の等しい棒を並べれば正しいヒストグラムになる。ところが，級間が等しくない場合には等しい級間に修正したうえでないと正しいヒストグラムを描けない。例えば，最も狭い級間に対し倍の幅の級間があった場合には，前者を1単位とみれば後者は2単位とみられるから，後者を2分して1単位ごとにわけ，それぞれの級度数はもとの級度数の2分の1ずつと仮定する。このようにして1単位ごとの等しい級間の度数分布表に修正したうえでヒストグラムを描かれなければならない。

　　図3-28，3-29は表3-2から描いたヒストグラムで，いずれも棒の幅は級間に比例させてあるが，図3-28はもとの級度数（表3-2の(2)欄の数）をそのまま棒の高さとした誤った図表であり，図3-29は加工した級度数（表3-2の(5)欄の数）を棒の高さにとった正しいヒストグラムである。図3-29に使った数値の求め方を表3-2で順を追って説明する。

　ⓐまず，級間を求める。例えば，(1)欄の「80〜119万円」の級間は隣接上級「120〜159万円」の下限「120万円」から，その級の下限「80万円」を差し引いた「40万円」となる。このようにして各級の級間を求めたのが(3)欄である。

　ⓑ次に，級間のうちの最も狭い級間で各級間を割り，級間指数を求める。この例での最小級間は「40万円」であり，求めた級間指数は(4)欄のようになる。

図3-27　出生児の出生時体重別相対度数分布　単胎産，男，令和××年

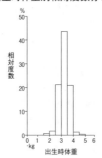

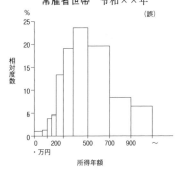

図3-28 所得階級別による相対世帯分布
常雇者世帯 令和××年
(誤)

所得年額

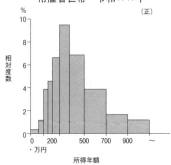

図3-29 所得階級別による相対世帯分布
常雇者世帯 令和××年
(正)

所得年額

表3-2 常雇者世帯の世帯所得額相対分布

世帯所得額 (1)	相対度数 (2)	級　　間 (3)	級間指数 (3)÷最小級間 (4)	級間指数1単位当たり級度数 (2)÷(4) (5)
総　　数	100.0			
〜79万円	0.6	80万円	2	0.30
80〜119	1.3	40	1	1.30
120〜159	4.0	40	1	4.00
160〜199	4.7	40	1	4.70
200〜279	13.4	80	2	6.70
280〜359	19.2	80	2	9.60
360〜499	24.0	140	3.5	6.86
500〜699	19.8	200	5	3.96
700〜899	8.6	200	5	1.72
900万円以上	6.7	(200)	5	1.34

ⓒさらに，(2)欄の級度数を(4)欄の級間指数で割り，「級間指数1単位当たり級度数」を求めたのが，(5)欄である。

ⓓ階級の1単位当たりの長さ（すなわち「単位長」）を，例えば「1万円を20mmで示す」というように決め，それぞれの級間に比例するように階級の境界の位置を決める。

ⓔそれぞれの階級の下限と上限を示す境界間の幅を「棒の太さ」とし，ⓒで求めた「級間指数1単位当たり級度数」を「棒の太さ」として棒を描けば，正しい接着型のヒストグラムとなる。

上記の方法で描いたのが図3-29である。

ｂ上例で「〜79万円」とか「900万円以上」のような階級を開放級というが，その階級に属する事例の平均収入額がわからないような開放級は，できるだけ用いないほうがよい。しかし，そのような開放級でも用いなければならない場合には，ほかの統計資料などから階級の代表値を想定して用いるとよい。上例では「〜79万円」は一応「0〜79万円」とみなし，「900万円以上」では代表値を1000万円とみなし，開放級の下限の900万円との差の100万円の2倍をもって「900万円以

上」の級間としたわけである。

c 度数の目盛りは普通（算数）目盛りを用いる。

d 度数の目盛りの「ゼロ線」は省略してもよい。特に，極端に低い棒がありゼロ線に隠れてしまうような場合には，ゼロ線を省略するのがよい。しかし，「ゼロ目盛り」や目盛り数字の「0」を省略してよいということではない。

e 棒と背景の「地」とをはっきり区別し，棒の面積に意味があることを暗示する意味で，棒全体にハッチングか色をつけると効果的である。

f 棒の説明と階級の表示には図3-7のような方法がある。

⑦ **度数多角形**

度数多角形は，図3-30のように，「度数分布の型」をとらえる目的で折れ線を用いたグラフである。

一見，折れ線グラフと区別しにくいが，度数多角形では，ゼロ線と折れ線とで囲まれた面積が総度数に一致するように描かれ，折れ線グラフではゼロ線とプロット位置との距離が統計値を示している。これが両グラフの違いである。したがって，度数多角形は外観的には折れ線グラフの仲間であるが，本質的には面積グラフに属する形式ということになる。

度数多角形は度数分布の型をとらえる目的で，度数分布を面積で表しているという点ではヒストグラムと同様であるが，度数多角形は折れ線グラフに似て，度数の変化傾向としてとらえやすく，年齢とか身長別のような連続量についての階級による度数分布のグラフ化に適している。

ヒストグラムでは異なる属性の分布状況の比較は困難であるが，度数多角形では，比較が可能である。

度数目盛りが縦方向に刻んであるか，横方向に刻んであるかによって，「度数縦型」と「度数横型」（例えば人口ピラミッド）とに区別される。

〈描き方〉

度数多角形を描くには，正しく描いたヒストグラムの棒の上縁中央を順に直線で結

図3-30　出生児の出生時体重別相対度数分布 単胎産，男　令和××年

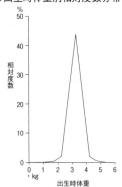

んでいけばよいのである。度数多角形の場合もヒストグラムの場合と同様で，級間が等しい場合にはあまり問題がないが，級間が等しくない場合には扱いに注意を要する。

a 級間が等しくない場合には，次のように描く。ヒストグラムの描き方で用いた表3-2の例で説明する。
　ⓐ級間を求める。
　ⓑ級間指数を求める。
　ⓒ「級間指数1単位当たり級度数」を求める。
　ⓓ級間に比例するように級の境界の位置を決める。
　　以上はヒストグラムの場合と同様であるので，詳しくはヒストグラムの描き方を参照されたい。
　ⓔそれぞれの階級の下限と上限を示す境界間の中央に立てた（仮想の）垂線上に，ⓒで求めた「級間指数1単位当たり級度数」に従ってプロットする。
　ⓕプロット位置の階級の順に直線で結ぶ。
　　上記の方法で描いた度数多角形が図3-31である。図3-29のヒストグラムと比べられたい。

b 「900万円以上」のような開放級で，その階級の代表値がわからない場合には開放級は用いないほうがよい。しかし，そのような開放級でも用いなければならない場合には，ほかの統計資料などから，階級の代表値を想定し，その級間上の位置にたてた（仮想の）垂線上にプロットすればよい。

c 度数目盛りには普通（算数）目盛りを用いる。

d ゼロ線と折れ線の間の面にはハッチングまたは色をつけ，その面積に意味があることを暗示するとよい。ただし，1つのグラフに何本かの度数多角形を描く場合にはハッチングや色はつけないほうがよい。

e プロット位置は，できれば○などの座標点を記入するのがよい。

f 階級区分の目盛りと階級の表示には図3-12のような方法がある。

g 折れ線の交差状態にもよるが，1つのグラフに描く度数多角形は3，4本がよい。また，虚線を用いる場合には，数値線の線の切れ目がプロット位置にこないようにする。

図3-31　所得階級別による相対世帯分布常雇者世帯　令和××年

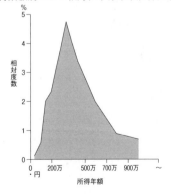

⑧　地図グラフ

　地図グラフは，図3-32のように，地域別の統計値の最小と最大の間をあらかじめ階級区分し，それぞれの階級を表すハッチング（または色）を決めておき，各地域の統計値にみあうハッチングで，地図上の該当地域を仕分けしたグラフ形式である。

　このグラフは，全地域を通観して「地方的な共通性」，すなわち地域傾向をとらえやすく，さらに，気象，地勢，産業などの地域傾向との関連性をとらえやすい反面，個々の地域相互の細かい地域差はとらえにくい。

〈描き方〉

a なるべく単純化した地図を用いるのがよい。このグラフでは，各地域の相対的位置がわかる地図であればよいことが多く，普通は境界線と海岸線だけの「白地図」を用いる。また，簡略化した図3-32のような地図を用いるとハッチングがつけやすい。

b なるべく正しい方位に描いた地図（図3-32）を用いるのがよい。方位や島の位置をずらしたりした地図は誤った判断のもとになるからである。やむをえず方位をかえる場合には，図3-33の(2)よりも(1)がよく，また，方位図（方位を示す矢印）を添えるのがよい。

c 階級の順に従って，階級を表すハッチングや色から受ける明暗度が順に変化するように，ハッチングや色を決めること。明暗度が途中で逆転しないようにすることが特に大切である（図3-34）。なお，明暗の変化は等差的であることが望ましい。

d 階級区分は3，5，7階級がよい。奇数とするのは，まん中（ふつう）の階級があったほうが見やすいからであり，また，階級が多いとハッチングや色が決めにくく，階級の識別がしにくくなるからである。なお，一般的には級間を等しくとる。

e ハッチングは「行儀」「縞（しま）」「格子」というように規則的なハッチングを体系的に組み合わせるのがよい。図3-43を参照されたい。

f まっ白やまっ黒は特別の場合に用いるほうがよい。例えば，まっ白は事件の発生が少ない場合，まっ黒は達成率100％などの論理的な最高値に用いるとよい（図3-35）。

図3-32　都道府県別年齢調整死亡率　令和××年

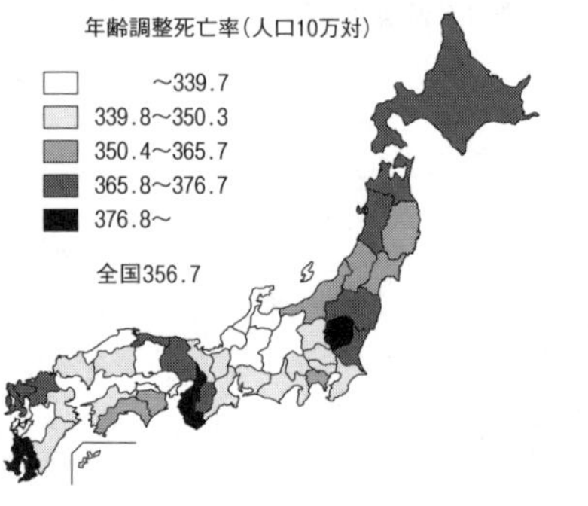

年齢調整死亡率(人口10万対)

□　～339.7
▨　339.8～350.3
▤　350.4～365.7
▨　365.8～376.7
■　376.8～

全国356.7

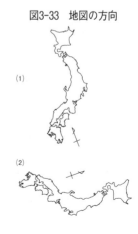

図3-33　地図の方向

(1)

(2)

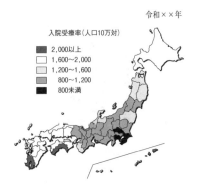

図3-34　都道府県別入院受療率

令和××年

入院受療率(人口10万対)

■ 2,000以上
□ 1,600〜2,000
□ 1,200〜1,600
□ 800〜1,200
■ 800未満

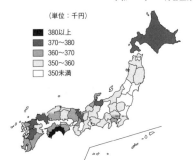

図3-35　都道府県別介護施設サービスの1人当たり費用額

令和××年××月審査分

(単位：千円)

■ 380以上
■ 370〜380
■ 360〜370
□ 350〜360
□ 350未満

g 扱う統計資料が比率や平均値などで，全地域についての値がある場合には図3-32のように全地域を示す枠を設け，該当するハッチングや色をつけるとよい。

⑨　散点地図グラフ

　散点地図グラフは，図3-36のように，事件の発生地点にあたる地図上の位置に点を描いたグラフである。

　このグラフは，個々の原資料についての事件発生番地をもとに直接グラフ化できるので追加記入や修正がしやすい。したがって，常に最近の状況を示すことができる。しかも，地理的分布密度の差異が細かくわかり，階級識別地図グラフよりも「きめの細かい」地域傾向をとらえることができ，地理的条件や気象などとの関連性を細かく検討するのに都合がよい。

〈描き方〉

a このグラフに使う地図の正確さは，どの程度の細かさで状況を把握したいかによって決まるが，目的にあう範囲で「なるべく正確な地図」がよい。市町村レベルで用いる地図としては，河川，道路，所番地まで記入された地図がよく，場合によっては高度や地質が記入された地図を用いることもある。

b 正しい方位に描かれた地図がよい。また，方位図を描くとよい。

c できるだけ1事件を1点で表すのがよい。すなわち，単位値1の単位点を用いると直感的に正しく理解しやすく効果的である。しかし，これができない場合には，なるべく切りのよい10や100などの単位値の単位点を用いるとよい。また，単位値の異なる2種以上の単位点を併用することは，グラフの直感性を低下させるので避けるほうがよい。

d 異質の事件を1つの地図上に表現することはなるべく避ける。例えば出生1件を赤点で，死亡1件を黒点で表し，1つの地図のなかに出生と死亡との散点地図グラフを描くと，赤点と黒点とを区別してみなければならず，直感的に状況を把握しにくい。さらに，点が輻輳（ふくそう）し，点の密度が高くなってくると直感的把握は，より一層困難になるからである。なお，出生と死産のように合計してみて意味

図3-36　上咽頭ガン患者の地域分布　令和××年

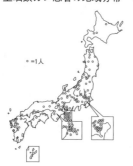

○=1人

図3-37　人口密度の国際比較　20××年

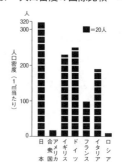

がある場合には，出生1件を赤字で，死産1件を紫点として，1つの地図のなかに扱うのも一法である。ただし，このような場合には，等しい単位値で対照的な区別しやすい色や形の単位点を用いるとよい。

⑩　点整列グラフ（単位棒グラフ）

　点整列グラフは，図3-37のように，点を整列させ，各列の点の個数または各列の長さで比べるグラフである。

　あらかじめ，1つの点が表す数値を決めておき，これを単位として統計値を表すので，この点のことを「単位点」といい，1つの単位点が示す数値を「単位値」という。単位点の一並びは1本の棒とみることもできるので，単位棒グラフということもある。

〈描き方〉

a 単位値は1，2，5，10，20……など，切りよい値で，しかも，5個の単位点の合計値が5，10，50，100……など，切りよい値になることが望ましい。

b 1つの統計値は一列の単位点の並びで表せるように，単位を決めることが好ましい。

c 一列で並べられない場合には，一列の単位値の合計が切りのよい数値になるところで切断し，2，3列に表すとよい。

d 単位点の間隔を5点ごとに広めにとると，一列の単位点の個数が一目でわかって便利である。

e 単位値をはっきりと凡例で示す。

⑪　単位絵記号グラフ

　このグラフは，同じ絵を整列させ，各列の絵の個数や絵の並びの長さで統計値を比べるグラフ形式である。言い換えれば，点整列グラフの単位点を絵に置き換えたグラフである（図3-38～40）。

　このグラフは，ISOTYPE（アイソタイプ）法というが，これは International System of Typographic Picture Education の略称で，Iso-Type に通じるので等形法といっている。なお，単位点に用いる絵のことを「シンボル」と称している。

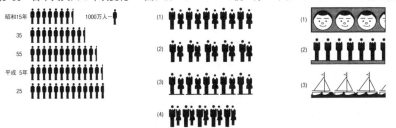

図3-38 日本人人口の年次変化　　図3-39 シンボルの使い方　　図3-40 シンボルと棒の併用

図3-41　都道府県別にみた病院の人口10万対一般病床数と平均在院日数 -平成××年-

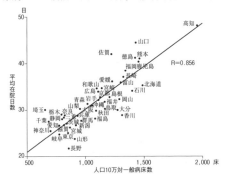

⑫　相関グラフ
　相関グラフは，2つの統計数量の相関関係をみるため，対応する2つの統計数量を1組として平面上にプロットするグラフである（図3-41）。
⑬　棒と折れ線の組み合わせグラフ
　棒と折れ線を組み合わせたグラフは，棒と折れ線のそれぞれがもつ特性を生かして，異なった系列の統計内容の比較，あるいは相互関連をわかりやすく表そうとするものである（図3-42）。

2.2.3　色とハッチング
　グラフに色やハッチングを用いると，グラフの着目性，誘致性，記憶性を強めるうえで有効である。

(1)　色の扱い方
　グラフに色をつける場合，「配色」のよい色にすることが大切であることは言うまでもないが，さらに次のような事項に配慮することも必要である。
　a あまり多くの色を用いない。
　b 暗い色を下部に使うと安定感が得られる。

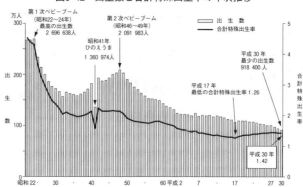

図3-42　出生数と合計特殊出生率の年次推移

c 広い部分には明るい色を，狭い部分には暗い色，純色を用いる。

d 左または上から，明るい色，中位に明るい色，暗い色と並べると自然的である。しかし，反面，動的でなくなる。

e 赤系の色，特に純色は強烈で着目性，記憶性が高い。しかし疲れやすい色であるので広い部分には適さない。

f 色に対する「好み」や「連想」をうまく利用すると，着目性，記憶性を高めることができる。

g なるべく，説明しやすい色を用いる。

h 統計値の種類の関係が体系的の場合には色も体系的に選ぶとよい。

(2)　ハッチング

　ハッチングは，本来は物の陰影を表すために細い線で描いた「しま」のことであるが，ここでは，グラフに使う細かい模様の総称として用いることにする。

　ハッチングの扱い方として，どんなものが好ましいか，どんな使い方がよいかなどについて列記する。

a 「しま」や「行儀」のように方向性のあるハッチングは，線や点の並びを定めた方向に揃えるようにする。

b 「しま」や「行儀」などは，線の太さや間隔，点の径や間隔を揃えるようにする。

c 「縦じま」と「横じま」のように方向が90度違う「しま」が隣りあうような使い方は，目がちらつくので好ましくない。

d 棒の枠内におけるハッチングは，方向性がないものや「斜め格子」（たすき），「行儀」がよく，「しま」は錯視を起こしやすいので好ましくない。「しま」を使う場合は，斜め45度の「斜めじま」がよい。

e 「階級ハッチング分け地図グラフ」などの階級表示のハッチングは，図3-43のように「行儀」「しま」「格子」など，方向性のあるものを系統的に用いるのがよ

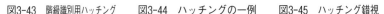

図3-43 階級識別用ハッチング　図3-44 ハッチングの一例　図3-45 ハッチング錯視

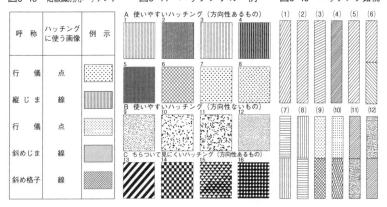

呼　称	ハッチングに使う画像	例　示
行　儀	点	
縦じま	線	
行　儀	点	
斜めじま	線	
斜め格子	線	

い。なお，ハッチングから受ける明るさが順に等差的に移るように決めることが大切であり，途中で明るさが逆転しないように注意する。

f 暗い感じのハッチングは下部に用いると安定感が得られる。

g 暗い感じのハッチングは狭い部分に用いるとよい。

h 左から明，中明，暗と順に暗い感じのハッチングにすると自然的な感じになる。

i 「たずな」（図3-44の13），「石畳」（図3-44の14），「うろこ」（図3-44の15）などのように「図」と「地」の区別がはっきりしないハッチングは，目がちらつくので好ましくない。

j 隣り合った部分は区別しやすいように，感じが異なり，明度差が大きいハッチングを配するとよい。

k できれば，ハッチングをつける部分の内容と，ハッチングから受ける連想が一致するように，ハッチングを決めるとよい。

l 「縦じま」「横じま」「格子」……など，説明しやすく，理解しやすいハッチングが望ましい。

m ハッチングの粗密，線の方向は，ハッチングをつける部分の形や広さを考え，ハッチングの形式よりも，明暗として感じられるように決めることが望ましい。

以上のように，錯視，ちらつき，連想，明度感，識別性，安定感などを考慮すれば，ハッチングが効果的なものとなる。図3-45の，棒がゆがんでみえるようなハッチングは避けるほうがよい。

第Ⅳ編　厚生統計の基礎知識

§1　厚生統計に用いる主な用語の解説

1.1　人口
①人口：一般的には「人間の集団」をいう。

＜実際人口における種類＞

②現在人口：調査時刻に，ある地域に現在いる人間の集団すべてをその地域に帰属させた人口

③常住人口：ある地域に常住する人間の集団をその地域に帰属させた人口

④法的人口：何らかの法的関係に基づいて特定の人間の集団を特定の地域に帰属させた人口（例：戸籍法による本籍人口，住民基本台帳法による登録人口，公職選挙法に基づく人口）

⑤従業地人口：就業者を従事している場所に帰属させた人口

＜統計的にみた種類＞

⑥平均人口：特定期間内における人口の平均

⑦中央人口：特定期間の中央の時刻における人口
特にその期間が1年間であれば年央人口といい，それは7月1日の人口に相当する

＜人口の観察方法＞

⑧コーホート観察：特定期間に発生した（例えば出生した）人口の集団をコーホート（同時出生集団）といい，そのコーホートごとに観察する方法

⑨年齢観察：同一年齢における人口集団について観察する方法

1.2　人口動態
①自然増減：出生数から死亡数を減じたものをいう。

②乳児死亡：生後1年未満の死亡をいう。

③新生児死亡：生後4週未満の死亡をいう。

④早期新生児死亡：生後1週未満の死亡をいう。

⑤妊娠期間：出生，死産および周産期死亡の妊娠期間は満週数による（昭和53年までは，数えによる妊娠月数）。
早期：妊娠満37週未満（259日未満）
正期：妊娠満37週から満42週未満（259日から293日）
過期：妊娠満42週以上（294日以上）

⑥死産：妊娠満12週（妊娠第4月）以後の死児の出産をいい，死児とは，出産後において心臓膊動，随意筋の運動および呼吸のいずれも認めないものをいう。

⑦自然死産と人工死産：人工死産とは，胎児の母体内生存が確実であるときに，人工的処置（胎児または付属物に対する措置および陣痛促進剤の使用）を加えたことにより死産に至った場合をいい，それ以外はすべて自然死産とする。

なお，人工的処置を加えた場合でも，次のものは自然死産とする。

㋑胎児を出生させることを目的とした場合

㋑母体内の胎児が生死不明か，または死亡している場合

⑧周産期死亡：妊娠満22週（154日）以後の死産に早期新生児死亡を加えたものをいう。

⑨妊産婦死亡：妊娠中または妊娠終了後満42日未満[1]の女性の死亡で，妊娠の期間および部位には関係しないが，妊娠もしくはその管理に関連したまたはそれらによって悪化したすべての原因によるものをいう。ただし，不慮または偶発の原因によるものを除く。

その範囲は，直接産科的死亡（O00～O92）および間接産科的死亡（O98～O99）に原因不明の産科的死亡（O95），産科的破傷風（A34）およびヒト免疫不全ウイルス［HIV］病（B20～B24）を加えたものである[2]。

直接産科的死亡：妊娠時における産科的合併症が原因で死亡したもの

間接産科的死亡：妊娠前から存在した疾患または妊娠中に発症した疾患により死亡したものをいい，これらの疾患は，直接産科的原因によるものではないが，妊娠の生理的作用によって悪化したものである。

注　1）　昭和53年までは「産後90日以内」とし，昭和54年から平成6年までは「分娩後42日以内」としている。
　　2）　昭和53年までの範囲は，基本分類表「XI　妊娠，分娩および産褥の合併症」には「間接産科的死亡」は含まれないので，「直接産科的死亡」がほぼ該当する。また，昭和54年から平成6年までは，基本分類表「XI　妊娠，分娩及び産じょく＜褥＞の合併症」（630-676）が該当する。

⑩後発妊産婦死亡：妊娠終了後満42日以後1年未満における直接または間接産科による女性の死亡をいい，その範囲は，あらゆる産科的原因による母体死亡（O96），産科的破傷風（A34）およびヒト免疫不全ウイルス［HIV］病（B20～B24）であり，ICD-10で新たに定義されたものである。

1.3　保健・医療

1.3.1　医療施設の種類

①病院：医師または歯科医師が医業または歯科医業を行う場所であって，患者20人以上の入院施設を有するもの

②一般診療所：医師または歯科医師が医業または歯科医業を行う場所（歯科医業のみは除く）であって，患者の入院施設を有しないものまたは患者19人以下の入院施設を有するもの

③歯科診療所：歯科医師が歯科医業を行う場所であって，患者の入院施設を有しないものまたは患者19人以下の入院施設を有するもの

1.3.2　病院の種類

①精神科病院：精神病床のみを有する病院

②一般病院：上記以外の病院（平成10年までは伝染病院，平成24年までは結核療養所も除く）

IV編

③地域医療支援病院：他医療機関から紹介された患者に医療を提供し，また，他医療機関の医師等医療従事者が診療，研究または研修を行う体制並びに救急医療を提供し得る病院として都道府県知事が承認した病院（医療法第4条）
④特定機能病院：高度の医療の提供，高度の医療技術の開発及び評価並びに高度の医療に関する研修を実施する能力を備え，そのような病院として適切な人員配置，構造設備等を有する病院として厚生労働大臣が承認した病院（医療法第4条の2）
⑤医育機関：学校教育法に基づく大学において，医学または歯学の教育を行うことに付随して設けられた病院および分院をいい，大学研究所附属病院も含む。

1.3.3　病床の種類

①精神病床：精神疾患を有する者を入院させるための病床
②感染症病床：「感染症の予防及び感染症の患者に対する医療に関する法律」に規定する一類感染症，二類感染症（結核を除く），新型インフルエンザ等感染症および指定感染症並びに新感染症の患者を入院させるための病床
③結核病床：結核の患者を入院させるための病床
④療養病床：病院の病床（精神病床，感染症病床，結核病床を除く）または一般診療所の病床のうち，主として長期にわたり療養を必要とする患者を入院させるための病床
⑤一般病床：精神病床，感染症病床，結核病床，療養病床以外の病床
⑥介護療養病床：療養病床のうち，「健康保険法等の一部を改正する法律附則第130条の2第1項の規定によりなおその効力を有するものとされた介護保険法」に規定する都道府県知事の指定介護療養型医療施設としての指定に係る病床

1.4　介護保険施設，居宅サービス事業所等

介護保険施設	介護老人福祉施設	老人福祉法に規定する特別養護老人ホーム（入所定員が30人以上であるものに限る）で，かつ，介護保険法による都道府県知事の指定を受けた施設であって，入所する要介護者に対し，施設サービス計画に基づいて，入浴，排せつ，食事等の介護その他の日常生活上の世話，機能訓練，健康管理および療養上の世話を行うことを目的とする施設
	介護老人保健施設	介護保険法による都道府県知事の開設許可を受けた施設であって，入所する要介護者に対し，施設サービス計画に基づいて，看護，医学的管理の下における介護および機能訓練その他必要な医療並びに日常生活上の世話を行うことを目的とする施設
	介護療養型医療施設	医療法に規定する医療施設で，かつ，介護保険法による都道府県知事の指定を受けた施設であって，入院する要介護者に対し，施設サービス計画に基づいて，療養上の管理，看護，医学的管理の下における介護その他の世話および機能訓練その他必要な医療を行うことを目的とする施設
	介護医療院	介護保険法による都道府県知事の開設許可を受けた施設であって，主として長期にわたり療養が必要である要介護者に対し，施設サービス計画に基づいて，療養上の管理，看護，医学的管理の下における介護及び機能訓練その他必要な医療並びに日常生活上の世話を行うことを目的とする施設
居宅サービス事業所		介護保険法に規定する訪問介護，訪問入浴介護，訪問看護，通所介護，通所リハビリテーション，短期入所生活介護，短期入所療養介護，特定施設入居者生活介護，福祉用具貸与，特定福祉用具販売のいずれかを行う事業所であって，都道府県知事の指定を受けている事業所
介護予防サービス事業所		介護保険法に規定する介護予防訪問介護，介護予防訪問入浴介護，介護予防訪問看護，介護予防通所介護，介護予防通所リハビリテーション，短期入所療養介護，介護予防特定施設入居者生活介護，介護予防福祉用具貸与，特定介護予防福祉用具販売のいずれかを行う事業所であって，都道府県知事の指定を受けている事業所

地域密着型 サービス 事業所	介護保険法に規定する定期巡回・随時対応型訪問介護看護，夜間対応型訪問介護，認知症対応型通所介護，小規模多機能型居宅介護，認知症対応型共同生活介護，地域密着型特定施設入居者生活介護，地域密着型介護老人福祉施設入所者生活介護，看護小規模多機能型居宅介護，地域密着型通所介護のいずれかを行う事業所であって，市町村長の指定を受けている事業所
地域密着型 介護予防 サービス事業所	介護保険法に規定する介護予防認知症対応型通所介護，介護予防小規模多機能型居宅介護，介護予防認知症対応型共同生活介護のいずれかを行う事業所であって，市町村長の指定を受けている事業所

1.5　社会福祉施設等

　社会福祉を目的とする関係法律で規定し，利用者の保護，自立，社会経済活動への参加を促進する等福祉の増進を図ることを目的とする施設。

　社会福祉施設等調査の対象施設は，次のとおりである。

生活保護法による 保護施設	救護施設，更生施設，授産施設，宿所提供施設
老人福祉法による 老人福祉施設	養護老人ホーム（一般），養護老人ホーム（盲），軽費老人ホームＡ型，軽費老人ホームＢ型，軽費老人ホーム（ケアハウス），都市型軽費老人ホーム
障害者総合支援法 による障害者支援 施設等	障害者支援施設，地域活動支援センター，福祉ホーム
身体障害者福祉法 による身体障害者 社会参加支援施設	身体障害者福祉センター（Ａ型），身体障害者福祉センター（Ｂ型），障害者更生センター，補装具製作施設，盲導犬訓練施設，視聴覚障害者情報提供施設，点字図書館，点字出版施設，聴覚障害者情報提供施設
売春防止法による 婦人保護施設	婦人保護施設
その他の社会福祉 施設等	有料老人ホーム（サービス付き高齢者向け住宅以外）
児童福祉法による 児童福祉施設等	乳児院，母子生活支援施設，幼保連携型認定こども園，保育所（保育所型認定こども園を含む），小規模保育事業所，家庭内保育事業所，児童養護施設，児童発達支援センター（福祉型），障害児入所施設（医療型），児童発達支援センター（福祉型），児童発達支援センター（医療型），児童心理治療施設，児童自立支援施設，小型児童館，児童センター，大型児童館Ａ型，大型児童館Ｂ型，大型児童館Ｃ型，その他の児童館
母子及び父子並びに 寡婦福祉法による母 子・父子福祉施設	母子・父子福祉センター，母子・父子休養ホーム
障害者総合支援法 による障害福祉 サービス事業所等	居宅介護事業所，重度訪問介護事業所，同行援護事業所，行動援護事業所，療養介護事業所，生活介護事業所，短期入所事業所，重度障害者等包括支援事業所，計画相談事業所，共同生活援助事業所，自立訓練（機能訓練）事業所，自立訓練（生活訓練）事業所，就労移行支援事業所，地域相談支援（地域移行支援）事業所，地域相談支援（地域定着支援）事業所，宿泊型自立訓練事業所，就労継続支援（Ａ型）事業所，就労継続支援（Ｂ型）事業所，自立生活援助事業所，就労定着支援事業所
児童福祉法による 障害児通所支援等 事業所	児童発達支援事業所，居宅訪問型児童発達支援事業所，放課後等デイサービス事業所，保育所等訪問支援事業所，障害児相談支援事業所

1.6　世帯および世帯員等（国民生活基礎調査による）

1.6.1　世帯

　世帯とは，住居および生計を共にする者の集まりまたは独立して住居を維持し，もしくは独立して生計を営む単身者をいう。また，世帯主が外国人である世帯も原則として調査の対象としている。

1.6.2　世帯主
　世帯主とは，年齢や所得にかかわらず，世帯の中心となって物事をとりはかる者として世帯側から報告された者をいう。

1.6.3　世帯員
　世帯員とは，世帯を構成する各人をいう。ただし，社会福祉施設に入所している者，単身赴任者（出稼ぎ者および長期海外出張者を含む），遊学中の者，別居中の者，預けた里子，収監中の者を除く。

1.6.4　世帯構造

単独世帯	住み込みまたは寄宿舎等に居住する単独世帯	住み込みの店員，あるいは学校の寄宿舎・寮・会社などの独身寮に単身で入居している者
	その他の単独世帯	世帯員が1人だけの世帯であって，その世帯員の居住場所が住み込みまたは寄宿舎等以外のもの
核家族世帯	夫婦のみの世帯	世帯主とその配偶者のみで構成する世帯
	夫婦と未婚の子のみの世帯	夫婦と未婚の子のみで構成する世帯
	ひとり親と未婚の子のみの世帯	父親または母親と未婚の子のみで構成する世帯
三世代世帯		世帯主を中心とした直系三世代以上の世帯
その他の世帯		上記以外の世帯

1.6.5　世帯業態

雇用者世帯	常雇者世帯		最多所得者が1年以上の契約または雇用期間について特段の定めなく雇われている者の世帯
		会社・団体等の役員の世帯	最多所得者が会社または団体等を経営，代表する役職についている者の世帯
		一般常雇者世帯	最多所得者が個人業主，会社，団体，官公庁に雇われている者の世帯
	1月以上1年未満の契約の雇用者世帯		最多所得者が形式のいかんを問わず1月以上1年未満の契約によって雇われている者の世帯
	日々または1月未満の契約の雇用者世帯		最多所得者が形式のいかんを問わず日々または1月未満の契約によって雇われている者の世帯
自営業者世帯			最多所得者が事務所，工場，商店，飲食店等の事業を行っている者の世帯
その他の世帯			最多所得者が上記に該当しない世帯。したがって，最多所得者が全く働いていない世帯（利子，家賃，配当金，年金，恩給等で所得を得ている世帯）が含まれる。
不詳			最多所得者の就業状況が不詳の世帯および最多所得者に仕事がなく世帯を構成する者に仕事ありの者がなく，これに仕事の有無が不詳である者がいる世帯

1.6.6　世帯類型
①高齢者世帯：65歳以上の者のみで構成するか，またはこれに18歳未満の未婚の者が加わった世帯
②母子世帯：死別・離別・その他の理由（未婚の場合を含む）で，現に配偶者のいない65歳未満の女（配偶者が長期間生死不明の場合を含む）と20歳未満のその子（養子を含む）のみで構成している世帯

③父子世帯：死別・離別・その他の理由（未婚の場合を含む）で，現に配偶者のいない65歳未満の男（配偶者が長期間生死不明の場合を含む）と20歳未満のその子（養子を含む）のみで構成している世帯
④その他の世帯：上記①～③以外の世帯

1.6.7　世帯種
①国保加入世帯：国民健康保険の被保険者が1人でもおり，かつ，他の医療保険の被保険者または被扶養者がいない世帯
②被用者保険加入世帯：全国健康保険協会管掌健康保険（協会けんぽ），組合管掌健康保険，船員保険の被保険者もしくは共済組合の組合員またはその被扶養者が1人でもおり，かつ，他の医療保険の被保険者がいない世帯
③国保・被用者保険加入世帯：国民健康保険の被保険者および被用者保険の被保険者またはその被扶養者がそれぞれ1人でもおり，かつ，後期高齢者医療制度の被保険者がいない世帯
④後期高齢者医療制度加入世帯：後期高齢者医療制度の被保険者が一人でもおり，かつ，他の医療保険の被保険者又は被扶養者がいない世帯をいう。
⑤国保・後期高齢者医療制度加入世帯：国民健康保険の被保険者及び後期高齢者医療制度の被保険者がそれぞれ一人でもおり，かつ，他の医療保険の被保険者又は被扶養者がいない世帯をいう。
⑥被用者保険・後期高齢者医療制度加入世帯：被用者保険の被保険者又はその被扶養者及び後期高齢者医療制度の被保険者がそれぞれ一人でもおり，かつ，国民健康保険の被保険者がいない世帯をいう。
⑦国保・被用者保険・後期高齢者医療制度加入世帯：国民健康保険の被保険者，被用者保険の被保険者又はその被扶養者及び後期高齢者医療制度の被保険者がそれぞれ一人でもいる世帯をいう。
⑧その他の世帯：上記①～⑦以外で加入保険不詳の者がいない世帯
⑨不詳

1.6.8　仕事の有無
①仕事あり（有業）：調査年5月中に所得を伴う仕事をしていたことをいう。ただし，同月中に全く仕事をしなかった場合であっても，次のような場合は「仕事あり」とする。
　㋐雇用者であって，調査年5月中に給料・賃金の支払いを受けたか，または受けることになっていた場合（例えば，病気で休んでいる場合）
　㋑自営業者であって，自ら仕事をしなかったが，調査年5月中に事業は経営されていた場合
　㋒自営業主の家族であって，その経営する事業を手伝っていた場合
　㋓職場の就業規則などで定められている育児（介護）休業期間中であった場合
②仕事なし（無業）：上記①以外をいう。なお，ダフ屋，かけ屋などの仕事は，正当な仕事とは認められないので，仕事なしとする。

1.6.9 勤めか自営かの別

①一般常雇者（契約期間の定めのない雇用者）：雇用期間について別段の定めなく個人業主，会社，団体，官公庁に雇われている者

②一般常雇者（契約期間が1年以上の雇用者）：雇用期間について1年以上契約して個人業主，会社，団体，官公庁に雇われている者

③1月以上1年未満の契約の雇用者

④日々または1月未満の契約の雇用者

⑤会社・団体等の役員：会社・団体・公社などの役員（重役・理事など）。例えば，株式会社の取締役・監査役，合名会社や合資会社の代表社員，組合や協会の理事・監事，公社や公団の総裁・理事・監事など

⑥自営業主：商店主，工場主，農業主，開業医，弁護士，著述家など一定の店舗，工場，事務所などにおいて事業を行っている者

⑦家族従業者：自営業主の家族であって，その経営する事業を手伝っている者

⑧内職：家庭において，収入を得るため仕事をしている者

⑨その他：上記①～⑧以外の者

⑩勤めか自営か不詳：仕事はあるが，勤めか自営かの別が不詳である者

1.6.10 勤め先での呼称

①正規の職員・従業員：一般職員または正社員などと呼ばれている者

②パート・アルバイト：就業の時間や日数に関係なく，勤め先で「パートタイマー」「アルバイト」またはそれに近い名称で呼ばれている者
「パート」か「アルバイト」かはっきりしない場合は，募集広告や募集要領または雇用契約の際に言われたり，示された呼称による。

③労働者派遣事業所の派遣社員：労働者派遣法に基づく労働者派遣事業所に雇用され，そこから派遣されて働いている者。この法令に該当しないものは，形態が似たものであっても「労働者派遣事業所の派遣社員」とはしない。

④契約社員：専門的職種に従事させることを目的に契約に基づき雇用されている者または雇用期間の定めのある者

⑤嘱　託：労働条件や契約期間に関係なく，勤め先で「嘱託職員」またはそれに近い名称で呼ばれている者

⑥その他：上記①～⑤以外の者

1.7 所得等（国民生活基礎調査による）

1.7.1 所得の種類

稼働所得	雇用者所得，事業所得，農耕・畜産所得，家内労働所得	
	雇用者所得	世帯員が勤め先から支払いを受けた給料・賃金・賞与の合計額をいい，税金や社会保険料を含む。なお，給料などの支払いに代えて行われた現物支給（有価証券や食事の支給など）は時価で見積もった額に換算して含めた。
	事業所得	世帯員が事業（農耕・畜産事業を除く）によって得た収入から仕入原価や必要経費（税金，社会保険料を除く。以下同じ）を差し引いた金額

	農耕・畜産所得	世帯員が農耕・畜産事業によって得た収入から仕入原価や必要経費を差し引いた金額
	家内労働所得	世帯員が家庭内労働によって得た収入から必要経費を差し引いた金額
財産所得		世帯員の所有する土地・家屋を貸すことによって生じた収入（現物給付を含む）から必要経費を差し引いた金額および預貯金，公社債，株式などによって生じた利子・配当金から必要経費を差し引いた金額（源泉分離課税分を含む）
社会保障給付金		公的年金・恩給，雇用保険，児童手当等，その他の社会保障給付金
	公的年金・恩給	世帯員が公的年金・恩給の各制度から支給された年金額（2つ以上の制度から受給している場合は，その合計金額）
	雇用保険	世帯員が受けた雇用保険法による失業等給付
	児童手当等	世帯員が受けた児童手当，児童扶養手当，特別児童扶養手当等
	その他の社会保障給付金	世帯員が公的年金・恩給，雇用保険，児童手当等以外から受けた社会保障給付金（生活保護法による扶助など）。ただし，現物給付は除く
仕送り		世帯員に定期的または継続的に送られてくる仕送り
企業年金・個人年金等		公的年金以外で世帯員等が一定期間保険料（掛金）を納付（支払い）したことにより年金として支給された金額
その他の所得		上記以外のもの（一時的仕送り，冠婚葬祭の祝い金・香典，各種祝い金等）

1.7.2　所得五分位階級

　全世帯を所得の低いものから高いものへと順に並べて5等分し，所得の低い世帯群から第Ⅰ・第Ⅱ・第Ⅲ・第Ⅳおよび第Ⅴ五分位階級とし，その境界値をそれぞれ第Ⅰ・第Ⅱ・第Ⅲおよび第Ⅳ五分位値（五分位境界値）という。

1.7.3　基礎的所得の種類

　世帯が得た所得を所得の種類別に分類したとき，最も金額の多いものをいう。基礎的所得の割合とは，これを世帯の総所得で除した構成比である。したがって，基礎的所得の割合が100％ということは，その世帯の所得が1種類の所得のみによって構成されているということである。

1.7.4　課税の状況

①住民税課税世帯：住民税を課税されている者が1人でもいる世帯。
②所得税課税世帯：所得税を課税されている者が1人でもいる世帯。

1.7.5　貯蓄

　①ゆうちょ銀行，銀行，信用金庫，農業協同組合などの金融機関への預貯金，②生命保険，個人年金保険，損害保険，簡易保険のこれまでに払い込んだ保険料（掛け捨て保険は除く），③株式，株式投資信託，債券，公社債投資信託，金銭信託・貸付信託，④その他の預貯金（財形貯蓄，社内預金等）の世帯員全員の調査月末日現在の合計額をいい，貯蓄の種類ごとには金額は把握していない。
　なお，自営業者世帯の場合は，事業用の貯蓄を含み，株式などの有価証券は，調査月末日現在の時価に換算している。

1.7.6　借入金

土地・住宅の購入，耐久消費財の購入，教育資金などに充てるために借り入れた金額の合計。自営業者世帯の場合は，事業用の借入金を含む。

§2　厚生統計に用いる主な比率の解説

2.1　人口構造

年齢別人口のうち，最も一般的なものは年齢3区分のもので，総人口に対する15歳未満人口を年少人口，15歳以上65歳未満人口を生産年齢人口，65歳以上人口を老年人口とするものである。

この年齢3区分の人口を用いて，年齢構造の特色を示す指数（年齢構造指数）として，次のようなものがある。

$$従属人口指数 = \frac{年少人口（15歳未満人口）＋老年人口（65歳以上人口）}{生産年齢人口（15歳以上65歳未満人口）} \times 100$$

$$年少人口指数 = \frac{年少人口（15歳未満人口）}{生産年齢人口（15歳以上65歳未満人口）} \times 100$$

$$老年人口指数 = \frac{老年人口（65歳以上人口）}{生産年齢人口（15歳以上65歳未満人口）} \times 100$$

$$老年化指数 = \frac{老年人口（65歳以上人口）}{年少人口（15歳未満人口）} \times 100$$

2.2　人口動態

以下の諸率を用いるときは，地域と期間について，次の点を注意する必要がある。
(1)　地域は，分母と分子の地域範囲を同一とすること。
(2)　期間は，分母が人口である場合は，その期間の中央の人口を分母とするが，わが国では1年間の場合，10月1日現在日本人人口を用いている。また，月率や週率の場合は年換算を行っている。
①出生
(ア)　出 生 率 $= \dfrac{年間出生数}{10月1日現在日本人人口} \times 1,000$

(イ)　出生性比 $= \dfrac{年間の男子出生数}{年間の女子出生数} \times 100$

(ウ)　母の年齢（年齢階級）別出生率
$$= \frac{ある年齢（年齢階級）の母が1年間に生んだ子の数}{10月1日現在における日本人女性のある年齢（年齢階級）の人口} \times 1,000$$

(エ)　月間出生率（年換算率）$= \dfrac{月間出生数}{月初人口×年換算係数^{注}} \times 1,000$

注　年換算係数 $= \dfrac{月間日数（30,31,28または29）}{年間日数（365または366）}$

すなわち，1年の長さを1とした場合の各月の長さをいう。

②死亡

(ア) 死亡率 $= \dfrac{年間死亡数}{10月1日現在日本人人口} \times 1,000$

(イ) 死亡性比 $= \dfrac{年間の男子死亡数}{年間の女子死亡数} \times 100$

(ウ) 年齢（年齢階級）別死亡率（総数・男・女）

$= \dfrac{年間のある年齢（年齢階級）の死亡数（総数・男・女）}{10月1日現在における日本人（総数・男・女）のある年齢（年齢階級）の人口} \times 1,000$

(エ) 月間死亡率（年換算率）$= \dfrac{月間死亡数}{月初人口 \times 年換算係数^{注}} \times 1,000$

(オ) 死因別死亡率（年間）$= \dfrac{年間の死因別死亡数}{10月1日現在日本人人口} \times 100,000$

(カ) 年齢調整死亡率

$= \dfrac{\left\{ \left(\begin{array}{c} 観察集団の各年齢 \\ （年齢階級）の死亡率 \end{array} \right) \times \left(\begin{array}{c} 基準人口集団のその \\ 年齢（年齢階級）の人口 \end{array} \right) \right\} \begin{array}{c} の各年齢（年齢 \\ 階級）の総和 \end{array}}{基準人口集団の総和}$

　死亡率は年齢によって異なるので，国際比較や年次推移の観察には，人口の年齢構成の差異を取り除いて観察するために，年齢調整死亡率を使用することが有用である。

　年齢調整死亡率の基準人口については，平成2年から昭和60年モデル人口（昭和60年国勢調査日本人人口をもとに，ベビーブーム等の極端な増減を補正し1,000人単位で作成したもの）を使用している。なお，計算式中の「観察集団の各年齢（年齢階級）の死亡率」は1,000倍（死因別の場合は100,000倍）されたものである。

基準人口（昭和60年モデル人口）

年齢	基準人口	年齢	基準人口
総　　　数	120 287 000	45～49歳	8 651 000
0～ 4歳	8 180 000	50～54	7 616 000
5～ 9	8 338 000	55～59	6 581 000
10～14	8 497 000	60～64	5 546 000
15～19	8 655 000	65～69	4 511 000
20～24	8 814 000	70～74	3 476 000
25～29	8 972 000	75～79	2 441 000
30～34	9 130 000	80～84	1 406 000
35～39	9 289 000	85歳以上	784 000
40～44	9 400 000		

＜使用例＞A市とB市の年齢調整死亡率の比較

$$A市の年齢調整死亡率 = \dfrac{1,345,820.3}{120,287,000} \times 1,000 \fallingdotseq 11.2$$

$$B市の年齢調整死亡率 = \dfrac{1,270,432.2}{120,287,000} \times 1,000 \fallingdotseq 10.6$$

この結果から，A市の方がB市より年齢調整死亡率が高いことがわかる。

A市とB市の年齢階級別にみた死亡率・期待死亡数の計算

	①基準人口 (昭和60年 モデル人口)	A市		B市	
		②死亡率 (人口千対)	①×②÷1,000 期待死亡数	③死亡率 (人口千対)	①×③÷1,000 期待死亡数
0～ 4歳	8 180 000	4.184	34 225.1	4.164	34 061.5
5～ 9	8 338 000	0.402	3 351.9	0.528	4 402.5
10～14	8 497 000	0.340	2 889.0	0.483	4 104.1
15～19	8 655 000	0.682	5 902.7	1.027	8 888.7
20～24	8 814 000	1.446	12 745.0	1.309	11 537.5
25～29	8 972 000	1.228	11 017.6	1.489	13 359.3
30～34	9 130 000	1.525	13 923.3	2.271	20 734.2
35～39	9 289 000	2.127	19 757.7	2.272	21 104.6
40～44	9 400 000	3.190	29 986.0	3.507	32 965.8
45～49	8 651 000	4.699	40 651.0	4.862	42 061.2
50～54	7 616 000	6.552	49 900.0	7.560	57 577.0
55～59	6 581 000	11.305	74 398.2	10.578	69 613.8
60～64	5 546 000	20.648	114 513.8	18.308	101 536.2
65～69	4 511 000	35.336	159 400.7	28.852	130 151.4
70～74	3 476 000	55.228	191 972.5	46.771	162 576.0
75～79	2 441 000	88.773	216 694.9	81.878	199 864.2
80～84	1 406 000	125.000	175 750.0	121.923	171 423.7
85歳以上	784 000	240.741	188 740.9	235.294	184 470.5
計	120 287 000		1 345 820.3		1 270 432.2

㈔　標準化死亡比（Standardized Mortality Ratio：SMR）

$$= \frac{観察集団の現実の死亡数}{(基準人口集団の年齢別死亡率×観察集団の年齢別人口) の総和} ×100$$

　通常，死亡率は年齢によって大きな相違があるので，異なった年齢構成を持つ地域別の死亡率を，そのまま比較することは適切ではない。その比較を可能にするためには，標準的な年齢構成に合わせて，地域別の年齢階級別の死亡率を算出して比較する必要がある。

　標準化死亡比は，基準死亡率（人口10万対の死亡数）を対象地域に当てはめた場合に，計算により求められる期待死亡数と実際に観察された死亡数とを比較するものである。

　わが国の平均を100としており，標準化死亡比が100超の場合はわが国の平均より死亡率が高いと判断され，100未満の場合は死亡率が低いと判断される。標準化死亡比は，基準死亡率と対象地域の人口を用いれば簡単に計算できるので地域別の比較によく用いられる。

＜使用例＞A県の標準化死亡比（SMR）の計算

　　A県の悪性新生物死亡数　4,751人

$$S M R = \frac{4,751}{4,719.1} ×100 = 100.7$$

　この結果から，この県の悪性新生物による死亡率は，全国平均より高いことがわかる。

③乳児死亡

㈐　乳児死亡率・新生児死亡率・早期新生児死亡率

$$= \frac{年間の乳児・新生児・早期新生児死亡数}{年間の出生数} ×1,000$$

標準化死亡比（ＳＭＲ）の計算＜悪性新生物＞

	①全国平均死亡率 （人口10万対）	②A県人口 （10万人）	①×② 期待死亡数
0～ 4歳	3.5	1.27	4.4
5～ 9	3.0	1.45	4.4
10～14	3.3	1.70	5.6
15～19	4.2	2.24	9.4
20～24	5.3	2.17	11.5
25～29	7.7	1.62	12.5
30～34	14.4	1.46	21.0
35～39	29.2	1.68	49.1
40～44	49.4	2.26	111.6
45～49	89.3	1.91	170.6
50～54	149.9	1.64	245.8
55～59	272.2	1.56	424.6
60～64	415.7	1.36	565.4
65～69	563.2	1.02	574.5
70～74	802.1	0.81	649.7
75～79	1 098.1	0.70	768.7
80～84	1 437.4	0.45	646.8
85歳以上	1 642.6	0.27	443.5
計			4 719.1

(イ) 乳児死亡性比 $= \dfrac{\text{年間の男子乳児死亡数}}{\text{年間の女子乳児死亡数}} \times 100$

(ウ) 日齢（月齢）別乳児死亡率性比 $= \dfrac{\text{ある日齢（月齢）の男子乳児死亡率}}{\text{ある日齢（月齢）の女子乳児死亡率}} \times 100$

(エ) 月間乳児死亡率（年換算率）

$$\text{＜平成6年以前＞} = \dfrac{\text{その月の月間乳児死亡数}}{\substack{\text{その月を含む過去の}\\ \text{1年間の出生数}}} \times \dfrac{\text{その月の月間日数}}{\text{その月を含む過去1年間の日数}} \times 1{,}000$$

$$\text{＜平成7年以降＞} = \dfrac{\text{月間乳児死亡数}}{\text{年間出生数} \times \text{年換算係数}^{注}} \times 1{,}000$$

注：年換算係数は164ページ参照

(オ) 死因別乳児死亡率又は生存期間別乳児死亡率 $= \dfrac{\text{年間の死因別乳児死亡数（又は生存期間別乳児死亡数）}}{\text{年間出生数}} \times 100{,}000$

(カ) 死因別新生児死亡率 $= \dfrac{\text{年間の死因別新生児死亡数}}{\text{年間出生数}} \times 100{,}000$

④死産

(ア) 死産率 $= \dfrac{\text{年間死産数（妊娠満12週以後の死児の出産）}}{\text{年間出産数（出生数＋死産数）}} \times 1{,}000$

(イ) 死産性比 $= \dfrac{\text{年間の男子死産数}}{\text{年間の女子死産数}} \times 100$

(ウ) 月間死産率（総数・自然・人工）$= \dfrac{\text{月間死産数（総数・自然・人工）}}{\text{月間出産数（出生数＋死産数）}} \times 1{,}000$

(エ) 月間の妊娠満22週以後の死産率（総数・自然・人工）

$$= \frac{\text{月間の妊娠満22週以後の死産数（総数・自然・人工）}}{\text{月間出生数} + \text{月間の妊娠満22週以後の死産数}} \times 1,000$$

⑤周産期死亡

(ア) 周産期死亡率 $= \dfrac{\text{年間周産期死亡数}}{\text{年間出生数} + \text{年間の妊娠満22週以後の死産数}} \times 1,000$

(イ) 月間周産期死亡率 $= \dfrac{\text{月間周産期死亡数}}{\text{月間出生数} + \text{月間の妊娠満22週以後の死産数}} \times 1,000$

⑥妊産婦死亡

(ア) 妊産婦死亡率 $= \dfrac{\text{年間の妊産婦死亡数}}{\text{年間出産数（出生数} + \text{死産数）（又は年間出生数）}} \times 100,000$

(イ) 後発妊産婦死亡率 $= \dfrac{\text{年間の後発妊産婦死亡数}}{\text{年間出産数（出生数} + \text{死産数）}} \times 100,000$

⑦婚姻・離婚

(ア) 婚姻率 $= \dfrac{\text{年間婚姻届出件数}}{10\text{月} 1 \text{日現在日本人人口}} \times 1,000$

(イ) 離婚率 $= \dfrac{\text{年間離婚届出件数}}{10\text{月} 1 \text{日現在日本人人口}} \times 1,000$

⑧再生産率

(ア) 合計特殊出生率
（粗再生産率） $= \left\{ \dfrac{\text{母の年齢別出生数}}{\text{年齢別女性人口}} \right\} 15$歳から49歳までの合計

合計特殊出生率は，その年次の再生産年齢（15歳から49歳）にある女性の年齢別出生率を合計したもので，1人の女性が仮にその年次の年齢別出生率で一生の間に生むとしたときの子ども数に相当する。

（参考）

合計特殊出生率には，次の2つの種類がある。

期間合計特殊出生率：

ある期間（1年間）の出生状況に着目したもので，その年における各年齢（15〜49歳）の女性の出生率を合計したもの。

女性人口の年齢構成の違いを除いた「その年の出生率」として年次比較，国際比較，地域比較に用いる。人口動態統計では上記計算式により，期間合計特殊出生率（粗再生産率）を算出している。

コーホート合計特殊出生率：

ある世代の出生状況に着目したもので，同一年生まれ（コーホート）の女性の各年齢（15〜49歳）の出生率を過去から積み上げた「その世代の出生率」である。

実際に「1人の女性が一生の間に生む子どもの数」はコーホート合計特殊出生率であるが，この値はその世代が50歳に達するまで得られないため，それに相当するものとして，期間合計特殊出生率（粗再生産率）が一般に用いられている。

(イ) 総再生産率 $= \left\{ \dfrac{母の年齢別女児出生数}{年齢別女性人口} \right\}$ 15歳から49歳までの合計

合計特殊出生率（粗再生産率）は，生まれる子は男女両方を含んでいるが，総再生産率は女児だけについて求めた指標で，1人の女性がその年次の年齢別出生率で一生の間に生むとしたときの女児数に相当する。

(ウ) 純再生産率 $= \left\{ \dfrac{生命表による年齢別女性定常人口（Lx）}{生命表による0歳の女性生存数（100,000）} \times \dfrac{母の年齢別女児出生数}{年齢別女性人口} \right\}$ 15歳から49歳までの合計

純再生産率は，総再生産率にさらに母親の世代の死亡率を考慮に入れたときの女児数に相当する。

⑨自然増減

$$自然増減率 = \dfrac{自然増減数（出生数 - 死亡数）}{10月1日現在日本人人口} \times 1,000$$

2.3 医療施設・医療従事者

①人口10万対医師・歯科医師・薬剤師数（医師・歯科医師・薬剤師統計）

医師（歯科医師・薬剤師）数を年次別や地域別に比較する場合，人口規模による違いを取り除くために人口10万人当たりでみる。

$$人口10万対医師（歯科医師・薬剤師）数 = \dfrac{医師（歯科医師・薬剤師）数}{人口} \times 100,000$$

②人口10万対病床数（医療施設調査）

同じく，病院と有床診療所の病床数を人口10万人当たりでみる。

$$人口10万対病床数 = \dfrac{病床数}{人口} \times 100,000$$

③病床利用率（病院報告）

病院の入院状況をみる指標として用いられる。

$$病床利用率 = \dfrac{月間在院患者延数の1月～12月の合計}{（月間日数 \times 月末病床数）の1月～12月の合計} \times 100$$

$$月末病床利用率 = \dfrac{月末在院患者数}{月末病床数} \times 100$$

④100床当たり従事者数（医療施設静態調査，病院報告）

医療従事者（職種別等）を年次別や地域別に比較する場合，病院の病床規模による違いを取り除くために病床数100床当たりでみる。

$$100床当たり従事者数（職種別）= \dfrac{従事者数（職種別）}{病床数} \times 100$$

2.4 傷病等

①通院者率（国民生活基礎調査）

世帯員（入院者を除く）のうち，病気やけがで病院や診療所，あんま・はり・

きゅう・柔道整復師に通っている者（調査日に通院していなくても，ここ1カ月位通院が継続している場合は通院となる）について，人口千人当たりでみる。

$$通院者率 = \frac{通院者数}{世帯人員} \times 1,000$$

②有訴者率（国民生活基礎調査）

世帯員（入院者を除く）のうち，病気やけが等で自覚症状のある者について，人口千人当たりでみる。

$$有訴者率 = \frac{有訴者数}{世帯人員} \times 1,000$$

③日常生活に影響のある者率（国民生活基礎調査）

世帯員（入院者・6歳未満の者を除く）のうち，健康上の問題で日常生活（日常生活動作・外出・仕事・家事・運動など）に影響のある者について，人口（6歳以上）千人当たりでみる。

$$日常生活に影響のある者率 = \frac{日常生活に影響のある者数}{6歳以上の世帯人員} \times 1,000$$

④り患率（食中毒統計調査等）

一定期間（年間）に届け出られた患者数について，人口10万人当たりでみる。

$$り患率 = \frac{1年間の届出患者数}{人口} \times 100,000$$

⑤受療率（患者調査）

調査日当日に医療施設に入院している患者数および通院した患者数と人口の比率であり，人口10万人当たりでみる。患者調査では，病院または診療所の入院患者数と通院患者数をもとにして，推計患者数を把握することができる。

$$受療率 = \frac{推計患者数}{人口} \times 100,000$$

⑥平均在院日数（病院報告）

年（月）間の入院患者数と退院患者数の状況から，病床の回転状況をみる指標として用いられる。

$$平均在院日数 = \frac{年（月）間在院患者延数}{1/2 \times （年（月）間新入院患者数 + 年（月）間退院患者数）}$$

$$\genfrac{}{}{0pt}{}{平均在院日数}{（療養病床）} = \frac{年（月）間在院患者延数}{1/2 \times \left[\genfrac{}{}{0pt}{}{年(月)間}{新入院} + \genfrac{}{}{0pt}{}{年(月)間同一}{医療機関内の他の病床から移された患者数} + \genfrac{}{}{0pt}{}{年(月)間}{退院} + \genfrac{}{}{0pt}{}{年(月)間同一}{医療機関内の他の病床へ移された患者数} \right]}$$

$$（介護療養病床）＝\frac{年（月）間在院患者延数}{1/2×\left[\begin{array}{l}年（月）間\\新入院＋\\患者数\end{array}\begin{array}{l}年(月)間同一\\医療機関内の\\介護療養病床\\以外の病床か\\ら移された\\患者数\end{array}＋\begin{array}{l}年（月）間\\退院\\患者数\end{array}＋\begin{array}{l}年(月)間同一\\医療機関内の\\介護療養病床\\以外の病床へ\\移された患者数\end{array}\right]}$$

2.5　社会福祉

①保護率（被保護者調査）

保護率は，生活保護を受給している人員の人口百人に対する比率を求めたものである。

$$保護率＝\frac{被保護人員}{人口}×100$$

②在所率

在所率は，福祉施設等の定員に対して在所している者を百分率で求めたものである。

$$在所率＝\frac{在所者数}{定員}×100$$

§3　生命表

3.1　生命表とは

生命表とは，ある人口集団において，一定期間（作成基礎期間）における集団の死亡状況が今後も変わらないと仮定したときに，同一時点で生まれた一定数の出生児の集団（コーホートとよばれる）が年月が経つにつれて，死亡減少していく様子を生命関数によって年齢階級別（各歳別，５歳階級別など）に表示した表のことである。

生命表の各データは集団の人口ピラミッドの形にはよらず，純粋にその人口集団の死亡状況を反映している。したがって，他の地域との比較や同じ地域における年次比較などが可能であり，とくに０歳における平均余命である平均寿命は，保健福祉水準の総合的指標として広く活用されている。また，生命表の考え方は，単に人間の集団だけではなく，ある種のリスクをもつ集団に対しても応用されている。

さて，生命表の考え方を簡単に説明するために次のような例を考えてみよう。いま仮に，工場から出荷されたばかりのパソコンが100台あったとして，年数が経過するにつれて表3-1のように故障していくとする（表3-1において年数の下にある各数値は，対応する年数が経過した後も故障せずに残ったパソコンの台数である）。ただし，故障するパソコンは，対応する年数は正常に稼働し続け，その年数が経過した時点で一斉に故障するものとする。

このパソコンの平均寿命（故障せずに使用できる年数の平均値）は次のようにして求められる。すなわち，１年目で100－95＝５台が故障し，２年目で95－90＝５台が

表3-1　正常に作動するパソコンの数の年次経過

年数(年)	0	1	2	3	4	5	6	7
故障せずに残った台数（台）	100	95	90	80	40	20	10	0

表3-2　パソコンの故障率の年次経過

年数(年)	0	1	2	3	4	5	6	7
故障する割合(%)	0.00	5.00	5.26	11.11	50.00	50.00	50.00	100.00

図3-1　正常に作動するパソコンの数の年次経過

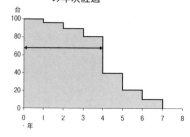

故障するから，それ以降の年数に対しても同様に計算してそれらの平均値をとることにより，

$$\{1 \times (100-95) + 2 \times (95-90) + 3 \times (90-80) + 4 \times (80-40)$$
$$+ 5 \times (40-20) + 6 \times (20-10) + 7 \times 10\}/100 = 4.35年$$

と求めることができる。

　一方でこの値は，表3-1をグラフ（図3-1）にしたとき，グラフで囲まれた面積を計算することによっても求められる。すなわち，図3-1に引かれた横向きの矢印の長さは100台の中で対応するパソコンの寿命に相当するから，100台のパソコンすべてについて寿命の総和をとったものはグラフで囲まれた面積に対応している。平均寿命はそれらの平均をとったものだから，

$$(100 \times 1 + 95 \times 1 + 90 \times 1 + 80 \times 1 + 40 \times 1 + 20 \times 1 + 10 \times 1)/100 = 4.35年$$

として求めることができる。

　このようにして，平均寿命は表やグラフを用いて計算されたが，表3-1そのものはどのようにして得られるのであろうか？もちろん100台のパソコンすべてについて製造されてから故障するまでの間を観察することによっても得られるが，各年数において1年後に故障する割合（故障率）が何らかの方法で求まれば，100台すべてのパソコンが故障するまでずっと観察し続ける必要はない。例えば，各年数において故障する割合が表3-2のように与えられていたとすれば，3年後に故障せずに残ったパソコンの数は，

$$100 \times (1 - 0.05) \times (1 - 0.0526) \times (1 - 0.1111) = 80（台）$$

として求まる。3.2（生命関数の定義）以下で説明する生命表は，この後者の考え方を利用したものである。

(注)　前者の考え方で作成される生命表も存在する。すなわち，ある特定の世代の集団に注目して，死亡減少していく様子を現実のデータをもとにして作成することもできる。このような方法で得られる生命表のことをコーホート生命表（世代生命表）という。

　現在，厚生労働省では，全国規模の生命表として，完全生命表と簡易生命表の2種類の生命表を作成・公表している。完全生命表が生命表の確定版といった性格をもっているのに対して，簡易生命表は公表時期が比較的早く，毎年行われていることから最新の動向をみるうえで適している。また，地域別生命表としては都道府県別生命表と市区町村別生命表があるが，厚生労働省ではこれらの作成・公表も行っている。

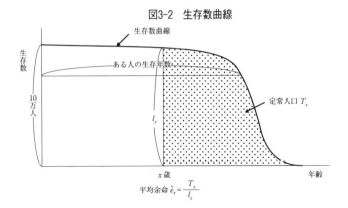

図3-2　生存数曲線

生存数曲線

ある人の生存年数

生存数

10万人

l_x

定常人口 T_x

x歳　　　　　　　　　　　　　　年齢

平均余命 $\mathring{e}_x = \dfrac{T_x}{l_x}$

3.2　生命関数の定義

　ここでは生命表の中であらわれる種々の生命関数を定義して，それらの関数の間に成り立つ関係式を示す。

①死亡率 $_nq_x$：ちょうど x 歳に達した者が $x+n$ 歳に達しないで死亡する確率を $[x,\ x+n)$ における死亡率といい，$_nq_x$ で表す。特に $n=1$ のとき，x 歳における死亡率といい，q_x で表す。

②生存数 l_x：生命表上で一定の出生者（通常は10万人）が，①の死亡率に従って死亡減少していくと仮定したとき，x 歳に達するまで生存すると期待される者の数を x 歳における生存数といい，l_x で表す。また，l_x をグラフにしたものを生存数曲線とよぶ（図3-2）。

③死亡数 $_nd_x$：x 歳における生存数 l_x のうち，$x+n$ 歳に達しないで死亡すると期待される者の数を $[x,\ x+n)$ における死亡数といい，$_nd_x$ で表す。特に $n=1$ のとき，x 歳における死亡数といい，d_x で表す。

$_nq_x$，l_x，$_nd_x$ の定義から，

$$l_x - l_{x+n} = {}_nd_x \quad \text{および} \quad {}_nd_x = l_x \cdot {}_nq_x$$

の関係が成り立つことがわかる。

④定常人口（生存延べ年数） $_nL_x$，T_x：x 歳における生存数 l_x について，これらの各々が x 歳から $x+n$ 歳に達するまでの間に生存する年数の和を $[x,\ x+n)$ における定常人口といい，$_nL_x$ で表す。①で与えた死亡率が今後不変であり，出生数も常に一定であると仮定すると，人口集団の年齢別分布はやがてある一定の型に収束する（一定になった後の分布は図3-2のグラフと一致する）。$_nL_x$ はこの人口集団の x 歳以上 $x+n$ 歳未満の人口に相当する。特に $n=1$ のとき，x 歳における定常人口といい，L_x で表す。また，x 歳以上の定常人口を T_x で表す。

　ここで，T_x は図3-2において影をつけた部分の面積となるから，

$$T_x = \int_x^\infty l_t dt$$

で与えられる。

$_nL_x$ に対しても T_x と同様の考え方から，

$$_nL_x = \int_x^{x+n} l_t dt$$

で与えられる。

⑤平均余命 $\overset{\circ}{e}_x$：x 歳における生存数 l_x について，これらの者が x 歳以降生存する年数の平均を x 歳における平均余命といい，$\overset{\circ}{e}_x$ で表す。x 歳における平均余命は，

$$\overset{\circ}{e}_x = \frac{T_x}{l_x}$$

により与えられる。特に 0 歳における平均余命を平均寿命という。

⑥寿命中位数：生命表上で出生者のうちちょうど半数が生存すると期待される年数を寿命中位数という。これは，$l_\alpha = \dfrac{1}{2}l_0$ をみたす α として与えられる。

3.3 チャン（C.L. Chiang）の方法

ここでは，チャン（C.L. Chiang）の方法とよばれる生命表の計算法を紹介した後に，ワークシートを用いて実際に生命表を作成してみる。

実際の生命表の計算においては，より正確なものにするために年齢区分を細かくしたり，死亡数の偶然変動の影響を少なくするために補整を行うなどして，以下で述べる方法より精度の高い方法で求めている。

(1) 中央死亡率 $_nm_x$ の計算

以下で示すワークシートでは，中央人口として国勢調査年の 7 月 1 日現在の人口，死亡数の偶然変動による影響を少なくするために国勢調査年とその前後 1 年間の計 3 年間の死亡数を用いることにした。（したがって，この生命表の作成基礎期間は 3 年間である。）なお，実際の計算に当たっては，中央人口として国勢調査人口を用いてもおおむね差し支えない。また，年齢区分は 0 歳，1 ～ 4 歳，5 ～ 9 歳，10～14歳，……，90～94歳，95歳以上とした。このとき，中央死亡率は，

$$_nm_x = \frac{_nD_x}{3 \times _nP_x}$$

で与えられる。ただし，各記号の意味は次のとおりである。

$_nD_x$：x 歳以上 $x+n$ 歳未満の 3 年間の死亡数

$_nP_x$：x 歳以上 $x+n$ 歳未満の中央人口

(2) 死亡率 $_nq_x$ の計算

中央死亡率から死亡率を算出するために，まず，平均生存期間 $_na_x$ の定義をする。

生存数曲線に従って死亡減少していくとき，x 歳と $x+n$ 歳との間で $_nd_x$（$= l_x - l_{x+n}$）人が死亡するが，この者達の x 歳と $x+n$ 歳との間の平均生存期間を $_na_x$ で表す。なお，平均生存期間 $_na_x$ を年齢区間（この場合は n 年）で除して得られる値 $_na_x/n$ を平

均生存期間割合という。

ここで，$_n a_x$ は第22回生命表（平成27年）の数値を用いて，

$$_n a_x = \frac{_n L_x^{22} - n \cdot l_{x+n}^{22}}{_n d_x^{22}} = \frac{T_x^{22} - T_{x+n}^{22} - n \cdot l_{x+n}^{22}}{l_x^{22} - l_{x+n}^{22}}$$

とした。ただし，各記号の意味は次のとおりである。

$_n L_x^{22}$：x 歳以上 $x+n$ 歳未満の定常人口
l_x^{22}：x 歳の生存数
$_n d_x^{22}$：x 歳以上 $x+n$ 歳未満の死亡数
T_x^{22}：x 歳以上の定常人口

なお，各記号の右肩についている「22」は，第22回生命表による数値であることを意味している。

例えば，女の20歳以上25歳未満の平均生存期間 $_5 a_{20}$ を求めるには，180頁の表3-3から，

$_5 L_{20}^{22} = T_{20}^{22} - T_{25}^{22} = 6,704,411 - 6,206,596 = 497,815$
$l_{25}^{22} = 99,510$
$_5 d_{20}^{22} = l_{20}^{22} - l_{25}^{22} = 99,610 - 99,510 = 100$

であるから，

$$_5 a_{20} = \frac{_5 L_{20}^{22} - 5 \times l_{25}^{22}}{_5 d_{20}^{22}} = \frac{497,815 - 5 \times 99,510}{100} = 2.65$$

となる。

中央死亡率 $_n m_x$ は，生命表上の死亡数と定常人口の比 $\frac{_n d_x}{_n L_x}$ に相当するので，次の等式が成り立つと仮定する。

$$_n m_x = \frac{_n d_x}{_n L_x}$$

このとき，95歳までの死亡率 $_n q_x$ は，年齢区間 n と中央死亡率 $_n m_x$ および平均生存期間 $_n a_x$ から，

$$_n q_x = \frac{n \cdot {_n m_x}}{1 + n(1 - {_n a_x}/n){_n m_x}} \qquad (x < 95)$$

として求められる。

95歳以上の死亡率 $_\infty q_{95}$ は，

$_\infty q_{95} = 1$

とする。

(3) 生存数 l_x および死亡数 $_n d_x$ の計算

0歳の生存数を $l_0 = 100,000$ とする。

x 歳以上 $x+n$ 歳未満の死亡数 $_n d_x$ は，

$_n d_x = l_x \cdot {_n q_x}$

により求められ，$x+n$ 歳における生存数 l_{x+n} は，

$l_{x+n} = l_x - {_n d_x} = l_x(1 - {_n q_x})$

により求められる。

(4) 定常人口（生存延べ年数）$_nL_x$, $_nT_x$ の計算

95歳までの定常人口 $_nL_x$ は，

$$_nL_x = n(l_x - {}_nd_x) + {}_na_x \cdot {}_nd_x \qquad (x < 95)$$

により求められる。

95歳以上の定常人口 $_\infty L_{95}$ は，

$$_\infty L_{95} = \frac{_\infty d_{95}}{_\infty m_{95}}$$

により求められる。

このとき，x 歳以上の定常人口は，

$$T_x = {}_nL_x + {}_nL_{x+n} + {}_nL_{x+2n} + \cdots + {}_\infty L_{95}$$

となる。

(5) 平均余命 $\overset{\circ}{e}_x$ の計算

x 歳における平均余命 $\overset{\circ}{e}_x$ は

$$\overset{\circ}{e}_x = \frac{T_x}{l_x}$$

により求められる。

ワークシート（表3-4）の説明

　A表

①：中央人口（平成27年7月1日現在人口）

②：年齢階級別死亡数の3年分の合計

③：②／（3×①）：中央死亡率

　B表

①：A表③から転記

②：$n \cdot {}_nm_x$ の計算

　　$1 \times 0.00166 = 0.00166$

　　$4 \times 0.00034 = 0.00136$

　　$5 \times 0.00027 = 0.00135$

　　　　　$\vdots$

③の数値は，第22回生命表（平成27年）によって得られたものであり，各地域で生命表を計算する場合にも，性・年齢階級別のこの数値をそのまま用いればよい。

④：$1 + ② \times ③$

　計算例は〔男〕だから，

　　$1 + 0.00166 \times 0.77723 = 1.00129$

　　$1 + 0.00136 \times 0.61012 = 1.00083$

　　　　　　$\vdots$

⑤：②／④

C表
①：Ｂ表⑤から転記
②および③の計算
  ③の計算　$100{,}000 \times 0.00166 = 166$
  ②の計算　$100{,}000 - 166 = 99{,}834$
  ③の計算　$99{,}834 \times 0.00136 = 136$
  ②の計算　$99{,}834 - 136 = 99{,}698$
        ⋮
④：Ｂ表の③と同様，第22回生命表（平成27年）によって得られたものである。
⑤．$n \times (② - ③)$
  $1 \times (100{,}000 - 166) = 99{,}834$
  $4 \times (99{,}834 - 136) = 398{,}792$
  $5 \times (99{,}698 - 135) = 497{,}815$
        ⋮
⑥：$n \times ④ \times ③$
  〔男〕の欄を用いて，
  $1 \times 0.22277 \times 166 = 37$
  $4 \times 0.38988 \times 136 = 212$
        ⋮
⑦：$⑤ + ⑥$

  ただし，最終段は $\dfrac{{}_{\infty}d_{95}}{{}_{\infty}m_{95}}$ により計算するので，

  $7{,}336 \diagup 0.33333 = 22{,}008$

⑧：最終段は⑦を転記　　$22{,}008$
  ⑦の一段上との合計
    $22{,}008 + 65{,}878 = 87{,}886$
  ⑦の一段上との合計
    $87{,}886 + 148{,}979 = 236{,}865$
        ⋮
⑨：平均余命は⑧／②で計算される。ただし，「$x \sim x+n$ 歳」の平均余命の数値は
  x 歳時点の平均余命である。
  0 歳　　　$7{,}931{,}006 \diagup 100{,}000 = 79.3$
  1 ～ 4 歳　$7{,}831{,}135 \diagup \ \ 99{,}834 = 78.4$
        ⋮

表3-3 第22回生命表

年齢 x	生存数 l_x	死亡数 $_nd_x$	生存率 $_np_x$	死亡率 $_nq_x$	死　力 μ_x	定常人口 $_nL_x$	T_x	平均余命 $\overset{\circ}{e}_x$
0週	100 000	69	0.99931	0.00069	0.06764	1 917	8 075 244	80.75
1	99 931	11	0.99989	0.00011	0.01401	1 916	8 073 327	80.79
2	99 920	7	0.99993	0.00007	0.00207	1 916	8 071 411	80.78
3	99 913	6	0.99994	0.00006	0.00320	1 916	8 069 494	80.77
4	99 906	21	0.99978	0.00022	0.00320	8 986	8 067 578	80.75
2月	99 885	14	0.99986	0.00014	0.00188	8 323	8 058 592	80.68
3	99 871	38	0.99962	0.00038	0.00152	24 963	8 050 269	80.61
6	99 833	34	0.99966	0.00034	0.00131	49 905	8 025 306	80.39
0年	100 000	202	0.99798	0.00202	0.06764	99 843	8 075 244	80.75
1	99 798	34	0.99966	0.00034	0.00038	99 783	7 975 401	79.92
2	99 765	24	0.99976	0.00024	0.00024	99 753	7 875 618	78.94
3	99 741	16	0.99984	0.00016	0.00019	99 732	7 775 866	77.96
4	99 725	11	0.99988	0.00012	0.00013	99 719	7 676 133	76.97
5	99 714	10	0.99990	0.00010	0.00010	99 709	7 576 414	75.98
6	99 704	10	0.99990	0.00010	0.00010	99 699	7 476 706	74.99
7	99 694	10	0.99990	0.00010	0.00010	99 689	7 377 007	74.00
8	99 684	9	0.99991	0.00009	0.00009	99 680	7 277 318	73.00
9	99 676	8	0.99992	0.00008	0.00008	99 672	7 177 638	72.01
10	99 668	7	0.99993	0.00007	0.00007	99 664	7 077 966	71.02
11	99 661	7	0.99993	0.00007	0.00007	99 657	6 978 302	70.02
12	99 653	8	0.99992	0.00008	0.00008	99 649	6 878 645	69.03
13	99 645	11	0.99989	0.00011	0.00009	99 640	6 778 995	68.03
14	99 635	13	0.99987	0.00013	0.00012	99 628	6 679 355	67.04
15	99 621	17	0.99983	0.00017	0.00015	99 613	6 579 727	66.05
16	99 604	21	0.99979	0.00021	0.00019	99 594	6 480 114	65.06
17	99 583	26	0.99974	0.00026	0.00024	99 570	6 380 520	64.07
18	99 557	32	0.99968	0.00032	0.00029	99 541	6 280 950	63.09
19	99 524	39	0.99961	0.00039	0.00036	99 506	6 181 409	62.11
20	99 486	45	0.99955	0.00045	0.00042	99 464	6 081 903	61.13
21	99 441	49	0.99951	0.00049	0.00047	99 417	5 982 440	60.16
22	99 392	51	0.99949	0.00051	0.00050	99 367	5 883 023	59.19
23	99 341	53	0.99946	0.00054	0.00053	99 315	5 783 656	58.22
24	99 288	55	0.99945	0.00055	0.00054	99 261	5 684 341	57.25
25	99 234	55	0.99945	0.00055	0.00055	99 206	5 585 080	56.28
26	99 179	54	0.99945	0.00055	0.00055	99 151	5 485 874	55.31
27	99 124	54	0.99946	0.00054	0.00055	99 097	5 386 722	54.34
28	99 070	54	0.99945	0.00055	0.00054	99 043	5 287 625	53.37
29	99 016	56	0.99944	0.00056	0.00055	98 989	5 188 582	52.40
30	98 961	57	0.99942	0.00058	0.00057	98 932	5 089 593	51.43
31	98 903	59	0.99940	0.00060	0.00059	98 874	4 990 661	50.46
32	98 844	61	0.99938	0.00062	0.00061	98 814	4 891 787	49.49
33	98 783	65	0.99934	0.00066	0.00064	98 751	4 792 973	48.52
34	98 718	69	0.99930	0.00070	0.00068	98 684	4 694 222	47.55
35	98 649	73	0.99926	0.00074	0.00072	98 613	4 595 538	46.58
36	98 576	75	0.99924	0.00076	0.00075	98 539	4 496 925	45.62
37	98 501	78	0.99920	0.00080	0.00078	98 462	4 398 387	44.65
38	98 423	84	0.99915	0.00085	0.00082	98 381	4 299 925	43.69
39	98 338	93	0.99905	0.00095	0.00090	98 293	4 201 543	42.73
40	98 245	103	0.99895	0.00105	0.00100	98 195	4 103 251	41.77
41	98 142	113	0.99885	0.00115	0.00110	98 086	4 005 056	40.81
42	98 029	122	0.99876	0.00124	0.00120	97 969	3 906 970	39.86
43	97 907	131	0.99866	0.00134	0.00129	97 842	3 809 001	38.90
44	97 776	144	0.99853	0.00147	0.00140	97 705	3 711 159	37.96
45	97 632	159	0.99837	0.00163	0.00155	97 554	3 613 454	37.01
46	97 473	176	0.99819	0.00181	0.00171	97 386	3 515 900	36.07
47	97 297	195	0.99800	0.00200	0.00190	97 201	3 418 514	35.13
48	97 102	215	0.99778	0.00222	0.00211	96 996	3 321 313	34.20
49	96 887	236	0.99757	0.00243	0.00233	96 771	3 224 317	33.28

生命表（男）

年齢	生存数	死亡数	生存率	死亡率	死　力	定常人口		平均余命
x	l_x	${}_nd_x$	${}_np_x$	${}_nq_x$	μ_x	${}_nL_x$	T_x	$\mathring{e}_x$
50	96 651	257	0.99734	0.00266	0.00255	96 524	3 127 546	32.36
51	96 394	283	0.99707	0.00293	0.00280	96 255	3 031 022	31.44
52	96 111	310	0.99677	0.00323	0.00308	95 958	2 934 767	30.54
53	95 801	340	0.99645	0.00355	0.00339	95 634	2 838 809	29.63
54	95 461	373	0.99609	0.00391	0.00373	95 277	2 743 175	28.74
55	95 088	411	0.99568	0.00432	0.00412	94 886	2 647 898	27.85
56	94 677	450	0.99525	0.00475	0.00454	94 455	2 553 012	26.97
57	94 227	488	0.99482	0.00518	0.00498	93 986	2 458 557	26.09
58	93 739	525	0.99440	0.00560	0.00540	93 480	2 364 571	25.23
59	93 214	568	0.99391	0.00609	0.00585	92 934	2 271 091	24.36
60	92 646	620	0.99331	0.00669	0.00639	92 341	2 178 157	23.51
61	92 026	688	0.99252	0.00748	0.00709	91 688	2 085 816	22.67
62	91 338	764	0.99163	0.00837	0.00795	90 962	1 994 129	21.83
63	90 573	839	0.99074	0.00926	0.00886	90 160	1 903 167	21.01
64	89 734	910	0.98986	0.01014	0.00973	89 286	1 813 007	20.20
65	88 825	994	0.98881	0.01119	0.01070	88 335	1 723 721	19.41
66	87 830	1 081	0.98769	0.01231	0.01182	87 297	1 635 386	18.62
67	86 749	1 166	0.98655	0.01345	0.01295	86 173	1 548 089	17.85
68	85 582	1 256	0.98532	0.01468	0.01415	84 962	1 461 916	17.08
69	84 326	1 349	0.98401	0.01599	0.01543	83 660	1 376 954	16.33
70	82 978	1 450	0.98253	0.01747	0.01684	82 262	1 293 294	15.59
71	81 528	1 561	0.98085	0.01915	0.01846	80 757	1 211 033	14.85
72	79 966	1 675	0.97905	0.02095	0.02025	79 138	1 130 276	14.13
73	78 291	1 776	0.97732	0.02268	0.02205	77 411	1 051 138	13.43
74	76 515	1 885	0.97537	0.02463	0.02388	75 583	973 727	12.73
75	74 631	2 021	0.97293	0.02707	0.02610	73 633	898 144	12.03
76	72 610	2 185	0.96991	0.03009	0.02889	71 533	824 511	11.36
77	70 426	2 377	0.96624	0.03376	0.03233	69 254	752 979	10.69
78	68 048	2 594	0.96188	0.03812	0.03649	66 770	683 725	10.05
79	65 454	2 819	0.95693	0.04307	0.04134	64 063	616 955	9.43
80	62 635	3 046	0.95138	0.04862	0.04680	61 131	552 891	8.83
81	59 589	3 279	0.94498	0.05502	0.05307	57 970	491 760	8.25
82	56 311	3 504	0.93778	0.06222	0.06025	54 577	433 791	7.70
83	52 807	3 714	0.92968	0.07032	0.06839	50 967	379 213	7.18
84	49 094	3 900	0.92055	0.07945	0.07766	47 158	328 246	6.69
85	45 194	4 043	0.91053	0.08947	0.08810	43 181	281 088	6.22
86	41 150	4 116	0.89998	0.10002	0.09941	39 096	237 907	5.78
87	37 034	4 127	0.88856	0.11144	0.11156	34 969	198 811	5.37
88	32 907	4 080	0.87601	0.12399	0.12500	30 861	163 842	4.98
89	28 827	3 973	0.86217	0.13783	0.14002	26 829	132 982	4.61
90	24 854	3 810	0.84671	0.15329	0.15698	22 933	106 153	4.27
91	21 044	3 580	0.82990	0.17010	0.17602	19 233	83 220	3.95
92	17 465	3 302	0.81095	0.18905	0.19751	15 788	63 987	3.66
93	14 163	2 967	0.79047	0.20953	0.22205	12 649	48 199	3.40
94	11 195	2 567	0.77068	0.22932	0.24801	9 876	35 550	3.18
95	8 628	2 123	0.75399	0.24601	0.27055	7 530	25 674	2.98
96	6 506	1 718	0.73592	0.26408	0.29434	5 614	18 144	2.79
97	4 788	1 352	0.71757	0.28243	0.31910	4 083	12 529	2.62
98	3 435	1 034	0.69896	0.30104	0.34485	2 894	8 447	2.46
99	2 401	768	0.68017	0.31983	0.37165	1 997	5 553	2.31
100	1 633	554	0.66104	0.33896	0.39954	1 340	3 556	2.18
101	1 080	387	0.64176	0.35824	0.42855	874	2 215	2.05
102	693	262	0.62229	0.37771	0.45874	553	1 341	1.94
103	431	171	0.60267	0.39733	0.49015	339	788	1.83
104	260	108	0.58291	0.41709	0.52284	201	449	1.73
105	151	66	0.56303	0.43697	0.55684	116	247	1.63
106	85	39	0.54307	0.45693	0.59223	64	132	1.55
107	46	22	0.52305	0.47695	0.62905	34	68	1.46
108	24	12	0.50301	0.49699	0.66736	18	34	1.39
109	12	6	0.48296	0.51704	0.70722	9	16	1.32
110	6	3	0.46295	0.53705	0.74869	4	7	1.25
111	3	2	0.44302	0.55698	0.79185	2	3	1.19
112	1	1	0.42318	0.57682	0.83675	1	1	1.13

表3-3　第22回生命表つづき

年齢 x	生存数 l_x	死亡数 $_nd_x$	生存率 $_np_x$	死亡率 $_nq_x$	死　力 μ_x	定常人口		平均余命 $\overset{\circ}{e}_x$
						$_nL_x$	T_x	
0週	100 000	63	0.99937	0.00063	0.05782	1 917	8 698 726	86.99
1	99 937	12	0.99988	0.00012	0.01422	1 916	8 696 809	87.02
2	99 925	5	0.99995	0.00005	0.00209	1 916	8 694 893	87.01
3	99 921	6	0.99994	0.00006	0.00232	1 916	8 692 976	87.00
4	99 914	19	0.99981	0.00019	0.00344	8 987	8 691 060	86.99
2月	99 895	14	0.99986	0.00014	0.00164	8 324	8 682 074	86.91
3	99 881	29	0.99971	0.00029	0.00151	24 966	8 673 749	86.84
6	99 853	31	0.99969	0.00031	0.00085	49 918	8 648 783	86.62
0年	100 000	178	0.99822	0.00178	0.05782	99 861	8 698 726	86.99
1	99 822	32	0.99968	0.00032	0.00040	99 806	8 598 865	86.14
2	99 790	20	0.99980	0.00020	0.00023	99 780	8 499 059	85.17
3	99 770	12	0.99988	0.00012	0.00016	99 763	8 399 279	84.19
4	99 758	8	0.99992	0.00008	0.00010	99 753	8 299 516	83.20
5	99 749	8	0.99992	0.00008	0.00008	99 746	8 199 762	82.20
6	99 742	8	0.99992	0.00008	0.00008	99 738	8 100 017	81.21
7	99 734	8	0.99992	0.00008	0.00008	99 730	8 000 279	80.22
8	99 726	7	0.99993	0.00007	0.00008	99 722	7 900 550	79.22
9	99 718	7	0.99993	0.00007	0.00007	99 715	7 800 828	78.23
10	99 712	7	0.99993	0.00007	0.00007	99 708	7 701 113	77.23
11	99 705	7	0.99993	0.00007	0.00007	99 701	7 601 405	76.24
12	99 698	7	0.99993	0.00007	0.00007	99 695	7 501 703	75.24
13	99 691	7	0.99993	0.00007	0.00007	99 688	7 402 008	74.25
14	99 684	8	0.99992	0.00008	0.00008	99 680	7 302 321	73.25
15	99 676	10	0.99990	0.00010	0.00009	99 671	7 202 641	72.26
16	99 666	12	0.99988	0.00012	0.00011	99 660	7 102 970	71.27
17	99 654	13	0.99987	0.00013	0.00013	99 647	7 003 311	70.28
18	99 641	15	0.99985	0.00015	0.00014	99 633	6 903 663	69.29
19	99 626	16	0.99984	0.00016	0.00015	99 618	6 804 030	68.30
20	99 610	17	0.99983	0.00017	0.00016	99 602	6 704 411	67.31
21	99 593	19	0.99981	0.00019	0.00018	99 584	6 604 809	66.32
22	99 575	20	0.99980	0.00020	0.00020	99 565	6 505 225	65.33
23	99 554	22	0.99978	0.00022	0.00021	99 544	6 405 661	64.34
24	99 533	23	0.99977	0.00023	0.00023	99 521	6 306 117	63.36
25	99 510	24	0.99976	0.00024	0.00024	99 498	6 206 596	62.37
26	99 486	25	0.99975	0.00025	0.00025	99 473	6 107 098	61.39
27	99 461	27	0.99973	0.00027	0.00026	99 447	6 007 625	60.40
28	99 434	28	0.99971	0.00029	0.00028	99 420	5 908 177	59.42
29	99 405	30	0.99970	0.00030	0.00029	99 391	5 808 758	58.44
30	99 375	31	0.99969	0.00031	0.00031	99 360	5 709 367	57.45
31	99 345	32	0.99968	0.00032	0.00032	99 329	5 610 007	56.47
32	99 313	34	0.99966	0.00034	0.00033	99 296	5 510 678	55.49
33	99 279	36	0.99963	0.00037	0.00035	99 261	5 411 383	54.51
34	99 243	39	0.99961	0.00039	0.00038	99 223	5 312 122	53.53
35	99 204	41	0.99959	0.00041	0.00040	99 184	5 212 898	52.55
36	99 163	42	0.99957	0.00043	0.00042	99 142	5 113 715	51.57
37	99 121	45	0.99954	0.00046	0.00044	99 098	5 014 573	50.59
38	99 075	50	0.99950	0.00050	0.00048	99 051	4 915 474	49.61
39	99 025	56	0.99943	0.00057	0.00053	98 998	4 816 424	48.64
40	98 969	62	0.99937	0.00063	0.00060	98 939	4 717 426	47.67
41	98 907	68	0.99931	0.00069	0.00066	98 873	4 618 487	46.70
42	98 839	73	0.99926	0.00074	0.00071	98 803	4 519 614	45.73
43	98 766	79	0.99920	0.00080	0.00077	98 727	4 420 811	44.76
44	98 687	85	0.99913	0.00087	0.00083	98 645	4 322 084	43.80
45	98 602	94	0.99905	0.00095	0.00090	98 556	4 223 438	42.83
46	98 509	104	0.99895	0.00105	0.00100	98 458	4 124 882	41.87
47	98 405	114	0.99884	0.00116	0.00111	98 349	4 026 425	40.92
48	98 291	124	0.99874	0.00126	0.00121	98 230	3 928 076	39.96
49	98 167	134	0.99864	0.00136	0.00131	98 101	3 829 846	39.01

生命表（女）

年齢	生存数	死亡数	生存率	死亡率	死　力	定常人口		平均余命
x	l_x	$_nd_x$	$_np_x$	$_nq_x$	μ_x	$_nL_x$	T_x	$\mathring{e}_x$
50	98 034	145	0.99852	0.00148	0.00142	97 962	3 731 745	38.07
51	97 889	159	0.99838	0.00162	0.00155	97 811	3 633 783	37.12
52	97 730	174	0.99822	0.00178	0.00170	97 645	3 535 972	36.18
53	97 557	189	0.99807	0.00193	0.00186	97 463	3 438 327	35.24
54	97 368	202	0.99792	0.00208	0.00201	97 268	3 340 864	34.31
55	97 166	215	0.99779	0.00221	0.00215	97 060	3 243 596	33.38
56	96 951	226	0.99767	0.00233	0.00227	96 839	3 146 536	32.45
57	96 726	237	0.99755	0.00245	0.00239	96 608	3 049 697	31.53
58	96 489	250	0.99741	0.00259	0.00252	96 365	2 953 088	30.61
59	96 239	268	0.99721	0.00279	0.00269	96 106	2 856 723	29.68
60	95 970	291	0.99696	0.00304	0.00291	95 827	2 760 617	28.77
61	95 679	318	0.99667	0.00333	0.00318	95 522	2 004 790	27.05
62	95 361	346	0.99638	0.00362	0.00348	95 190	2 569 268	26.94
63	95 015	372	0.99609	0.00391	0.00378	94 832	2 474 078	26.04
64	94 643	399	0.99578	0.00422	0.00406	94 446	2 379 246	25.14
65	94 244	433	0.99540	0.00460	0.00441	94 031	2 284 800	24.24
66	93 811	471	0.99498	0.00502	0.00482	93 579	2 190 769	23.35
67	93 340	511	0.99453	0.00547	0.00526	93 088	2 097 190	22.47
68	92 829	554	0.99403	0.00597	0.00573	92 556	2 004 102	21.59
69	92 275	603	0.99346	0.00654	0.00626	91 978	1 911 547	20.72
70	91 672	662	0.99278	0.00722	0.00688	91 346	1 819 569	19.85
71	91 010	729	0.99200	0.00800	0.00762	90 651	1 728 223	18.99
72	90 281	802	0.99112	0.00888	0.00847	89 887	1 637 572	18.14
73	89 480	874	0.99023	0.00977	0.00936	89 049	1 547 685	17.30
74	88 606	954	0.98923	0.01077	0.01029	88 136	1 458 636	16.46
75	87 652	1 053	0.98798	0.01202	0.01140	87 135	1 370 500	15.64
76	86 599	1 180	0.98637	0.01363	0.01284	86 020	1 283 365	14.82
77	85 419	1 332	0.98441	0.01559	0.01466	84 766	1 197 345	14.02
78	84 087	1 505	0.98211	0.01789	0.01682	83 350	1 112 579	13.23
79	82 582	1 699	0.97943	0.02057	0.01936	81 750	1 029 229	12.46
80	80 883	1 909	0.97639	0.02361	0.02227	79 947	947 479	11.71
81	78 974	2 143	0.97286	0.02714	0.02560	77 923	867 532	10.99
82	76 831	2 409	0.96864	0.03136	0.02956	75 649	789 609	10.28
83	74 422	2 701	0.96370	0.03630	0.03429	73 096	713 959	9.59
84	71 720	3 004	0.95812	0.04188	0.03976	70 244	640 864	8.94
85	68 716	3 310	0.95184	0.04816	0.04593	67 087	570 620	8.30
86	65 407	3 622	0.94462	0.05538	0.05298	63 622	503 533	7.70
87	61 784	3 938	0.93627	0.06373	0.06118	59 842	439 911	7.12
88	57 847	4 253	0.92648	0.07352	0.07085	55 745	380 069	6.57
89	53 594	4 531	0.91546	0.08454	0.08208	51 350	324 323	6.05
90	49 063	4 757	0.90305	0.09695	0.09485	46 701	272 974	5.56
91	44 306	4 918	0.88900	0.11100	0.10940	41 859	226 273	5.11
92	39 389	5 025	0.87243	0.12757	0.12656	36 881	184 414	4.68
93	34 364	5 024	0.85381	0.14619	0.14682	31 846	147 533	4.29
94	29 340	4 876	0.83380	0.16620	0.16949	26 884	115 686	3.94
95	24 464	4 598	0.81204	0.18796	0.19609	22 135	88 802	3.63
96	19 866	4 132	0.79202	0.20798	0.22051	17 756	66 667	3.36
97	15 734	3 594	0.77161	0.22839	0.24603	13 890	48 911	3.11
98	12 140	3 025	0.75083	0.24917	0.27272	10 580	35 021	2.88
99	9 115	2 464	0.72970	0.27030	0.30063	7 838	24 441	2.68
100	6 652	1 941	0.70825	0.29175	0.32981	5 640	16 603	2.50
101	4 711	1 477	0.68649	0.31351	0.36033	3 937	10 963	2.33
102	3 234	1 085	0.66446	0.33554	0.39223	2 662	7 026	2.17
103	2 149	769	0.64217	0.35783	0.42559	1 741	4 364	2.03
104	1 380	525	0.61967	0.38033	0.46047	1 100	2 623	1.90
105	855	345	0.59699	0.40301	0.49694	670	1 523	1.78
106	510	217	0.57415	0.42585	0.53507	393	853	1.67
107	293	132	0.55121	0.44879	0.57494	222	460	1.57
108	162	76	0.52821	0.47179	0.61663	120	238	1.48
109	85	42	0.50518	0.49482	0.66022	62	118	1.39
110	43	22	0.48217	0.51783	0.70580	31	56	1.31
111	21	11	0.45924	0.54076	0.75346	15	26	1.23
112	10	5	0.43642	0.56358	0.80329	7	11	1.16
113	4	2	0.41378	0.58622	0.85539	3	5	1.10
114	2	1	0.39136	0.60864	0.90987	1	2	1.04
115	1	0	0.36921	0.63079	0.96683	0	1	0.98

表3-4 生命表の計算例；X町男（平成26〜28年）

A．基礎データ

$$_nm_x = \frac{_nD_x}{3 \times {}_nP_x}$$

	① 中央人口 $_nP_x$ （H27.7.1）	死亡数				③ $_nm_x$ ②／（3×①）
		（1年目）平成26年	（2年目）平成27年	（3年目）平成28年	② 合計 $_nD_x$	
0歳	1 002	3	1	1	5	0.00166
1〜 4歳	3 906	1	1	2	4	0.00034
5〜 9歳	4 873	2	1	1	4	0.00027
10〜14歳	4 991	1	0	0	1	0.00007
15〜19歳	5 973	2	1	2	5	0.00028
20〜24歳	7 226	8	2	5	15	0.00069
25〜29歳	8 015	9	3	4	16	0.00067
30〜34歳	8 405	2	5	2	9	0.00036
35〜39歳	9 813	14	7	13	34	0.00115
40〜44歳	8 469	15	13	21	49	0.00193
45〜49歳	7 478	16	17	13	46	0.00205
50〜54歳	7 333	32	27	21	80	0.00364
55〜59歳	8 334	70	53	55	178	0.00712
60〜64歳	9 098	90	80	81	251	0.00920
65〜69歳	7 155	110	81	132	323	0.01505
70〜74歳	5 629	134	137	138	409	0.02422
75〜79歳	3 948	175	149	179	503	0.04247
80〜84歳	2 431	182	185	166	533	0.07308
85〜89歳	995	141	122	130	393	0.13166
90〜94歳	315	62	51	69	182	0.19259
95歳以上	84	24	34	26	84	0.33333

B．死亡率

$$_nq_x = \frac{n \cdot {}_nm_x}{1 + n(1 - {}_na_x/n)\,{}_nm_x}$$

	① ${}_nm_x$ （＝A③）	② $n \cdot {}_nm_x$	③ $1 - {}_na_x/n$ 男	③ $1 - {}_na_x/n$ 女	④ $1 + ② \times ③$	⑤ 死亡率 ${}_nq_x$ ②／④
0歳	0.00166	0.00166	0.77723	0.78090	1.00129	0.00166
1〜 4歳	0.00034	0.00136	0.61012	0.63356	1.00083	0.00136
5〜 9歳	0.00027	0.00135	0.53043	0.51892	1.00072	0.00135
10〜14歳	0.00007	0.00035	0.42979	0.48889	1.00015	0.00035
15〜19歳	0.00028	0.00140	0.41630	0.45455	1.00058	0.00140
20〜24歳	0.00069	0.00345	0.48175	0.47000	1.00166	0.00344
25〜29歳	0.00067	0.00335	0.50037	0.47556	1.00168	0.00334
30〜34歳	0.00036	0.00180	0.48077	0.47485	1.00087	0.00180
35〜39歳	0.00115	0.00575	0.47426	0.46638	1.00273	0.00573
40〜44歳	0.00193	0.00965	0.46591	0.46703	1.00450	0.00961
45〜49歳	0.00205	0.01025	0.45912	0.46373	1.00471	0.01020
50〜54歳	0.00364	0.01820	0.46155	0.46567	1.00840	0.01805
55〜59歳	0.00712	0.03560	0.46675	0.47676	1.01662	0.03502
60〜64歳	0.00920	0.04600	0.46030	0.46732	1.02117	0.04505
65〜69歳	0.01505	0.07525	0.46855	0.46571	1.03526	0.07269
70〜74歳	0.02422	0.12110	0.47298	0.46224	1.05728	0.11454
75〜79歳	0.04247	0.21235	0.46519	0.45026	1.09878	0.19326
80〜84歳	0.07308	0.36540	0.47442	0.45296	1.17335	0.31142
85〜89歳	0.13166	0.65830	0.50182	0.46745	1.33035	0.49483
90〜94歳	0.19259	0.96295	0.53976	0.49712	1.51976	0.63362
95歳以上						1.00000

C. 生存数，死亡数，定常人口，平均余命

	① 死亡率 $_nq_x$ （＝B⑤）	② 生存数 l_x	③ 死亡数 $_nd_x$ ②×①	④ 平均生存期間割合 $_na_x/n$	
				男	女
0歳	0.00166	100 000	166	0.22277	0.21910
1～ 4歳	0.00136	99 834	136	0.38988	0.36644
5～ 9歳	0.00135	99 698	135	0.46957	0.48108
10～14歳	0.00035	99 563	35	0.57021	0.51111
15～19歳	0.00140	99 528	139	0.58370	0.54545
20～24歳	0.00344	99 389	342	0.51825	0.53000
25～29歳	0.00334	99 047	331	0.49963	0.52444
30～34歳	0.00180	98 716	178	0.51923	0.52515
35～39歳	0.00573	98 538	565	0.52574	0.53362
40～44歳	0.00961	97 973	942	0.53409	0.53297
45～49歳	0.01020	97 031	990	0.54088	0.53627
50～54歳	0.01805	96 041	1 734	0.53845	0.53433
55～59歳	0.03502	94 307	3 303	0.53325	0.52324
60～64歳	0.04503	91 004	4 098	0.53970	0.53268
65～69歳	0.07267	86 906	6 315	0.53145	0.53429
70～74歳	0.11461	80 591	9 237	0.52702	0.53776
75～79歳	0.19322	71 354	13 787	0.53481	0.54974
80～84歳	0.31073	57 567	17 888	0.52558	0.54704
85～89歳	0.49295	39 679	19 560	0.49818	0.53255
90～94歳	0.63054	20 119	12 686	0.46024	0.50288
95歳以上	1.00000	7 433	7 433		

$$_nL_x = n(l_x - {_nd_x}) + {_na_x} \cdot {_nd_x}, \qquad \mathring{e}_x = \frac{T_x}{l_x}$$

⑤ $n \times (② - ③)$	⑥ $n \times ④ \times ③$	定常人口		⑨ 平均余命 $\mathring{e}_x$ ⑧／②
		⑦ $_nL_x$ ⑤+⑥	⑧ T_x ⑦の最下段からの累積	
99 834	37	99 871	7 931 006	79.3
398 792	212	399 004	7 831 135	78.4
497 815	317	498 132	7 432 131	74.5
497 640	100	497 740	6 933 999	69.6
496 945	406	497 351	6 436 259	64.7
495 235	886	496 121	5 938 908	59.8
493 580	827	494 407	5 442 787	55.0
492 690	462	493 152	4 948 380	50.1
489 865	1 485	491 350	4 455 228	45.2
485 155	2 516	487 671	3 963 878	40.5
480 205	2 677	482 882	3 476 207	35.8
471 535	4 668	476 203	2 993 325	31.2
455 020	8 807	463 827	2 517 122	26.7
434 520	11 064	445 584	2 053 295	22.6
402 935	16 786	419 721	1 607 711	18.5
356 785	24 322	381 107	1 187 990	14.7
287 835	36 875	324 710	806 883	11.3
198 195	47 113	245 308	482 173	8.4
100 120	48 859	148 979	236 865	6.0
36 680	29 198	65 878	87 886	4.4
	$_\infty d_{95} \diagup {_\infty m_{95}}$	22 008	22 008	3.0

生命表の計算用ワークシート

A．基礎データ

$$_nm_x = \frac{_nD_x}{3 \times {_nP_x}}$$

	① 中央人口 $_nP_x$ （H27.7.1）	死亡数				③ $_nm_x$ ②／（3×①）
		（1年目） 平成26年	（2年目） 平成27年	（3年目） 平成28年	② 合計$_nD_x$	
0歳						
1～ 4歳						
5～ 9歳						
10～14歳						
15～19歳						
20～24歳						
25～29歳						
30～34歳						
35～39歳						
40～44歳						
45～49歳						
50～54歳						
55～59歳						
60～64歳						
65～69歳						
70～74歳						
75～79歳						
80～84歳						
85～89歳						
90～94歳						
95歳以上						

B．死亡率

$$_nq_x = \frac{n \cdot {}_nm_x}{1+n(1-{}_na_x/n){}_nm_x}$$

	① ${}_nm_x$ （=A③）	② $n \cdot {}_nm_x$	③ $1-{}_na_x/n$		④ $1+② \times ③$	⑤ 死亡率 ${}_nq_x$ ②／④
			男	女		
0歳			0.77723	0.78090		
1～ 4歳			0.61012	0.63356		
5～ 9歳			0.53043	0.51892		
10～14歳			0.42979	0.48889		
15～19歳			0.41630	0.45455		
20～24歳			0.48175	0.47000		
25～29歳			0.50037	0.47556		
30～34歳			0.48077	0.47485		
35～39歳			0.47426	0.46638		
40～44歳			0.46591	0.46703		
45～49歳			0.45912	0.46373		
50～54歳			0.46155	0.46567		
55～59歳			0.46675	0.47676		
60～64歳			0.46030	0.46732		
65～69歳			0.46855	0.46571		
70～74歳			0.47298	0.46224		
75～79歳			0.46519	0.45026		
80～84歳			0.47442	0.45296		
85～89歳			0.50182	0.46745		
90～94歳			0.53976	0.49712		
95歳以上						1.00000

C．生存数，死亡数，定常人口，平均余命

	① 死亡率 $_nq_x$ （＝B⑤）	② 生存数 l_x	③ 死亡数 $_nd_x$ ②×①	④ 平均生存期間割合 $_na_x/n$	
				男	女
0歳		100 000		0.22277	0.21910
1～ 4歳				0.38988	0.36644
5～ 9歳				0.46957	0.48108
10～14歳				0.57021	0.51111
15～19歳				0.58370	0.54545
20～24歳				0.51825	0.53000
25～29歳				0.49963	0.52444
30～34歳				0.51923	0.52515
35～39歳				0.52574	0.53362
40～44歳				0.53409	0.53297
45～49歳				0.54088	0.53627
50～54歳				0.53845	0.53433
55～59歳				0.53325	0.52324
60～64歳				0.53970	0.53268
65～69歳				0.53145	0.53429
70～74歳				0.52702	0.53776
75～79歳				0.53481	0.54974
80～84歳				0.52558	0.54704
85～89歳				0.49818	0.53255
90～94歳				0.46024	0.50288
95歳以上	1.00000				

$$_nL_x = n(l_x - {}_nd_x) + {}_na_x \cdot {}_nd_x, \qquad \overset{\circ}{e}_x = \frac{T_x}{l_x}$$

⑤ $n \times (② - ③)$	⑥ $n \times ④ \times ③$	定常人口		⑨ 平均余命 $\overset{\circ}{e}_x$ ⑧／②
		⑦ $_nL_x$ ⑤+⑥	⑧ T_x ⑦の最下段からの累積	
	${}_\infty d_{95} / {}_\infty m_{95}$			

第Ⅴ編　統計調査のオンライン化

§1　統計調査のオンライン化

1.1　統計調査の実査のオンライン化

　従来より，わが国において実施している統計調査の多くは紙の調査票を用いて行われており，調査方法としては，大きく分けて調査員が調査票を携えてそれぞれの被調査者に調査内容を説明し調査を行う実地調査と，被調査者に対して調査票を郵送し記入された調査票を返送してもらう郵送調査の2種類の形態があるが，近年のICT（情報通信技術）の普及によって，インターネットの利用が世間一般的なものとなり，政府全体の方向性としても，ICTを利用した行政手続きの簡素化を推進していることから，公的統計の実施においても利便性が高いインターネットを利用したオンライン調査を計画的に推進することとしている。

1.1.1　統計調査のオンライン化の整備・動向

(1)　公的統計の整備に関する基本的な計画

　平成21年3月に閣議決定された「公的統計の整備に関する基本的な計画」（以下「基本計画」）は平成26年3月の閣議決定を経て第Ⅱ期基本計画に変更され，「正確かつ効率的な統計の作成や，報告者の負担軽減・利便性の向上を図るためには，ICTの急速な発展に伴う高度情報化社会の到来を踏まえ，統計調査の調査方法にオンライン調査を導入するとともに，導入後のオンライン回答の促進などに取り組むことが有効である」とされた。この閣議決定による第Ⅱ期基本計画に基づいて，①調査企画時における導入の検討，②総務大臣による統計調査の承認審査や統計委員会における基幹統計調査の審議に際しての確認，③取組の基盤となる「オンライン調査の推進に関する行動指針」の策定，④モバイル機器携帯型端末も利用可能な「政府統計オンライン調査総合窓口」の機能改善・拡充，⑤各府省との情報共有・取組への支援等に取り組むとされ，その取り組みの効果として，オンライン調査の導入率は，平成28年度に8割近くに達している。また，平成30年3月に閣議決定された第Ⅲ期基本計画においては，これまでの取り組みを踏まえ，各府省は，統計調査の企画に当たり，オンライン調査の導入やオンライン回答率の向上方策を引き続き検討することを原則とするとともに，ICTの普及状況を踏まえた「政府統計オンライン調査総合窓口」の機能改善・拡充等に一体となって取り組むこととされている（367頁参照）。

(2)　オンライン調査の推進に関する行動指針

　基本計画に定めるオンライン調査の推進のため，各府省の取り組みの指針として平成27年4月に「オンライン調査の推進に関する行動指針」の今後の取り組みとして，「各府省は，統計調査の企画に当たっては，報告者の利便性の向上や費用対効果等を総合的に勘案した上で適切な手法によるオンライン調査の導入について検討し，その推進を図る」「オンライン調査の導入後においても，当該統計調査業務の改善やオン

ライン回答率の向上に継続的に取り組む」と定められており，また，具体的な取り組みとしては，「電子調査票の利便性の向上…など報告者の利便性の向上」「オンライン調査の推進に伴う費用・業務の効率化」「オンライン調査の導入やその効果に係る周知の充実を図るとともに，オンライン調査の報告方法などに係る案内の改善」「各統計調査の取組状況及びその結果等についての情報共有」などが定められている。

1.1.2　統計調査のオンライン化の効果
　紙による調査票を用いて実施している統計調査を，オンラインにより電子化することによる主な効果としては，次のようなことが考えられる。
　(1)被調査者の調査票記入・報告負担の軽減
　(2)収集する統計データの正確性の向上
　(3)調査票の配布・回収業務の効率化，迅速化
　(4)調査票を収集してから公表までの期間短縮
　(5)実施サイドでのデータチェック・照会事務負担の軽減
　(6)調査結果データの調査対象に対する還元方法の改善

1.2　統計調査のオンライン調査システム
1.2.1　政府統計共同利用システムのオンライン調査システム
(1)　システムの概要
　オンライン調査システムは，政府統計共同利用システムのサブシステムで，政府において行われる国民，企業等を対象とする各種の統計調査の現行の調査方式（調査員調査，郵送調査等）と併用し，インターネットを通じたオンライン調査を行うことが可能な汎用的なシステムである。
　オンライン調査システムの利用者は，インターネットを通じて電子調査票による回答を行う調査対象者，政府共通ネットワーク・総合行政ネットワーク(LGWAN)を通じて回答データの受付管理や審査等を行う調査実施機関や経由機関の利用者である。

V編

(2)　利用方法
　①調査対象者は，調査実施機関より送付されるオンライン調査システムへのアクセス用のID・パスワードを用いて認証を行い，システムへログインする。
　②調査対象者は，該当する電子調査票を自身のパソコンにダウンロードして取得し，所要の事項を入力する。
　③回答は，電子調査票にあらかじめ組み込まれた送信機能を選択し，回答データをXML形式でオンライン調査システムへ自動的に送信される。
　　なお，調査対象者は調査実施機関が指定する回答期間内であれば，電子調査票を用いて回答データを修正し，再送信することが可能。
　④調査実施機関，都道府県，市区町村等の経由機関は，オンライン調査システムに随時アクセスし回答状況を確認することが可能で，また，回答データを取得可能。

オンライン調査システムの利用の流れ

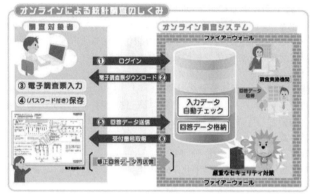

出典　総務省統計局

(3) 主な機能
　①調査実施機関や経由機関は，調査対象者からの回答データの受付状況や内容を確認することができる。
　②紙の調査票を受け付けた場合は，キー項目等を入力することにより受付状況を画面により登録できる。
　　　なお，紙の調査票の回答内容を電子調査票に入力し，一括登録することも可能。
　③自動審査プログラムを使用することにより，調査対象者から回答データを受け付けた際に自動的に審査が可能。
　④調査区別回答者数や回答データに基づく項目別回答者数を示す基礎表を作成することができる。
　⑤特定帳票プログラムを使用することにより，調査実施機関や経由機関が求める特定の帳票を自動的に作成することができる。

(4) 電子調査票の仕様
　オンライン調査で用いられる電子調査票は，調査実施機関が調査の内容等により①PDF 形式，②HTML 形式，③Microsoft Excel 形式の３つのうちのいずれかを選択し，作成している。
　①　PDF 形式の特徴
　・紙の調査票と同様のイメージで電子調査票を作成することができる。また，要件確定したイメージを基にテンプレートを使用して，効率的に電子調査票を作成することができる。
　・オフライン環境で回答できるため，回答に手間がかかる調査票でも調査対象者の都合にあわせた作業ができる。
　・各電子調査票にパスワードが設定できるため，セキュリティ上安心して利用可能。

② HTML 形式の特徴
・Web ページと同様のイメージとなるため，調査対象者が違和感なく利用することができる。
・回答の一時保存が可能であるため，調査対象者の都合に合わせた作業ができる。
・電子調査票の表示を行う際に，オンライン調査システムがトークン（ワンタイムパスワード）の埋め込みを行い，回答時にトークンチェックを行うため，セキュリティ上安心して利用できる。

③ Microsoft Excel 形式の特徴
・調査対象者が従前より Excel 調査票を用いて磁気媒体での送付などを行っている場合，同様のイメージで電子調査票を利用することができる。
・オフライン環境で回答の作成が可能であるため，回答に手間がかかる調査票でも調査対象者の都合に合わせた作業ができる。

(5) セキュリティ

統計調査によって集められた調査票その他の関係書類については，統計調査を実施する国の行政機関および地方公共団体が，これらを適正に管理するために必要な措置を講じなければならないと統計法で定められている。

オンライン調査システムを利用して回答したデータについても，この規定に基づき適正に管理されることになり，具体的には，①通信回線，②サーバ，③業務システム，④統計担当職員の認証の各々の段階で対策を講じている。

① 通信回線

回答を送信する PC から本システムまでの通信は，ログイン以降すべて SSL（Secure Sockets Layer）により暗号化されている。

② サーバ

回答されたデータは，オンライン調査システムのサーバに蓄積されるが，調査期間終了後は，速やかに削除される。

オンライン調査のサーバは，厳重に管理されたデータセンターに設置されている。

多重にファイアウォールが設置されているのはもちろんのこと，不正なアクセスがないかを24時間365日監視している。

③ 業務システム

一旦，回答されたデータについては，回答者であってもインターネットを通じての取得ができない仕組みとしている。

④ 統計担当職員の認証

回答されたデータは，統計調査ごとに決められた統計担当職員のみがアクセスを許可される。

職員がオンライン調査にアクセスするためには，職員の ID，パスワード，IC カード等を用いた複合認証が必要である。

1.2.2 人口動態調査オンライン報告システム

(1) 調査の概要

　人口動態調査は，出生，死亡，婚姻，離婚，死産の５種類の人口動態事象について，その実態を明らかにするため，戸籍法等による各届書等から調査票に移記する調査である。

　人口動態事象を常に把握し，厚生労働行政施策の基礎資料を得ることを目的としている。

(2) システムの概要

　市区町村での戸籍事務の電子化処理に連動している人口動態調査事務システムによる処理の増加に伴い，より一層の効率化と迅速化を図ることを目的として開発されたシステムである。

　このシステムでは，人口動態調査事務システムにより電子データ化された調査票データを作成し，それを保健所において当該システムに登録を行うことによって保健所および都道府県での受付，内容審査，調査票の送付，出生小票，死亡小票の移送等の自動化，同小票の管理などを行っている。

(3) システムの機能

　このシステムは，市区町村が人口動態調査事務システムで出力したデータを扱う「市区町村システム」，保健所で行う「保健所システム」，都道府県で行う「都道府県システム」，厚生労働省で行う「厚生労働省システム」の４つで構成されており，「保健所システム」と「都道府県システム」の機能は以下のとおりである。

　　① 保健所システムの機能

　　　　市区町村から電子媒体により送付された調査票データをデータベース・サー

人口動態調査オンライン報告システム
～システムの構成～

バに登録し，調査票データの審査と送付を行い，また，厚生労働省が作成した還元データを取り込む機能を有している。
- 管轄市区町村から送付されてきた調査票データの受付処理と審査処理
- 保健所符号と受付年月日の入力
- 出生小票と死亡小票の作成
- 調査票データの送付処理
- 出生小票と死亡小票データの移送処理
- 調査票データに含まれる外字（JIS第1・第2水準以外の漢字）の内字（JIS第1・第2水準以外の漢字）への変換
- 調査票データの表示と更新処理（自保健所の登録データのみ）
- 出生小票と死亡小票データの表示と更新処理（自保健所の小票データのみ）
- 厚生労働省作成の還元データの表示処理
② 都道府県システムの機能

保健所が登録した調査票データを受け付け，審査後，調査票のデータベースサーバに再登録し，厚生労働省が作成した還元データを取り込む機能を有している。
- システム内に保存されている管轄市区町村の調査票データの受付処理と審査処理
- 調査票データの送付処理
- 出生小票と死亡小票データの移送処理
- 調査票データの表示と更新処理（管轄保健所の登録データのみ）
- 厚生労働省作成の還元データの表示処理

このシステムの利用については，厚生労働省が定めた様式により事前に利用の届け出をすることが必要である。

§2　インターネットによる統計データの提供と活用

2.1　厚生労働省ホームページにおける統計情報の提供

厚生労働省ホームページは平成30年7月にリニューアルを行い，「各種統計調査」コーナーでは主に
- 現在実施中の統計調査をお知らせする「統計調査実施のお知らせ」
- 世帯・事業所等一般の方へ今年度お願いする統計調査をお知らせする「統計調査実施予定」
- 最近公表を行った統計結果の速報・概況等を提供する「最近公表の統計資料」
- 「人口・世帯」「保健衛生」「社会福祉」などの分野別に調査概要や公表予定情報等を提供する「厚生労働統計一覧」を提供している。また，ページ右側には各種のバナーやリンクを設け，政府統計の総合窓口（e-Stat）のバナーのほか，「統計調査公表予定」のリンクをクリックすると，政府統計の総合窓口（e-Stat）の厚生労働統計の公表予定に関する情報を見ることができる。

平成20年度から統計調査等業務の業務・システム最適化計画に基づき，各府省が

ホームページより提供する統計調査のコンテンツは，政府全体として一体性と統一性があり，わかりやすく，便利で使いやすいことを目的として，共通化を図っている。

各府省が提供する統計調査，業務統計および加工統計の統計に係るホームページについては，次のとおり，共通メニューおよび共通掲載項目によるコンテンツ（情報内容）の構成，用語の共通化を図る。

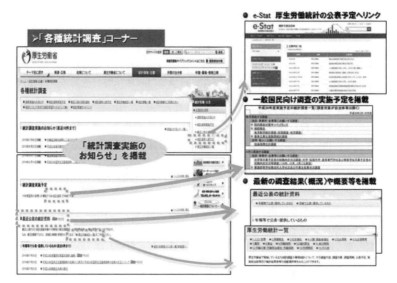

統計に係るホームページの共通メニューおよび共通掲載項目

(1) 統計調査

共通メニュー	共通掲載項目	掲載内容等
調査の概要	調査の目的	統計調査の目的を記述。
	調査の沿革	統計調査の経緯，変遷，沿革等を記述。
	調査の根拠法令	統計調査の実施に係る根拠法令を記述。
	調査の対象	統計調査の対象範囲及び調査対象者数を記述。
	抽出方法	標本調査における抽出方法を記述。
調査の概要	調査事項	統計調査における調査事項を記述。
	調査票	調査票の画像ファイル等を添付。
	調査の時期	調査期日及び具体的な調査期間を記述。
	調査の方法	統計調査の実施系統，調査手法等を記述。
	（その他）	上記に掲げるほか，各統計調査の特性等に応じて，適宜，任意の項目を任意の位置に掲載。

共通メニュー	共通掲載項目	掲載内容等
調査の結果	用語の解説	調査の結果に用いる主要な用語の定義・解説を記述。
	結果の概要	調査の結果の概要を記述。
	推計方法	標本調査における結果数値の推計方法を記述。
	利用上の注意	誤差の範囲等の結果精度に関する情報，他の類似の統計又は従前の結果数値との違いを生じさせる構造的な要因その他の結果数値の利用に当たって利用者が注意すべき事項を記述。
	正誤情報	公表後，結果数値に修正が生じた場合に，正誤表等の正誤情報を掲載。
	統計表一覧	統計表管理システムにリンクするスプレッドシート等の一覧を掲載。
	（その他）	上記に掲げるほか，各統計調査の特性等に応じて，適宜，任意の項目を任意の位置に掲載。
公表予定		統計の公表予定を公表予定日の3か月前までを目途に掲載。実際の公表日まで変更の都度更新。
Q&A		統計調査に関するよくある質問を記述。
問い合わせ先		利用者からの問い合わせを受ける連絡先の部署名，電話番号等を記述。
（過去情報）		「平成○年△△統計調査」等の表記により，適宜，過去の提供情報を掲載。
（その他）		上記に掲げるほか，ポスター，パンフレットの画像ファイル等，各統計調査の特性等に応じて，適宜，任意の項目を任意の位置に掲載。

(2) 業務統計および加工統計

共通メニュー	共通掲載項目	掲載内容等
統計の概要	統計の目的	統計の目的を記述。
	統計の沿革	統計の経緯，変遷，沿革等を記述。
	統計の作成方法	統計の作成方法を記述。
	（その他）	上記に掲げるほか，各統計の特性等に応じて，適宜，任意の項目を任意の位置に掲載。
集計結果又は推計結果	用語の解説	集計結果又は推計結果に用いる主要な用語の定義・解説を記述。
	結果の概要	集計結果又は推計結果の概要を記述。
	利用上の注意	誤差の範囲等の結果精度に関する情報，他の類似の統計又は従前の結果数値との違いを生じさせる構造的な要因その他の結果数値の利用に当たって利用者が注意すべき事項を記述。
	正誤情報	公表後，結果数値に修正が生じた場合に，正誤表等の正誤情報を掲載。
	統計表一覧	統計表管理システムにリンクするスプレッドシート等の一覧を掲載。
	（その他）	上記に掲げるほか，各統計の特性等に応じて，適宜，任意の項目を任意の位置に掲載。
公表予定		統計の公表予定を公表予定日の3か月前までを目途に掲載。実際の公表日まで変更の都度更新。
問い合わせ先		利用者からの問い合わせを受ける連絡先の部署名，電話番号等を記述。
（過去情報）		「平成○年△△統計」等の表記により，適宜，過去の提供情報を掲載。
（その他）		上記に掲げるほか，ポスター，パンフレットの画像ファイル等，各統計の特性等に応じて，適宜，任意の項目を掲載。

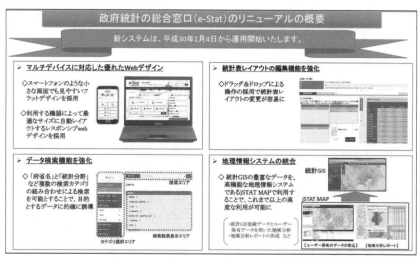

(3) 政府統計の総合窓口（e-Stat）

　各府省が平成20年度より公表する統計調査結果であるすべての統計表スプレッドシートを e-Stat より提供することとなり，厚生労働省においても所管する統計調査からリンクを設定している。

　平成30年1月より，e-Stat がリニューアルされ，統計データ検索時に，府省名と統計分野など複数の検索カテゴリの組み合わせによる検索が可能となり，データベース

化されている統計表について，画面操作でレイアウトの変更が可能になるなどの改善がなされている。

2.2 外国の統計データの活用
2.2.1 統計関連サイト
　インターネットの普及により，各国政府の統計調査部局のサイトや保健福祉関係部門の統計関連サイトから，直接，統計関連資料を入手することが可能となった。各国の統計部局のリンク等としては，総務省統計局のホームページ「e-Stat」の「統計関係リンク集」中，「外国政府の統計機関」が有益である。

国際機関および主要国等の統計関連部局サイト一覧

機関名（和名）	機関名（英名）	URL（ホームページアドレス）
国連統計部	United Nations Statistics Division	https://unstats.un.org/home/
世界保健機構（WHO）統計情報システム	World Health Organization Statistics and Information System (WHOSIS)	https://www.who.int/whosis/en/
国連アジア太平洋経済社会委員会（ESCAP）統計部	United Nations Economic and Social Commission for Asia and the Pacific (ESCAP) Statistics Division	https://www.unescap.org/our-work/statistics
国連食糧農業機関（FAO）統計	Food and Agriculture Organization of the United Nations (FAO) (Statistics)	http://www.fao.org/economic/ess
国際労働機関（ILO）統計データ	International Labour Organization (ILO) (Statistics and Databases)	https://www.ilo.org/global/statistics-and-databases/lang--en/index.htm
国際労働機関（ILO労働統計）	ILO ILOSTAT Website	https://www.ilo.org/ilostat/
国際通貨基金（IMF）	International Monetary Fund (IMF)	https://dsbb.imf.org/
国連アジア太平洋統計研修所（SIAP）	United Nations Statistical Institute for Asia and the Pacific	http://www.unsiap.or.jp/
国連開発計画（UNDP）	United Nations Development Programme (UNDP)	https://www.undp.org/content/undp/en/home/
国連欧州経済委員会(ECE)統計部	United Nations Economic Commission for Europe (UNECE) Statistical Division	http://www.unece.org/stats/stats_h.html
世界銀行	World Bank	https://www.worldbank.org/
経済協力開発機構（OECD）統計データ	Organization for Economic Cooperation and Development (OECD) (Data)	https://data.oecd.org/
経済協力開発機構（OECD）ヘルスデータ	OECD Health Data	https://data.oecd.org/health.htm
EU統計局	EUROSTAT	https://ec.europa.eu/eurostat/
アメリカ全国保健統計センター	U.S. National Center for Health Statistics (NCHS)	https://www.cdc.gov/nchs/
アメリカ疾病管理センター（疾病・死亡週報）	U.S. Centers for Disease Control and Prevision (CDC)	https://www.cdc.gov/mmwr/index.html
アメリカセンサス局	U.S. Census Bureau	https://www.census.gov/
イギリス国家統計局	UK Statistics Authority	https://www.statisticsauthority.gov.uk/
国連児童基金（統計データ）	UNICEF / Data	https://data.unicef.org/resources/resource-type/datasets/

2.2.2 外国の統計機関サイト

国際機関，各国の統計等関連機関・部門のインターネットサイトで有益と考えられるものは前頁に示すとおりである。

2.2.3 保健・福祉関係サイト等のインターネット検索

外国の保健・福祉関連の状況や保健・福祉統計データのインターネット検索を行う場合には，「Google」「Yahoo! JAPAN」等の検索エンジンを利用する方法がある。

保健統計関連では，WHO（世界保健機関）のサイトをあげることができる。WHOのサイトでは，統計情報は基本的には WHO SIS（WHO Statistical Information System）に集約されているほか，各施策分野別に統計データ等が収載されており，例えば感染症の発生データ等は，Weekly Epidemiological Record（WER）を参照することになる。

WHO のサイト内での統計関連情報の検索は，同サイトの Search（検索機能）で「statistics」のキーワードにより検索すると，各施策部門の統計関連情報のリストや各国の保健統計関連サイトへのリンク集（WHO 作成）がリストされるのでアクセスが可能である。

また，OECD（経済協力開発機構）のサイトでは，OECD が加盟国の保健医療指標を収集したデータベース「OECD DATA / HEALTH（以下，ヘルスデータ）」（https://data.oecd.org/health.htm）をあげることができる。ヘルスデータは，わが国においても施策立案のための基礎資料として，また医学，公衆衛生，社会保障，医療経済の研究資料としても幅広く活用されている。

このほか，厚生労働統計協会のホームページ（https://www.hws-kyokai.or.jp）にも「国際厚生統計 HP へのご案内」というページがあり，諸外国の厚生労働統計関連データを登載している主な Web サイトへのリンクが張られている。

第Ⅵ編　資料集

§1　厚生統計調査一覧

1.1　厚生統計調査一覧

平成31年2月現在

所管 部局名	所管 課室名	統計調査の名称	種別	21	22	23	24	25	26	27	28	29	30	31	備考
政策統括官（統計・情報政策，政策評価担当）	審査解析室	産業連関構造調査（医療業・社会福祉事業等投入調査）	般				○	○				○			5年周期。平成24,25年は予算の都合上2年に分けて実施
	人口動態・保健社会統計室	人口動態調査	基	○	○	○	○	○	○	○	○	○	○	○	
	行政報告統計室	地域保健・健康増進事業報告	般	○	○	○	○	○	○	○	○	○	○	○	
		衛生行政報告例	般	☆	○	☆	○	☆	○	☆	○	☆	○	☆	☆：年度報に加え隔年報
		福祉行政報告例	般	○	○	○	○	○	○	○	○	○	○	○	
	保健統計室	患者調査	基		○			○			○			○	3年周期
		受療行動調査	般		○			○			○			○	3年周期
		医療施設調査	基	○	☆	○	○	☆	○	○	☆	○	○	☆	☆：静態年
		病院報告	般	○	○	○	○	○	○	○	○	○	○	○	
	社会統計室	社会福祉施設等調査	般	☆	○	○	☆	○	○	☆	○	○	☆	○	☆：精密年
		介護サービス施設・事業所調査	般	○	○	○	○	○	○	○	○	○	○	○	
	世帯統計室	国民生活基礎調査	基	○	☆	○	○	☆	○	○	☆	○	○	☆	☆：大規模年
		21世紀出生児縦断調査（平成13年出生児）	般	○	○	○	○	○	○	○					平成28年より文部科学省主体の共管調査
		21世紀出生児縦断調査（平成22年出生児）	般		○	○	○	○	○	○		○	○	○	調査実施時期を12月から5月に変更したため，平成28年は未実施
		21世紀成年者縦断調査（平成24年成年者）	般				◎	○	○	○	○	○	○	○	
		中高年者縦断調査	般	○	○	○	○	○	○	○	○	○	○	○	
	政策評価官室	所得再分配調査	般	○			○			○			○		3年周期
医政局	地域医療計画課	無医地区等調査	般	○					○						5年周期
	歯科保健課	歯科疾患実態調査	般			○				○					5年周期
		無歯科医地区等調査	般	○					○						5年周期
	看護課	看護師等学校養成所入学状況及び卒業生就業状況調査	般	○	○	○	○	○	○	○	○	○	○	○	
	経済課	薬事工業生産動態統計調査	基	○	○	○	○	○	○	○	○	○	○	○	
		医薬品・医療機器産業実態調査	般	○	○	○	○	○	○	○	○	○	○	○	
		医薬品価格調査	般	☆	○	☆	○	☆	○	☆	○	☆	○	☆	☆：本調査 ○：経時変動調査
		材料価格調査	般	○			○			○	○	○	○		平成25年度以前及び30年度は特定保険医療材料価格調査，27，29年度は特定保険医療材料・再生医療等製品価格調査
健康局	総務課	原爆被爆者実態調査	般							○					10年周期
	健康課	国民健康・栄養調査	般	○	○	○	○	○	○	○	○	○	○	○	
	健康課 保健指導室	保健師活動領域調査	般	☆	○	○	○	○	○	☆	○	○	○	☆	☆：領域調査に加え活動調査
	結核感染症課	院内感染対策サーベイランス	般	○	○	○	○	○	○	○	○	○	○	○	
医薬・生活衛生局	食品監視安全課	食肉検査等情報還元調査	般	○	○	○	○	○	○	○	○	○	○	○	
子ども家庭局	保育課	地域児童福祉事業等調査	般	③	①	②	③	①	②	③	①	②	③	①	①：市町村事業調査 ②：認可外保育施設利用世帯調査 ③：保育所利用世帯調査，認可外保育施設調査 加えて平成27年度

Ⅵ編

—201—

所管 部局名	課室名	統計調査の名称	種別	21	22	23	24	25	26	27	28	29	30	31	備考
子ども家庭局	保育課	地域児童福祉事業等調査	般												以降，認定こども園（幼稚園・地方裁量型）・地域型保育事業（家庭的保育事業，居宅訪問型保育事業，事業所内保育事業）を毎年調査
	家庭福祉課	児童養護施設入所児童等調査	般					○					○		5年周期
	家庭福祉課 母子家庭等自立支援室	全国ひとり親世帯等調査	般			○					○				5年周期。平成23年度以前は全国母子世帯等調査
	母子保健課	乳幼児栄養調査	般							○					10年周期
		乳幼児身体発育調査	般		○										10年周期
社会・援護局	保護課	社会保障生計調査	般	○	○	○	○	○	○	○	○	○	○	○	
		被保護者調査	般	○	○	○	○	○	○	○	○	○	○	○	平成23年度以前は被保護者全国一斉調査
		医療扶助実態調査	般	○	○	○	○	○	○	○	○	○	○	○	
	地域福祉課	消費生活協同組合（連合会）実態調査	般	○	○	○	○	○	○	○	○	○	○	○	
		ホームレスの実態に関する全国調査	般	○	○	☆	○	○	○	○	☆	○	○	○	☆：概数調査に加え生活実態調査
	援護企画課 中国在留邦人等支援室	中国残留邦人等実態調査	般	○					○						不定期
障害保健福祉部	障害福祉課	障害福祉サービス等経営実態調査	般		○			○			○				3年周期
		障害福祉サービス等従事者処遇状況等調査	般	○	○	○	○	○	○	○	○	○	○	○	
老健局	老人保健課	介護事業経営実態調査	般		○			○			○				3年周期
		介護事業経営概況調査	般		○			○			○				3年周期
		介護従事者処遇状況等調査	般	○	○	○	○	○	○	○	○	○	○	○	
保険局	医療課，調査課	医療経済実態調査	般	○		○		○		○		○		○	2年周期
	医療課	訪問看護療養費実態調査	般	○		○		○		○		○		○	2年周期
	調査課	健康保険・船員保険被保険者実態調査	般	○	○	○	○	○	○	○	○	○	○	○	
		医療費の動向	般	○	○	○	○	○	○	○	○	○	○	○	
		医療給付実態調査	般	○	○	○	○	○	○	○	○	○	○	○	
年金局	数理課	年金制度基礎調査	般	○	○	○	○	○	○	○	○	○	○	○	
	事業管理課	公的年金加入状況等調査	般		○			○			○				3年周期
	調査室	国民年金被保険者実態調査	般			○			○			○			3年周期
社会保障・人口問題研究所		出生動向基本調査	般		○					○					5年周期
		人口移動調査	般	○					○					○	5年周期
		世帯動態調査	般				○					○			5年周期
		全国家庭動向調査	般				○					○			5年周期
		生活と支え合いに関する調査	般					○					○		5年周期

注　1)　◎＝開始年，○＝実施年
　　2)　基＝基幹統計調査，般＝一般統計調査

1.2　主な厚生統計調査の概要

調査名	目的	調査（集計）事項	調査対象
人口動態調査	人口動態事象を把握し，人口及び厚生労働行政施策の基礎資料を得る	出生，死亡，死産，婚姻，離婚に関する事項	「戸籍法」及び「死産の届出に関する規程」により届けられた出生，死亡，婚姻，離婚及び死産の全数
国民生活基礎調査	保健，医療，福祉，年金，所得等国民生活の基礎的事項を調査し，厚生労働行政の企画及び運営に必要な基礎資料を得るとともに，各種調査の調査客体を抽出するための親標本を設定する	<世帯票>単独世帯の状況，5月中の家計支出総額，世帯主との続柄，公的年金・恩給の受給状況，就業状況等<健康票>自覚症状，通院，日常生活への影響，健康意識，健康診断等の受診状況等<介護票>要介護度の状況，介護が必要となった原因，介護サービスの利用状況等	全国の世帯及び世帯員 健康票，介護票，貯蓄票は大規模年のみ

調査名	目的	調査（集計）事項	調査対象
国民生活基礎調査		<所得票>前年1年間の所得の種類別金額・課税等の状況,生活意識の状況等 <貯蓄票>貯蓄現在高,借入金残高等	
21世紀出生児縦断調査	21世紀の初年及び平成22年に出生した子の実態及び経年変化の状況を継続的に観察することにより,少子化対策等厚生労働行政施策の企画立案,実施等のための基礎資料を得る	家族構成,子育て感,夫婦の家事・育児分担状況,子育ての悩みの相談先,食事のようす,病気やけが,父母の就業状況等	全国の平成13年の1月10日から同月17日の間及び7月10日から同月17日の間に出生した子,平成22年の5月10日から同月24日に出生した子
21世紀成年者縦断調査（平成24年成年者）	調査対象となった男女の結婚,出産,就業等の実態及び意識の経年変化の状況を継続的に観察することにより,少子化対策等厚生労働行政施策の企画立案,実施等のための基礎資料を得る	仕事の有無,就業形態,配偶者の有無,親との同居の有無,前年の所得,退職理由,家事・育児時間,仕事と子育ての両立支援制度の状況,子どもの状況等	平成24年10月末現在で20～29歳であった男女及びその配偶者
中高年者縦断調査	全国の中高年世代の50歳から59歳の男女を追跡して,その健康・就業・社会活動について,意識面・事実面の変化の過程を継続的に調査し,行動の変化や事象間の関連性等を把握して,高齢者対策等厚生労働行政施策の企画,実施のための基礎資料を得る	家族の状況,健康の状況,就業の状況,住居・家計状況等	平成17年10月末現在に50～59歳であった男女
患者調査	医療施設を利用する患者について,その傷病の状況等の実態を明らかにし,医療行政の基礎資料を得る	患者の性・出生年月日・住所,入院・外来の種別,受療の状況,診療費等支払方法,紹介の状況等	全国の医療施設を利用する患者
受療行動調査	全国の医療施設を利用する患者について,受療の状況や受けた医療に対する満足度等を調査することにより,患者の医療に対する認識や行動を明らかにし,今後の医療行政の基礎資料を得る	診察等までの待ち時間,診察時間,来院の目的,初めて医師に診てもらったときの自覚症状,入院までの期間,今後の治療・療養の希望,入院の許可が出た場合の自宅療養の見通し,医師から受けた説明の程度,病院を選んだ理由,満足度等	全国の一般病院を利用した患者
病院報告	全国の病院,療養病床を有する診療所における患者の利用状況を把握し,医療行政の基礎資料を得る	在院患者数,新入院患者数,退院患者数,外来患者数等	全国の病院,療養病床を有する診療所
医療施設調査	医療施設の分布及び整備の実態を明らかにするとともに,医療施設の診療機能を把握し,医療行政の基礎資料を得る	（静態調査）施設名,所在地,開設者,診療科目及び患者数,設備,従事者の数及びその勤務の状況,許可病床数,救急病院・診療所の告示の有無,診療及び検査の実施状況等 （動態調査）施設名,所在地,開設者,診療科目等	（静態調査）調査時点で開設している全ての医療施設 （動態調査）医療法に基づく開設・廃止・変更等の届出を受理又は処分をした医療施設
衛生行政報告例	衛生関係諸法規の施行に伴う各都道府県,指定都市及び中核市における衛生行政の実態を把握し,衛生行政運営のための基礎資料を得る	精神保健福祉・栄養・衛生検査・生活衛生・食品衛生・医療・薬事・母体保護・難病・小児慢性特定疾病に関する事項	都道府県・指定都市・中核市
地域保健・健康増進事業報告	地域住民の健康の保持及び増進を目的とした地域の特性に応じた保健施策の展開等を,実施主体である保健所及び市区町村ごとに把握し,国及び地方公共団体の地域保健施策の効率的・効果的な増進のための基礎資料を得る	母子保健等サービスの実施状況,予防接種の状況,職員の連絡調整等の実施状況,職員の設置状況及び保健職員の市町村への援助状況,健康増進事業の実施状況等	保健所・市区町村
薬事工業生産動態統計調査	医薬品,医薬部外品,医療機器及び再生医療等製品の生産及び輸入の実態を明らかにし,薬事行政の基礎資料を得る	医薬品,医薬部外品,医療機器及び再生医療等製品の生産（輸入）・出荷・在庫に関する金額,数量	医薬品,医薬部外品,医療機器又は再生医療等製品の製造販売事務所及び製造所
国民健康・栄養調査	国民の身体の状況,栄養摂取量及び生活習慣の状況を明らかにし,国民の健康の増進の総合的な推進を図るための基礎資料を得る	<身体状況調査票>身長,体重,腹囲,血圧等 <栄養摂取状況調査票>食品摂取量,栄養素等摂取量,食事状況（欠食・外食等）	全国の世帯及び世帯員

調査名	目的	調査（集計）事項	調査対象
国民健康・栄養調査		<生活習慣調査票>食生活，身体活動・運動，休養（睡眠），飲酒，喫煙，歯の健康等に関する生活習慣全般	
社会福祉施設等調査	全国の社会福祉施設等の数，在所者，従事者の状況等を把握し，社会福祉行政推進のための基礎資料を得る	<基本票>施設・事業所の種類，施設・事業所名，所在地，設置・経営主体，定員等 <詳細票>在所者の状況，サービスの種類と提供状況（利用者数等），従事者の状況等	全国の社会福祉施設等の全数
福祉行政報告例	社会福祉関係諸法規の施行に伴う各都道府県，指定都市及び中核市における行政の実態を数量的に把握し，社会福祉行政運営のための基礎資料を得る	身体障害者福祉・障害者総合支援・特別児童扶養手当・知的障害者福祉・老人福祉・婦人保護・民生委員・社会福祉法人・児童福祉・母子保健・児童扶養手当・戦傷病者特別援護・中国残留邦人等支援給付金等に関する事項	都道府県・指定都市・中核市
地域児童福祉事業等調査	保育を中心とした児童福祉事業に対する市町村の取組などの実態を把握し，多様化した需要に的確に対応した児童福祉行政施策を推進するための基礎資料を得る	（市町村事業調査）保育所定員の弾力化の状況，短時間勤務の保育士の導入状況，保育料の収納事務の私人への委託状況等 （認可外保育施設調査）在所児童数，保育従事者数，設置主体，平日の開所時間等 （認定こども園・地域型保育事業調査）施設・事業所数，利用児童数等 （保育所利用世帯調査）保育所利用世帯の状況，保育所の入所状況，父母の就業状況等 （認可外保育施設利用世帯調査）世帯の状況，利用時刻，月額利用料，施設を選択した理由等	（市町村事業調査）市町村，特別区 （認可外保育施設調査）認可外保育施設 （認定こども園・地域型保育事業調査）認定こども園・地域型保育事業 （保育所利用世帯調査）保育所利用世帯 （認可外保育施設利用世帯調査）認可外保育施設を利用する世帯
社会保障生計調査	被保護世帯の生活実態を明らかにすることによって，生活保護基準の改定等生活保護制度の企画運営のために必要な基礎資料を得るとともに，厚生労働行政の企画運営のために必要な基礎資料を得る	被保護世帯の生活実態（家計収支，消費品目，購入数量等）に関する事項	被保護世帯
被保護者調査	生活保護法による保護を受けている世帯及び保護を受けていた世帯の保護の受給状況を把握し，生活保護制度及び厚生労働行政の企画運営に必要な基礎資料を得る	（基礎調査）被保護世帯数・世帯人員，扶助の種類，年金等受給世帯数・件数，加算受給世帯数，外国人世帯数・世帯人員数，保護廃止世帯数，保護開始年月，廃止理由等 （個別調査）世帯の状況，保護の状態，保護の決定状況，扶助の種類，就労・就学の状況，加算等の状況，年金の受給状況等	都道府県・政令指定都市・中核市及び福祉事務所
介護サービス施設・事業所調査	全国の介護サービスの提供体制，提供内容等を把握することにより，介護サービスの提供面に着目した基盤整備に関する基礎資料を得る	<基本票>法人名，施設・事業所名，所在地，定員等 <詳細票>開設・経営主体，在所者・利用者数，従事者数，居室等の状況等 <利用者票>要介護度，認知症高齢者の日常生活自立度，障害高齢者の日常生活自立度 等	全国の介護保険施設及び事業所並びにその入所者及び利用者
医療経済実態調査	（医療機関等調査）病院，一般診療所及び歯科診療所並びに保険薬局における医業経営等の実態を明らかにし，社会保険診療報酬に関する基礎資料を整備する	<病院調査票>基本データ，損益，給与，資産・負債，キャッシュ・フロー，設備投資額 <一般診療所調査票・歯科診療所調査票・保険薬局調査票>基本データ，損益，給与，資産・負債，設備投資額	社会保険による診療・調剤を行っている全国の病院，一般診療所，歯科診療所及び1か月間の調剤報酬明細書の取扱件数が300件以上の保険薬局
	（保険者調査）医療保険の保険者の財政状況の実態を把握し，社会保険診療報酬に関する基礎資料を整備する	（決算に関する調査）決算における収支状況及び積立金等の状況，適用及び保険給付の状況等 （土地及び直営保養所・保健会館に関する調査）土地に関する施設の種類，面積，帳簿価格等及び直営保養所・保健会館に関する施設の種類，建物の状況等	全国健康保険協会，組合管掌健康保険，船員保険，共済組合，国民健康保険及び後期高齢者医療の各保険者

調査名	目的	調査（集計）事項	調査対象
所得再分配調査	社会保障制度における給付と負担，租税制度における負担が所得の分配に与える影響を所得階層別，世帯及び世帯員の属性別に明らかにし，社会保障制度の浸透状況，影響度を把握することによって，今後における有効な施策立案の基礎資料を得る	拠出金及び受給金の状況，医療の受療状況，介護の給付状況，保育所の利用状況等	全国の世帯及び世帯員

参考

1.1　労働統計調査一覧

部局名	課室名	統計調査の名称	種別	21	22	23	24	25	26	27	28	29	30	31	備考
政策統括官（統計・情報政策，政策評価担当）	雇用・賃金福祉統計室	毎月勤労統計調査	基	○	○	○	○	○	○	○	○	○	○	○	
		労働経済動向調査	般	○	○	○	○	○	○	○	○	○	○	○	
		雇用動向調査	般	○	○	○	○	○	○	○	○	○	○	○	
		雇用の構造に関する実態調査													毎回テーマを変更
		（就業形態の多様化に関する総合実態調査）	般	○			○		○						
		（転職者実態調査）	般	○						○					
		（若年者雇用実態調査）	般	○				○							
		（高年者雇用実態調査）	般												平成20年実施
		（パートタイム労働者総合実態調査）	般			○					○				
		（派遣労働者実態調査）	般	○											
		（企業における採用管理等に関する実態調査）	般												平成19年実施
		労働争議統計調査	般	○	○	○	○	○	○	○	○	○	○	○	
		労使関係総合調査													
		（労働組合基礎調査）	般	○	○	○	○	○	○	○	○	○	○	○	
		（労使コミュニケーション調査）	般	○					○				○		
		（労働組合活動に関する実態調査）	般					○					○		
		（労使間の交渉等に関する実態調査）	般							◎					
	賃金福祉統計室	賃金構造基本統計調査	基	○	○	○	○	○	○	○	○	○	○	○	
		賃金引上げ等の実態に関する調査	般	○	○	○	○	○	○	○	○	○	○	○	
		就労条件総合調査	般	○	○	○	○	○	○	○	○	○	○	○	
		労働災害動向調査	般	○	○	○	○	○	○	○	○	○	○	○	
		労働安全衛生調査													
		（実態調査）	般					○			○				
		（労働環境調査）	般					◎							
労働基準局	賃金課	最低賃金に関する実態調査	般	○	○	○	○	○	○	○	○	○	○	○	
	労災管理課労災保険財政数理室	労務費率調査	般		○			○			○			○	3年周期
職業安定局雇用開発部	雇用開発企画課建設・港湾対策室	港湾運送事業雇用実態調査	般									○			5年周期
	障害者雇用対策課地域就労支援室	障害者雇用実態調査	般										○		5年周期
人材開発統括官	人材開発政策担当参事官室	能力開発基本調査	般	○	○	○	○	○	○	○	○	○	○	○	
	若年者・キャリア形成支援担当参事官室	大学，短期大学，高等専門学校及び専修学校卒業予定者の就職内定状況等調査	般	○	○	○	○	○	○	○	○	○	○	○	文部科学省と共管
総務省統計局統計調査部	国勢統計課労働力人口統計室	労働力調査	基	○	○	○	○	○	○	○	○	○	○	○	
		就業構造基本調査	基				○					○			5年周期

注　1）　◎＝開始年　○＝実施年
　　2）　基＝基幹統計調査　般＝一般統計調査

1.2　主な労働統計調査の概要

調査名	目的	調査事項	調査対象
毎月勤労統計調査（全国調査・地方調査）	雇用，給与及び労働時間の変動を毎月明らかにする（全国調査にあっては全国的の変動，地方調査にあってはその都道府県別の変動）	主要な生産品の名称，事業の内容，操業日数，企業規模，性別常用労働者数，パートタイム労働者数，常用労働者に係る性別異動状況，出勤日数，所定内労働時間数，所定外労働時間数，きまって支給する給与額，特別に支払われた給与額等	全国の16産業に属する事業所であって常用労働者を雇用するもののうち，常時5人以上を雇用する事業所
毎月勤労統計調査（特別調査）	常用労働者1人以上4人以下の事業所における雇用，給与及び労働時間の実態を明らかにし，毎月実施されている常用労働者5人以上の事業所に関する「全国調査」及び「地方調査」を補完するとともに，各種の労働施策を円滑に推進していくための基礎資料を提供する	事業所名，主要な生産品の名称，事業の内容，企業規模，常用労働者数，常用労働者ごとの性，年齢，勤続年数，出勤日数，通常日1日の実労働時間数，きまって支給する現金給与額，特別に支払われた現金給与額	全国の16大産業に属する事業所であって常用労働者を雇用するもののうち，1人以上4人以下を雇用する事業所
労働経済動向調査	景気の動向，労働力需給の変化等が雇用，労働時間，賃金等に及ぼしている影響や，それらに関する今後の見通し，対応策等について調査し，労働経済の変化の方向，当面の問題点等を迅速に把握する	[各調査月に共通する事項] 事業所の属性，生産・売上等の動向と増減（見込）理由，雇用・労働時間の動向，労働者の過不足感，雇用調整の実施状況等に関する事項	全国の建設業，製造業等12産業に属し，常用労働者30人以上を雇用する民営事業所
雇用動向調査	主要産業における入職，離職と未充足求人の状況並びに入職者，離職者について個人別に属性，入職・離職に関する事情等を調査し，雇用労働力の産業，規模，職業及び地域間の移動の実態を明らかにする	(事業所調査) 事業所の属性，企業全体の常用労働者数，性，雇用形態別常用労働者の異動状況，性，年齢階級及び就業形態別常用労働者数等 (入職者調査) 性，年齢，学歴及び卒業した年，求職活動でのインターネットの利用の有無，入職経路，職業，前職の有無，前職に関する事項等 (離職者調査) 性，年齢，最終学歴，卒業時期等	全国の16産業に属し，5人以上の常用労働者を雇用する事業所と当該事業所の入職者（離職者調査票については事業所が記入）
賃金構造基本統計調査	主要産業に雇用される労働者について，その賃金の実態を労働者の雇用形態，職種，性，年齢，学歴，勤続年数，経験年数別に明らかにする	事業所の属性，労働者の性，雇用形態，年齢，学歴，勤続年数，役職，職種，経験年数，実労働時間，超過勤務時間，きまって支給する現金給与額，超過労働給与額等	16大産業の5人以上の常用労働者を雇用する民営事業所及び10人以上の常用労働者を雇用する公営事業所
賃金引上げ等の実態に関する調査	労働組合のない企業を含めた民間企業における賃金，賞与の改定額，改定率，賃金・賞与の改定方法，改定に至るまでの経緯等を把握する	企業の属性，賃金の改定，賃金の改定事情，賞与支給に関する事項，労働組合との交渉経過等	15大産業に属する民営企業で，製造業及び卸売業は30人以上，その他の産業については常用労働者100人以上の企業
就労条件総合調査	主要産業における企業の労働時間制度，定年制，賃金制度について総合的に調査し，わが国の民間企業における就労条件の現状を明らかにする	企業の属性，労働時間制度，定年制，賃金制度，退職給付制度等に関する事項	全国の15産業に属する常用労働者が30人以上の民営企業
最低賃金に関する実態調査	中央最低賃金審議会及び地方最低賃金審議会における最低賃金の決定，改正等の審議に資するため，低賃金労働者の賃金実態を把握する	[事業所に関する事項] 主要な生産品の名称，事業内容，労働者数，労働組合の有無，月間所定労働日数，賃金改定状況等 [労働者に関する事項] 性，年齢，就業形態，職種，仕事の内容，賃金形態，基本給額，諸手当，月間所定労働日数等	(最低賃金に関する基礎調査) 製造業及び情報通信業のうち新聞業，出版業，卸売業，小売業等6産業については30人未満の常用労働者を雇用する民営事業所 (賃金改定状況調査) 製造業，卸売業，小売業等7産業に属するもののうち30人未満の常用労働者を雇用する民営事業所
労働災害動向調査	主要産業における労働災害の発生状況を明らかにする	(事業所調査) 名称，所在地，常用労働者数，延べ実労働時間数，労働災害による休業日数・死傷者数等	(事業所調査) 30人以上の常用労働者を雇用する民・公営事業所 (総合工事業調査) 労働災害補償保険の概算保険料が160万円以上又は

調査名	目的	調査事項	調査対象
労働災害動向調査		（総合工事業調査）名称，工事の内容，請負金額，工事日数，延べ実労働日数，労働災害による死傷者数・休業日数等	工事の請負金額が税抜き1億8000万円以上（保険関係成立年月日が平成27年3月31日以前の工事現場については，税込み1億9000万円以上）の工事現場
労働力調査	わが国における就業及び不就業の状態を明らかにするための基礎資料を得る	（基礎調査）性，年齢，就業状況，所属する企業の従業員数，仕事の内容，雇用形態，就業時間，求職の理由等 （特定調査）学歴，仕事からの年間収入，就業時間，現職（非正規）の雇用形態についている理由，転職などの希望の有無等。[完全失業者に関する事項]求職活動の方法，探している仕事の形態，就職できない理由等	わが国に居住している全人口。ただし，外国政府の外交使節団，領事機関の構成員（随員を含む）及びその家族，外国軍隊の軍人・軍属（その家族を含む）は除外される
就業構造基本調査	国民の就業及び不就業の状態を調査し，全国及び地域別の就業構造に関する基礎資料を得る	性，年齢，就学状況，収入の種類，職業訓練，就業・不就業の状況，自己啓発の有無と種類，育児の有無，休業制度利用の有無，有業者の仕事に関する事項，無業者の就業希望と前職に関する事項等	15歳以上の世帯員。ただし，外国の外交団・領事団（随員やその家族を含む），外国軍隊の軍人・軍属とその家族，自衛隊の営舎内又は艦船内の居住者，刑務所・拘置所に収容されている人，少年院・婦人補導院の在院者は除外される

1.3 季節調整

1.3.1 季節調整とは

月次や四半期ごとに公表される統計の中には，季節的な要因で毎年同じような動き（季節変動）をするものがある。

こうした動きが出てくる要因としては，

①天候（暑い夏場はビールの消費量が増える等）

②制度（3月に学校を卒業し，4月に入社する等）

③暦（ゴールデンウィークは工場の稼働日が少なくなり生産量が少ない等）

④社会的慣習（お中元やお歳暮の時期は百貨店の売り上げが多くなる等）

などが挙げられる。

経済統計では，このような季節的な変動は足下の景気変動をみるには邪魔になるため，しばしば「季節調整」という手法によって取り除いて分析される。

季節調整値を公表している主な官庁統計としては

・雇用指数，労働時間指数，賃金指数…厚生労働省「毎月勤労統計調査」

・有効求人倍率…厚生労働省「一般職業紹介状況（職業安定業務統計）」

・GDP…内閣府「国民経済計算」

・完全失業率…総務省「労働力調査」

等がある。

図1　X-12-ARIMAの概要

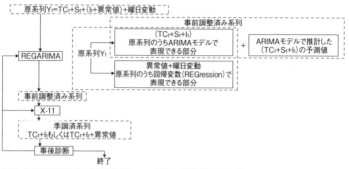

資料　日本銀行調査統計局「季節調整法について」『日本銀行月報』1996年5月
注　　TC$_t$は傾向・循環変動, S$_t$は季節変動, I$_t$は不規則変動を表す。

1.3.2　季節調整法

　日本の官庁統計では，アメリカセンサス局が開発した X-12-ARIMA[1]（図1）という方法が多く採用されているが，アメリカでは2012年から X-13-ARIMA-SEATS に変更されている。このプログラムはセンサス局のホームページ[2]からダウンロードしてパソコンで簡単に使うことができる。

　ヨーロッパでは，X-12-ARIMA とともに，TRAMO-SEATS という方法も普及している。

1）　ARIMA（Auto Regressive Integrated Moving Average：自己回帰和分移動平均）
2）　（http://www.census.gov/srd/www/x13as/）

1.3.3　簡便な季節調整の方法

　月次統計について，簡便で，ある程度実用的な（EXCEL で計算できる）手法である13カ月加重移動平均がある。

　原数値を X_{n-6}, X_{n-5}, $\cdots$, X_{n-1}, X_n, X_{n+1}, $\cdots$, X_{n+5}, X_{n+6}
（添え字は月を表す）としたとき，

$$Y_n = \frac{1}{24} X_{n-6} + \sum_{k=-5}^{5} \frac{1}{12} X_{n+k} + \frac{1}{24} X_{n+6}$$

$$= \frac{1}{24} X_{n-6} + \frac{1}{12} X_{n-5} + \cdots + \frac{1}{12} X_{n-1} + \frac{1}{12} X_n + \frac{1}{12} X_{n+1} + \cdots + \frac{1}{12} X_{n+5} + \frac{1}{24} X_{n+6}$$

によって計算した Y_n を X_n の13カ月加重移動平均とする。

　製造業（5人以上）の所定外労働時間は，原数値から，休みが多い1月や5月に少なく，秋口から年末にかけて多いという傾向が例年見られる。13カ月加重移動平均をとることで，そうした季節変動を取り除いた傾向を見ることができる（図2）。
　一方，13カ月加重移動平均では原数値との乖離が大きい月も見られる（平成25年1

—208—

図2 製造業（5人以上）の所定外労働時間指数（平成27年平均＝100）

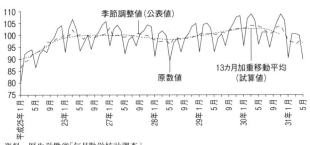

資料　厚生労働省「毎月勤労統計調査」
季節調整法　X-12-ARIMA（X-11デフォルト）

月など）。また，最新データの6カ月前の月（図2では平成30年11月）までしか計算できない。

　X-12-ARIMA による季節調整値では，上記の欠点がなくなっている。

1.3.4　季節調整値を利用する上での注意事項

　季節調整は12カ月の移動平均を基本としているため，新しい月の結果数値が利用できるようになると，本来は，その値も使って計算し直す必要がある。しかしながら，その場合，季節調整値が毎月過去に遡って変更されてしまうため利用者にとって非常に不便である。そこで，多くの統計では，毎年1回だけ季節調整の再計算を行っている（毎月勤労統計調査では，1月分公表値において過去の季節調整値をすべて改訂）。

　季節調整値は前月（期）比を見ることが主な使い方であるが，季節調整値そのものの水準は，季節変動を除いた当該月の状況がそのまま1年間続いた場合の年間の水準としても捉えることもできる。例えば，年の途中までの公表値を使って，季節調整値を計算し，これらを平均して年間の水準を予測するような使い方も考えられる。

　季節調整をしても不規則変動が大きく時系列の値が安定しない場合は，さらに3カ月移動平均して足下のトレンドを見ることもある。

§2 統計制度関連

2.1 統計法規

2.1.1 統計法（平成十九年五月二十三日法律第五十三号）

統計法（昭和二十二年法律第十八号）の全部を改正する。

第一章 総則

（目的）

第一条 この法律は，公的統計が国民にとって合理的な意思決定を行うための基盤となる重要な情報であることにかんがみ，公的統計の作成及び提供に関し基本となる事項を定めることにより，公的統計の体系的かつ効率的な整備及びその有用性の確保を図り，もって国民経済の健全な発展及び国民生活の向上に寄与することを目的とする。

（定義）

第二条 この法律において「行政機関」とは，法律の規定に基づき内閣に置かれる機関若しくは内閣の所轄の下に置かれる機関，宮内庁，内閣府設置法（平成十一年法律第八十九号）第四十九条第一項若しくは第二項に規定する機関又は国家行政組織法（昭和二十三年法律第百二十号）第三条第二項に規定する機関をいう。

2 この法律において「独立行政法人等」とは，次に掲げる法人をいう。

一 独立行政法人（独立行政法人通則法（平成十一年法律第百三号）第二条第一項に規定する独立行政法人をいう。次号において同じ。）

二 法律により直接に設立された法人，特別の法律により特別の設立行為をもって設立された法人（独立行政法人を除く。）又は特別の法律により設立され，かつ，その設立に関し行政庁の認可を要する法人のうち，政令で定めるもの

3 この法律において「公的統計」とは，行政機関，地方公共団体又は独立行政法人等（以下「行政機関等」という。）が作成する統計をいう。

4 この法律において「基幹統計」とは，次の各号のいずれかに該当する統計をいう。

一 第五条第一項に規定する国勢統計

二 第六条第一項に規定する国民経済計算

三 行政機関が作成し，又は作成すべき統計であって，次のいずれかに該当するものとして総務大臣が指定するもの

イ 全国的な政策を企画立案し，又はこれを実施する上において特に重要な統計

ロ 民間における意思決定又は研究活動のために広く利用されると見込まれる統計

ハ 国際条約又は国際機関が作成する計画において作成が求められている統計その他国際比較を行う上において特に重要な統計

5 この法律において「統計調査」とは，行政機関等が統計の作成を目的として個人又は法人その他の団体に対し事実の報告を求めることにより行う調査をいう。ただし，次に掲げるものを除く。

一 行政機関等がその内部において行うもの

二 この法律及びこれに基づく命令以外の法律又は政令において，行政機関等に対し，報告を求めることが規定されているもの

三 政令で定める行政機関等が政令で定める事務に関して行うもの

6 この法律において「基幹統計調査」とは，基幹統計の作成を目的とする統計調査をいう。

7 この法律において「一般統計調査」とは，行政機関が行う統計調査のうち基幹統計調査以外のものをいう。

8 この法律において「事業所母集団データベース」とは，事業所に関する情報の集合物であって，それらの情報を電子計算機を用いて検索することができるように体系的に構成したものをいう。

9 この法律において「統計基準」とは，公的統計の作成に際し，その統一性又は総合性を確保するための技術的な基準をいう。

10 この法律において「行政記録情報」とは，行政機関の職員が職務上作成し，又は取得した情報であって，当該行政機関の職員が組織的に利用するものとして，当該行政機関が保有しているもののうち，行政文書（行政機関の保有する情報の公開に関する法律（平成十一年法律第四十二号）第二条第二項に規定する行政文書をいう。）に記録されているもの（基幹統計調査及び一般統計調査に係る調査票情報，事業所母集団データベースに記録されている情報並びに匿名データを除く。）をいう。

11 この法律において「調査票情報」とは，統計調査によって集められた情報のうち，文書，図画又は電磁的記録（電子的方式，磁気的方式その他人の知覚によっては認識することができない方式で作られた記録をいう。）に記録されているものをいう。

12 この法律において「匿名データ」とは，一般の利用に供することを目的として調査票情報を特定の個人又は法人その他の団体の識別（他の情報との照合による識別を含む。）ができないように加工したものをいう。

　（基本理念）

第三条 公的統計は，行政機関等における相互の協力及び適切な役割分担の下に，体系的に整備されなければならない。

2 公的統計は，適切かつ合理的な方法により，かつ，中立性及び信頼性が確保されるように作成されなければならない。

3 公的統計は，広く国民が容易に入手し，効果的に利用できるものとして提供されなければならない。

4 公的統計の作成に用いられた個人又は法人その他の団体に関する秘密は，保護されなければならない。

　（行政機関等の責務等）

第三条の二 行政機関等は，前条の基本理念にのっとり，公的統計を作成する責務を有する。

2 公的統計を作成する行政機関等は，情報の提供その他の活動を通じて，公的統計が国民にとって合理的な意思決定を行うための基盤となる重要な情報であることに

関し国民の理解を深めるとともに，公的統計の作成に関し当該公的統計を作成する行政機関等以外の行政機関等その他の関係者並びにその他の個人及び法人その他の団体の協力を得るよう努めなければならない。

3　基幹統計を作成する行政機関以外の行政機関の長，地方公共団体の長その他の執行機関，独立行政法人等その他の関係者又はその他の個人若しくは法人その他の団体は，当該基幹統計を作成する行政機関の長から必要な資料の提供，調査，報告その他の協力を求められたときは，その求めに応じるよう努めなければならない。

（基本計画）

第四条　政府は，公的統計の整備に関する施策の総合的かつ計画的な推進を図るため，公的統計の整備に関する基本的な計画（以下この条において「基本計画」という。）を定めなければならない。

2　基本計画は，次に掲げる事項について定めるものとする。

一　公的統計の整備に関する施策についての基本的な方針

二　公的統計を整備するために政府が総合的かつ計画的に講ずべき施策

三　その他公的統計の整備を推進するために必要な事項

3　基本計画を定めるに当たっては，公的統計について，基幹統計に係る事項とその他の公的統計に係る事項とを区分して記載しなければならない。

4　総務大臣は，関係行政機関の長に協議するとともに，統計委員会の意見を聴いて，基本計画の案を作成し，閣議の決定を求めなければならない。

5　総務大臣は，前項の規定により基本計画の案を作成しようとするときは，あらかじめ，総務省令で定めるところにより，国民の意見を反映させるために必要な措置を講ずるものとする。

6　政府は，統計をめぐる社会経済情勢の変化を勘案し，及び公的統計の整備に関する施策の効果に関する評価を踏まえ，おおむね五年ごとに，基本計画を変更するものとする。この場合においては，前二項の規定を準用する。

7　統計委員会は，基本計画の実施状況を調査審議し，公的統計の整備に関する施策の総合的かつ計画的な推進を図るため必要があると認めるときは，総務大臣又は総務大臣を通じて関係行政機関の長に勧告することができる。

8　総務大臣又は関係行政機関の長は，前項の規定による勧告に基づき講じた施策について統計委員会に報告しなければならない。

第二章　公的統計の作成

第一節　基幹統計

（国勢統計）

第五条　総務大臣は，本邦に居住している者として政令で定める者について，人及び世帯に関する全数調査を行い，これに基づく統計（以下この条において「国勢統計」という。）を作成しなければならない。

2　総務大臣は，前項に規定する全数調査（以下「国勢調査」という。）を十年ごとに行い，国勢統計を作成しなければならない。ただし，当該国勢調査を行った年から五年目に当たる年には簡易な方法による国勢調査を行い，国勢統計を作成するものとする。

3　総務大臣は，前項に定めるもののほか，必要があると認めるときは，臨時の国勢調査を行い，国勢統計を作成することができる。

（国民経済計算）

第六条　内閣総理大臣は，国際連合の定める国民経済計算の体系に関する基準に準拠し，国民経済計算の作成基準（以下この条において単に「作成基準」という。）を定め，これに基づき，毎年少なくとも一回，国民経済計算を作成しなければならない。

2　内閣総理大臣は，作成基準を定めようとするときは，あらかじめ，統計委員会の意見を聴かなければならない。これを変更しようとするときも，同様とする。

3　内閣総理大臣は，作成基準を定めたときは，これを公示しなければならない。これを変更したときも，同様とする。

（基幹統計の指定）

第七条　総務大臣は，第二条第四項第三号の規定による指定（以下この条において単に「指定」という。）をしようとするときは，あらかじめ，当該行政機関の長に協議するとともに，統計委員会の意見を聴かなければならない。

2　総務大臣は，指定をしたときは，その旨を公示しなければならない。

3　前二項の規定は，指定の変更又は解除について準用する。

（基幹統計の公表等）

第八条　行政機関の長は，基幹統計を作成したときは，速やかに，当該基幹統計及び基幹統計に関し政令で定める事項をインターネットの利用その他の適切な方法により公表しなければならない。

2　行政機関の長は，前項の規定による公表をしようとするときは，あらかじめ，当該基幹統計の公表期日及び公表方法を定め，インターネットの利用その他の適切な方法により公表するものとする。

3　行政機関の長は，国民が基幹統計に関する情報を常に容易に入手することができるよう，当該情報の長期的かつ体系的な保存その他の適切な措置を講ずるものとする。

　　　第二節　統計調査
　　　　第一款　基幹統計調査

（基幹統計調査の承認）

第九条　行政機関の長は，基幹統計調査を行おうとするときは，あらかじめ，総務大臣の承認を受けなければならない。

2　前項の承認を受けようとする行政機関の長は，次に掲げる事項を記載した申請書を総務大臣に提出しなければならない。

一　調査の名称及び目的
二　調査対象の範囲
三　報告を求める事項及びその基準となる期日又は期間
四　報告を求める個人又は法人その他の団体
五　報告を求めるために用いる方法
六　報告を求める期間

七　集計事項

八　調査結果の公表の方法及び期日

九　使用する統計基準その他総務省令で定める事項

3　前項の申請書には，調査票その他総務省令で定める書類を添付しなければならない。

4　総務大臣は，第一項の承認の申請があったときは，統計委員会の意見を聴かなければならない。ただし，統計委員会が軽微な事項と認めるものについては，この限りでない。

（承認の基準）

第十条　総務大臣は，前条第一項の承認の申請に係る基幹統計調査が次に掲げる要件のすべてに適合していると認めるときは，同項の承認をしなければならない。

一　前条第二項第二号から第六号までに掲げる事項が当該基幹統計の作成の目的に照らして必要かつ十分なものであること。

二　統計技術的に合理的かつ妥当なものであること。

三　他の基幹統計調査との間の重複が合理的と認められる範囲を超えていないものであること。

（基幹統計調査の変更又は中止）

第十一条　行政機関の長は，第九条第一項の承認を受けた基幹統計調査を変更し，又は中止しようとするときは，あらかじめ，総務大臣の承認を受けなければならない。

2　第九条第四項の規定は前項に規定する基幹統計調査の変更及び中止の承認について，前条の規定は同項に規定する基幹統計調査の変更の承認について準用する。

（措置要求）

第十二条　総務大臣は，第九条第一項の承認に基づいて行われている基幹統計調査が第十条各号に掲げる要件のいずれかに適合しなくなったと認めるときは，当該行政機関の長に対し，当該基幹統計調査の変更又は中止を求めることができる。

2　総務大臣は，前項の規定による変更又は中止の求めをしようとするときは，あらかじめ，統計委員会の意見を聴かなければならない。

（報告義務）

第十三条　行政機関の長は，第九条第一項の承認に基づいて基幹統計調査を行う場合には，基幹統計の作成のために必要な事項について，個人又は法人その他の団体に対し報告を求めることができる。

2　前項の規定により報告を求められた個人又は法人その他の団体は，これを拒み，又は虚偽の報告をしてはならない。

3　第一項の規定により報告を求められた個人が，未成年者（営業に関し成年者と同一の行為能力を有する者を除く。）又は成年被後見人である場合においては，その法定代理人が本人に代わって報告する義務を負う。

（統計調査員）

第十四条　行政機関の長は，その行う基幹統計調査の実施のため必要があるときは，統計調査員を置くことができる。

（立入検査等）

第十五条　行政機関の長は，その行う基幹統計調査の正確な報告を求めるため必要があると認めるときは，当該基幹統計調査の報告を求められた個人又は法人その他の団体に対し，その報告に関し資料の提出を求め，又はその統計調査員その他の職員に，必要な場所に立ち入り，帳簿，書類その他の物件を検査させ，若しくは関係者に質問させることができる。

2　前項の規定により立入検査をする統計調査員その他の職員は，その身分を示す証明書を携帯し，関係者の請求があったときは，これを提示しなければならない。

3　第一項の規定による権限は，犯罪捜査のために認められたものと解釈してはならない。

（地方公共団体が処理する事務）

第十六条　基幹統計調査に関する事務の一部は，政令で定めるところにより，地方公共団体の長又は教育委員会が行うこととすることができる。

（基幹統計調査と誤認させる調査の禁止）

第十七条　何人も，国勢調査その他の基幹統計調査の報告の求めであると人を誤認させるような表示又は説明をすることにより，当該求めに対する報告として，個人又は法人その他の団体の情報を取得してはならない。

第十八条　削除

　　　　第二款　一般統計調査

（一般統計調査の承認）

第十九条　行政機関の長は，一般統計調査を行おうとするときは，あらかじめ，総務大臣の承認を受けなければならない。

2　第九条第二項及び第三項の規定は，前項の承認について準用する。

（承認の基準）

第二十条　総務大臣は，前条第一項の承認の申請に係る一般統計調査が次に掲げる要件のすべてに適合していると認めるときは，同項の承認をしなければならない。

一　統計技術的に合理的かつ妥当なものであること。

二　行政機関が行う他の統計調査との間の重複が合理的と認められる範囲を超えていないものであること。

（一般統計調査の変更又は中止）

第二十一条　行政機関の長は，第十九条第一項の承認を受けた一般統計調査を変更しようとするときは，あらかじめ，総務大臣の承認を受けなければならない。ただし，総務省令で定める軽微な変更をしようとするときは，この限りでない。

2　前条の規定は，前項に規定する一般統計調査の変更の承認について準用する。

3　行政機関の長は，第十九条第一項の承認を受けた一般統計調査を中止しようとするときは，あらかじめ，総務大臣にその旨を通知しなければならない。

（一般統計調査の改善の要求）

第二十二条　総務大臣は，第十九条第一項の承認に基づいて行われている一般統計調査が第二十条各号に掲げる要件のいずれかに適合しなくなったと認めるときは，当該行政機関の長に対し，報告を求める事項の変更その他当該要件に適合するために

必要な措置をとるべきことを求めることができる。

2　総務大臣は，前項の行政機関の長が同項の規定による求めに応じなかったときは，当該一般統計調査の中止を求めることができる。

（一般統計調査の結果の公表等）

第二十三条　行政機関の長は，一般統計調査の結果を作成したときは，速やかに，当該一般統計調査の結果及び一般統計調査に関し政令で定める事項をインターネットの利用その他の適切な方法により公表しなければならない。ただし，特別の事情があるときは，その全部又は一部を公表しないことができる。

2　第八条第三項の規定は，一般統計調査の結果に関する情報について準用する。

　　　　第三款　指定地方公共団体又は指定独立行政法人等が行う統計調査

（指定地方公共団体が行う統計調査）

第二十四条　地方公共団体（地方公共団体の規模を勘案して政令で定めるものに限る。以下「指定地方公共団体」という。）の長その他の執行機関は，統計調査を行おうとするときは，あらかじめ，政令で定めるところにより，次に掲げる事項を総務大臣に届け出なければならない。これを変更しようとするときも，同様とする。

一　調査の名称及び目的

二　調査対象の範囲

三　報告を求める事項及びその基準となる期日又は期間

四　報告を求める個人又は法人その他の団体

五　報告を求めるために用いる方法

六　報告を求める期間

2　総務大臣は，前項の規定による届出のあった統計調査が基幹統計調査の実施に支障を及ぼすおそれがあると認めるときは，当該指定地方公共団体の長その他の執行機関に対し，当該届出のあった統計調査の変更又は中止を求めることができる。

（指定独立行政法人等が行う統計調査）

第二十五条　独立行政法人等（その業務の内容その他の事情を勘案して大規模な統計調査を行うことが想定されるものとして政令で定めるものに限る。以下「指定独立行政法人等」という。）は，統計調査を行おうとするときは，あらかじめ，政令で定めるところにより，前条第一項各号に掲げる事項を総務大臣に届け出なければならない。これを変更しようとするときも，同様とする。

　　　　第三節　雑則

（基幹統計の作成方法の通知等）

第二十六条　行政機関の長は，統計調査以外の方法により基幹統計を作成する場合には，その作成の方法について，あらかじめ，総務大臣に通知しなければならない。当該作成の方法を変更しようとするとき（政令で定める軽微な変更をしようとするときを除く。）も，同様とする。

2　総務大臣は，前項の規定による通知があった基幹統計の作成の方法を改善する必要があると認めるときは，当該行政機関の長に意見を述べることができる。

3　総務大臣は，前項の規定により意見を述べようとするときは，あらかじめ，統計委員会の意見を聴かなければならない。

（事業所母集団データベースの整備）

第二十七条　総務大臣は，行政機関等による正確かつ効率的な統計の作成及び統計調査その他の統計を作成するための調査における被調査者（当該調査の報告を求められる個人又は法人その他の団体をいう。第二十九条第一項において同じ。）の負担の軽減に資することを目的として，基幹統計調査又は一般統計調査に係る調査票情報の利用，法人その他の団体に対する照会その他の方法により，事業所母集団データベースを整備するものとする。

　2　行政機関の長，地方公共団体の長その他の執行機関又は独立行政法人等は，次に掲げる目的のため，総務大臣から事業所母集団データベースに記録されている情報の提供を受けることができる。

　　一　その行う事業所に関する統計調査その他の事業所に関する統計を作成するための調査の対象の抽出

　　二　その行う事業所に関する統計の作成

　（統計基準の設定）

第二十八条　総務大臣は，政令で定めるところにより，統計基準を定めなければならない。

　2　総務大臣は，前項の統計基準を定めようとするときは，あらかじめ，統計委員会の意見を聴かなければならない。これを変更し，又は廃止しようとするときも，同様とする。

　3　総務大臣は，第一項の統計基準を定めたときは，これを公示しなければならない。これを変更し，又は廃止したときも，同様とする。

　（協力の要請）

第二十九条　行政機関の長は，他の行政機関が保有する行政記録情報を用いることにより正確かつ効率的な統計の作成又は統計調査その他の統計を作成するための調査における被調査者の負担の軽減に相当程度寄与すると認めるときは，当該行政記録情報を保有する行政機関の長に対し，その提供を求めることができる。この場合において，行政記録情報の提供を求める行政機関の長は，当該行政記録情報を保有する行政機関の長に対し，利用目的その他の政令で定める事項を明示しなければならない。

　2　行政機関の長は，前項に定めるもののほか，基幹統計調査を円滑に行うためその他基幹統計を作成するため必要があると認めるときは，他の行政機関の長に対し，必要な資料の提供，調査，報告その他の協力を求めることができる。

　3　行政機関の長は，前項の規定による求めを行った場合において，他の行政機関の長の協力が得られなかったときは，総務大臣に対し，その旨を通知するものとする。

第三十条　行政機関の長は，前条第一項及び第二項に定めるもののほか，基幹統計調査を円滑に行うためその他基幹統計を作成するため必要があると認めるときは，地方公共団体の長その他の執行機関，独立行政法人等その他の関係者又はその他の個人若しくは法人その他の団体（次項において「被要請者」という。）に対し，必要な資料の提供，調査，報告その他の協力を求めることができる。

　2　行政機関の長は，前項の規定による求めを行った場合において，被要請者の協力

を得られなかったときは，総務大臣に対し，その旨を通知するものとする。

第三十一条　総務大臣は，第二十九条第三項又は前条第二項の規定による通知があった場合において，基幹統計調査を円滑に行うためその他基幹統計を作成するため必要があると認めるときは，当該基幹統計を作成する行政機関以外の行政機関の長，地方公共団体の長その他の執行機関，独立行政法人等その他の関係者又はその他の個人若しくは法人その他の団体に対し，当該基幹統計を作成する行政機関の長への必要な資料の提供，調査，報告その他の協力を行うよう求めることができる。

2　総務大臣は，前項の規定による求めを行おうとするときは，あらかじめ，統計委員会の意見を聴かなければならない。

第三章　調査票情報等の利用及び提供

（調査票情報の二次利用）

第三十二条　行政機関の長又は指定独立行政法人等は，次に掲げる場合には，その行った統計調査に係る調査票情報を利用することができる。

一　統計の作成又は統計的研究（以下「統計の作成等」という。）を行う場合

二　統計調査その他の統計を作成するための調査に係る名簿を作成する場合

（調査票情報の提供）

第三十三条　行政機関の長又は指定独立行政法人等は，次の各号に掲げる者が当該各号に定める行為を行う場合には，総務省令で定めるところにより，これらの者からの求めに応じ，その行った統計調査に係る調査票情報をこれらの者に提供することができる。

一　行政機関等その他これに準ずる者として総務省令で定める者　統計の作成等又は統計調査その他の統計を作成するための調査に係る名簿の作成

二　前号に掲げる者が行う統計の作成等と同等の公益性を有する統計の作成等として総務省令で定めるものを行う者　当該総務省令で定める統計の作成等

2　行政機関の長又は指定独立行政法人等は，前項（第一号を除く。以下この項及び次項において同じ。）の規定により調査票情報を提供したときは，総務省令で定めるところにより，次に掲げる事項をインターネットの利用その他の適切な方法により公表しなければならない。

一　前項の規定により調査票情報の提供を受けた者の氏名又は名称

二　前項の規定により提供した調査票情報に係る統計調査の名称

三　前二号に掲げるもののほか，総務省令で定める事項

3　第一項の規定により調査票情報の提供を受けた者は，当該調査票情報を利用して統計の作成等を行ったときは，総務省令で定めるところにより，遅滞なく，作成した統計又は行った統計的研究の成果を当該調査票情報を提供した行政機関の長又は指定独立行政法人等に提出しなければならない。

4　行政機関の長又は指定独立行政法人等は，前項の規定により統計又は統計的研究の成果が提出されたときは，総務省令で定めるところにより，次に掲げる事項をインターネットの利用その他の適切な方法により公表するものとする。

一　第二項第一号及び第二号に掲げる事項

二　前項の規定により提出された統計若しくは統計的研究の成果又はその概要

三　前二号に掲げるもののほか，総務省令で定める事項

第三十三条の二　行政機関の長又は指定独立行政法人等は，前条第一項に定めるもののほか，総務省令で定めるところにより，一般からの求めに応じ，その行った統計調査に係る調査票情報を学術研究の発展に資する統計の作成等その他の行政機関の長又は指定独立行政法人等が行った統計調査に係る調査票情報の提供を受けて行うことについて相当の公益性を有する統計の作成等として総務省令で定めるものを行う者に提供することができる。

2　前条第二項及び第四項の規定は前項の規定により調査票情報を提供した行政機関の長又は指定独立行政法人等について，同条第三項の規定は前項の規定により調査票情報の提供を受けた者について，それぞれ準用する。この場合において，同条第二項中「前項（第一号を除く。以下この項及び次項において同じ。）」とあり，同項第一号及び第二号中「前項」とあり，並びに同条第三項中「第一項」とあるのは，「次条第一項」と読み替えるものとする。

（委託による統計の作成等）

第三十四条　行政機関の長又は指定独立行政法人等は，その業務の遂行に支障のない範囲内において，総務省令で定めるところにより，一般からの委託に応じ，その行った統計調査に係る調査票情報を利用して，学術研究の発展に資する統計の作成等その他の行政機関の長又は指定独立行政法人等が行った統計調査に係る調査票情報を利用して行うことについて相当の公益性を有する統計の作成等として総務省令で定めるものを行うことができる。

2　行政機関の長又は指定独立行政法人等は，前項の規定により統計の作成等を行うこととしたときは，総務省令で定めるところにより，次に掲げる事項をインターネットの利用その他の適切な方法により公表するものとする。

一　前項の規定により統計の作成等の委託をした者の氏名又は名称

二　前項の規定により統計の作成等に利用する調査票情報に係る統計調査の名称

三　前二号に掲げるもののほか，総務省令で定める事項

3　行政機関の長又は指定独立行政法人等は，第一項の規定により統計の作成等を行ったときは，総務省令で定めるところにより，次に掲げる事項をインターネットの利用その他の適切な方法により公表するものとする。

一　前項第一号及び第二号に掲げる事項

二　第一項の規定により作成した統計若しくは行った統計的研究の成果又はその概要

三　前二号に掲げるもののほか，総務省令で定める事項

（匿名データの作成）

第三十五条　行政機関の長又は指定独立行政法人等は，その行った統計調査に係る調査票情報を加工して，匿名データを作成することができる。

2　行政機関の長は，前項の規定により基幹統計調査に係る匿名データを作成しようとするときは，あらかじめ，統計委員会の意見を聴かなければならない。

（匿名データの提供）

第三十六条　行政機関の長又は指定独立行政法人等は，総務省令で定めるところによ

り，一般からの求めに応じ，前条第一項の規定により作成した匿名データを学術研究の発展に資する統計の作成等その他の匿名データの提供を受けて行うことについて相当の公益性を有する統計の作成等として総務省令で定めるものを行う者に提供することができる。

2 第三十三条第二項及び第四項の規定は前項の規定により匿名データを提供した行政機関の長又は指定独立行政法人等について，同条第三項の規定は前項の規定により匿名データの提供を受けた者について，それぞれ準用する。この場合において，同条第二項中「前項（第一号を除く。以下この項及び次項において同じ。）」とあり，同項第一号及び第二号中「前項」とあり，並びに同条第三項中「第一項」とあるのは「第三十六条第一項」と，同条第二項及び第三項中「調査票情報」とあるのは「匿名データ」と読み替えるものとする。

（事務の委託）

第三十七条 行政機関の長又は指定独立行政法人等は，その行った統計調査に係る調査票情報に関し第三十三条の二第一項，第三十四条第一項又は前条第一項の規定に基づき行う事務の全部を委託するときは，独立行政法人統計センターに委託しなければならない。

（手数料）

第三十八条 第三十三条の二第一項の規定により行政機関の長が行った統計調査に係る調査票情報の提供を受ける者，第三十四条第一項の規定により行政機関の長に委託をする者又は第三十六条第一項の規定により行政機関の長が作成した匿名データの提供を受ける者は，実費を勘案して政令で定める額の手数料を国（独立行政法人統計センターが第三十三条の二第一項，第三十四条第一項又は第三十六条第一項の規定に基づき行政機関の長が行う事務の全部を行う場合にあっては，独立行政法人統計センター）に納めなければならない。

2 前項の規定により独立行政法人統計センターに納められた手数料は，独立行政法人統計センターの収入とする。

3 第三十三条の二第一項の規定により指定独立行政法人等が行った統計調査に係る調査票情報の提供を受ける者，第三十四条第一項の規定により指定独立行政法人等に委託をする者又は第三十六条第一項の規定により指定独立行政法人等が作成した匿名データの提供を受ける者は，実費を勘案して，かつ，第一項の手数料の額を参酌して指定独立行政法人等が定める額の手数料を当該指定独立行政法人等に納めなければならない。

4 指定独立行政法人等は，前項の規定による手数料の額の定めを一般の閲覧に供しなければならない。

第四章 調査票情報等の保護

（調査票情報等の適正な管理）

第三十九条 次の各号に掲げる者は，当該各号に定める情報を適正に管理するために必要な措置として総務省令で定めるものを講じなければならない。

一 行政機関の長 当該行政機関が行った統計調査に係る調査票情報，第二十七条第一項の規定により利用する基幹統計調査又は一般統計調査に係る調査票情報，

事業所母集団データベースに記録されている情報（当該情報の取扱いに関する業務の委託を受けた場合その他の当該委託に係る業務を受託した場合における当該業務に係るものを除く。），第二十九条第一項の規定により他の行政機関から提供を受けた行政記録情報及び第三十五条第一項の規定により作成した匿名データ

二　指定地方公共団体の長その他の執行機関　当該指定地方公共団体が行った統計調査に係る調査票情報及び第二十七条第二項の規定により総務大臣から提供を受けた事業所母集団データベースに記録されている情報

三　地方公共団体の長その他の執行機関（前号に掲げる者を除く。）　第二十七条第二項の規定により総務大臣から提供を受けた事業所母集団データベースに記録されている情報

四　指定独立行政法人等　当該指定独立行政法人等が行った統計調査に係る調査票情報，第二十七条第二項の規定により総務大臣から提供を受けた事業所母集団データベースに記録されている情報及び第三十五条第一項の規定により作成した匿名データ

五　独立行政法人等（前号に掲げる者を除く。）　第二十七条第二項の規定により総務大臣から提供を受けた事業所母集団データベースに記録されている情報

2　前項の規定は，同項各号に掲げる者から当該各号に定める情報の取扱いに関する業務の委託を受けた者その他の当該委託に係る業務を受託した者について準用する。

　（調査票情報等の利用制限）

第四十条　行政機関の長，指定地方公共団体の長その他の執行機関又は指定独立行政法人等は，この法律（指定地方公共団体の長その他の執行機関にあっては，この法律又は当該指定地方公共団体の条例）に特別の定めがある場合を除き，その行った統計調査の目的以外の目的のために，当該統計調査に係る調査票情報を自ら利用し，又は提供してはならない。

2　第二十七条第二項の規定により総務大臣から事業所母集団データベースに記録されている情報の提供を受けた行政機関の長，地方公共団体の長その他の執行機関又は独立行政法人等は，同項各号に掲げる目的以外の目的のために，当該事業所母集団データベースに記録されている情報を自ら利用し，又は提供してはならない。

3　第二十九条第一項の規定により行政記録情報の提供を受けた行政機関の長は，当該行政記録情報を同項の規定により明示した利用目的以外の目的のために自ら利用し，又は提供してはならない。

　（守秘義務）

第四十一条　次の各号に掲げる者は，当該各号に定める業務に関して知り得た個人又は法人その他の団体の秘密を漏らしてはならない。

一　第三十九条第一項第一号に定める情報の取扱いに従事する行政機関の職員又は職員であった者　当該情報を取り扱う業務

二　第三十九条第一項第二号又は第三号に定める情報の取扱いに従事する地方公共団体の職員又は職員であった者　当該情報を取り扱う業務

三　第三十九条第一項第四号又は第五号に定める情報の取扱いに従事する独立行政

法人等の役員若しくは職員又はこれらの職にあった者　当該情報を取り扱う業務
　四　行政機関等から前三号の情報の取扱いに関する業務の委託を受けた者その他の当該委託に係る業務に従事する者又は従事していた者　当該委託に係る業務
　五　地方公共団体が第十六条の規定により基幹統計調査に関する事務の一部を行うこととされた場合において，基幹統計調査に係る調査票情報，事業所母集団データベースに記録されている情報及び第二十九条第一項の規定により他の行政機関から提供を受けた行政記録情報の取扱いに従事する当該地方公共団体の職員又は職員であった者　当該情報を取り扱う業務
　六　前号に規定する地方公共団体から同号の情報の取扱いに関する業務の委託を受けた者その他の当該委託に係る業務に従事する者又は従事していた者　当該委託に係る業務
　　（調査票情報等の提供を受けた者による適正な管理）
第四十二条　次の各号に掲げる者は，当該各号に定める情報を適正に管理するために必要な措置として総務省令で定めるものを講じなければならない。
　一　第三十三条第一項又は第三十三条の二第一項の規定により調査票情報の提供を受けた者　当該調査票情報
　二　第三十六条第一項の規定により匿名データの提供を受けた者　当該匿名データ
２　前項の規定は，同項各号に掲げる者から当該各号に定める情報の取扱いに関する業務の委託を受けた者その他の当該委託に係る業務を受託した者について準用する。
　　（調査票情報の提供を受けた者の守秘義務等）
第四十三条　次の各号に掲げる者は，当該各号に定める業務に関して知り得た個人又は法人その他の団体の秘密を漏らしてはならない。
　一　前条第一項第一号に掲げる者であって，同号に定める調査票情報の取扱いに従事する者又は従事していた者　当該調査票情報を取り扱う業務
　二　前条第一項第一号に掲げる者から同号に定める調査票情報の取扱いに関する業務の委託を受けた者その他の当該委託に係る業務に従事する者又は従事していた者　当該委託に係る業務
２　第三十三条第一項若しくは第三十三条の二第一項の規定により調査票情報の提供を受けた者若しくは第三十六条第一項の規定により匿名データの提供を受けた者又はこれらの者から当該調査票情報若しくは当該匿名データの取扱いに関する業務の委託を受けた者その他の当該委託に係る業務に従事する者若しくは従事していた者は，当該調査票情報又は当該匿名データをその提供を受けた目的以外の目的のために自ら利用し，又は提供してはならない。
　　第五章　統計委員会
　　（設置）
第四十四条　総務省に，統計委員会（以下「委員会」という。）を置く。
　　（所掌事務）
第四十五条　委員会は，次に掲げる事務をつかさどる。
　一　総務大臣の諮問に応じて統計及び統計制度の発達及び改善に関する基本的事項

を調査審議すること。

二　前号に掲げる事項に関し，総務大臣に意見を述べること。

三　第四条第四項（同条第六項において準用する場合を含む。），第七条第一項（同条第三項において準用する場合を含む。），第九条第四項（第十一条第二項において準用する場合を含む。），第十二条第二項，第二十六条第三項，第二十八条第二項，第三十一条第二項，次条又は第五十五条第三項の規定により総務大臣に意見を述べること。

四　第四条第七項の規定により総務大臣又は総務大臣を通じて関係行政機関の長に勧告すること。

五　第六条第二項の規定により内閣総理大臣に意見を述べること。

六　第三十五条第二項の規定により行政機関の長に意見を述べること。

七　第五十五条第三項の規定により関係行政機関の長に意見を述べること。

八　前各号に定めるもののほか，この法律の規定によりその権限に属させられた事項を処理すること。

（委員会の意見の聴取）

第四十五条の二　総務大臣は，次に掲げる場合には，あらかじめ，委員会の意見を聴かなければならない。ただし，委員会が軽微な事項と認めるものについては，この限りでない。

一　第二条第二項第二号若しくは第五項第三号，第五条第一項，第八条第一項，第二十三条第一項，第二十四条第一項，第二十五条又は第二十九条第一項の政令の制定又は改廃の立案をしようとするとき。

二　第四条第五項，第三十三条第一項，第三十三条の二第一項，第三十四条第一項，第三十六条第一項，第三十九条第一項又は第四十二条第一項の総務省令を制定し，又は改廃しようとするとき。

（組織）

第四十六条　委員会は，委員十三人以内で組織する。

2　委員会に，特別の事項を調査審議させるため必要があるときは，臨時委員を置くことができる。

3　委員会に，専門の事項を調査させるため必要があるときは，専門委員を置くことができる。

（委員等の任命）

第四十七条　委員及び臨時委員は，学識経験のある者のうちから，内閣総理大臣が任命する。

2　専門委員は，当該専門の事項に関し学識経験のある者のうちから，内閣総理大臣が任命する。

（委員の任期等）

第四十八条　委員の任期は，二年とする。ただし，補欠の委員の任期は，前任者の残任期間とする。

2　委員は，再任されることができる。

3　臨時委員は，その者の任命に係る当該特別の事項に関する調査審議が終了したと

きは，解任されるものとする。

4　専門委員は，その者の任命に係る当該専門の事項に関する調査が終了したときは，解任されるものとする。

5　委員，臨時委員及び専門委員は，非常勤とする。

（委員長）

第四十九条　委員会に，委員長を置き，委員の互選により選任する。

2　委員長は，会務を総理し，委員会を代表する。

3　委員長に事故があるときは，あらかじめその指名する委員が，その職務を代理する。

（幹事）

第四十九条の二　委員会に，幹事を置く。

2　幹事は，総務省及び関係行政機関の職員のうちから，内閣総理大臣が任命する。

3　幹事は，委員会の所掌事務について，委員，臨時委員及び専門委員を補佐する。

4　幹事は，非常勤とする。

（資料の提出等の要求）

第五十条　委員会は，その所掌事務を遂行するため必要があると認めるときは，総務大臣又は関係行政機関の長に対し，資料の提出，意見の開陳，説明その他必要な協力を求めることができる。

（政令への委任）

第五十一条　この法律に規定するもののほか，委員会に関し必要な事項は，政令で定める。

第六章　雑則

（行政機関の保有する個人情報の保護に関する法律等の適用除外）

第五十二条　基幹統計調査及び一般統計調査に係る調査票情報に含まれる個人情報（行政機関の保有する個人情報の保護に関する法律（平成十五年法律第五十八号）第二条第二項に規定する個人情報及び独立行政法人等の保有する個人情報の保護に関する法律（平成十五年法律第五十九号。次項において「独立行政法人等個人情報保護法」という。）第二条第二項に規定する個人情報をいう。以下この項において同じ。），事業所母集団データベースに含まれる個人情報並びに第二十九条第一項の規定により他の行政機関から提供を受けた行政記録情報に含まれる個人情報については，これらの法律の規定は，適用しない。

2　指定独立行政法人等であって，独立行政法人等個人情報保護法第二条第一項に規定する独立行政法人等に該当するものが行った統計調査に係る調査票情報に含まれる個人情報（同条第二項に規定する個人情報をいう。）については，独立行政法人等個人情報保護法の規定は，適用しない。

（公的統計の作成方法に関する調査研究の推進等）

第五十三条　国及び地方公共団体は，公的統計の作成方法に関する調査，研究及び開発を推進するとともに，統計調査員その他の公的統計の作成に従事する職員の人材の確保及び資質の向上のために必要な研修その他の措置を講じなければならない。

（公的統計の所在情報の提供）

第五十四条　総務大臣は，公的統計を利用しようとする者の利便を図るため，イン

ターネットの利用を通じて迅速に公的統計の所在に関する情報を提供できるよう必要な措置を講ずるものとする。

（施行の状況の公表等）

第五十五条　総務大臣は，行政機関の長，地方公共団体の長その他の執行機関又は独立行政法人等に対し，この法律の施行の状況について報告を求めることができる。

2　総務大臣は，毎年度，前項の報告を取りまとめ，その概要を公表するとともに，委員会に報告しなければならない。

3　委員会は，前項の規定による報告があったときは，この法律の施行に関し，総務大臣又は関係行政機関の長に対し，意見を述べることができる。

（資料の提出及び説明の要求）

第五十六条　総務大臣は，前条第一項に定めるもののほか，この法律を施行するため必要があると認めるときは，関係行政機関の長，地方公共団体の長その他の執行機関，独立行政法人等その他の関係者又はその他の個人若しくは法人その他の団体に対し，資料の提出及び説明を求めることができる。

（命令への委任）

第五十六条の二　この法律に定めるもののほか，この法律の実施のために必要な事項は，命令で定める。

第七章　罰則

第五十七条　次の各号のいずれかに該当する者は，二年以下の懲役又は百万円以下の罰金に処する。

一　第十七条の規定に違反して，国勢調査その他の基幹統計調査の報告の求めであると人を誤認させるような表示又は説明をすることにより，当該求めに対する報告として，個人又は法人その他の団体の情報を取得した者

二　第四十一条の規定に違反して，その業務に関して知り得た個人又は法人その他の団体の秘密を漏らした者

三　第四十三条第一項の規定に違反して，その業務に関して知り得た個人又は法人その他の団体の秘密を漏らした者

2　前項第一号の罪の未遂は，罰する。

第五十八条　基幹統計の業務に従事する者又は従事していた者が，当該基幹統計を第八条第二項の規定により定められた公表期日以前に，他に漏らし，又は盗用したときは，一年以下の懲役又は百万円以下の罰金に処する。

第五十九条　第四十一条各号に掲げる者が，その取り扱う同条各号に規定する情報を自己又は第三者の不正な利益を図る目的で提供し，又は盗用したときは，一年以下の懲役又は五十万円以下の罰金に処する。

2　第四十三条第一項各号に掲げる者が，その取扱い又は利用に係る調査票情報を自己又は第三者の不正な利益を図る目的で提供し，又は盗用したときも前項と同様とする。

第六十条　次の各号のいずれかに該当する者は，六月以下の懲役又は五十万円以下の罰金に処する。

一　第十三条に規定する基幹統計調査の報告を求められた個人又は法人その他の団

体の報告を妨げた者

二　基幹統計の作成に従事する者で基幹統計をして真実に反するものたらしめる行為をした者

第六十一条　次の各号のいずれかに該当する者は，五十万円以下の罰金に処する。

一　第十三条の規定に違反して，基幹統計調査の報告を拒み，又は虚偽の報告をした個人又は法人その他の団体（法人その他の団体にあっては，その役職員又は構成員として当該行為をした者）

二　第十五条第一項の規定による資料の提出をせず，若しくは虚偽の資料を提出し，又は同項の規定による検査を拒み，妨げ，若しくは忌避し，若しくは同項の規定による質問に対して答弁をせず，若しくは虚偽の答弁をした者

三　第三十六条第一項の規定により匿名データの提供を受けた者又は当該匿名データの取扱いに関する業務の委託を受けた者その他の当該委託に係る業務に従事する者若しくは従事していた者で，当該匿名データを自己又は第三者の不正な利益を図る目的で提供し，又は盗用した者

第六十二条　第五十七条第一項第二号及び第三号，第五十八条，第五十九条並びに前条第三号の罪は，日本国外においてこれらの罪を犯した者にも適用する。

　　　附　則　抄

（施行期日）

第一条　この法律は，公布の日から起算して二年を超えない範囲内において政令で定める日から施行する。ただし，第一章及び第五章並びに附則第三条及び第二十二条の規定は，公布の日から起算して六月を超えない範囲内において政令で定める日から施行する。

（統計報告調整法の廃止）

第二条　統計報告調整法（昭和二十七年法律第百四十八号）は，廃止する。

（準備行為）

第三条　改正後の統計法（以下「新法」という。）第六条の規定による作成基準の設定，新法第二十七条の規定による事業所母集団データベースの整備，新法第二十八条の規定による統計基準の設定及び新法第三十五条の規定による匿名データの作成並びにこれらに関し必要な手続その他の行為は，この法律の施行の日（以下「施行日」という。）前においても，新法の例によりすることができる。

（最初の国勢調査の実施時期）

第四条　新法第五条第二項本文の規定による最初の国勢調査は，平成二十二年に行うものとする。

（指定統計に関する経過措置）

第五条　この法律の施行の際現に改正前の統計法（以下「旧法」という。）第二条の規定により指定を受けている指定統計（施行日において総務大臣が公示したものに限る。）は，新法第二条第四項第三号の規定により指定を受けた基幹統計とみなす。

（指定統計調査に関する経過措置）

第六条　施行日前に旧法第七条第一項の規定により承認を受けた指定統計調査（同条第二項の規定による変更の承認があったときは，その変更後のもの）は，新法第九

条第一項の規定により承認を受けた基幹統計調査とみなす。
（届出統計調査に関する経過措置）
第七条　施行日前に旧法第八条第一項の規定により届け出られた統計調査（行政機関が届け出たものに限る。）については，施行日から起算して一年を経過する日までの間は，新法第十九条第一項の規定にかかわらず，総務大臣の承認を受けることを要しない。

2　施行日前に旧法第八条第一項の規定により届け出られた統計調査のうち，地方公共団体が届け出た統計調査については施行日において新法第二十四条第一項の規定により届け出られた統計調査と，独立行政法人等が届け出た統計調査であって施行日以降新法第二十五条の規定が適用されるべき統計調査に該当するものについては施行日において同条の規定により届け出られた統計調査とみなす。
（調査票の使用に関する経過措置）
第八条　この法律の施行の際現に旧法第十五条第二項の規定により調査票を使用している者は，施行日から起算して六月を経過する日までの間は，新法の規定にかかわらず，従前の例により当該調査票を使用することができる。

2　施行日前にされた旧法第十五条第二項の承認の申請であって，この法律の施行の際，承認又は不承認の処分がなされていないものについての処分については，なお従前の例による。
（調査票及び統計報告に関する経過措置）
第九条　旧法の規定により指定統計を作成するために集められた調査票に記録されている情報は，新法の規定による基幹統計調査に係る調査票情報とみなす。

2　旧法の規定により届出統計調査（行政機関が行ったものに限る。）によって集められた調査票に記録されている情報は一般統計調査に係る調査票情報と，旧法の規定により届出統計調査（地方公共団体が行ったものであって第二十四条第一項の規定が適用されるべき統計調査に該当するものに限る。）によって集められた調査票に記録されている情報は指定地方公共団体が行った統計調査に係る調査票情報と，旧法の規定により届出統計調査（独立行政法人等が行ったものであって第二十五条の規定が適用されるべき統計調査に該当するものに限る。）によって集められた調査票に記録されている情報は指定独立行政法人等が行った統計調査に係る調査票情報とみなす。

3　附則第二条の規定による廃止前の統計報告調整法（以下「旧統計報告調整法」という。）の規定により統計報告の徴集によって得られた統計報告に記録されている情報は，新法の規定による一般統計調査に係る調査票情報とみなす。ただし，新法第三十二条から第三十八条まで，第四十条第一項及び第五十二条の規定は，統計報告のうち旧統計報告調整法第四条第二項の申請書に記載された専ら統計を作成するために用いられる事項に係る部分以外の部分に記録されている情報については，適用しない。
（結果の公表に関する経過措置）
第十条　施行日前に公表されていない指定統計調査の結果に対する旧法第十六条の規定の適用については，なお従前の例による。

（罰則に関する経過措置）

第十一条　施行日前にした行為に対する罰則の適用については，なお従前の例による。

（統計報告の徴集に関する経過措置）

第十二条　施行日前に旧統計報告調整法第四条第一項の承認を受けた統計報告の徴集は，旧統計報告調整法第五条第二項の規定により定められた承認の期間が満了するまでの間は，新法第十九条第一項の承認を受けた一般統計調査とみなす。

（異議の申出に関する経過措置）

第十三条　施行日前に旧統計報告調整法第十一条第一項の規定に基づき総務大臣に対してなされた異議の申出の手続については，なお従前の例による。

（旧法等の規定に基づく処分又は手続の効力）

第十四条　施行日前に旧法若しくは旧統計報告調整法又はこれらに基づく命令の規定によってした処分，手続その他の行為であって，新法又はこれに基づく命令に相当の規定があるものは，この附則に別段の定めがあるものを除き，新法又はこれに基づく命令の相当の規定によってしたものとみなす。

（条例との関係）

第十五条　地方公共団体の条例の規定で，新法で規制する行為を処罰する旨を定めているものの当該行為に係る部分については，この法律の施行と同時に，その効力を失うものとする。

2　前項の規定により条例の規定がその効力を失う場合において，当該地方公共団体が条例で別段の定めをしないときは，その失効前にした違反行為の処罰については，その失効後も，なお従前の例による。

（政令への委任）

第十六条　附則第五条から前条までに定めるもののほか，この法律の施行に関し必要な経過措置は，政令で定める。

（検討）

第十七条　政府は，この法律の施行後五年を目途として，新法第三十七条の規定の施行の状況を勘案し，必要があると認めるときは，この規定について検討を加え，その結果に基づいて必要な措置を講ずるものとする。

　　　附　則　（平成二七年九月一一日法律第六六号）　抄

（施行期日）

第一条　この法律は，平成二十八年四月一日から施行する。ただし，次の各号に掲げる規定は，当該各号に定める日から施行する。

一　附則第七条の規定　公布の日

（統計法の一部改正に伴う経過措置）

第三条　この法律の施行の際現に第二十二条の規定による改正前の統計法第四十四条の規定により置かれている統計委員会は，第二十二条の規定による改正後の統計法第四十四条の規定により置かれる統計委員会となり，同一性をもって存続するものとする。

（政令への委任）

第七条　附則第二条から前条までに定めるもののほか，この法律の施行に関し必要な
　経過措置は，政令で定める。

　　　附　則　（平成三〇年六月一日法律第三四号）

　（施行期日）

第一条　この法律は，公布の日から起算して一年を超えない範囲内において政令で定
　める日から施行する。ただし，第一条中統計法第四条の改正規定，同法第四十五条
　の改正規定及び同法第四十九条の次に一条を加える改正規定並びに次条並びに附則
　第三条及び第七条の規定は，公布の日から施行する。

　（準備行為）

第二条　総務大臣は，この法律の施行の日（以下「施行日」という。）前において
　も，第一条の規定による改正後の統計法（以下「新法」という。）第四十五条の二
　の規定の例により，統計委員会の意見を聴くことができる。

　（統計法の一部改正に伴う経過措置）

第三条　第一条ただし書に規定する規定の施行の日から施行日の前日までの間におけ
　る新法第四十五条の規定の適用については，同条第三号中「，次条又は」とあるの
　は，「又は」とする。

第四条　新法第三十三条第二項から第四項まで（これらの規定を新法第三十三条の二
　第二項及び第三十六条第二項において準用する場合を含む。）の規定は，施行日以
　後に新法第三十三条第一項（第一号を除く。）若しくは第三十三条の二第一項の規
　定により行われた求めに応じ，新法第二条第十一項に規定する調査票情報を提供し
　た場合又は新法第三十六条第一項の規定により行われた求めに応じ，新法第二条第
　十二項に規定する匿名データを提供した場合について適用する。

２　新法第三十四条第二項及び第三項の規定は，施行日以後に同条第一項の規定によ
　り行われた委託に応じ，新法第三十二条第一号に規定する統計の作成等を行うこと
　とした場合について適用する。

　（処分等の効力）

第五条　施行日前に第一条の規定による改正前の統計法又はこれに基づく命令の規定
　によってした処分，手続その他の行為であって，新法又はこれに基づく命令に相当
　の規定があるものは，この附則に別段の定めがあるものを除き，新法又はこれに基
　づく命令の相当の規定によってした処分，手続その他の行為とみなす。

　（罰則に関する経過措置）

第六条　施行日前にした行為に対する罰則の適用については，なお従前の例による。

　（政令への委任）

第七条　附則第三条から前条までに定めるもののほか，この法律の施行に関し必要な
　経過措置は，政令で定める。

2.1.2 統計法施行令（平成二十年十月三十一日政令第三百三十四号）

内閣は，統計法（平成十九年法律第五十三号）第二条第二項第二号及び第五項第三号，第八条第一項，第十六条，第十八条，第二十三条第一項，第二十四条第一項，第二十五条，第二十六条第一項，第二十八条第一項，第二十九条第一項，第三十七条，第三十八条第一項並びに附則第十六条の規定に基づき，並びに同法を実施するため，統計法施行令（昭和二十四年政令第百三十号）の全部を改正するこの政令を制定する。

（公的統計の作成主体となるべき法人）

第一条 統計法（以下「法」という。）第二条第二項第二号の政令で定める法人は，沖縄科学技術大学院大学学園，沖縄振興開発金融公庫，外国人技能実習機構，株式会社国際協力銀行，株式会社日本政策金融公庫，株式会社日本貿易保険，原子力損害賠償・廃炉等支援機構，国立大学法人，大学共同利用機関法人，日本銀行，日本司法支援センター，日本私立学校振興・共済事業団，日本中央競馬会，日本年金機構，農水産業協同組合貯金保険機構，放送大学学園及び預金保険機構とする。

（統計調査の範囲から除かれる行政機関等及び事務）

第二条 法第二条第五項第三号の政令で定める行政機関等及び政令で定める事務は，それぞれ次の各号に掲げる行政機関等及び当該行政機関等が行う事務であって当該各号に定めるものとする。

一 国家公安委員会 警察法（昭和二十九年法律第百六十二号）第五条第四項及び第五項に規定する事務

二 財務省 財務省設置法（平成十一年法律第九十五号）第四条第一項第四十九号に掲げる事務（財務省の所掌事務に関する外国為替の取引の管理及び調整に関する事務に限る。）

三 海上保安庁 海上保安庁法（昭和二十三年法律第二十八号）第五条第一号から第十九号までに掲げる事務，同条第二十九号に掲げる事務（同条第一号から第十八号までに掲げる事務を遂行するために使用する船舶及び航空機の整備計画及び運用に関する事務に限る。）及び同条第三十号に掲げる事務

四 防衛省 防衛省設置法（昭和二十九年法律第百六十四号）第四条第一項に規定する事務（同項第二十五号に掲げる事務を除く。）及び同法附則第二項の表の下欄に掲げる事務（平成三十五年五月十六日までの間の項の下欄に掲げる事務を除く。）

五 都道府県 当該都道府県に置かれた都道府県警察において警察法第三十六条第二項の規定による責務を遂行するために行う事務

（基幹統計に関する公表事項）

第三条 法第八条第一項の政令で定める事項は，次の各号に掲げる場合の区分に応じ，当該各号に定める事項とする。

一 統計調査以外の方法により基幹統計を作成した場合 当該基幹統計の目的，作成の方法，当該基幹統計における用語の定義その他の当該基幹統計の利用に際し参考となるべき事項

二 統計調査の方法により基幹統計を作成した場合 当該基幹統計の目的，統計調査の方法により作成された旨，当該統計調査に関し次に掲げる事項，当該基幹統

計における用語の定義その他の当該基幹統計の利用に際し参考となるべき事項
　　イ　調査対象の範囲
　　ロ　報告を求めた事項及びその基準とした期日又は期間
　　ハ　報告を求めた個人又は法人その他の団体
　　ニ　報告を求めるために用いた方法
　（地方公共団体が処理する事務）
第四条　基幹統計調査に関する事務のうち，別表第一の第一欄に掲げる基幹統計に係るものについてはそれぞれ同表の第二欄に掲げる当該事務の区分に応じ都道府県知事が同表の第三欄に掲げる事務を，市町村長（特別区の長を含む。以下同じ。）が同表の第四欄に掲げる事務を行うこととし，別表第二の上欄に掲げる基幹統計に係るものについてはそれぞれ同表の中欄に掲げる当該事務の区分に応じ都道府県知事が同表の下欄に掲げる事務を行うこととし，別表第三の第一欄に掲げる基幹統計に係るものについては同表の第二欄に掲げる当該事務の区分に応じ都道府県の教育委員会が同表の第三欄に掲げる事務を，市町村（特別区を含む。以下同じ。）の教育委員会が同表の第四欄に掲げる事務を行うこととし，別表第四の第一欄に掲げる基幹統計に係るものについてはそれぞれ同表の第二欄に掲げる当該事務の区分に応じ都道府県知事が同表の第三欄に掲げる事務を，都道府県の教育委員会が同表の第四欄に掲げる事務を，市町村長が同表の第五欄に掲げる事務を，市町村の教育委員会が同表の第六欄に掲げる事務を行うこととし，別表第五の第一欄に掲げる基幹統計に係るものについては同表の第二欄に掲げる当該事務の区分に応じ都道府県知事が同表の第三欄に掲げる事務を，都道府県の教育委員会が同表の第四欄に掲げる事務を，市町村の教育委員会が同表の第五欄に掲げる事務を行うこととする。
２　前項の規定により都道府県又は市町村が行うこととされている事務（統計調査員の設置に関する事務，都道府県知事に対する統計調査員の候補者の推薦に関する事務，統計調査員の身分を示す証票の交付に関する事務並びに統計調査員の報酬及び費用の交付に関する事務並びにこれらの事務に附帯する事務を除く。）は，地方自治法（昭和二十二年法律第六十七号）第二条第九項第一号に規定する第一号法定受託事務とする。
３　第一項の規定により市町村が行うこととされている事務のうち，都道府県知事に対する統計調査員の候補者の推薦に関する事務，統計調査員の身分を示す証票の交付に関する事務並びに統計調査員の報酬及び費用の交付に関する事務並びにこれらの事務に附帯する事務は，地方自治法第二条第九項第二号に規定する第二号法定受託事務とする。
　（基幹統計調査であること等の明示）
第五条　行政機関の長は，基幹統計調査を行うに当たっては，その報告を求める個人又は法人その他の団体に対し，当該調査に係る統計が基幹統計に該当することを示す事実並びに当該調査について法第十三条及び第十五条の規定（これらの規定に係る罰則を含む。）の適用がある旨を，調査票に記載することその他の方法により，明示しなければならない。
　（一般統計調査の結果に関する公表事項）

第六条　第三条（第一号を除く。）の規定は，法第二十三条第一項の政令で定める事項について準用する。
　（指定地方公共団体及びその行う統計調査の届出の手続）
第七条　法第二十四条第一項の政令で定める地方公共団体は，都道府県及び地方自治法第二百五十二条の十九第一項の指定都市（以下「指定都市」という。）とする。
　2　法第二十四条第一項の規定による届出は，当該届出に係る統計調査を行う日の三十日前までに同項各号に掲げる事項を記載した書類を届け出ることにより行うものとする。
　3　前項の書類には，調査票を添付しなければならない。
　（指定独立行政法人等及びその行う統計調査の届出の手続）
第八条　法第二十五条の政令で定める独立行政法人等は，日本銀行とする。
　2　前条第二項及び第三項の規定は，法第二十五条の届出について準用する。
　（作成方法の変更通知を要しない軽微な変更）
第九条　法第二十六条第一項の政令で定める軽微な変更は，次に掲げるものとする。
　一　基幹統計で使用する用語の変更であって，法令の制定又は改廃に伴うもの
　二　統計基準の変更に伴い当然必要とされる作成の方法の変更
　三　災害の発生に伴う基幹統計の作成周期の変更
　四　前三号に掲げるもののほか，作成する基幹統計の実質的な内容に影響を及ぼさない作成の方法の変更
　（統計基準の設定方法）
第十条　法第二十八条第一項の統計基準は，公的統計の統一性又は総合性の確保を必要とする事項ごとに定めなければならない。
　（行政記録情報の提供を求める際に明示すべき事項）
第十一条　法第二十九条第一項の政令で定める事項は，次に掲げる事項とする。
　一　利用目的
　二　提供を求める行政記録情報を特定するに足りる事項
　三　提供を受けた行政記録情報の管理に関する事項
　（手数料の額等）
第十二条　法第三十三条の二第一項の規定により行政機関の長が行った統計調査に係る調査票情報の提供を受ける者が法第三十八条第一項の規定により納付すべき手数料の額は，次の各号に掲げる額の合計額とする。
　一　調査票情報の提供に要する時間一時間までごとに四千四百円
　二　調査票情報の提供に関する次のイ又はロに掲げる方法の区分に応じ，それぞれイ又はロに定める額
　　イ　光ディスク（日本産業規格Ｘ〇六〇六及びＸ六二八一に適合する直径百二十ミリメートルの光ディスクの再生装置で再生することが可能なものに限る。）に複写したものの交付　一枚につき百円
　　ロ　光ディスク（日本産業規格Ｘ六二四一に適合する直径百二十ミリメートルの光ディスクの再生装置で再生することが可能なものに限る。）に複写したものの交付　一枚につき百二十円

三　調査票情報の送付に要する費用（当該送付を求める場合に限る。）
2　法第三十四条第一項の規定により行政機関の長に委託をする者が法第三十八条第一項の規定により納付すべき手数料の額は，次の各号に掲げる額の合計額とする。
　一　法第三十四条第一項の規定による統計の作成等に要する時間一時間までごとに四千四百円
　二　統計成果物（委託により作成した統計又は委託による統計的研究の成果をいう。次号において同じ。）の提供に関する次のイ又はロに掲げる方法の区分に応じ，それぞれイ又はロに定める額
　　イ　前項第二号イの光ディスクに複写したものの交付　一枚につき百円
　　ロ　前項第二号ロの光ディスクに複写したものの交付　一枚につき百二十円
　三　統計成果物の送付に要する費用（当該送付を求める場合に限る。）
　四　前三号に掲げるもののほか，委託を受ける行政機関の長が統計の作成等に要する費用として定める額
3　法第三十六条第一項の規定により行政機関の長が作成した匿名データの提供を受ける者が法第三十八条第一項の規定により納付すべき手数料の額は，次の各号に掲げる額の合計額とする。
　一　請求一件につき千九百五十円
　二　統計調査の期日又は期間及び調査票情報の種類を勘案して行政機関の長によってまとめられた匿名データの集合物の一につき四千四百五十円
　三　匿名データの提供に関する次のイ又はロに掲げる方法の区分に応じ，それぞれイ又はロに定める額
　　イ　第一項第二号イの光ディスクに複写したものの交付　一枚につき百円
　　ロ　第一項第二号ロの光ディスクに複写したものの交付　一枚につき百二十円
　四　匿名データの送付に要する費用（当該送付を求める場合に限る。）
4　前三項の手数料は，次に掲げる場合を除き，総務省令で定める依頼書に収入印紙を貼って納付しなければならない。
　一　特許庁長官に対し，法第三十三条の二第一項の規定による調査票情報の提供を求め，法第三十四条第一項の規定による統計の作成等を委託し，又は法第三十六条第一項の規定による匿名データの提供を求める場合
　二　前三項の手数料の納付を現金ですることが可能である旨を行政機関の長（特許庁長官を除く。）が官報で公示した場合において，当該手数料を当該行政機関に対し現金で納付する場合
　三　法第三十八条第一項の規定により独立行政法人統計センターに対し手数料を納付する場合
　　　附　則　抄
　（施行期日）
第一条　この政令は，法の施行の日（平成二十一年四月一日）から施行する。
　（届出を要する統計調査の範囲に関する政令等の廃止）
第二条　次に掲げる政令は，廃止する。
　一　届出を要する統計調査の範囲に関する政令（昭和二十五年政令第五十八号）

二　統計調査に用いる産業分類並びに疾病，傷害及び死因分類を定める政令（昭和二十六年政令第百二十七号）

三　統計報告調整法施行令（昭和二十七年政令第三百九十六号）

四　統計法第二条第二項第二号の法人並びに同条第五項第三号の行政機関等及び事務を定める政令（平成十九年政令第二百九十九号）

（届出統計調査によって集められた調査票等に関する経過措置）

第三条　法による改正前の統計法（昭和二十二年法律第十八号。以下「旧法」という。）の規定により指定都市以外の市が行った届出統計調査によって集められた調査票その他の関係書類については，旧法第十四条及び第十五条の四の規定は，なおその効力を有する。

2　旧法の規定により日本商工会議所が行った届出統計調査によって集められた調査票その他の関係書類については，旧法第十四条，第十五条の二及び第十五条の三の規定は，なおその効力を有する。

（調査票の使用に関する経過措置）

第四条　法の施行の日（以下「施行日」という。）前にされた旧法第十五条第二項の承認であって，法の施行の際同項の公示がなされていないもの及び法附則第八条第二項の規定により施行日以後になされた承認に係る公示については，なお従前の例による。

2　法の施行の際現に旧法第十五条第二項の規定により調査票の使用に係る承認を得ている者（法の施行の際現に調査票を使用している者を除く。）及び法附則第八条第二項の規定により承認を得た者は，施行日又は旧法第十五条第二項の公示の日のいずれか遅い日から起算して六月を経過する日までの間は，法の規定にかかわらず，従前の例により当該調査票を使用することができる。

（総務省令への委任）

第五条　前二条に定めるもののほか，この政令の施行に伴い必要な経過措置は，総務省令で定める。

　　　　附　則　（令和元年五月二四日政令第一一号）

この政令は，公布の日から施行する。ただし，別表第二の改正規定は，令和元年八月一日から施行する。

　　　　附　則　（令和元年六月二八日政令第四四号）　抄

（施行期日）

第一条　この政令は，不正競争防止法等の一部を改正する法律の施行の日（令和元年七月一日）から施行する。

別表第一　（第四条関係）

基幹統計	事務の区分	都道府県知事が行う事務	市町村長が行う事務
一　全ての産業分野における事業所及び企業の活動からなる経済の構	統計調査員に関する事務	一　統計調査員の設置に関する事務	一　都道府県知事に対する統計調査員の候補者の推薦に関する事務 二　統計調査員に対する調査実施上の指導に関する事務 三　統計調査員の身分を示す証票の交付に関する事務

造を全国的及び地域別に明らかにすることを目的とする基幹統計			四　統計調査員の報酬及び費用の交付に関する事務
	報告義務者（基幹統計調査の報告をする義務を負う個人又は法人その他の団体をいう。以下同じ。）に関する事務	二　報告義務者を把握するための調査に関する事務	
	調査区（統計調査員が調査を担当すべき区域をいう。以下同じ。）に関する事務		五　調査区の設定及び修正に関する事務
	調査票の配布，取集，審査等に関する事務	三　調査票（都道府県知事が配布すべきものとして総務省令・経済産業省令で定めるものに限る。）の配布に関する事務 四　調査票（都道府県知事が取集すべきものとして総務省令・経済産業省令で定めるものに限る。）の取集に関する事務 五　報告を求める事項を事業所の名称及び所在地並びに当該事業所において事業が営まれているか否かの別に限定した調査の実施及び当該調査の結果に基づく調査票の作成に関する事務 六　市町村長に対する前二号に規定する調査票（市町村長が審査すべきものとして総務省令・経済産業省令で定めるものに限る。）の送付に関する事務 七　第四号に規定する調査票（前号に規定するものを除く。）の審査及びこの項第四欄第八号に規定する調査票の二次的な審査に関する事務 八　第四号に規定する調査票への必要な事項の記入に関する事務	六　調査票（市町村長が配布すべきものとして総務省令で定めるものに限る。）の配布に関する事務 七　調査票（市町村長が取集すべきものとして総務省令・経済産業省令で定めるものに限る。）の取集に関する事務 八　前号及びこの項第三欄第六号に規定する調査票の審査に関する事務 九　前号に規定する調査票への必要な事項の記入に関する事務 十　都道府県知事に対する第八号に規定する調査票の送付に関する事務
	その他の事務	九　総務大臣及び経済産業大臣，他の都道府県知事並びに市町村長との連絡に関する事務 十　市町村長に対する調査票の用紙その他調査のために必要な物品の送付に関する事務 十一　都道府県の区域における調査の広報に関する事務 十二　市町村長の行う調査に関する事務の実施状況の把握に関する事務 十三　総務大臣及び経済産業大臣に対する調査に関する事務の実施状況その他必要な事項の報告に関する事務 十四　総務大臣及び経済産業大臣に対する調査票その他関係書類の提出に関する事務 十五　前各号に掲げる事務に関する書類の作成及び保管その他前各号に掲げる事務に附帯する事務	十一　都道府県知事及び他の市町村長との連絡に関する事務 十二　統計調査員に対する調査票の用紙その他調査のために必要な物品の送付に関する事務 十三　市町村の区域における調査の広報に関する事務 十四　都道府県知事に対する調査に関する事務の実施状況その他必要な事項の報告に関する事務 十五　都道府県知事に対する関係書類の送付に関する事務 十六　前各号に掲げる事務に関する書類の作成及び保管その他前各号に掲げる事務に附帯する事務
二　住宅及び住宅以外で人が居住する建物（以下この項において「住宅等」という。）に関する実態並	統計調査員に関する事務	一　統計調査員の設置に関する事務	一　都道府県知事に対する統計調査員の候補者の推薦に関する事務 二　統計調査員に対する調査実施上の指導に関する事務 三　統計調査員の身分を示す証票の交付に関する事務 四　統計調査員の報酬及び費用の交付に関する事務

びに現住居以外の住宅及び土地の保有状況その他の住宅等に居住している世帯に関する実態を全国的及び地域別に明らかにすることを目的とする基幹統計	報告義務者に関する事務		五　報告義務者の選定に関する事務
	調査区に関する事務		六　調査区の設定及び修正の補助に関する事務
	調査票の配布，取集，審査等に関する事務	二　調査票の配布に関する事務 三　調査票の取集に関する事務 四　法第十五条第一項の規定による立入検査等その他の調査の実施及び当該調査の結果に基づく調査票の作成に関する事務 五　市町村長に対する調査票の送付に関する事務 六　調査票の二次的な審査に関する事務 七　調査票への必要な事項の記入に関する事務	七　調査票の審査に関する事務 八　都道府県知事に対する調査票の送付に関する事務
	その他の事務	八　総務大臣，他の都道府県知事及び市町村長との連絡に関する事務 九　市町村長に対する調査票の用紙その他調査のために必要な物品の送付に関する事務 十　都道府県の区域における調査の広報に関する事務 十一　市町村長の行う調査に関する事務の実施状況の把握に関する事務 十二　総務大臣に対する調査に関する事務の実施状況その他必要な事項の報告に関する事務 十三　総務大臣に対する調査票その他関係書類の提出に関する事務 十四　前各号に掲げる事務に関する書類の作成及び保管その他前各号に掲げる事務に附帯する事務	九　都道府県知事及び他の市町村長との連絡に関する事務 十　統計調査員に対する調査票の用紙その他調査のために必要な物品の送付に関する事務 十一　市町村の区域における調査の広報に関する事務 十二　都道府県知事に対する調査に関する事務の実施状況その他必要な事項の報告に関する事務 十三　都道府県知事に対する関係書類の送付に関する事務 十四　前各号に掲げる事務に関する書類の作成及び保管その他前各号に掲げる事務に附帯する事務
三　地方公務員の給与の実態を明らかにすることを目的とする基幹統計	調査票の配布，取集，審査等に関する事務	一　調査票（第五号並びにこの項第四欄第一号及び第五号に規定するものを除く。）の配布に関する事務 二　前号に規定する調査票の取集に関する事務 三　第一号及びこの項第四欄第五号に規定する調査票の審査並びにこの項第四欄第一号に規定する調査票の二次的な審査に関する事務 四　第一号に規定する調査票（都道府県の職員の調査に係るものに限る。）への必要な事項の記入に関する事務 五　調査票（都道府県知事が作成すべきものとして総務大臣が定めるものに限る。）の作成に関する事務	一　調査票（市町村の職員の調査に係るものに限るものとし，第五号に規定するものを除く。）の配布に関する事務 二　前号に規定する調査票の取集に関する事務 三　第一号に規定する調査票の審査に関する事務 四　第一号に規定する調査票への必要な事項の記入に関する事務 五　調査票（市町村長が作成すべきものとして総務大臣が定めるものに限る。）の作成に関する事務 六　都道府県知事（指定都市にあっては，総務大臣。次号及び第八号において同じ。）に対する第一号及び前号に規定する調査票の送付に関する事務
	その他の事務	六　総務大臣，他の都道府県知事及び市町村長との連絡に関する事務 七　市町村長（指定都市の長を除く。次号において同じ。）に対する調査票の用紙の送付に関する事務 八　市町村長の行う調査に関する事務の実施状況の把握に関する事務 九　総務大臣に対する調査に関する事務の実施状況その他必要な事項の報告に関する事務 十　第四号及び第五号に規定する調査票の副票の保管に関する事務 十一　総務大臣に対する第三号及び第五号に規定する調査票の提出に関する事務	七　都道府県知事及び他の市町村長との連絡に関する事務 八　都道府県知事に対する調査に関する事務の実施状況その他必要な事項の報告に関する事務 九　第一号及び第五号に規定する調査票の副票の保管に関する事務 十　前各号に掲げる事務に関する書類の作成及び保管その他前各号に掲げる事務に附帯する事務

			十二　前各号に掲げる事務に関する書類の作成及び保管その他前各号に掲げる事務に附帯する事務
四　国民の就業構造を全国的及び地域別に明らかにすることを目的とする基幹統計	統計調査員に関する事務	一　統計調査員の設置に関する事務	一　都道府県知事に対する統計調査員の候補者の推薦に関する事務 二　統計調査員に対する調査実施上の指導に関する事務 三　統計調査員の身分を示す証票の交付に関する事務 四　統計調査員の報酬及び費用の交付に関する事務
	報告義務者に関する事務		五　報告義務者の選定に関する事務
	調査票の配布，取集，審査等に関する事務	二　調査票の配布に関する事務 三　調査票の取集に関する事務 四　市町村長に対する調査票の送付に関する事務 五　調査票の二次的な審査に関する事務 六　調査票への必要な事項の記入に関する事務	六　調査票の審査に関する事務 七　都道府県知事に対する調査票の送付に関する事務
	その他の事務	七　総務大臣，他の都道府県知事及び市町村長との連絡に関する事務 八　市町村長に対する調査票の用紙その他調査のために必要な物品の送付に関する事務 九　都道府県の区域における調査の広報に関する事務 十　市町村長の行う調査に関する事務の実施状況の把握に関する事務 十一　総務大臣に対する調査に関する事務の実施状況その他必要な事項の報告に関する事務 十二　総務大臣に対する調査票その他関係書類の提出に関する事務 十三　前各号に掲げる事務に関する書類の作成及び保管その他前各号に掲げる事務に附帯する事務	八　都道府県知事及び他の市町村長との連絡に関する事務 九　統計調査員に対する調査票の用紙その他調査のために必要な物品の送付に関する事務 十　市町村の区域における調査の広報に関する事務 十一　都道府県知事に対する調査に関する事務の実施状況その他必要な事項の報告に関する事務 十二　都道府県知事に対する関係書類の送付に関する事務 十三　前各号に掲げる事務に関する書類の作成及び保管その他前各号に掲げる事務に附帯する事務
五　世帯の所得分布及び消費の水準，構造等を全国的及び地域別に明らかにすることを目的とする基幹統計	統計調査員に関する事務	一　統計調査員の設置に関する事務	一　都道府県知事に対する統計調査員（この項第三欄第二号に規定する調査に係るものを除く。以下この項において同じ。）の候補者の推薦に関する事務 二　統計調査員に対する調査実施上の指導に関する事務 三　統計調査員の身分を示す証票の交付に関する事務 四　統計調査員の報酬及び費用の交付に関する事務
	報告義務者に関する事務	二　報告義務者（世帯員の収入及び支出その他都道府県知事が調査すべき世帯の所得及び消費に関する事項として総務省令で定めるものの調査に係るものに限る。）の選定に関する事務	五　報告義務者（この項第三欄第二号に規定するものを除く。）の選定に関する事務
	調査票の配布，取集，審査等に関する事務	三　調査票の配布に関する事務 四　調査票の取集に関する事務 五　市町村長に対する調査票（第二号に規定する調査に係るものを除く。この項第四欄第六号及び第七号において同じ。）の送付に関する事務 六　調査票（前号に規定するものを除く。）の審査及び同号に規定する調査票の二次的な審査に関する事務 七　調査票への必要な事項の記入に関する事務	六　調査票の審査に関する事務 七　都道府県知事に対する調査票の送付に関する事務

	その他の事務	八 総務大臣，他の都道府県知事及び市町村長との連絡に関する事務 九 市町村長に対する調査票の用紙その他調査のために必要な物品の送付に関する事務 十 都道府県の区域における調査の広報に関する事務 十一 市町村長の行う調査に関する事務の実施状況その他必要な事項の報告に関する事務 十二 総務大臣に対する調査に関する事務の実施状況その他必要な事項の報告に関する事務 十三 総務大臣に対する調査票その他関係書類の提出に関する事務 十四 前各号に掲げる事務に関する書類の作成及び保管その他前各号に掲げる事務に附帯する事務	八 都道府県知事及び他の市町村長との連絡に関する事務 九 統計調査員に対する調査票の用紙その他調査のために必要な物品の送付に関する事務 十 市町村の区域における調査の広報に関する事務 十一 都道府県知事に対する調査に関する事務の実施状況その他必要な事項の報告に関する事務 十二 都道府県知事に対する関係書類の送付に関する事務 十三 前各号に掲げる事務に関する書類の作成及び保管その他前各号に掲げる事務に附帯する事務
六 医療施設の分布及び整備の実態並びに医療施設の診療機能の状況を明らかにすることを目的とする基幹統計	調査票の配布，取集，審査等に関する事務	一 調査票（地域保健法（昭和二十二年法律第百一号）第五条第一項の規定に基づく政令で定める市又は特別区（以下「保健所を設置する市等」という。）の区域以外の区域における調査に係るものに限るものとし，第五号に規定するものを除く。）の配布に関する事務 二 前号に規定する調査票の取集に関する事務 三 第一号に規定する調査票の審査及びこの項第四欄第六号に規定する調査票の二次的な審査に関する事務 四 第一号に規定する調査票への必要な事項の記入に関する事務 五 調査票（医療法（昭和二十三年法律第二百五号）又はこれに基づく命令の規定による許可申請又は届出の書類に基づいて都道府県知事が作成すべきものとして厚生労働省令で定めるものに限る。）の作成に関する事務	一 調査票（保健所を設置する市等の区域における調査に係るものに限るものとし，第五号に規定するものを除く。）の配布に関する事務 二 前号に規定する調査票の取集に関する事務 三 第一号に規定する調査票の審査に関する事務 四 第一号に規定する調査票への必要な事項の記入に関する事務 五 調査票（医療法又はこれに基づく命令の規定による許可申請又は届出の書類に基づいて保健所を設置する市等の長が作成すべきものとして厚生労働省令で定めるものに限る。）の作成に関する事務 六 都道府県知事に対する第一号及び前号に規定する調査票の送付に関する事務
	その他の事務	六 厚生労働大臣，他の都道府県知事及び保健所を設置する市等の長との連絡に関する事務 七 都道府県の区域における調査の広報に関する事務 八 保健所を設置する市等の長の行う調査に関する事務の実施状況の把握に関する事務 九 厚生労働大臣に対する調査に関する事務の実施状況その他必要な事項の報告に関する事務 十 厚生労働大臣に対する調査票その他関係書類の提出に関する事務 十一 前各号に掲げる事務に関する書類の作成及び保管その他前各号に掲げる事務に附帯する事務	七 都道府県知事及び他の保健所を設置する市等の長との連絡に関する事務 八 保健所を設置する市等の区域における調査の広報に関する事務 九 都道府県知事に対する調査の実施状況その他必要な事項の報告に関する事務 十 都道府県知事に対する関係書類の送付に関する事務 十一 前各号に掲げる事務に関する書類の作成及び保管その他前各号に掲げる事務に附帯する事務
七 医療施設を利用する患者の傷病の状況等の実態を明らかにすることを目的とする基幹統計	調査票の配布，取集，審査等に関する事務	一 調査票（この項第四欄第一号に規定するものを除く。）の配布に関する事務 二 前号に規定する調査票の取集に関する事務 三 第一号に規定する調査票の審査及びこの項第四欄第一号に規定する調査票の二次的な審査に関する事務 四 第一号に規定する調査票への必要な事項の記入に関する事務	一 調査票（保健所を設置する市等の区域における調査に係るものに限る。）の配布に関する事務 二 前号に規定する調査票の取集に関する事務 三 第一号に規定する調査票の審査に関する事務 四 第一号に規定する調査票への必要な事項の記入に関する事務 五 都道府県知事に対する第一号に規定する調査票の送付に関する事務

	その他の事務	五 厚生労働大臣，他の都道府県知事及び保健所を設置する市等の長との連絡に関する事務 六 都道府県の区域における調査の広報に関する事務 七 保健所を設置する市等の長の行う調査に関する事務の実施状況の把握に関する事務 八 厚生労働大臣に対する調査に関する事務の実施状況その他必要な事項の報告に関する事務 九 厚生労働大臣に対する調査票その他関係書類の提出に関する事務 十 前各号に掲げる事務に関する書類の作成及び保管その他前各号に掲げる事務に附帯する事務	六 都道府県知事及び他の保健所を設置する市等の長との連絡に関する事務 七 保健所を設置する市等の区域における調査の広報に関する事務 八 都道府県知事に対する調査の実施状況その他必要な事項の報告に関する事務 九 都道府県知事に対する関係書類の送付に関する事務 十 前各号に掲げる事務に関する書類の作成及び保管その他前各号に掲げる事務に附帯する事務
八 保健，医療，福祉，年金，所得等厚生行政の企画及び運営に必要な国民生活の基礎的事項を明らかにすることを目的とする基幹統計	統計調査員に関する事務	一 統計調査員（この項第四欄第一号に規定するものを除く。）の設置に関する事務	一 保健所を設置する市等の長が設置すべき統計調査員として厚生労働省令で定めるものの設置に関する事務 二 都道府県知事に対する統計調査員（前号に規定するものを除く。）の候補者の推薦に関する事務 三 この項第三欄第一号に規定する統計調査員のうち特定市町村長が調査実施上の指導を行うべきものとして厚生労働省令で定めるものに対する調査実施上の指導に関する事務
	報告義務者に関する事務	二 報告義務者（この項第四欄第四号に規定するものを除く。）を把握するための調査に関する事務	四 報告義務者（保健所を設置する市等の長が調査すべきものとして厚生労働省令で定めるものに限る。）を把握するための調査に関する事務
	調査票の配布，取集，審査等に関する事務	三 調査票（前号に規定する報告義務者の調査に係るものに限るものとし，第五号に規定するものを除く。）の配布に関する事務 四 前号に規定する調査票の取集に関する事務 五 調査票（都道府県知事が作成すべきものとして厚生労働省令で定めるものに限る。）の作成に関する事務 六 市（指定都市を除く。），特別区及び社会福祉法（昭和二十六年法律第四十五号）第十四条第三項又は第四項の規定に基づき福祉に関する事務所を設置する町村の長（以下この項において「特定市町村長」という。）に対する第三号及び前号に規定する調査票（特定市町村長が審査すべきものとして厚生労働省令で定めるものに限る。）の送付に関する事務 七 第三号に規定する調査票（前号に規定するものを除く。）及びこの項第四欄第七号に規定する調査票の審査並びにこの項第四欄第八号に規定する調査票の二次的な審査に関する事務 八 前号に規定する調査票への必要な事項の記入に関する事務	五 調査票（前号に規定する報告義務者の調査に係るものに限るものとし，第七号に規定するものを除く。）の配布に関する事務 六 前号に規定する調査票の取集に関する事務 七 調査票（保健所を設置する市等の長が作成すべきものとして厚生労働省令で定めるものに限る。）の作成に関する事務 八 第五号及びこの項第三欄第六号に規定する調査票の審査に関する事務 九 前号に規定する調査票への必要な事項の記入に関する事務 十 都道府県知事に対する第七号及び第八号に規定する調査票の送付に関する事務
	その他の事務	九 厚生労働大臣，他の都道府県知事並びに指定都市の長及び特定市町村長との連絡に関する事務 十 指定都市の長及び特定市町村長に対する調査票の用紙その他調査のために必要な物品の送付に関する事務 十一 都道府県の区域における調査の広報に関する事務 十二 指定都市の長及び特定市町村長の行	十一 都道府県知事並びに他の指定都市の長及び特定市町村長との連絡に関する事務 十二 統計調査員に対する調査票の用紙その他調査のために必要な物品の送付に関する事務 十三 市，特別区及び社会福祉法第十四条第三項又は第四項の規定に基づき福祉に関する事務所を設置

		う調査に関する事務の実施状況の把握に関する事務 十三　厚生労働大臣に対する調査に関する事務の実施状況その他必要な事項の報告に関する事務 十四　厚生労働大臣に対する調査票その他関係書類の提出に関する事務 十五　前各号に掲げる事務に関する書類の作成及び保管その他前各号に掲げる事務に附帯する事務	する町村の区域における調査の広報に関する事務 十四　都道府県知事に対する調査に関する事務の実施状況その他必要な事項の報告に関する事務 十五　都道府県知事に対する関係書類の送付に関する事務 十六　前各号に掲げる事務に関する書類の作成及び保管その他前各号に掲げる事務に附帯する事務
九　農林行政に必要な農業及び林業の基礎的事項を明らかにすることを目的とする基幹統計	統計調査員に関する事務	一　統計調査員（農林業経営体（国，都道府県及び市町村の農林業経営体を除く。）の調査に係るものに限る。以下この項において同じ。）の設置に関する事務	一　都道府県知事に対する統計調査員の候補者の推薦に関する事務 二　統計調査員に対する調査実施上の指導に関する事務 三　統計調査員の身分を示す証票の交付に関する事務 四　統計調査員の報酬及び費用の交付に関する事務
	調査区に関する事務	二　調査区（農林業経営体の調査に係るものに限る。）の設定及び修正に関する事務	五　調査区の設定及び修正の補助に関する事務
	調査票の配布，取集，審査等に関する事務	三　調査票（農林業経営体（国及び市町村の農林業経営体を除く。）の調査に係るものに限る。）の配布に関する事務 四　前号に規定する調査票の取集に関する事務 五　市町村長に対する第三号に規定する調査票（都道府県の農林業経営体の調査に係るものを除く。）の送付に関する事務 六　第三号に規定する調査票（前号に規定するものを除く。）の審査及びこの項第四欄第八号に規定する調査票の二次的な審査に関する事務 七　法第十五条第一項の規定による立入検査等（農林業経営体（国，都道府県及び市町村の農林業経営体を除く。）の調査に係るものに限る。）の実施に関する事務 八　第六号に規定する調査票への必要な事項の記入に関する事務	六　調査票（市町村の農林業経営体の調査に係るものに限る。）の配布に関する事務 七　前号に規定する調査票の取集に関する事務 八　第六号及びこの項第三欄第五号に規定する調査票の審査に関する事務 九　号に規定する調査票への必要な事項の記入に関する事務 十　都道府県知事に対する第八号に規定する調査票の送付に関する事務
	調査票の集計に関する事務	九　調査票の集計に関する事務（全国集計に係るものとして農林水産省令で定めるものを除く。）	
	その他の事務	十　農林水産大臣，他の都道府県知事及び市町村長との連絡に関する事務 十一　市町村長に対する調査票の用紙その他調査のために必要な物品の送付に関する事務 十二　都道府県の区域における調査の広報に関する事務 十三　農林水産大臣に対する調査に関する事務の実施状況その他必要な事項の報告に関する事務 十四　農林水産大臣に対する集計表その他関係書類の提出に関する事務 十五　前各号に掲げる事務に関する書類の作成及び保管その他前各号に掲げる事務に附帯する事務	十一　都道府県知事及び他の市町村長との連絡に関する事務 十二　統計調査員に対する調査票の用紙その他調査のために必要な物品の送付に関する事務 十三　市町村の区域における調査の広報に関する事務 十四　都道府県知事に対する調査に関する事務の実施状況その他必要な事項の報告に関する事務 十五　都道府県知事に対する関係書類の送付に関する事務 十六　前各号に掲げる事務に関する書類の作成及び保管その他前各号に掲げる事務に附帯する事務
十　水産行政に必要な漁業の基礎的事項を明らかにすることを目的とする基幹統計	統計調査員に関する事務	一　統計調査員（海面において営む漁業に関する調査に係るものに限る。以下この項において同じ。）の設置に関する事務	一　都道府県知事に対する統計調査員の候補者の推薦に関する事務 二　統計調査員に対する調査実施上の指導に関する事務 三　統計調査員の身分を示す証票の交付に関する事務 四　統計調査員の報酬及び費用の交付に関する事務

調査区に関する事務		五　調査区（海面において営む漁業に関する調査に係るものに限る。）の設定及び修正に関する事務
調査票の配布、取集、審査等に関する事務	二　調査票（海面において営む漁業に関する調査に係るものに限る。以下この項において同じ。）の配布に関する事務 三　調査票の取集に関する事務 四　市町村長に対する調査票の送付に関する事務 五　調査票の二次的な審査に関する事務 六　法第十五条第一項の規定による立入検査等（海面において営む漁業に関する調査に係るものに限る。次号において同じ。）の実施に関する事務 七　法第十五条第一項の規定による立入検査等の結果の調査票への記入に関する事務	六　調査票の審査に関する事務 七　調査票への必要な事項の記入に関する事務（この項第三欄第七号に規定するものを除く。） 八　都道府県知事に対する調査票の送付に関する事務
その他の事務	八　農林水産大臣，他の都道府県知事及び市町村長との連絡に関する事務 九　市町村長に対する調査票の用紙その他調査のために必要な物品の送付に関する事務 十　都道府県の区域における調査の広報に関する事務 十一　農林水産大臣に対する調査に関する事務の実施状況その他必要な事項の報告に関する事務 十二　農林水産大臣に対する調査票その他関係書類の提出に関する事務 十三　前各号に掲げる事務に関する書類の作成及び保管その他前各号に掲げる事務に附帯する事務	九　都道府県知事及び他の市町村長との連絡に関する事務 十　統計調査員に対する調査票の用紙その他調査のために必要な物品の送付に関する事務 十一　市町村の区域における調査の広報に関する事務 十二　都道府県知事に対する調査に関する事務の実施状況その他必要な事項の報告に関する事務 十三　都道府県知事に対する関係書類の送付に関する事務 十四　前各号に掲げる事務に関する書類の作成及び保管その他前各号に掲げる事務に附帯する事務

備考
一　一の項第一欄に掲げる基幹統計に係る基幹統計調査のうち報告を求める事項を事業所及び企業の名称，所在地，事業の内容，従業者数その他の基本的事項に限定したものを行う場合における同項の規定の適用については，同欄中「総務省令・経済産業省令」とあるのは「総務省令」と，同項第三欄第九号中「総務大臣及び経済産業大臣，他の都道府県知事並びに」とあるのは「総務大臣，他の都道府県知事及び」と，同欄第十三号及び第十四号中「総務大臣及び経済産業大臣」とあるのは「総務大臣」と，同項第四欄第九号中「前号」とあるのは「第七号」とする。
二　一の項第一欄に掲げる基幹統計に係る基幹統計調査のうち報告を求める事項を事業所の名称，所在地，工業出荷額その他の工業の実態を明らかにするための事項に限定したものを行う場合における同項の規定の適用については，市町村長は，同項第四欄第五号から第七号までに掲げる事務は行わないものとする。
三　前号に規定する場合以外の場合における一の項の規定の適用については，市町村長は，同項第四欄第五号及び第六号に掲げる事務は行わないものとする。
四　二の項の規定の適用については，地方自治法第二百五十二条の十七の二第一項の条例（以下「事務処理特例条例」という。）の定めるところにより二の項第三欄第一号から第四号まで及び第七号に掲げる事務を市町村長が処理することとされた場合は，当該市町村長は，同項第四欄第一号に掲げる事務は行わないものとし，総務省令で定めるところにより，同項第三欄第二号から第四号まで及び第七号に掲げる事務（同項第四欄に掲げる事務にあっては，法第十五条第一項の規定による立入検査等の実施及び当該立入検査等の結果に基づく調査票の作成に関する事務を除く。以下この号において同じ。）を民間事業者に委託して行うことができる。この場合において，当該市町村長が同項第二号から第四号まで及び第七号に掲げる事務を民間事業者に委託して行うときは，同欄第一号に掲げる事務並びに同項第四欄第二号から第四号まで及び第十号に掲げる事務は行わないものとする。
五　三の項の規定の適用については，地方自治法第二百八十四条第一項に規定する地方公共団体の組合のうち都道府県の加入するものは，市町村とみなす。
六　四の項の規定の適用については，事務処理特例条例の定めるところにより同項第三欄第一号から第三号まで及び第六号に掲げる事務を市町村長が処理することとされた場合は，当該市町村長は，同項第四欄第一号に掲げる事務は行わないものとし，総務省令で定めるところにより，同項第三欄第二号，第三号及び第六号に掲げる事務を民間事業者に委託して行うことができる。この場合において，当該市町村長が同項第二号，第三号及び第六号に掲げる事務を民間事業者に委託して行うときは，同欄第一号に掲げる事務並びに同項第四欄第二号から第四号まで及び第九号に掲げる事務は行わないものとする。
七　五の項の規定の適用については，事務処理特例条例の定めるところにより同項第三欄第一号，第三号，第四号及び第七号に掲げる事務（いずれも同欄第三号に規定する調査に係る事務を除く。以下この号において同じ。）を市町村長が処理することとされた場合は，当該市町村長は，同項第四欄第一号に掲げる事務は行わないものとし，総務省令で定めるところにより，同項第三欄第三号，第四号及び第七号に掲げる事務を民間事業者に委託して行うことができる。この場合において，当該市町村長が同欄第三号，第四号及び第七号に掲げる事務を民間事業者に委託して行うときは，同欄第一号に掲げる事務並びに同項第四欄第二号から第四号まで及び第九号に掲げる事務は行わないものとする。

八　第四号及び前二号の規定により市町村長がこの表に規定する事務の一部を民間事業者に委託して行う場合においては，当該市町村長は，二の項第一欄，四の項第一欄又は五の項第一欄に掲げる基幹統計を作成するための調査の結果知られた秘密の漏えいの危険を防止するため，秘密の保護に関する事項を定めた契約の締結その他必要な措置を講じなければならない。

　九　十の項の規定の適用については，特別区の長は市町村長に含まれないものとし，特別区の区域における同項第四欄第二号から第五号まで及び第十四号（同欄第二号から第五号までに係る部分に限る。）に掲げる事務については，東京都知事が行うものとする。

別表第二　（第四条関係）

基幹統計	事務の区分	都道府県知事が行う事務
一　国民の就業及び不就業の状態を明らかにすることを目的とする基幹統計	統計調査員に関する事務	一　統計調査員の設置に関する事務
	報告義務者に関する事務	二　報告義務者の選定に関する事務
	調査区に関する事務	三　調査区の設定及び修正の補助に関する事務
	調査票の配布，取集，審査等に関する事務	四　調査票の配布に関する事務 五　調査票の取集に関する事務 六　調査票の審査に関する事務 七　調査票への必要な事項の記入に関する事務
	その他の事務	八　総務大臣及び他の都道府県知事との連絡に関する事務 九　調査の広報に関する事務 十　総務大臣に対する調査に関する事務の実施状況その他必要な事項の報告に関する事務 十一　総務大臣に対する調査票その他関係書類の提出に関する事務 十二　前各号に掲げる事務に関する書類の作成及び保管その他前各号に掲げる事務に附帯する事務
二　国民の消費生活に必要な商品の小売価格及びサービスの料金についてその毎月の動向及び地域別，事業所の形態別等の物価を明らかにすることを目的とする基幹統計	統計調査員に関する事務	一　統計調査員（都道府県知事が事業所及び世帯において調査すべき商品又はサービスの小売価格又は料金として総務省令で定めるものの調査に係るものに限る。）の設置に関する事務
	報告義務者に関する事務	二　報告義務者（都道府県知事が調査すべき商品又はサービスの小売価格又は料金として総務省令で定めるものの調査に係るものに限る。）の選定に関する事務
	調査区に関する事務	三　調査区の設定及び修正に関する事務（第一号の総務省令で定める商品又はサービスの小売価格又は料金の調査に係るものに限る。）
	調査票の配布，取集，審査等に関する事務	四　第二号の総務省令で定める商品又はサービスの小売価格又は料金の調査の実施及び当該調査の結果に基づく調査票の作成に関する事務
	その他の事務	五　総務大臣及び他の都道府県知事との連絡に関する事務 六　調査の広報に関する事務 七　総務大臣に対する調査に関する事務の実施状況その他必要な事項の報告に関する事務 八　総務大臣に対する第四号に規定する調査票その他関係書類の提出に関する事務 九　前各号に掲げる事務に関する書類の作成及び保管その他前各号に掲げる事務に附帯する事務
三　国民生活における家計収支の実態を毎月明らかにすることを目的とする基幹統計	統計調査員に関する事務	一　統計調査員の設置に関する事務
	報告義務者に関する事務	二　報告義務者の選定に関する事務
	調査票の配布，取集，審査等に関する事務	三　調査票の配布に関する事務 四　調査票の取集に関する事務 五　調査票の審査に関する事務 六　調査票への必要な事項の記入に関する事務
	その他の事務	七　総務大臣及び他の都道府県知事との連絡に関する事務 八　調査の広報に関する事務 九　総務大臣に対する調査に関する事務の実施状況その他必要な事項の報告に関する事務 十　総務大臣に対する調査票その他関係書類の提出に関する事務 十一　前各号に掲げる事務に関する書類の作成及び保管その他前各号に掲げる事務に附帯する事務

四　国民の社会生活の基礎的事項を明らかにすることを目的とする基幹統計	統計調査員に関する事務	一　統計調査員の設置に関する事務
	報告義務者に関する事務	二　報告義務者の選定に関する事務
	調査票の配布，取集，審査等に関する事務	三　調査票の配布に関する事務 四　調査票の取集に関する事務 五　調査票の審査に関する事務 六　調査票への必要な事項の記入に関する事務
	その他の事務	七　総務大臣及び他の都道府県知事との連絡に関する事務 八　調査の広報に関する事務 九　総務大臣に対する調査に関する事務の実施状況その他必要な事項の報告に関する事務 十　総務大臣に対する調査票その他関係書類の提出に関する事務 十一　前各号に掲げる事務に関する書類の作成及び保管その他前各号に掲げる事務に附帯する事務
五　雇用，給与及び労働時間の変動を全国的及び都道府県別に明らかにすることを目的とする基幹統計	統計調査員に関する事務	一　統計調査員の設置に関する事務
	報告義務者に関する事務	二　報告義務者を把握するための調査に関する事務
	調査票の配布，取集，審査等に関する事務	三　調査票の配布に関する事務 四　調査票の取集に関する事務 五　調査票の審査に関する事務 六　法第十五条第一項の規定による立入検査等の実施に関する事務 七　調査票への必要な事項の記入に関する事務
	調査票の集計及び結果の公表に関する事務	八　調査票（雇用，給与及び労働時間の都道府県別の変動を明らかにするためのものに限る。）の集計に関する事務 九　前号に規定する調査票に係る調査の結果の公表に関する事務
	その他の事務	十　厚生労働大臣及び他の都道府県知事との連絡に関する事務 十一　調査の広報に関する事務 十二　厚生労働大臣に対する調査に関する事務の実施状況その他必要な事項の報告に関する事務 十三　第八号に規定する調査票の保管に関する事務 十四　厚生労働大臣に対する調査票（第八号に規定するものを除く。）その他関係書類の提出に関する事務 十五　前各号に掲げる事務に関する書類の作成及び保管その他前各号に掲げる事務に附帯する事務
六　医薬品，医薬部外品，医療機器及び再生医療等製品に関する毎月の生産の実態等を明らかにすることを目的とする基幹統計	統計調査員に関する事務	一　統計調査員の設置に関する事務
	調査票の配布，取集，審査等に関する事務	二　調査票の配布に関する事務 三　調査票の取集に関する事務 四　調査票の審査に関する事務 五　法第十五条第一項の規定による立入検査等の実施に関する事務 六　調査票への必要な事項の記入に関する事務
	調査票の集計に関する事務	七　調査票の集計に関する事務
	その他の事務	八　厚生労働大臣及び他の都道府県知事との連絡に関する事務 九　調査の広報に関する事務 十　厚生労働大臣に対する調査に関する事務の実施状況その他必要な事項の報告に関する事務 十一　調査票の副票の保管に関する事務 十二　厚生労働大臣に対する調査票その他関係書類の提出に関する事務 十三　前各号に掲げる事務に関する書類の作成及び保管その他前各号に掲げる事務に附帯する事務
七　鉱工業生産の動態を明らかにすることを目的とする基幹統計	統計調査員に関する事務	一　統計調査員（都道府県知事が調査すべき事業所又は企業として経済産業省令で定めるものの調査に係るものに限る。）の設置に関する事務
	報告義務者に関する事務	二　報告義務者を把握するための調査に関する事務
	調査票の配布，取集，審査等に関する事務	三　調査票（第一号の経済産業省令で定める事業所又は企業の調査に係るものに限る。以下この項において同じ。）の配布に関する事務 四　調査票の取集に関する事務 五　調査票の審査に関する事務 六　法第十五条第一項の規定による立入検査等（第一号の経済産業省令で定

		める事業所又は企業の調査に係るものに限る。）の実施に関する事務 七　調査票への必要な事項の記入に関する事務
	その他の事務	八　経済産業大臣及び他の都道府県知事との連絡に関する事務 九　調査の広報に関する事務 十　経済産業大臣に対する調査に関する事務の実施状況その他必要な事項の報告に関する事務 十一　調査票の副票の保管に関する事務 十二　経済産業大臣に対する調査票その他関係書類の提出に関する事務 十三　前各号に掲げる事務に関する書類の作成及び保管その他前各号に掲げる事務に附帯する事務
八　商業を営む事業所及び企業の事業活動の動向を明らかにすることを目的とする基幹統計	統計調査員に関する事務	一　統計調査員（都道府県知事が調査すべき事業所として経済産業省令で定めるものの調査に係るものに限る。）の設置に関する事務
	報告義務者に関する事務	二　報告義務者を把握するための調査に関する事務
	調査区に関する事務	三　調査区の設定及び修正の補助に関する事務
	調査票の配布，取集，審査等に関する事務	四　調査票（第一号の経済産業省令で定める事業所の調査に係るものに限る。以下この項において同じ。）の配布に関する事務 五　調査票の取集に関する事務 六　調査票の審査に関する事務 七　法第十五条第一項の規定による立入検査等（第一号の経済産業省令で定める事業所の調査に係るものに限る。）の実施に関する事務 八　調査票への必要な事項の記入に関する事務
	その他の事務	九　経済産業大臣及び他の都道府県知事との連絡に関する事務 十　調査の広報に関する事務 十一　経済産業大臣に対する調査に関する事務の実施状況その他必要な事項の報告に関する事務 十二　調査票の副票の保管に関する事務 十三　経済産業大臣に対する調査票その他関係書類の提出に関する事務 十四　前各号に掲げる事務に関する書類の作成及び保管その他前各号に掲げる事務に附帯する事務
九　港湾の実態を明らかにし，港湾の開発，利用及び管理に資することを目的とする基幹統計	統計調査員に関する事務	一　統計調査員の設置に関する事務
	報告義務者に関する事務	二　報告義務者の選定に関する事務
	調査票の配布，取集，審査等に関する事務	三　調査票の配布に関する事務 四　調査票の取集に関する事務 五　調査票の審査に関する事務 六　法第十五条第一項の規定による立入検査等の実施に関する事務 七　調査票への必要な事項の記入に関する事務
	調査票の集計に関する事務	八　調査票の集計に関する事務（全国集計に係るものとして国土交通省令で定めるものを除く。）
	その他の事務	九　調査票の保管に関する事務 十　国土交通大臣に対する集計表その他関係書類の提出に関する事務 十一　前各号に掲げる事務に関する書類の作成及び保管その他前各号に掲げる事務に附帯する事務
十　全国における建築物の建設の着工動態を明らかにすることを目的とする基幹統計	調査票の配布，取集，審査等に関する事務	一　調査票の作成に関する事務
	その他の事務	二　国土交通大臣との連絡に関する事務 三　国土交通大臣に対する調査に関する事務の実施状況その他必要な事項の報告に関する事務 四　国土交通大臣に対する調査票その他関係書類の提出に関する事務 五　前各号に掲げる事務に関する書類の作成及び保管その他前各号に掲げる事務に附帯する事務
十一　建設工事及び建設業の実態を明らかにすることを目的とする基幹統計	統計調査員に関する事務	一　統計調査員の設置に関する事務
	調査票の配布，取集，審査等に関する事務	二　調査票の配布に関する事務 三　調査票の取集に関する事務 四　調査票の審査に関する事務 五　法第十五条第一項の規定による立入検査等の実施に関する事務 六　調査票への必要な事項の記入に関する事務

	その他の事務	七　国土交通大臣及び他の都道府県知事との連絡に関する事務 八　調査の広報に関する事務 九　国土交通大臣に対する調査に関する事務の実施状況その他必要な事項の報告に関する事務 十　国土交通大臣に対する調査票その他関係書類の提出に関する事務 十一　前各号に掲げる事務に関する書類の作成及び保管その他前各号に掲げる事務に附帯する事務
十二　国及び地方公共団体以外の法人が所有する土地及び建物の所有及び利用並びに当該法人による土地の購入及び売却についての基礎的事項を全国的及び地域別に明らかにすることを目的とする基幹統計	調査票の配布, 取集, 審査等に関する事務	一　調査票の配布の補助に関する事務 二　調査票（土地及び建物の所有及び利用の調査であって, 会社以外の法人のうち都道府県知事が調査票を取集すべきものとして国土交通省令で定めるものの調査に係るものに限る。以下この項において同じ。）の取集に関する事務 三　調査票の審査に関する事務 四　調査票への必要な事項の記入に関する事務
	その他の事務	五　国土交通大臣及び他の都道府県知事との連絡に関する事務 六　調査の広報に関する事務 七　国土交通大臣に対する調査に関する事務の実施状況その他必要な事項の報告に関する事務 八　国土交通大臣に対する調査票その他関係書類の提出に関する事務 九　前各号に掲げる事務に関する書類の作成及び保管その他前各号に掲げる事務に附帯する事務

注　令和元年12月25日の政令改正により, 令和2年4月1日から, 別表第二の六の項から八の項までが削除され, 九の項から十二の項までが3項ずつ繰り上がることとなった。

別表第三　（第四条関係）

基幹統計	事務の区分	都道府県の教育委員会が行う事務	市町村の教育委員会が行う事務
学校の教員構成並びに教員の個人属性, 職務態様及び異動状況等を明らかにすることを目的とする基幹統計	報告義務者に関する事務	一　報告義務者（都道府県の教育委員会が選定すべきものとして文部科学省令で定めるものに限る。）の選定に関する事務	
	調査票の配布, 取集, 審査等に関する事務	二　調査票（都道府県の教育委員会が調査すべき学校（学校教育法（昭和二十二年法律第二十六号）第一条に規定する学校（大学及び高等専門学校を除く。）, 同法第百二十四条に規定する専修学校及び同法第百三十四条第一項に規定する各種学校並びに就学前の子どもに関する教育, 保育等の総合的な提供の推進に関する法律（平成十八年法律第七十七号）第二条第七項に規定する幼保連携型認定こども園（別表第五において「幼保連携型認定こども園」という。）をいう。以下この表及び別表第四の一の項において同じ。）として文部科学省令で定めるものの調査に係るものに限る。）の配布に関する事務 三　前号に規定する調査票の取集に関する事務 四　第二号に規定する調査票の審査及びこの項第四欄第一号に規定する調査票の二次的な審査に関する事務	一　調査票（市町村の教育委員会が調査すべき学校として文部科学省令で定めるものの調査に係るものに限る。）の配布に関する事務 二　前号に規定する調査票の取集に関する事務 三　第一号に規定する調査票の審査に関する事務 四　都道府県の教育委員会に対する第一号に規定する調査票の送付に関する事務
	調査票の集計に関する事務	五　第二号に規定する調査票及びこの項第四欄第五号の規定による集計に係る集計表の集計に関する事務	五　第一号に規定する調査票の集計に関する事務
	その他の事務	六　文部科学大臣, 他の都道府県の教育委員会及び市町村の教育委員会との連絡に関する事務 七　市町村の教育委員会に対する調査票の用紙その他調査のために必要な物品の送付に関する事務	六　都道府県の教育委員会及び他の市町村の教育委員会との連絡に関する事務 七　市町村の区域における調査の広報に関する事務 八　都道府県の教育委員会に対する調

		八　都道府県の区域における調査の広報に関する事務 九　市町村の教育委員会の行う調査に関する事務の実施状況の把握に関する事務 十　文部科学大臣に対する調査に関する事務の実施状況その他必要な事項の報告に関する事務 十一　文部科学大臣に対する調査票，集計表その他関係書類の提出に関する事務 十二　前各号に掲げる事務に関する書類の作成及び保管その他前各号に掲げる事務に附帯する事務	査に関する事務の実施状況その他必要な事項の報告に関する事務 九　都道府県の教育委員会に対する集計表その他関係書類の送付に関する事務 十　前各号に掲げる事務に関する書類の作成及び保管その他前各号に掲げる事務に附帯する事務		

別表第四（第四条関係）

基幹統計	事務の区分	都道府県知事が行う事務	都道府県の教育委員会が行う事務	市町村長が行う事務	市町村の教育委員会が行う事務
一　学校教育行政に必要な学校に関する基本的事項を明らかにすることを目的とする基幹統計	報告義務者に関する事務	一　報告義務者（公立の学校（地方独立行政法人法（平成十五年法律第百十八号）第六十八条第一項に規定する公立大学法人が設置するものを含む。）又は私立の学校が廃止されたときの調査に係るものに限る。）の指定に関する事務			
	調査票の配布，取集，審査等に関する事務	二　調査票（都道府県知事が調査すべき学校として文部科学省令で定めるものの調査に係るものに限るものとし，第七号に規定するものを除く。）の配布に関する事務 三　前号に規定する調査票の取集に関する事務 四　前号及びこの項第四欄第二号に規定する調査票並びにこの項第五欄第五号に規定する調査票（この項第五欄第三号に規定するものを除く。）の審査並びにこの項第五欄第三号に規定する調査票の二次的な審査に関する事務 五　法第十五条第一項の規定による立入検査等（学校の調査に係るものに限る。）の実施に関する事務 六　第四号に規定する調査票への必要な事項の記入に関する事務 七　調査票（都道府県知事が作成すべきものとして文部科学省令で定める	一　調査票（都道府県の教育委員会が作成すべきものとして文部科学省令で定めるものに限る。）の作成に関する事務 二　都道府県知事に対する前号に規定する調査票（学校が廃止されたときの調査に係るものに限る。）の送付に関する事務	一　調査票（市町村長が調査すべき学校として文部科学省令で定めるものに限るものとし，第四号に規定するものを除く。）の配布に関する事務 二　前号に規定する調査票の取集に関する事務 三　第一号及びこの項第六欄第二号に規定する調査票の審査に関する事務 四　調査票（市町村長が作成すべきものとして文部科学省令で定めるものに限る。）の作成に関する事務 五　都道府県知事に対する第三号に規定する調査票及び前号に規定する調査票（学校が廃止されたときの調査に係るものに限る。）の送付に関する事務	一　調査票（市町村の教育委員会が作成すべきものとして文部科学省令で定める。）の作成に関する事務 二　市町村長に対する前号に規定する調査票（学齢児童及び学齢生徒の就学の状況についての調査並びに学校が廃止されたときの調査に係るものに限る。）の送付に関する事務

		ものに限る。）の作成に関する事務			
	その他の事務	八　文部科学大臣、他の都道府県知事、都道府県の教育委員会及び市町村長との連絡に関する事務　九　都道府県の教育委員会及び市町村長に対する調査票の用紙その他調査のために必要な物品の送付に関する事務　十　都道府県の区域における調査の広報に関する事務　十一　市町村長の行う調査に関する事務の実施状況の把握に関する事務　十二　文部科学大臣に対する調査に関する事務の実施状況その他必要な事項の報告に関する事務　十三　文部科学大臣に対する第四号及び第七号に規定する調査票その他関係書類の提出並びに都道府県の教育委員会に対する関係書類の送付に関する事務　十四　前各号に掲げる事務に関する書類の作成及び保管その他前各号に掲げる事務に附帯する事務	三　文部科学大臣及び都道府県知事との連絡に関する事務　四　文部科学大臣に対する第一号に規定する調査票（第二号に規定するものを除く。）の提出に関する事務　五　前各号に掲げる事務に関する書類の作成及び保管その他前各号に掲げる事務に附帯する事務	六　文部科学大臣、他の市町村長及び市町村の教育委員会との連絡に関する事務　七　市町村の教育委員会に対する調査票の用紙その他調査のために必要な物品の送付に関する事務　八　市町村の区域における調査の広報に関する事務　九　都道府県知事に対する調査に関する事務の実施状況その他必要な事項の報告に関する事務　十　文部科学大臣に対する第四号に規定する調査票（学校が廃止されたときの調査に係るものを除く。）の提出に関する事務　十一　都道府県知事に対する関係書類の送付に関する事務　十二　前各号に掲げる事務に関する書類の作成及び保管その他前各号に掲げる事務に附帯する事務	三　文部科学大臣及び市町村長との連絡に関する事務　四　文部科学大臣に対する第一号に規定する調査票（第二号に規定するものを除く。）の提出に関する事務　五　前各号に掲げる事務に関する書類の作成及び保管その他前各号に掲げる事務に附帯する事務
二　社会教育行政に必要な社会教育に関する基本的事項を明らかにすることを目的とする基幹統計	調査票の配布、取集、審査等に関する事務	一　調査票（都道府県知事が作成すべきものとして文部科学省令で定めるものに限る。）の作成に関する事務　二　都道府県の教育委員会に対する前号に規定する調査票の送付に関する事務	一　調査票（都道府県の教育委員会が調査すべき社会教育施設として文部科学省令で定めるものの調査に係るものに限る。）の配布に関する事務　二　前号に規定する調査票の取集に関する事務　三　第一号、この項第三欄第一号及びこの項第六欄第四号に規定する調査票の審査並びにこの項第六欄第三号に規定する調査票の二次的な審査に関する事務　四　前号に規定する調査票への必要な事項の記入に関する事務　五　調査票（都道府県の教育委員会の	一　調査票（市町村長が作成すべきものとして文部科学省令で定めるものに限る。）の作成に関する事務　二　市町村の教育委員会に対する前号に規定する調査票の送付に関する事務	一　調査票（市町村の教育委員会が調査すべき社会教育施設として文部科学省令で定めるものの調査に係るものに限る。）の配布に関する事務　二　前号に規定する調査票の取集に関する事務　三　第一号及びこの項第五欄第一号に規定する調査票の審査に関する事務　四　調査票（市町村の教育委員会の社会教育行政についての調査に係るものに限る。）の作成に関する事務　五　都道府県の教育委員会に対する前二号に規定する調査票の送付に関する事務

		社会教育行政についての調査に係るものに限る。）の作成に関する事務		
その他の事務	三　都道府県の教育委員会との連絡に関する事務 四　前三号に掲げる事務に関する書類の作成及び保管その他前三号に掲げる事務に附帯する事務	六　文部科学大臣，都道府県知事，他の都道府県の教育委員会及び市町村の教育委員会との連絡に関する事務 七　市町村の教育委員会に対する調査票の用紙その他調査のために必要な物品の送付に関する事務 八　都道府県の区域における調査の広報に関する事務 九　市町村の教育委員会の行う調査に関する事務の実施状況の把握に関する事務 十　文部科学大臣に対する調査に関する事務の実施状況その他必要な事項の報告に関する事務 十一　文部科学大臣に対する第三号及び第五号に規定する調査票その他関係書類の提出に関する事務 十二　前各号に掲げる事務に関する書類の作成及び保管その他前各号に掲げる事務に附帯する事務	三　市町村の教育委員会との連絡に関する事務 四　前三号に掲げる事務に関する書類の作成及び保管その他前三号に掲げる事務に附帯する事務	六　都道府県の教育委員会，市町村長及び他の市町村の教育委員会との連絡に関する事務 七　市町村の区域における調査の広報に関する事務 八　都道府県の教育委員会に対する調査に関する事務の実施状況その他必要な事項の報告に関する事務 九　都道府県の教育委員会に対する関係書類の送付に関する事務 十　前各号に掲げる事務に関する書類の作成及び保管その他前各号に掲げる事務に附帯する事務

別表第五（第四条関係）

基幹統計	事務の区分	都道府県知事が行う事務	都道府県の教育委員会が行う事務	市町村の教育委員会が行う事務
学校における幼児，児童，生徒，学生及び職員の発育及び健康の状態並びに健康診断の実施及び保健設備の状況を明らかにすることを目的とする基幹統計	報告義務者に関する事務	一　報告義務者（都道府県知事が選定すべきものとして文部科学省令で定めるものに限る。）の選定に関する事務		
	調査票の配布，取集，審査等に関する事務	二　調査票（都道府県知事が調査すべき学校（学校教育法第一条に規定する学校（大学及び高等専門学校を除く。）及び幼保連携型認定こども園をいう。以下この表において同じ。）として文部科学省令で定めるものの調査に係るものに限る。）の配布に関する事務 三　前号に規定する調査票の取集に関する事務 四　第二号，この項第四欄第一号及びこの項第五欄第一号に規定する調査票の審査に関する事務	一　調査票（都道府県の教育委員会が調査すべき学校の職員として文部科学省令で定めるものの調査に係るものに限る。）の作成に関する事務 二　都道府県知事に対する前号に規定する調査票の送付に関する事務	一　調査票（市町村の教育委員会が調査すべき学校の職員として文部科学省令で定めるものの調査に係るものに限る。）の作成に関する事務 二　都道府県知事に対する前号に規定する調査票の送付に関する事務
	その他の事務	五　文部科学大臣，他の都道府県知事並びに都道府県及び市町村の教育委員会との連絡に関する事務 六　都道府県及び市町村の教育委員会に対する調査票の用紙その他の調査のために必要な物品の送付に関する事務 七　都道府県の区域における調査の広報に関する事務 八　文部科学大臣に対する調査に関する事務の実施状況その他必要な事項の報告に関する事務 九　文部科学大臣に対する第四号に規定する調査票その他関係書類の提出に関する事務 十　前各号に掲げる事務に関する書類の作成及び保管その他前各号に掲げる事務に附帯する事務	三　都道府県知事との連絡に関する事務 四　前三号に掲げる事務に関する書類の作成及び保管その他前三号に掲げる事務に附帯する事務	三　都道府県知事との連絡に関する事務 四　前三号に掲げる事務に関する書類の作成及び保管その他前三号に掲げる事務に附帯する事務

2.1.3 統計法施行規則（平成二十年十二月十六日総務省令第百四十五号）

統計法（平成十九年法律第五十三号）第四条第五項（同条第六項において準用する場合を含む。），第九条第二項第九号及び第三項（同法第十九条第二項において準用する場合を含む。），第十八条，第二十一条第一項ただし書，第三十三条第一号及び第二号，第三十四条並びに第三十六条並びに統計法施行令（平成二十年政令第三百三十四号）第十三条第三項及び附則第五条の規定に基づき，並びに同法を実施するため，統計法施行規則（平成十九年総務省令第百十二号）の全部を改正する省令を次のように定める。

（用語）

第一条　この省令において使用する用語は，統計法（以下「法」という。）及び統計法施行令（以下「令」という。）において使用する用語の例による。

（基本計画について国民の意見を反映させるために必要な措置）

第二条　総務大臣は，法第四条第四項の規定により同条第一項に規定する基本計画（以下この条において単に「基本計画」という。）の案を作成しようとするときは，あらかじめ，当該基本計画の素案及び当該素案に対する意見の提出方法，提出期限，提出先その他意見の提出に必要な事項をインターネットの利用，印刷物の配布その他適切な方法により一般に周知するものとする。

2　前項の規定は，基本計画の変更について準用する。

（基幹統計調査の承認の申請書に記載すべき事項）

第三条　法第九条第二項第九号の総務省令で定める事項は，次に掲げる事項とする。

一　調査票情報の保存期間及び保存責任者

二　法第九条第二項第三号の報告を求める事項のうち，法第十五条第一項の規定による立入検査等の対象とすることができる事項

（基幹統計調査の承認の申請書に添付すべき書類）

第四条　法第九条第三項の総務省令で定める書類は，承認を受けようとする基幹統計調査の実施の必要性を明らかにした書類とする。

（立入検査の証明書）

第五条　法第十五条第二項の立入検査をする統計調査員その他の職員の身分を示す証明書は，別記様式によるものとする。

（一般統計調査の承認の申請書に記載すべき事項等）

第六条　法第十九条第二項において準用する法第九条第二項第九号の総務省令で定める事項は，第三条第一号に掲げる事項とする。

2　法第十九条第二項において準用する法第九条第三項の総務省令で定める書類は，承認を受けようとする一般統計調査の実施の必要性を明らかにした書類とする。

（総務大臣の承認を要しない一般統計調査の軽微な変更）

第七条　法第二十一条第一項ただし書の総務省令で定める軽微な変更は，次に掲げるものとする。

一　法令の制定若しくは改廃又は統計基準の変更に伴い当然必要とされる形式的な変更

二　地域の名称の変更又は災害の発生に伴う調査対象の範囲の変更

三　被調査者の負担の軽減を図るために行う，報告を求めるために用いる方法又は報告を求める期間の変更

四　災害が発生した地域に係る報告を求める期間の変更

五　統計を利用しようとする者の利便を図るために行う，集計事項又は調査結果の公表の方法若しくは期日の変更

六　前各号に掲げる変更のほか，法第二十条各号に掲げる要件に適合しているかどうかについて改めて審査を行う必要がないもの

（法第三十三条第一項の規定による調査票情報の提供に係る手続等）

第八条　法第三十三条第一項の規定により行政機関の長又は指定独立行政法人等に調査票情報の提供を依頼しようとする者（以下「第三十三条提供申出者」という。）は，次に掲げる事項を記載した書類（以下「第三十三条提供申出書」という。）に，当該行政機関の長又は指定独立行政法人等が当該調査票情報の提供に係る事務処理のために必要と認める資料を添付して，当該行政機関の長又は指定独立行政法人等に提出することにより，調査票情報の提供の依頼の申出をするものとする。

一　第三十三条提供申出者が行政機関又は地方公共団体（以下「公的機関」という。）であるときは，次に掲げる事項

　イ　当該公的機関の名称

　ロ　担当する部局又は機関の名称，所在地及び連絡先

二　第三十三条提供申出者が法人その他の団体で代表者又は管理人の定めがあるもの（以下「法人等」という。）であるときは，次に掲げる事項

　イ　当該法人等の名称及び住所

　ロ　当該法人等の代表者又は管理人の氏名，職名及び連絡先

三　第三十三条提供申出者が個人であるときは，次に掲げる事項

　イ　当該個人の氏名，生年月日及び住所

　ロ　当該個人の職業，所属，職名及び連絡先

四　第三十三条提供申出者が前三号に掲げる者以外の者であるときは，当該者を第一号の公的機関とみなし，同号に掲げる事項

五　代理人によって申出をするときは，次に掲げる事項

　イ　当該代理人の氏名，生年月日及び住所

　ロ　当該代理人の職業，所属，職名及び連絡先

六　調査票情報に係る統計調査の名称，年次その他の当該調査票情報を特定するために必要な事項

七　調査票情報の利用場所

八　調査票情報の利用目的

九　調査票情報を取り扱う者が第十一条第二項各号に掲げる者に該当しない旨

十　前各号に掲げるもののほか，第十一条第一項各号に掲げる要件に該当することを確認するために必要な事項として，次のイからハまでに掲げる申出の区分に応じ，当該イからハまでに定める事項

　イ　第十一条第一項第一号に該当する申出　次に掲げる事項

　(1)　調査研究の名称，必要性，内容及び実施期間

(2)　委託し，又は共同して行うことに係る内容

(3)　調査票情報を利用する手法及び期間並びに調査票情報を利用して作成する統計等の内容

(4)　調査研究の成果を公表する方法

(5)　第四十二条に規定する調査票情報を適正に管理するために必要な措置として講ずる内容

(6)　調査票情報の提供を受ける方法及び年月日

(7)　(1)から(6)までに掲げるもののほか，行政機関の長又は指定独立行政法人等が特に必要と認める事項

ロ　第十一条第一項第二号に該当する申出　次に掲げる事項

(1)　イ(1)及び(3)から(6)までに掲げる事項

(2)　補助に係る内容

(3)　(1)及び(2)に掲げるもののほか，行政機関の長又は指定独立行政法人等が特に必要と認める事項

ハ　第十一条第一項第三号に該当する申出　次に掲げる事項

(1)　イ(5)及び(6)に掲げる事項

(2)　申出に係る統計の作成等が，行政機関の長若しくは地方公共団体の長その他の執行機関の行う政策の企画，立案，実施若しくは評価に有用である旨及びその内容又は法第三十三条第一項第二号に規定する同等の公益性を有するものとして特別な事由がある旨及びその内容

(3)　(1)及び(2)に掲げるもののほか，行政機関の長又は指定独立行政法人等が特に必要と認める事項

2　第三十三条提供申出者は，前項に規定する申出をするときは，行政機関の長又は指定独立行政法人等に対し，次に掲げる書類を提示し，又は提出するものとする。

一　第三十三条提供申出書及びこれに添付すべき資料（以下「第三十三条提供申出書等」という。）に記載されている第三十三条提供申出者（第三十三条提供申出者が個人である場合に限る。）及びその代理人の氏名，生年月日及び住所と同一の氏名，生年月日及び住所が記載されている運転免許証，健康保険の被保険者証，行政手続における特定の個人を識別するための番号の利用等に関する法律（平成二十五年法律第二十七号）第二条第七項に規定する個人番号カード，出入国管理及び難民認定法（昭和二十六年政令第三百十九号）第十九条の三に規定する在留カード，日本国との平和条約に基づき日本の国籍を離脱した者等の出入国管理に関する特例法（平成三年法律第七十一号）第七条第一項に規定する特別永住者証明書で申出の日において有効なものその他これらの者が本人であることを確認するに足りる書類

二　第三十三条提供申出者が法人等（法人等が独立行政法人等又は第十条に規定する者である場合を除く。）であるときは，第三十三条提供申出書等に記載されている当該法人等の名称及び住所並びに代表者又は管理人の氏名と同一の名称及び住所並びに氏名が記載されている登記事項証明書又は印鑑登録証明書で申出日前六月以内に作成されたものその他その者が本人であることを確認するに足りる書

類
　三　代理人によって申出をするときは，代理権を証明する書面
　3　行政機関の長又は指定独立行政法人等は，第一項の規定により提出された第
　三十三条提供申出書等に不備があり，又はこれらに記載すべき事項の記載が不十分
　であると認めるときは，第三十三条提供申出者に対して，説明を求め，又は当該第
　三十三条提供申出書等の訂正を求めることができる。
第九条　行政機関の長又は指定独立行政法人等が，前条第一項の規定による申出を受
　けた場合において，当該申出に応じることが適当と認めるときは，第三十三条提供
　申出者に対し，当該申出に応じて当該申出に係る調査票情報の提供を行う旨を通知
　するものとする。
　2　前項の通知を受けた第三十三条提供申出者は，当該通知に係る調査票情報の提供
　の実施を求めるときは，必要な事項を記載した総務大臣が告示で定める様式による
　依頼書に，当該通知を行った行政機関の長又は指定独立行政法人等が定める調査票
　情報の取扱いに関する事項（利用後にとるべき措置に関する事項を含む。）を遵守
　する旨記載した書面その他当該行政機関の長又は指定独立行政法人等が必要と認め
　る書類を添付して，当該行政機関の長又は指定独立行政法人等に提出するものとす
　る。
　（行政機関等に準ずる者）
第十条　法第三十三条第一項第一号の総務省令で定める者は，会計検査院，地方独立
　行政法人，地方住宅供給公社，地方道路公社及び土地開発公社とする。
　（調査票情報の提供を受けることができる統計の作成等）
第十一条　法第三十三条第一項第二号の総務省令で定める統計の作成等は，次の各号
　に掲げるものとする。
　一　行政機関等又は前条に規定する者（以下「公的機関等」という。）が，これら
　　の者以外の者に委託し，又はこれらの者以外の者と共同して行う調査研究に係る
　　統計の作成等であって，第四十二条に規定する調査票情報を適正に管理するため
　　に必要な措置が講じられているもの
　二　その実施に要する費用の全部又は一部を公的機関等が公募の方法により補助す
　　る調査研究に係る統計の作成等であって，第四十二条に規定する調査票情報を適
　　正に管理するために必要な措置が講じられているもの
　三　行政機関の長又は地方公共団体の長その他の執行機関が，その政策の企画，立
　　案，実施又は評価に有用であると認める統計の作成等その他法第三十三条第一項
　　第二号に規定する同等の公益性を有するものとして特別な事由があると認める統
　　計の作成等であって，第四十二条に規定する調査票情報を適正に管理するために
　　必要な措置が講じられているもの
　2　前項の統計の作成等を行う者は，次のいずれにも該当しない者とする。
　一　法，個人情報の保護に関する法律（平成十五年法律第五十七号），行政機関の
　　保有する個人情報の保護に関する法律（平成十五年法律第五十八号）若しくは独
　　立行政法人等の保有する個人情報の保護に関する法律（平成十五年法律第五十九
　　号）又はこれらの法律に基づく命令の規定に違反し，罰金以上の刑に処せられ，

その執行を終わり，又は執行を受けることがなくなった日から起算して五年を経過しない者

二　暴力団員による不当な行為の防止等に関する法律（平成三年法律第七十七号）第二条第六号に規定する暴力団員（以下この号において「暴力団員」という。）又は暴力団員でなくなった日から五年を経過しない者（以下「暴力団員等」という。）

三　法人等であって，その役員のうちに前二号のいずれかに該当する者がある者

四　暴力団員等がその事業活動を支配する者又は暴力団員等をその業務に従事させ，若しくは当該業務の補助者として使用するおそれのある者

五　前各号に掲げる者のほか，調査票情報若しくは匿名データを利用して不適切な行為をしたことがあるか若しくは関係法令の規定に反した等の理由により法第三十三条第一項の規定により調査票情報を提供することが不適切であると行政機関の長又は指定独立行政法人等が認めた者

（法第三十三条第二項の規定による調査票情報の提供を受けた者の氏名等の公表）

第十二条　法第三十三条第二項の規定による公表は，同条第一項の規定による調査票情報の提供をした後一月以内に行わなければならない。

第十三条　法第三十三条第二項第三号の総務省令で定める事項は，次に掲げる事項とする。

一　調査票情報を提供した年月日

二　調査票情報の提供を受けた者（個人に限る。）の職業，所属その他の当該者に関する情報であって，行政機関の長又は指定独立行政法人等が調査票情報の提供をすることが適当と認めた理由を構成する事項のうち必要と認める事項

三　調査票情報の利用目的

（法第三十三条第一項の規定により調査票情報を利用して作成した統計等の提出）

第十四条　法第三十三条第三項の規定により作成した統計又は行った統計的研究の成果を提出するときは，総務大臣が告示で定める様式による報告書及び調査票情報に係る管理簿を併せて提出しなければならない。

2　前項の統計及び統計的研究の成果並びに報告書は，電磁的記録をもって作成して提出しなければならない。

（法第三十三条第一項の規定により調査票情報を利用して作成した統計等の公表）

第十五条　法第三十三条第四項の規定による公表は，同条第三項の提出を受けた日から原則として三月以内に行わなければならない。

第十六条　法第三十三条第四項第三号の総務省令で定める事項は，次に掲げる事項とする。

一　第十三条各号に掲げる事項

二　法第三十三条第三項の規定により提出された統計又は統計的研究の成果について，次に掲げる事項

イ　当該統計の作成又は統計的研究を行うに当たって利用した調査票情報に係る統計調査の名称，年次，当該調査票情報の地域の範囲その他の当該調査票情報を特定するために必要な事項

ロ　当該統計の作成の方法又は統計的研究の方法の確認をするために，行政機関の長又は指定独立行政法人等が特に必要と認める事項
　三　法第三十三条第三項の規定により提出された統計又は統計的研究の成果について，その全部又は一部が学術研究の成果等として学術雑誌等に掲載され又は掲載されることが予定されている場合は，当該学術雑誌等の名称及び掲載年月日
　（法第三十三条の二第一項の規定による調査票情報の提供に係る手続等）
第十七条　法第三十三条の二第一項の規定により行政機関の長又は指定独立行政法人等に調査票情報の提供を依頼しようとする者（以下「第三十三条の二提供申出者」という。）は，次に掲げる事項を記載した書類（以下「第三十三条の二提供申出書」という。）に，当該行政機関の長又は指定独立行政法人等（これらの者が法第三十七条の規定により独立行政法人統計センターに事務の全部を委託するときは，独立行政法人統計センター。以下同じ。）が当該調査票情報の提供に係る事務処理のために必要と認める資料を添付して，当該行政機関の長又は指定独立行政法人等に提出することにより，調査票情報の提供の依頼の申出をするものとする。
　一　第三十三条の二提供申出者が法人等（法人等が独立行政法人等又は第十条に規定する者である場合を除く。以下この項及び次項において同じ。）であるときは，次に掲げる事項
　　イ　当該法人等の名称及び住所
　　ロ　当該法人等の代表者又は管理人の氏名，職名及び連絡先
　二　第三十三条の二提供申出者が個人であるときは，次に掲げる事項
　　イ　当該個人の氏名，生年月日及び住所
　　ロ　当該個人の職業，所属，職名及び連絡先
　三　代理人によって申出をするときは，次に掲げる事項
　　イ　当該代理人の氏名，生年月日及び住所
　　ロ　当該代理人の職業，所属，職名及び連絡先
　四　調査票情報に係る統計調査の名称，年次その他の当該調査票情報を特定するために必要な事項
　五　調査票情報の利用場所
　六　調査票情報の利用目的
　七　調査票情報を取り扱う者が第十九条第二項各号に掲げる者に該当しない旨
　八　前各号に掲げるもののほか，第十九条第一項第一号又は第二号に掲げる要件に該当することを確認するために必要な事項として，次のイ又はロに掲げる申出の区分に応じ，当該イ又はロに定める事項
　　イ　第十九条第一項第一号に該当する申出　次に掲げる事項
　　（1）調査票情報の直接の利用目的が学術研究目的である旨
　　（2）調査票情報の直接の利用目的である研究の名称,必要性,内容及び実施期間
　　（3）第十九条第一項第一号イ(1)に該当する委託し，又は共同して行う調査研究の場合，その委託し，又は共同して行うことに係る内容
　　（4）第十九条第一項第一号イ(2)に該当する共同して行う調査研究の場合，その共同して行うことに係る内容

(5)　第十九条第一項第一号イ(3)に該当する調査研究の場合，補助に係る内容

(6)　第十九条第一項第一号イ(4)に該当する統計の作成等の場合，法第三十三条の二第一項に規定する相当の公益性を有するものとして特別な事由がある旨及びその内容

(7)　調査票情報を利用する手法及び期間並びに調査票情報を利用して作成する統計等の内容

(8)　研究の成果を公表する方法

(9)　個人及び法人の権利利益，国の安全等を害するおそれがない旨

(10)　第四十二条に規定する調査票情報を適正に管理するために必要な措置として講ずる内容

(11)　調査票情報の提供を受ける方法及び年月日

(12)　(1)から(11)までに掲げるもののほか，行政機関の長又は指定独立行政法人等が特に必要と認める事項

ロ　第十九条第一項第二号に該当する申出　次に掲げる事項

(1)　調査票情報の直接の利用目的が高等教育目的である旨

(2)　調査票情報を利用する学校及び学部学科の名称並びに授業科目の名称，目的及び内容並びに当該調査票情報を授業科目で利用する必要性及び期間

(3)　調査票情報を利用する手法及び期間並びに調査票情報を利用して作成する統計等の内容

(4)　授業科目の実施結果を公表する方法

(5)　イ(9)から(11)までに掲げる事項

(6)　(1)から(5)までに掲げるもののほか，行政機関の長又は指定独立行政法人等が特に必要と認める事項

2　第三十三条の二提供申出者は，前項に規定する申出をするときは，行政機関の長又は指定独立行政法人等に対し，次に掲げる書類を提示し，又は提出するものとする。

一　第三十三条の二提供申出書及びこれに添付すべき資料（以下「第三十三条の二提供申出書等」という。）に記載されている第三十三条の二提供申出者（第三十三条の二提供申出者が個人である場合に限る。）及びその代理人の氏名，生年月日及び住所と同一の氏名，生年月日及び住所が記載されている運転免許証，健康保険の被保険者証，行政手続における特定の個人を識別するための番号の利用等に関する法律第二条第七項に規定する個人番号カード，出入国管理及び難民認定法第十九条の三に規定する在留カード，日本国との平和条約に基づき日本の国籍を離脱した者等の出入国管理に関する特例法第七条第一項に規定する特別永住者証明書で申出の日において有効なものその他これらの者が本人であることを確認するに足りる書類

二　第三十三条の二提供申出者が法人等であるときは，第三十三条の二提供申出書等に記載されている当該法人等の名称及び住所並びに代表者又は管理人の氏名と同一の名称及び住所並びに氏名が記載されている登記事項証明書又は印鑑登録証明書で申出日前六月以内に作成されたものその他その者が本人であることを確認するに足りる書類

三　代理人によって申出をするときは，代理権を証明する書面
　3　行政機関の長又は指定独立行政法人等は，第一項の規定により提出された第
　　三十三条の二提供申出書等に不備があり，又はこれらに記載すべき事項の記載が不
　　十分であると認めるときは，第三十三条の二提供申出者に対して，説明を求め，又
　　は当該第三十三条の二提供申出書等の訂正を求めることができる。
第十八条　行政機関の長又は指定独立行政法人等は，前条第一項の規定による申出を
　　受けた場合において，当該申出に応じることが適当と認めるときは，第三十三条の
　　二提供申出者に対し，当該申出に応じて当該申出に係る調査票情報の提供を行う旨
　　並びに当該調査票情報の提供に係る手数料の額及び納付期限を通知するものとす
　　る。
　2　前項の通知を受けた第三十三条の二提供申出者は，当該通知に係る調査票情報の
　　提供の実施を求めるときは，納付する手数料の額及び納付方法その他必要な事項を
　　記載した総務大臣が告示で定める様式による依頼書に，当該通知を行った行政機関
　　の長又は指定独立行政法人等が定める調査票情報の取扱いに関する事項（利用後に
　　とるべき措置に関する事項を含む。）を遵守する旨記載した書面その他当該行政機
　　関の長又は指定独立行政法人等が必要と認める書類を添付して，当該行政機関の長
　　又は指定独立行政法人等に提出するものとする。
　3　前項の依頼書を提出する者は，納付期限までに手数料を納付しなければならな
　　い。
　　（法第三十三条の二第一項の規定による調査票情報の提供を受けて行うことについ
　　て相当の公益性を有する統計の作成等）
第十九条　法第三十三条の二第一項の調査票情報の提供を受けて行うことについて相
　　当の公益性を有する統計の作成等は，次の各号に掲げるものとする。
　　一　学術研究の発展に資すると認められる統計の作成等であって，次に掲げる要件
　　　の全てに該当すると認められるもの
　　　イ　次に掲げるものであって，調査票情報を学術研究の用に供することを直接の
　　　　目的とすること。
　　　　(1)　学校教育法（昭和二十二年法律第二十六号）第一条に規定する大学若しく
　　　　　は高等専門学校若しくは同法第百二十四条に規定する専修学校（同法第
　　　　　百二十五条第一項に規定する専門課程に限る。）（以下「大学等」という。）
　　　　　若しくは公益社団法人若しくは公益財団法人が行う調査研究（公益社団法人
　　　　　又は公益財団法人が行う調査研究については，公益社団法人及び公益財団法
　　　　　人の認定等に関する法律（平成十八年法律第四十九号）第二条第四号に規定
　　　　　する公益目的事業（(3)において「公益目的事業」という。）に該当するもの
　　　　　に限る。以下この(1)において同じ。）又はこれらの者がこれらの者以外の者
　　　　　に委託し，若しくはこれらの者以外の者と共同して行う調査研究に係る統計
　　　　　の作成等
　　　　(2)　大学等に所属する教員が行う調査研究，又は当該教員がこれら以外の者と
　　　　　共同して行う調査研究に係る統計の作成等
　　　　(3)　その実施に要する費用の全部又は一部を大学等，公益社団法人又は公益財

団法人が公募の方法により補助（公益社団法人又は公益財団法人が行う補助については，公益目的事業に該当するものに限る。）する調査研究に係る統計の作成等

    (4) 行政機関の長又は地方公共団体の長その他執行機関が，法第三十三条の二第一項に規定する相当の公益性を有するものとして特別な事由があると認める統計の作成等

  ロ 調査票情報を利用して行った研究の成果が公表（法第三十三条の二第二項の規定により準用する法第三十三条第四項の規定により行う公表を除く。）されること。

  ハ 個人及び法人の権利利益，国の安全等を害するおそれがないこと。

  ニ 第四十二条に規定する調査票情報を適正に管理するために必要な措置が講じられていること。

 二 高等教育の発展に資すると認められる統計の作成等であって，次に掲げる要件の全てに該当すると認められるもの

  イ 調査票情報を大学等の行う教育の用に供することを直接の目的とすること。

  ロ 調査票情報を利用して行った教育内容が公表（法第三十三条の二第二項の規定により準用する法第三十三条第四項の規定により行う公表を除く。）されること。

  ハ 前号ハ及びニに掲げる要件に該当すること。

2 前項の統計の作成等を行う者は，次のいずれにも該当しない者とする。

 一 法，個人情報の保護に関する法律，行政機関の保有する個人情報の保護に関する法律若しくは独立行政法人等の保有する個人情報の保護に関する法律又はこれらの法律に基づく命令の規定に違反し，罰金以上の刑に処せられ，その執行を終わり，又は執行を受けることがなくなった日から起算して五年を経過しない者

 二 暴力団員等

 三 法人等であって，その役員のうちに前二号のいずれかに該当する者がある者

 四 暴力団員等がその事業活動を支配する者又は暴力団員等をその業務に従事させ，若しくは当該業務の補助者として使用するおそれのある者

 五 前各号に掲げる者のほか，調査票情報若しくは匿名データを利用して不適切な行為をしたことがあるか若しくは関係法令の規定に反した等の理由により法第三十三条の二第一項の規定により調査票情報を提供することが不適切であると行政機関の長又は指定独立行政法人等が認めた者

  （法第三十三条の二第一項の規定による調査票情報の提供を受けた者の氏名等の公表）

第二十条 法第三十三条の二第二項の規定により準用する法第三十三条第二項の規定による公表は，法第三十三条の二第一項の規定による調査票情報の提供をした後一月以内に行わなければならない。

第二十一条 法第三十三条の二第二項の規定により準用する法第三十三条第二項第三号の総務省令で定める事項は，次に掲げる事項とする。

 一 調査票情報を提供した年月日

二　調査票情報の提供を受けた者（個人に限る。）の職業，所属その他の当該者に関する情報であって，行政機関の長又は指定独立行政法人等が調査票情報の提供をすることが適当と認めた理由を構成する事項のうち必要と認める事項

三　調査票情報の利用目的

（法第三十三条の二第一項の規定により調査票情報を利用して作成した統計等の提出）

第二十二条　法第三十三条の二第二項の規定により準用する法第三十三条第三項の規定により作成した統計又は行った統計的研究の成果を提出するときは，総務大臣が告示で定める様式による報告書及び調査票情報に係る管理簿を併せて提出しなければならない。

2　前項の統計及び統計的研究の成果並びに報告書は，電磁的記録をもって作成して提出しなければならない。

（法第三十三条の二第一項の規定により調査票情報を利用して作成した統計等の公表）

第二十三条　法第三十三条の二第二項の規定により準用する法第三十三条第四項の規定による公表は，法第三十三条の二第二項の規定により準用する法第三十三条第三項の提出を受けた日から原則として三月以内に行わなければならない。

第二十四条　法第三十三条の二第二項の規定により準用する法第三十三条第四項第三号の総務省令で定める事項は，次に掲げる事項とする。

一　第二十一条各号に掲げる事項

二　法第三十三条の二第二項の規定により準用する法第三十三条第三項の規定により提出された統計又は統計的研究の成果について，次に掲げる事項

イ　当該統計の作成又は統計的研究を行うに当たって利用した調査票情報に係る統計調査の名称，年次，当該調査票情報の地域の範囲その他の当該調査票情報を特定するために必要な事項

ロ　当該統計の作成の方法又は統計的研究の方法の確認をするために，行政機関の長又は指定独立行政法人等が特に必要と認める事項

三　法第三十三条の二第二項の規定により準用する法第三十三条第三項の規定により提出された統計又は統計的研究の成果について，その全部又は一部が学術研究の成果等として学術雑誌等に掲載され又は掲載されることが予定されている場合は，当該学術雑誌等の名称及び掲載年月日

（委託による統計の作成等に係る手続等）

第二十五条　法第三十四条第一項の規定により行政機関の長又は指定独立行政法人等に統計の作成等を委託しようとする者（以下「委託申出者」という。）は，次に掲げる事項を記載した書類（以下「委託申出書」という。）に，当該行政機関の長又は指定独立行政法人等が当該統計の作成等に係る事務処理のために必要と認める資料を添付して，当該行政機関の長又は指定独立行政法人等に提出することにより，委託の申出をするものとする。

一　委託申出者が公的機関であるときは，次に掲げる事項

イ　当該公的機関の名称

ロ　担当する部局又は機関の名称，所在地及び連絡先
二　委託申出者が法人等であるときは，次に掲げる事項
　　イ　当該法人等の名称及び住所
　　ロ　当該法人等の代表者又は管理人の氏名，職名及び連絡先
三　委託申出者が個人であるときは，次に掲げる事項
　　イ　当該個人の氏名，生年月日及び住所
　　ロ　当該個人の職業，所属，職名及び連絡先
四　委託申出者が前三号に掲げる者以外の者であるときは，当該者を第一号の公的
　機関とみなし，同号に掲げる事項
五　代理人によって申出をするときは，次に掲げる事項
　　イ　当該代理人の氏名，生年月日及び住所
　　ロ　当該代理人の職業，所属，職名及び連絡先
六　統計の作成等に必要となる調査票情報に係る統計調査の名称，年次その他の当
　該調査票情報を特定するために必要な事項
七　委託に係る統計の作成等の内容
八　統計成果物の利用目的
九　統計の作成等の委託をする者が第二十七条第二項各号に掲げる者に該当しない
　旨
十　前各号に掲げるもののほか，第二十七条第一項各号に掲げる要件に該当するこ
　とを確認するために必要な事項として，次のイからハまでに掲げる申出の区分に
　応じ，当該イからハまでに定める事項
　　イ　第二十七条第一項第一号に該当する申出　次に掲げる事項
　　(1)　統計成果物の利用目的である研究の名称，必要性，内容及び実施期間
　　(2)　研究の成果を公表する方法
　　(3)　個人及び法人の権利利益，国の安全等を害するおそれがない旨
　　(4)　統計成果物の提供を受ける方法及び年月日
　　(5)　(1)から(4)までに掲げるもののほか，行政機関の長又は指定独立行政法人等
　　　が特に必要と認める事項
　　ロ　第二十七条第一項第二号に該当する申出　次に掲げる事項
　　(1)　統計成果物の直接の利用目的が教育（第二十七条第一項第二号イに掲げる
　　　学校における教育に限る。）である旨
　　(2)　統計成果物を利用する学校及び学部学科の名称並びに授業科目の名称，目
　　　的及び内容並びに当該統計成果物を授業科目で利用する必要性及び期間
　　(3)　授業科目の実施結果を公表する方法
　　(4)　イ(3)及び(4)に掲げる事項
　　(5)　(1)から(4)までに掲げるもののほか，行政機関の長又は指定独立行政法人等
　　　が特に必要と認める事項
　　ハ　第二十七条第一項第三号に該当する申出　次に掲げる事項
　　(1)　統計成果物が第二十七条第一項第三号の重点分野に係るものであり，次に
　　　掲げる課題の解決に資する旨及びその内容

- (i) 経済再生・財政健全化
- (ii) 地域の活性化
- (iii) 国民生活の安全・安心の確保
- (iv) (i)から(iii)までに掲げるもののほか，国民経済の健全な発展又は国民生活の向上
- (2) 統計成果物を利用して行う事業等の名称，必要性，内容及び実施期間
- (3) 統計成果物を利用して行った事業等の内容を公表する方法
- (4) イ(3)及び(4)に掲げる事項
- (5) (1)から(4)までに掲げるもののほか，行政機関の長又は指定独立行政法人等が特に必要と認める事項

2　委託申出者は，前項に規定する申出をするときは，行政機関の長又は指定独立行政法人等に対し，次に掲げる書類を提示し，又は提出するものとする。

一　委託申出書及びこれに添付すべき資料（以下「委託申出書等」という。）に記載されている委託申出者（委託申出者が個人である場合に限る。）及びその代理人の氏名，生年月日及び住所と同一の氏名，生年月日及び住所が記載されている運転免許証，健康保険の被保険者証，行政手続における特定の個人を識別するための番号の利用等に関する法律第二条第七項に規定する個人番号カード，出入国管理及び難民認定法第十九条の三に規定する在留カード，日本国との平和条約に基づき日本の国籍を離脱した者等の出入国管理に関する特例法第七条第一項に規定する特別永住者証明書で申出の日において有効なものその他これらの者が本人であることを確認するに足りる書類

二　委託申出者が法人等（法人等が独立行政法人等又は第十条に規定する者である場合を除く。）であるときは，委託申出書等に記載されている当該法人等の名称及び住所並びに代表者又は管理人の氏名と同一の名称及び住所並びに氏名が記載されている登記事項証明書又は印鑑登録証明書で申出日前六月以内に作成されたものその他その者が本人であることを確認するに足りる書類

三　代理人によって申出をするときは，代理権を証明する書面

3　行政機関の長又は指定独立行政法人等は，第一項の規定により提出された委託申出書等に不備があり，又はこれらに記載すべき事項の記載が不十分であると認めるときは，委託申出者に対して，説明を求め，又は当該委託申出書等の訂正を求めることができる。

第二十六条　行政機関の長又は指定独立行政法人等は，前条第一項の規定による申出を受けた場合において，当該申出に応じることが適当と認めるときは，委託申出者に対し，当該申出に応じて当該申出に係る統計の作成等を行う旨並びに当該統計の作成等に係る手数料の額及び納付期限を通知するものとする。

2　前項の通知を受けた委託申出者は，当該通知に係る統計の作成等の実施を求めるときは，納付する手数料の額及び納付方法その他必要な事項を記載した総務大臣が告示で定める様式による依頼書に，当該通知を行った行政機関の長又は指定独立行政法人等が当該統計の作成等に係る契約を行うために必要と認める書類を添付して，当該行政機関の長又は指定独立行政法人等に提出するものとする。

3 前項の依頼書を提出する者は，納付期限までに手数料を納付しなければならない。

（調査票情報を利用して行うことについて相当の公益性を有する委託による統計の作成等）

第二十七条 法第三十四条第一項の調査票情報を利用して行うことについて相当の公益性を有する統計の作成等は，次の各号に掲げるものとする。

一 学術研究の発展に資すると認められる統計の作成等であって，次に掲げる要件の全てに該当すると認められるもの

  イ 統計成果物を研究の用に供すること。

  ロ 次に掲げる要件のいずれかに該当すること。

  (1) 統計成果物を利用して行った研究の成果が公表（法第三十四条第三項の規定により行う公表を除く。）されること。

  (2) 統計成果物及びこれを用いて行った研究の成果を得るまでの過程の概要が公表されること。

  ハ 個人及び法人の権利利益，国の安全等を害するおそれがないこと。

二 教育の発展に資すると認められる統計の作成等であって，次に掲げる要件の全てに該当すると認められるもの

  イ 統計成果物を学校教育法第一条に規定する高等学校，中等教育学校（同法第六十六条に規定する後期課程に限る。），特別支援学校（同法第七十六条第二項に規定する高等部に限る。），大学若しくは高等専門学校又は同法第百二十四条に規定する専修学校（同法第百二十五条第一項に規定する一般課程を除く。）における教育の用に供することを直接の目的とすること。

  ロ 統計成果物を利用して行った教育内容が公表（法第三十四条第三項の規定により行う公表を除く。）されること。

  ハ 前号ハに掲げる要件に該当すること。

三 官民データ活用推進基本法（平成二十八年法律第百三号）第二十三条第三項の規定により指定された重点分野に係る統計の作成等であって，次に掲げる要件の全てに該当すると認められるもの

  イ 国民経済の健全な発展又は国民生活の向上に寄与すると認められるもの

  ロ 統計成果物を利用して行った事業等の内容が公表（法第三十四条第三項の規定により行う公表を除く。）されること。

  ハ 第一号ハに掲げる要件に該当すること。

2 前項の統計の作成等の委託をする者は，次のいずれにも該当しない者とする。

一 法，個人情報の保護に関する法律，行政機関の保有する個人情報の保護に関する法律若しくは独立行政法人等の保有する個人情報の保護に関する法律又はこれらの法律に基づく命令の規定に違反し，罰金以上の刑に処せられ，その執行を終わり，又は執行を受けることがなくなった日から起算して五年を経過しない者

二 暴力団員等

三 法人等であって，その役員のうちに前二号のいずれかに該当する者がある者

四 暴力団員等がその事業活動を支配する者又は暴力団員等をその業務に従事さ

せ，若しくは当該業務の補助者として使用するおそれのある者

五　前各号に掲げる者のほか，調査票情報若しくは匿名データを利用して不適切な行為をしたことがあるか若しくは関係法令の規定に反した等の理由により委託に応じ統計の作成等を行うことが不適切であると行政機関の長又は指定独立行政法人等が認めた者

（統計の作成等の委託をした者の氏名等の公表）

第二十八条　法第三十四条第二項の規定による公表は，同条第一項の規定による委託による統計の作成等を行うこととした後一月以内に行わなければならない。

第二十九条　法第三十四条第二項第三号の総務省令で定める事項は，次に掲げる事項とする。

一　統計の作成等の委託の年月日

二　統計の作成等の委託をした者（個人に限る。）の職業，所属その他の当該者に関する情報であって，行政機関の長又は指定独立行政法人等が統計の作成等を行うことが適当と認めた理由を構成する事項のうち必要と認める事項

三　統計の作成等の委託の目的

（調査票情報を利用して作成した統計等の公表）

第三十条　法第三十四条第三項の規定による公表は，同条第一項の統計の作成等を行った日から原則として三月以内に行わなければならない。

第三十一条　法第三十四条第三項第三号の総務省令で定める事項は，次に掲げる事項とする。

一　第二十九条各号に掲げる事項

二　法第三十四条第一項の規定により作成された統計又は行った統計的研究の成果について，次に掲げる事項

イ　当該統計の作成又は統計的研究を行うに当たって利用した調査票情報に係る統計調査の名称，年次，当該調査票情報の地域の範囲その他の当該調査票情報を特定するために必要な事項

ロ　当該統計の作成の方法又は統計的研究の方法の確認をするために，行政機関の長又は指定独立行政法人等が特に必要と認める事項

三　法第三十四条第一項の規定により作成された統計又は行った統計的研究の成果について，その全部又は一部が学術研究の成果等として学術雑誌等に掲載され又は掲載されることが予定されている場合は，当該学術雑誌等の名称及び掲載年月日

第三十二条　統計成果物の提供を受けた委託申出者は，当該統計成果物を用いて行った研究，教育又は事業等が終了したときは，遅滞なく，当該研究の成果，教育内容の概要又は事業等内容の概要その他の統計成果物を利用した実績に関する事項を記載した総務大臣が告示で定める様式による利用実績報告書を当該統計成果物の提供を行った行政機関の長又は指定独立行政法人等に提出するものとする。

2　統計成果物の提供を受けた委託申出者は，当該統計成果物を第二十五条第一項第八号の利用目的以外の目的のために自ら利用し，又は提供してはならない。ただし，当該統計成果物の提供を行った行政機関の長若しくは指定独立行政法人等の同

意を得たとき又は第二十七条第一項第一号の場合において当該統計成果物を用いて行った研究の終了後に当該統計成果物が公表（法第三十四条第三項の規定により行う公表を除く。）されたときは，この限りでない。

（匿名データの提供に係る手続等）

第三十三条　法第三十六条第一項の規定により行政機関の長又は指定独立行政法人等に匿名データの提供を依頼しようとする者（以下「第三十六条提供申出者」という。）は，次に掲げる事項を記載した書類（以下「第三十六条提供申出書」という。）に，当該行政機関の長又は指定独立行政法人等が当該匿名データの提供に係る事務処理のために必要と認める資料を添付して，当該行政機関の長又は指定独立行政法人等に提出することにより，匿名データの提供の依頼の申出をするものとする。

一　第三十六条提供申出者が公的機関であるときは，次に掲げる事項
　　イ　当該公的機関の名称
　　ロ　担当する部局又は機関の名称，所在地及び連絡先

二　第三十六条提供申出者が法人等であるときは，次に掲げる事項
　　イ　当該法人等の名称及び住所
　　ロ　当該法人等の代表者又は管理人の氏名，職名及び連絡先

三　第三十六条提供申出者が個人であるときは，次に掲げる事項
　　イ　当該個人の氏名，生年月日及び住所
　　ロ　当該個人の職業，所属，職名及び連絡先

四　第三十六条提供申出者が前三号に掲げる者以外の者であるときは，当該者を第一号の公的機関とみなし，同号に掲げる事項

五　代理人によって申出をするときは，次に掲げる事項
　　イ　当該代理人の氏名，生年月日及び住所
　　ロ　当該代理人の職業，所属，職名及び連絡先

六　匿名データの名称，年次その他の当該匿名データを特定するために必要な事項

七　匿名データの利用場所

八　匿名データの利用目的

九　匿名データを取り扱う者が第三十五条第二項各号に掲げる者に該当しない旨

十　前各号に掲げるもののほか，第三十五条第一項各号に掲げる要件に該当することを確認するために必要な事項として，次のイからニまでに掲げる申出の区分に応じ，当該イからニまでに定める事項
　　イ　第三十五条第一項第一号に該当する申出　次に掲げる事項
　　　(1)　匿名データの直接の利用目的が学術研究目的である旨
　　　(2)　匿名データの直接の利用目的である研究の名称，必要性，内容及び実施期間
　　　(3)　匿名データを利用する手法及び期間並びに匿名データを利用して作成する統計等の内容
　　　(4)　研究の成果を公表する方法
　　　(5)　個人及び法人の権利利益，国の安全等を害するおそれがない旨

(6) 第四十二条に規定する匿名データを適正に管理するために必要な措置として講ずる内容

(7) 匿名データの提供を受ける方法及び年月日

(8) (1)から(7)までに掲げるもののほか，行政機関の長又は指定独立行政法人等が特に必要と認める事項

ロ 第三十五条第一項第二号に該当する申出 次に掲げる事項

(1) 匿名データの直接の利用目的が教育（第三十五条第一項第二号イに掲げる学校における教育に限る。）である旨

(2) 匿名データを利用する学校及び学部学科の名称並びに授業科目の名称，目的及び内容並びに当該匿名データを授業科目で利用する必要性及び期間

(3) 匿名データを利用する手法及び期間並びに匿名データを利用して作成する統計等の内容

(4) 授業科目の実施結果を公表する方法

(5) イ(5)から(7)までに掲げる事項

(6) (1)から(5)までに掲げるもののほか，行政機関の長又は指定独立行政法人等が特に必要と認める事項

ハ 第三十五条第一項第三号に該当する申出 次に掲げる事項

(1) 匿名データの直接の利用目的が国際比較を行う上で必要な統計又は統計的研究の成果を公的機関等，外国政府等（外国政府又は国際機関その他これらに準ずるものをいう。以下同じ。）又はこれらを用いて学術研究若しくは高等教育を行う者に対して提供すること（以下「国際比較統計等の提供」という。）である旨（第三十六条提供申出者が我が国が加盟している国際機関以外の者である場合に限る。）

(2) 匿名データを利用して行う事業の名称，必要性，内容及び実施期間

(3) 匿名データを利用して作成する統計等の内容（第三十六条提供申出者が我が国が加盟している国際機関の場合に限る。）

(4) 国際比較の結果又は国際比較統計等の提供の状況を公表する方法

(5) 二以上の外国政府等から提供を受けているか又は受ける見込みが確実である調査票情報（これに類する情報を含み，匿名データと比較できるものに限る。）の内容及び当該調査票情報の提供元の外国政府等の名称（第三十六条提供申出者が我が国が加盟している国際機関以外の者である場合に限る。）

(6) 公的機関等又は外国政府等から受けているか若しくは受ける見込みが確実である職員の派遣，資金の提供，建物その他の施設の提供等の支援の内容及び当該支援の提供元の公的機関等又は外国政府等の名称（第三十六条提供申出者が我が国が加盟している国際機関以外の者である場合に限る。）

(7) イ(5)から(7)までに掲げる事項

(8) (1)から(7)までに掲げるもののほか，行政機関の長又は指定独立行政法人等が特に必要と認める事項

ニ 第三十五条第一項第四号に該当する申出 次に掲げる事項

(1) 匿名データを利用して行う統計の作成等が第三十五条第一項第四号の重点

分野に係るものであり，次に掲げる課題の解決に資する旨及びその内容

　　　(i)　経済再生・財政健全化

　　　(ii)　地域の活性化

　　　(iii)　国民生活の安全・安心の確保

　　　(iv)　(i)から(iii)までに掲げるもののほか，国民経済の健全な発展又は国民生活の向上

　　(2)　匿名データを利用して行う事業等の名称，必要性，内容及び実施期間

　　(3)　匿名データを利用する手法及び期間並びに匿名データを利用して作成する統計等の内容

　　(4)　匿名データを利用して行った事業等の内容を公表する方法

　　(5)　イ(5)から(7)までに掲げる事項

　　(6)　(1)から(5)までに掲げるもののほか，行政機関の長又は指定独立行政法人等が特に必要と認める事項

2　第三十六条提供申出者は，前項に規定する申出をするときは，行政機関の長又は指定独立行政法人等に対し，次に掲げる書類を提示し，又は提出するものとする。

　一　第三十六条提供申出書及びこれに添付すべき資料（以下「第三十六条提供申出書等」という。）に記載されている第三十六条提供申出者（第三十六条提供申出者が個人である場合に限る。）及びその代理人の氏名，生年月日及び住所と同一の氏名，生年月日及び住所が記載されている運転免許証，健康保険の被保険者証，行政手続における特定の個人を識別するための番号の利用等に関する法律第二条第七項に規定する個人番号カード，出入国管理及び難民認定法第十九条の三に規定する在留カード，日本国との平和条約に基づき日本の国籍を離脱した者等の出入国管理に関する特例法第七条第一項に規定する特別永住者証明書で申出の日において有効なものその他これらの者が本人であることを確認するに足りる書類

　二　第三十六条提供申出者が法人等（法人等が独立行政法人等又は第十条に規定する者である場合を除く。）であるときは，第三十六条提供申出書等に記載されている当該法人等の名称及び住所並びに代表者又は管理人の氏名と同一の名称及び住所並びに氏名が記載されている登記事項証明書又は印鑑登録証明書で申出日前六月以内に作成されたものその他その者が本人であることを確認するに足りる書類

　三　代理人によって申出をするときは，代理権を証明する書面

3　行政機関の長又は指定独立行政法人等は，第一項の規定により提出された第三十六条提供申出書等に不備があり，又はこれらに記載すべき事項の記載が不十分であると認めるときは，第三十六条提供申出者に対して，説明を求め，又は当該第三十六条提供申出書等の訂正を求めることができる。

第三十四条　行政機関の長又は指定独立行政法人等は，前条第一項の規定による申出を受けた場合において，当該申出に応じることが適当と認めるときは，第三十六条提供申出者に対し，当該申出に応じて当該申出に係る匿名データの提供を行う旨並びに当該匿名データの提供に係る手数料の額及び納付期限を通知するものとする。

2　前項の通知を受けた第三十六条提供申出者は，当該通知に係る匿名データの提供

の実施を求めるときは，納付する手数料の額及び納付方法その他必要な事項を記載した総務大臣が告示で定める様式による依頼書に，当該通知を行った行政機関の長又は指定独立行政法人等が定める匿名データの取扱いに関する事項（利用後にとるべき措置に関する事項を含む。）を遵守する旨記載した書面その他当該行政機関の長又は指定独立行政法人等が必要と認める書類を添付して，当該行政機関の長又は指定独立行政法人等に提出するものとする。

3　前項の依頼書を提出する者は，納付期限までに手数料を納付しなければならない。

　（匿名データの提供を受けて行うことについて相当の公益性を有する統計の作成等）

第三十五条　法第三十六条第一項の匿名データの提供を受けて行うことについて相当の公益性を有する統計の作成等は，次の各号に掲げるものとする。

一　学術研究の発展に資すると認められる統計の作成等であって，次に掲げる要件の全てに該当すると認められるもの

　イ　匿名データを学術研究の用に供することを直接の目的とすること。

　ロ　匿名データを利用して行った研究の成果が公表（法第三十六条第二項の規定により準用する法第三十三条第四項の規定により行う公表を除く。）されること。

　ハ　個人及び法人の権利利益，国の安全等を害するおそれがないこと。

　ニ　第四十二条に規定する匿名データを適正に管理するために必要な措置が講じられていること。

二　教育の発展に資すると認められる統計の作成等であって，次に掲げる要件の全てに該当すると認められるもの

　イ　匿名データを学校教育法第一条に規定する高等学校，中等教育学校（同法第六十六条に規定する後期課程に限る。），特別支援学校（同法第七十六条第二項に規定する高等部に限る。），大学若しくは高等専門学校又は同法第百二十四条に規定する専修学校（同法第百二十五条第一項に規定する一般課程を除く。）における教育の用に供することを直接の目的とすること。

　ロ　匿名データを利用して行った教育内容が公表（法第三十六条第二項の規定により準用する法第三十三条第四項の規定により行う公表を除く。）されること。

　ハ　前号ハ及びニに掲げる要件に該当すること。

三　国際社会における我が国の利益の増進及び国際経済社会の健全な発展に資すると認められる統計の作成等であって，次に掲げる要件の全てに該当すると認められる場合

　イ　匿名データを国際比較を行う上で必要な統計の作成等にのみ用いること。

　ロ　第三十六条提供申出者が，我が国が加盟している国際機関であること又は次に掲げる要件の全てに該当する者であること。

　　(1)　統計の作成等は，国際比較統計等の提供を目的とするものであること。

　　(2)　二以上の外国政府等からイに規定する統計の作成等に必要な調査票情報（これに類する情報を含み，匿名データと比較できるものに限る。）の提供を

受けているか又は受ける見込みが確実であると認められ，かつ，公的機関等若しくは一以上の外国政府等から職員の派遣，資金の提供若しくは建物その他の施設の提供等の支援を受けているか又は受ける見込みが確実であると認められること。

ハ　次に掲げる第三十六条提供申出者の区分に応じ，それぞれ次に定める内容が公表（法第三十六条第二項の規定により準用する法第三十三条第四項により行う公表を除く。）されること。

(1)　我が国が加盟している国際機関　匿名データを用いて行った国際比較の結果

(2)　我が国が加盟している国際機関以外の者　匿名データを用いて行った国際比較統計等の提供の状況

ニ　第一号ハ及びニに掲げる要件に該当すること。

四　官民データ活用推進基本法第二十三条第三項の規定により指定された重点分野に係る統計の作成等であって，次に掲げる要件の全てに該当すると認められるもの

イ　国民経済の健全な発展又は国民生活の向上に寄与すると認められるもの

ロ　匿名データを利用して行った事業等の内容が公表（法第三十六条第二項の規定により準用する法第三十三条第四項の規定により行う公表を除く。）されること。

ハ　第一号ハ及びニに掲げる要件に該当すること。

2　前項の統計の作成等を行う者は，次のいずれにも該当しない者とする。

一　法，個人情報の保護に関する法律，行政機関の保有する個人情報の保護に関する法律若しくは独立行政法人等の保有する個人情報の保護に関する法律又はこれらの法律に基づく命令の規定に違反し，罰金以上の刑に処せられ，その執行を終わり，又は執行を受けることがなくなった日から起算して五年を経過しない者

二　暴力団員等

三　法人等であって，その役員のうちに前二号のいずれかに該当する者がある者

四　暴力団員等がその事業活動を支配する者又は暴力団員等をその業務に従事させ，若しくは当該業務の補助者として使用するおそれのある者

五　前各号に掲げる者のほか，調査票情報若しくは匿名データを利用して不適切な行為をしたことがあるか若しくは関係法令の規定に反した等の理由により匿名データを提供することが不適切であると行政機関の長又は指定独立行政法人等が認めた者

（匿名データの提供を受けた者の氏名等の公表）

第三十六条　法第三十六条第二項の規定により準用する法第三十三条第二項の規定による公表は，法第三十六条第一項の規定による匿名データの提供をした後一月以内に行わなければならない。

第三十七条　法第三十六条第二項の規定により準用する法第三十三条第二項第三号の総務省令で定める事項は，次に掲げる事項とする。

一　匿名データを提供した年月日

二　匿名データの提供を受けた者（個人に限る。）の職業，所属その他の当該者に関する情報であって，行政機関の長又は指定独立行政法人等が匿名データの提供をすることが適当と認めた理由を構成する事項のうち必要と認める事項

三　匿名データの利用目的

（匿名データを利用して作成した統計等の提出）

第三十八条　法第三十六条第二項の規定により準用する法第三十三条第三項の規定により作成した統計又は行った統計的研究の成果を提出するときは，総務大臣が告示で定める様式による報告書及び匿名データに係る管理簿を併せて提出しなければならない。

2　前項の統計及び統計的研究の成果並びに報告書は，電磁的記録をもって作成して提出しなければならない。

（匿名データを利用して作成した統計等の公表）

第三十九条　法第三十六条第二項の規定により準用する法第三十三条第四項の規定による公表は，法第三十六条の規定により準用する法第三十三条第三項の提出を受けた日から原則として三月以内に行わなければならない。

第四十条　法第三十六条第二項の規定により準用する法第三十三条第四項第三号の総務省令で定める事項は，次に掲げる事項とする。

一　第三十七条各号に掲げる事項

二　法第三十六条第二項の規定により準用する法第三十三条第三項の規定により提出された統計又は統計的研究の成果について，次に掲げる事項

イ　当該統計の作成又は統計的研究を行うに当たって利用した匿名データに係る統計調査の名称，年次，その他の当該匿名データを特定するために必要な事項

ロ　当該統計の作成の方法又は統計的研究の方法の確認をするために，行政機関の長又は指定独立行政法人等が特に必要と認める事項

三　法第三十六条第二項の規定により準用する法第三十三条第三項の規定により提出された統計又は統計的研究の成果について，その全部又は一部が学術研究の成果等として学術雑誌等に掲載され又は掲載されることが予定されている場合は，当該学術雑誌等の名称及び掲載年月日

（調査票情報等の適正な管理）

第四十一条　法第三十九条第一項第一号に掲げる行政機関の長が講じなければならない同号に定める情報（以下この項において「第一号情報」という。）を適正に管理するために必要な措置として同項柱書の総務省令で定めるものは，次に定める措置とする。

一　組織的管理措置

イ　第一号情報を取り扱う者の権限及び責務並びに業務を明確にすること。

ロ　第一号情報に係る管理簿を整備すること。

ハ　第一号情報の適正管理に関する規程の策定及び実施並びにその運用の評価及び改善を行うこと。

ニ　第一号情報を取り扱う者以外の者が，第一号情報を取り扱う者による自己点検の適正性の確認を行うこと等の監査を行うこと。

ホ　第一号情報の漏えい，滅失又は毀損の発生時における事務処理体制を整備することと。

　二　人的管理措置として第一号情報を取り扱う者に対する必要な教育及び訓練を行うこと。

　三　物理的管理措置

　　イ　第一号情報を取り扱う区域を特定すること。

　　ロ　第一号情報を取り扱う区域として特定された区域への立入りの制限をするための措置を講ずること。

　　ハ　第一号情報の取扱いに係る機器の盗難防止及び災害からの保護のための措置を講ずること。

　　ニ　第一号情報を削除し，又は第一号情報が記録された機器等を廃棄する場合には，復元不可能な手段で行うこと。

　四　技術的管理措置

　　イ　第一号情報を取り扱う電子計算機等において当該第一号情報を処理することができる者を限定するため，適切な措置を講ずること。

　　ロ　第一号情報を取り扱う電子計算機等が電気通信回線に接続している場合，不正アクセス行為（不正アクセス行為の禁止等に関する法律（平成十一年法律第百二十八号）第二条第四項に規定する不正アクセス行為をいう。以下同じ。）を防止するため，適切な措置を講ずること。

　　ハ　第一号情報を取り扱う電子計算機等が電気通信回線に接続していることに伴う第一号情報の漏えい，滅失又は毀損を防止するため，適切な措置を講ずること。

　五　その他の管理措置

　　イ　第一号情報の取扱いに関する業務を委託するときは，当該委託を受けた者が講ずるべき当該第一号情報を適正に管理するための措置について必要な確認を行うこと。

　　ロ　イの委託を受けた者に対する必要かつ適切な監督を行うこと。

2　法第三十九条第一項第二号に掲げる指定地方公共団体の長その他の執行機関が講じなければならない同号に定める情報（以下この項において「第二号情報」という。）を適正に管理するために必要な措置として同項柱書の総務省令で定めるものは，次に定める措置とする。

　一　組織的管理措置

　　イ　第二号情報を取り扱う者の権限及び責務並びに業務を明確にすること。

　　ロ　第二号情報に係る管理簿を整備すること。

　　ハ　第二号情報の適正管理に関する規程の策定及び実施並びにその運用の評価及び改善を行うこと。

　　ニ　第二号情報を取り扱う者以外の者が，第二号情報を取り扱う者による自己点検の適正性の確認を行うこと等の監査を行うこと。

　　ホ　第二号情報の漏えい，滅失又は毀損の発生時における事務処理体制を整備することと。

　二　人的管理措置として第二号情報を取り扱う者に対する必要な教育及び訓練を行

うこと。
　三　物理的管理措置
　　イ　第二号情報を取り扱う区域を特定すること。
　　ロ　第二号情報を取り扱う区域として特定された区域への立入りの制限をするための措置を講ずること。
　　ハ　第二号情報の取扱いに係る機器の盗難防止及び災害からの保護のための措置を講ずること。
　　ニ　第二号情報を削除し，又は第二号情報が記録された機器等を廃棄する場合には，復元不可能な手段で行うこと。
　四　技術的管理措置
　　イ　第二号情報を取り扱う電子計算機等において当該第二号情報を処理することができる者を限定するため，適切な措置を講ずること。
　　ロ　第二号情報を取り扱う電子計算機等が電気通信回線に接続している場合，不正アクセス行為を防止するため，適切な措置を講ずること。
　　ハ　第二号情報を取り扱う電子計算機等が電気通信回線に接続していることに伴う第二号情報の漏えい，滅失又は毀損を防止するため，適切な措置を講ずること。
　五　その他の管理措置
　　イ　第二号情報の取扱いに関する業務を委託するときは，当該委託を受けた者が講ずるべき当該第二号情報を適正に管理するための措置について必要な確認を行うこと。
　　ロ　イの委託を受けた者に対する必要かつ適切な監督を行うこと。
3　前項の規定は，法第三十九条第一項第三号に掲げる地方公共団体の長その他の執行機関が講じなければならない同号に定める情報（以下この項において「第三号情報」という。）を適正に管理するために必要な措置として同項柱書の総務省令で定める措置について，準用する。この場合において，前項中「第二号情報」とあるのは，「第三号情報」と読み替えるものとする。
4　法第三十九条第一項第四号に掲げる指定独立行政法人等が講じなければならない同号に定める情報（以下この項において「第四号情報」という。）を適正に管理するために必要な措置として同項柱書の総務省令で定めるものは，次に定める措置とする。
　一　組織的管理措置
　　イ　第四号情報を取り扱う者の権限及び責務並びに業務を明確にすること。
　　ロ　第四号情報に係る管理簿を整備すること。
　　ハ　第四号情報の適正管理に関する規程の策定及び実施並びにその運用の評価及び改善を行うこと。
　　ニ　第四号情報を取り扱う者以外の者が，第四号情報を取り扱う者による自己点検の適正性の確認を行うこと等の監査を行うこと。
　　ホ　第四号情報の漏えい，滅失又は毀損の発生時における事務処理体制を整備すること。
　二　人的管理措置として第四号情報を取り扱う者に対する必要な教育及び訓練を行

うこと。
　三　物理的管理措置
　　イ　第四号情報を取り扱う区域を特定すること。
　　ロ　第四号情報を取り扱う区域として特定された区域への立入りの制限をするための措置を講ずること。
　　ハ　第四号情報の取扱いに係る機器の盗難防止及び災害からの保護のための措置を講ずること。
　　ニ　第四号情報を削除し，又は第四号情報が記録された機器等を廃棄する場合には，復元不可能な手段で行うこと。
　四　技術的管理措置
　　イ　第四号情報を取り扱う電子計算機等において当該第四号情報を処理することができる者を限定するため，適切な措置を講ずること。
　　ロ　第四号情報を取り扱う電子計算機等が電気通信回線に接続している場合，不正アクセス行為を防止するため，適切な措置を講ずること。
　　ハ　第四号情報を取り扱う電子計算機等が電気通信回線に接続していることに伴う第四号情報の漏えい，滅失又は毀損を防止するため，適切な措置を講ずること。
　五　その他の管理措置
　　イ　第四号情報の取扱いに関する業務を委託するときは，当該委託を受けた者が講ずるべき当該第四号情報を適正に管理するための措置について必要な確認を行うこと。
　　ロ　イの委託を受けた者に対する必要かつ適切な監督を行うこと。
5　前項の規定は，法第三十九条第一項第五号に掲げる独立行政法人等が講じなければならない同号に定める情報（以下この項において「第五号情報」という。）を適正に管理するために必要な措置として同項柱書の総務省令で定める措置について，準用する。この場合において，前項中「第四号情報」とあるのは，「第五号情報」と読み替えるものとする。
6　法第三十九条第一項各号に掲げる者から当該各号に定める情報の取扱いに関する業務の委託を受けた者その他の当該委託に係る業務を受託した者が講じなければならない当該各号に定める情報（以下この項において「受託情報」という。）を適正に管理するために必要な措置として同条第二項の規定により準用する同条第一項柱書の総務省令で定めるものは，次の各号に掲げる者の区分に応じ，当該各号に定める措置とする。
　一　行政機関等　次に掲げる措置
　　イ　組織的管理措置
　　　(1)　受託情報を取り扱う者の権限及び責務並びに業務を明確にすること。
　　　(2)　受託情報に係る管理簿を整備すること。
　　　(3)　受託情報の適正管理に関する規程の策定及び実施並びにその運用の評価及び改善を行うこと。
　　　(4)　受託情報を取り扱う者以外の者が，受託情報を取り扱う者による自己点検の適正性の確認を行うこと等の監査を行うこと。

(5) 受託情報の漏えい，滅失又は毀損の発生時における事務処理体制を整備すること。
ロ　人的管理措置として受託情報を取り扱う者に対する必要な教育及び訓練を行うこと。
ハ　物理的管理措置
(1) 受託情報を取り扱う区域を特定すること。
(2) 受託情報を取り扱う区域として特定された区域への立入りの制限をするための措置を講ずること。
(3) 受託情報の取扱いに係る機器の盗難防止及び災害からの保護のための措置を講ずること。
(4) 受託情報を削除し，又は受託情報が記録された機器等を廃棄する場合には，復元不可能な手段で行うこと。
ニ　技術的管理措置
(1) 受託情報を取り扱う電子計算機等において当該受託情報を処理することができる者を限定するため，適切な措置を講ずること。
(2) 受託情報を取り扱う電子計算機等が電気通信回線に接続している場合，不正アクセス行為を防止するため，適切な措置を講ずること。
(3) 受託情報を取り扱う電子計算機等が電気通信回線に接続していることに伴う受託情報の漏えい，滅失又は毀損を防止するため，適切な措置を講ずること。
ホ　その他の管理措置
(1) 受託情報の取扱いに関する業務を委託するときは，法第三十九条第一項において当該受託情報を適正に管理するために必要な措置を講ずべき者として同項各号に掲げる者に対し，当該委託に係る業務のうち当該受託情報を適正に管理するための措置について必要な確認を求めること。
(2) (1)の委託を受けた者に対する必要かつ適切な監督を行うこと。
二　法人等（独立行政法人等を除く。）　次に掲げる措置
イ　組織的管理措置
(1) 受託情報の適正管理に係る基本方針を定めること。
(2) 受託情報を取り扱う者の権限及び責務並びに業務を明確にすること。
(3) 受託情報に係る管理簿を整備すること。
(4) 受託情報の適正管理に関する規程の策定及び実施並びにその運用の評価及び改善を行うこと。
(5) 受託情報を取り扱う者以外の者が，受託情報を取り扱う者による自己点検の適正性の確認を行うこと等の監査を行うこと。
(6) 受託情報の漏えい，滅失又は毀損の発生時における事務処理体制を整備すること。
ロ　人的管理措置
(1) 受託情報を取り扱う者が，次のいずれにも該当しない者であることを確認すること。
(i) 法，個人情報の保護に関する法律，行政機関の保有する個人情報の保護

に関する法律若しくは独立行政法人等の保有する個人情報の保護に関する法律又はこれらの法律に基づく命令の規定に違反し，罰金以上の刑に処せられ，その執行を終わり，又は執行を受けることがなくなった日から起算して五年を経過しない者

(ⅱ) 暴力団員等

(ⅲ) 調査票情報若しくは匿名データを利用して不適切な行為をしたことがあるか若しくは関係法令の規定に反した等の理由により受託情報を取り扱うことが不適切であると行政機関の長又は特定独立行政法人等が認めた者

(2) 受託情報を取り扱う者に対する必要な教育及び訓練を行うこと。

ハ 物理的管理措置

(1) 受託情報を取り扱う区域を特定すること。

(2) 受託情報を取り扱う区域として特定された区域への立入りの制限をするための措置を講ずること。

(3) 受託情報の取扱いに係る機器の盗難防止及び災害からの保護のための措置を講ずること。

(4) 受託情報を削除し，又は受託情報が記録された機器等を廃棄する場合には，復元不可能な手段で行うこと。

ニ 技術的管理措置

(1) 受託情報を取り扱う電子計算機等において当該受託情報を処理することができる者を限定するため，適切な措置を講ずること。

(2) 受託情報を取り扱う電子計算機等が電気通信回線に接続している場合，不正アクセス行為を防止するため，適切な措置を講ずること。

(3) 受託情報を取り扱う電子計算機等が電気通信回線に接続していることに伴う受託情報の漏えい，滅失又は毀損を防止するため，適切な措置を講ずること。

ホ その他の管理措置

(1) 受託情報の取扱いに関する業務を委託するときは，法第三十九条第一項において当該受託情報を適正に管理するために必要な措置を講ずるべき者として同項各号に掲げる者に対し，当該委託に係る業務のうち当該受託情報を適正に管理するための措置について必要な確認を求めること。

(2) (1)の委託を受けた者に対する必要かつ適切な監督を行うこと。

三 個人 次に掲げる措置

イ 物理的管理措置

(1) 受託情報を取り扱う区域を特定すること。

(2) 受託情報を取り扱う区域として特定された区域への立入りの制限をするための措置を講ずること。

(3) 受託情報の取扱いに係る機器の盗難防止及び災害からの保護のための措置を講ずること。

(4) 受託情報を削除し，又は受託情報が記録された機器等を廃棄する場合には，復元不可能な手段で行うこと。

ロ 技術的管理措置

- (1) 受託情報を取り扱う電子計算機等において当該受託情報を処理することができる者を限定するため，適切な措置を講ずること。
- (2) 受託情報を取り扱う電子計算機等が電気通信回線に接続している場合，不正アクセス行為を防止するため，適切な措置を講ずること。
- (3) 受託情報を取り扱う電子計算機等が電気通信回線に接続していることに伴う受託情報の漏えい，滅失又は毀損を防止するため，適切な措置を講ずること。
- ハ　その他の管理措置
  - (1) 受託情報を取り扱う者が，受託情報の適正管理に関して相当の経験を有するか又はそれと同等以上の能力を備えること。
  - (2) 受託情報に係る管理簿を整備すること。
  - (3) 受託情報を取り扱う者以外の者が，受託情報を取り扱う者による自己点検の適正性の確認を行うこと等の監査を行うこと。
  - (4) 受託情報の漏えい，滅失又は毀損の発生時における処理の手順をあらかじめ定めること。
  - (5) 受託情報の取扱いに関する業務を委託するときは，法第三十九条第一項において当該受託情報を適正に管理するために必要な措置を講ずるべき者として同項各号に掲げる者に対し，当該委託に係る業務のうち当該受託情報を適正に管理するための措置について必要な確認を求めること。
  - (6) (5)の委託を受けた者に対する必要かつ適切な監督を行うこと。

第四十二条　法第四十二条第一項第一号に掲げる者が講じなければならない同号に定める情報（以下この項において「第一項調査票情報」という。）を適正に管理するために必要な措置として同項柱書の総務省令で定めるものは，次の各号に掲げる者の区分に応じ，当該各号に定める措置とする。

- 一　公的機関等　次に掲げる措置
  - イ　組織的管理措置
    - (1) 第一項調査票情報を取り扱う者の権限及び責務並びに業務を明確にすること。
    - (2) 第一項調査票情報に係る管理簿を整備すること。
    - (3) 第一項調査票情報の適正管理に関する規程の策定及び実施並びにその運用の評価及び改善を行うこと。
    - (4) 第一項調査票情報を取り扱う者以外の者が，第一項調査票情報を取り扱う者による自己点検の適正性の確認を行うこと等の監査を行うこと。
    - (5) 第一項調査票情報の漏えい，滅失又は毀損の発生時における事務処理体制を整備すること。
  - ロ　人的管理措置として第一項調査票情報を取り扱う者に対する必要な教育及び訓練を行うこと。
  - ハ　物理的管理措置
    - (1) 第一項調査票情報を取り扱う区域を特定すること。
    - (2) 第一項調査票情報を取り扱う区域として特定された区域への立入りの制限をするための措置を講ずること。

(3)　第一項調査票情報の取扱いに係る機器の盗難防止のための措置を講ずること。
　(4)　第一項調査票情報を削除し，又は第一項調査票情報が記録された機器等を廃棄する場合には，復元不可能な手段で行うこと。
　ニ　技術的管理措置
　(1)　第一項調査票情報を取り扱う電子計算機等において当該第一項調査票情報を処理することができる者を限定するため，適切な措置を講ずること。
　(2)　第一項調査票情報を取り扱う電子計算機等が電気通信回線に接続している場合，不正アクセス行為を防止するため，適切な措置を講ずること。
　(3)　第一項調査票情報を取り扱う電子計算機等が電気通信回線に接続していることに伴う第一項調査票情報の漏えい，滅失又は毀損を防止するため，適切な措置を講ずること。
　ホ　その他の管理措置
　(1)　第一項調査票情報の取扱いに関する業務を委託するときは，当該委託を受けた者が講ずるべき当該第一項調査票情報を適正に管理するための措置について必要な確認を行うこと。
　(2)　(1)の委託を受けた者に対する必要かつ適切な監督を行うこと。
二　法人等（前号に掲げる者を除く。）　次に掲げる措置
　イ　組織的管理措置
　(1)　第一項調査票情報の適正管理に係る基本方針を定めること。
　(2)　第一項調査票情報を取り扱う者の権限及び責務並びに業務を明確にすること。
　(3)　第一項調査票情報に係る管理簿を整備すること。
　(4)　第一項調査票情報の適正管理に関する規程の策定及び実施並びにその運用の評価及び改善を行うこと。
　(5)　第一項調査票情報を取り扱う者以外の者が，第一項調査票情報を取り扱う者による自己点検の適正性の確認を行うこと等の監査を行うこと。
　(6)　第一項調査票情報の漏えい，滅失又は毀損の発生時における事務処理体制を整備すること。
　ロ　人的管理措置
　(1)　第一項調査票情報を取り扱う者が，次のいずれにも該当しない者であることを確認すること。
　　(i)　法，個人情報の保護に関する法律，行政機関の保有する個人情報の保護に関する法律若しくは独立行政法人等の保有する個人情報の保護に関する法律又はこれらの法律に基づく命令の規定に違反し，罰金以上の刑に処せられ，その執行を終わり，又は執行を受けることがなくなった日から起算して五年を経過しない者
　　(ii)　暴力団員等
　　(iii)　調査票情報若しくは匿名データを利用して不適切な行為をしたことがあるか若しくは関係法令の規定に反した等の理由により第一項調査票情報を

取り扱うことが不適切であると行政機関の長又は特定独立行政法人等が認
　　めた者
　(2)　第一項調査票情報を取り扱う者に対する必要な教育及び訓練を行うこと。
　ハ　物理的管理措置
　(1)　第一項調査票情報を取り扱う区域を特定すること。
　(2)　第一項調査票情報を取り扱う区域として特定された区域への立入りの制限
　　及び当該区域の状況の常時監視をするための措置（法第四十二条第一項第一
　　号に掲げる者が法第三十三条第一項の規定により調査票情報の提供を受けた
　　者である場合にあっては，第一項調査票情報を取り扱う区域として特定され
　　た区域への立入りの制限をするための措置）を講ずること。
　(3)　第一項調査票情報の取扱いに係る機器の盗難防止のための措置を講ずるこ
　　と。
　(4)　第一項調査票情報を削除し，又は第一項調査票情報が記録された機器等を
　　廃棄する場合には，復元不可能な手段で行うこと。
　ニ　技術的管理措置
　(1)　第一項調査票情報を取り扱う電子計算機等において当該第一項調査票情報
　　を処理することができる者を限定するため，適切な措置を講ずること。
　(2)　第一項調査票情報を取り扱う電子計算機等が電気通信回線に接続している
　　場合，不正アクセス行為を防止するため，適切な措置を講ずること。
　(3)　第一項調査票情報を取り扱う電子計算機等が電気通信回線に接続している
　　ことに伴う第一項調査票情報の漏えい，滅失又は毀損を防止するため，適切
　　な措置を講ずること。
　ホ　その他の管理措置
　(1)　第一項調査票情報の取扱いに関する業務を委託するときは，当該委託を受
　　けた者が講ずるべき当該第一項調査票情報を適正に管理するための措置につ
　　いて必要な確認を行うこと。
　(2)　(1)の委託を受けた者に対する必要かつ適切な監督を行うこと。
三　前二号に掲げる者以外の者　次に掲げる措置
　イ　物理的管理措置
　(1)　第一項調査票情報を取り扱う区域を特定すること。
　(2)　第一項調査票情報を取り扱う区域として特定された区域への立入りの制限
　　及び当該区域の状況の常時監視をするための措置（法第四十二条第一項第一
　　号に掲げる者が法第三十三条第一項の規定により調査票情報の提供を受けた
　　者である場合にあっては，第一項調査票情報を取り扱う区域として特定され
　　た区域への立入りの制限をするための措置）を講ずること。
　(3)　第一項調査票情報の取扱いに係る機器の盗難防止のための措置を講ずるこ
　　と。
　(4)　第一項調査票情報を削除し，又は第一項調査票情報が記録された機器等を
　　廃棄する場合には，復元不可能な手段で行うこと。
　ロ　技術的管理措置

(1) 第一項調査票情報を取り扱う電子計算機等において当該第一項調査票情報を処理することができる者を限定するため，適切な措置を講ずること。

(2) 第一項調査票情報を取り扱う電子計算機等が電気通信回線に接続している場合，不正アクセス行為を防止するため，適切な措置を講ずること。

(3) 第一項調査票情報を取り扱う電子計算機等が電気通信回線に接続していることに伴う第一項調査票情報の漏えい，滅失又は毀損を防止するため，適切な措置を講ずること。

ハ　その他の管理措置

(1) 第一項調査票情報の提供を受けた者が，第一項調査票情報の適正管理に関して相当の経験を有するか又はそれと同等以上の能力を備えること。

(2) 第一項調査票情報に係る管理簿を整備すること。

(3) 第一項調査票情報の提供を受けた者以外の者が，第一項調査票情報の提供を受けた者による自己点検の適正性の確認を行うこと等の監査を行うこと。

(4) 第一項調査票情報の漏えい，滅失又は毀損の発生時における処理の手順をあらかじめ定めること。

(5) 第一項調査票情報の取扱いに関する業務を委託するときは，当該委託を受けた者が講ずるべき当該第一項調査票情報を適正に管理するための措置について必要な確認を行うこと。

(6) (5)の委託を受けた者に対する必要かつ適切な監督を行うこと。

2　法第四十二条第一項第二号に掲げる者が講じなければならない同号に定める情報（以下この項において「第二項匿名データ」という。）を適正に管理するために必要な措置として同項柱書の総務省令で定めるものは，次の各号に掲げる者の区分に応じ，当該各号に定める措置とする。

一　公的機関等　次に掲げる措置

イ　組織的管理措置

(1) 第二項匿名データを取り扱う者の権限及び責務並びに業務を明確にすること。

(2) 第二項匿名データに係る管理簿を整備すること。

(3) 第二項匿名データの適正管理に関する規程の策定及び実施並びにその運用の評価及び改善を行うこと。

(4) 第二項匿名データの漏えい，滅失又は毀損の発生時における事務処理体制を整備すること。

ロ　人的管理措置として第二項匿名データを取り扱う者に対する必要な教育及び訓練を行うこと。

ハ　物理的管理措置

(1) 第二項匿名データを取り扱う区域を特定すること。

(2) 第二項匿名データを取り扱う区域として特定された区域への立入りの制限をするための措置を講ずること。

(3) 第二項匿名データの取扱いに係る機器の盗難防止のための措置を講ずること。

(4) 第二項匿名データを削除し，又は第二項匿名データが記録された機器等を廃棄する場合には，復元不可能な手段で行うこと。

ニ　技術的管理措置

(1) 第二項匿名データを取り扱う電子計算機等において当該第二項匿名データを処理することができる者を限定するため，適切な措置を講ずること。

(2) 第二項匿名データを取り扱う電子計算機等が電気通信回線に接続している場合，不正アクセス行為を防止するため，適切な措置を講ずること。

(3) 第二項匿名データを取り扱う電子計算機等が電気通信回線に接続していることに伴う第二項匿名データの漏えい，滅失又は毀損を防止するため，適切な措置を講ずること。

二　法人等（前号に掲げる者を除く。）　次に掲げる措置

イ　組織的管理措置

(1) 第二項匿名データの適正管理に係る基本方針を定めること。

(2) 第二項匿名データを取り扱う者の権限及び責務並びに業務を明確にすること。

(3) 第二項匿名データに係る管理簿を整備すること。

(4) 第二項匿名データの適正管理に関する規程の策定及び実施並びにその運用の評価及び改善を行うこと。

(5) 第二項匿名データの漏えい，滅失又は毀損の発生時における事務処理体制を整備すること。

ロ　人的管理措置

(1) 第二項匿名データを取り扱う者が，次のいずれにも該当しない者であることを確認すること。

(i) 法，個人情報の保護に関する法律，行政機関の保有する個人情報の保護に関する法律若しくは独立行政法人等の保有する個人情報の保護に関する法律又はこれらの法律に基づく命令の規定に違反し，罰金以上の刑に処せられ，その執行を終わり，又は執行を受けることがなくなった日から起算して五年を経過しない者

(ii) 暴力団員等

(iii) 調査票情報若しくは匿名データを利用して不適切な行為をしたことがあるか若しくは関係法令の規定に反した等の理由により第二項匿名データを取り扱うことが不適切であると行政機関の長又は特定独立行政法人等が認めた者

(2) 第二項匿名データを取り扱う者に対する必要な教育及び訓練を行うこと。

ハ　物理的管理措置

(1) 第二項匿名データを取り扱う区域を特定すること。

(2) 第二項匿名データを取り扱う区域として特定された区域への立入りの制限をするための措置を講ずること。

(3) 第二項匿名データの取扱いに係る機器の盗難防止のための措置を講ずること。

(4)　第二項匿名データを削除し，又は第二項匿名データが記録された機器等を廃棄する場合には，復元不可能な手段で行うこと。
　ニ　技術的管理措置
　(1)　第二項匿名データを取り扱う電子計算機等において当該第二項匿名データを処理することができる者を限定するため，適切な措置を講ずること。
　(2)　第二項匿名データを取り扱う電子計算機等が電気通信回線に接続している場合，不正アクセス行為を防止するため，適切な措置を講ずること。
　(3)　第二項匿名データを取り扱う電子計算機等が電気通信回線に接続していることに伴う第二項匿名データの漏えい，滅失又は毀損を防止するため，適切な措置を講ずること。
三　前二号に掲げる者以外の者　次に掲げる措置
　イ　物理的管理措置
　(1)　第二項匿名データを取り扱う区域を特定すること。
　(2)　第二項匿名データを取り扱う区域として特定された区域への立入りの制限をするための措置を講ずること。
　(3)　第二項匿名データの取扱いに係る機器の盗難防止のための措置を講ずること。
　(4)　第二項匿名データを削除し，又は第二項匿名データが記録された機器等を廃棄する場合には，復元不可能な手段で行うこと。
　ロ　技術的管理措置
　(1)　第二項匿名データを取り扱う電子計算機等において当該第二項匿名データを処理することができる者を限定するため，適切な措置を講ずること。
　(2)　第二項匿名データを取り扱う電子計算機等が電気通信回線に接続している場合，不正アクセス行為を防止するため，適切な措置を講ずること。
　(3)　第二項匿名データを取り扱う電子計算機等が電気通信回線に接続していることに伴う第二項匿名データの漏えい，滅失又は毀損を防止するため，適切な措置を講ずること。
　ハ　その他の管理措置
　(1)　第二項匿名データの提供を受けた者が，第二項匿名データの適正管理に関して相当の経験を有するか又はそれと同等以上の能力を備えること。
　(2)　第二項匿名データに係る管理簿を整備すること。
　(3)　第二項匿名データの漏えい，滅失又は毀損の発生時における処理の手順をあらかじめ定めること。
3　法第四十二条第一項第一号に掲げる者から同号に定める情報の取扱いに関する業務の委託を受けた者その他の当該委託に係る業務を受託した者が講じなければならない同号に定める情報（以下この項において「受託調査票情報」という。）を適正に管理するために必要な措置として同条第二項の規定により準用する同条第一項柱書の総務省令で定めるものは，次の各号に掲げる者の区分に応じ，当該各号に定める措置とする。
一　行政機関等　次に掲げる措置

イ　組織的管理措置
　(1)　受託調査票情報を取り扱う者の権限及び責務並びに業務を明確にすること。
　(2)　受託調査票情報に係る管理簿を整備すること。
　(3)　受託調査票情報の適正管理に関する規程の策定及び実施並びにその運用の評価及び改善を行うこと。
　(4)　受託調査票情報を取り扱う者以外の者が，受託調査票情報を取り扱う者による自己点検の適正性の確認を行うこと等の監査を行うこと。
　(5)　受託調査票情報の漏えい，滅失又は毀損の発生時における事務処理体制を整備すること。
ロ　人的管理措置として受託調査票情報を取り扱う者に対する必要な教育及び訓練を行うこと。
ハ　物理的管理措置
　(1)　受託調査票情報を取り扱う区域を特定すること。
　(2)　受託調査票情報を取り扱う区域として特定された区域への立入りの制限をするための措置を講ずること。
　(3)　受託調査票情報の取扱いに係る機器の盗難防止のための措置を講ずること。
　(4)　受託調査票情報を削除し，又は受託調査票情報が記録された機器等を廃棄する場合には，復元不可能な手段で行うこと。
ニ　技術的管理措置
　(1)　受託調査票情報を取り扱う電子計算機等において当該受託調査票情報を処理することができる者を限定するため，適切な措置を講ずること。
　(2)　受託調査票情報を取り扱う電子計算機等が電気通信回線に接続している場合，不正アクセス行為を防止するため，適切な措置を講ずること。
　(3)　受託調査票情報を取り扱う電子計算機等が電気通信回線に接続していることに伴う受託調査票情報の漏えい，滅失又は毀損を防止するため，適切な措置を講ずること。
ホ　その他の管理措置
　(1)　受託調査票情報の取扱いに関する業務を委託するときは，法第四十二条第一項において当該受託調査票情報を適正に管理するために必要な措置を講ずるべき者として同項第一号に掲げる者に対し，当該委託に係る業務のうち当該受託調査票情報を適正に管理するための措置について必要な確認を求めること。
　(2)　(1)の委託を受けた者に対する必要かつ適切な監督を行うこと。
二　法人等（独立行政法人等を除く。）　次に掲げる措置
　イ　組織的管理措置
　　(1)　受託調査票情報の適正管理に係る基本方針を定めること。
　　(2)　受託調査票情報を取り扱う者の権限及び責務並びに業務を明確にすること。

(3) 受託調査票情報に係る管理簿を整備すること。

(4) 受託調査票情報の適正管理に関する規程の策定及び実施並びにその運用の評価及び改善を行うこと。

(5) 受託調査票情報を取り扱う者以外の者が，受託調査票情報を取り扱う者による自己点検の適正性の確認を行うこと等の監査を行うこと。

(6) 受託調査票情報の漏えい，滅失又は毀損の発生時における事務処理体制を整備すること。

ロ　人的管理措置

(1) 受託調査票情報を取り扱う者が，次のいずれにも該当しない者であることを確認すること。

　(i) 法，個人情報の保護に関する法律，行政機関の保有する個人情報の保護に関する法律若しくは独立行政法人等の保有する個人情報の保護に関する法律又はこれらの法律に基づく命令の規定に違反し，罰金以上の刑に処せられ，その執行を終わり，又は執行を受けることがなくなった日から起算して五年を経過しない者

　(ii) 暴力団員等

　(iii) 調査票情報若しくは匿名データを利用して不適切な行為をしたことがあるか若しくは関係法令の規定に反した等の理由により受託調査票情報を取り扱うことが不適切であると行政機関の長又は特定独立行政法人等が認めた者

(2) 受託調査票情報を取り扱う者に対する必要な教育及び訓練を行うこと。

ハ　物理的管理措置

(1) 受託調査票情報を取り扱う区域を特定すること。

(2) 受託調査票情報を取り扱う区域として特定された区域への立入りの制限及び当該区域の状況の常時監視をするための措置（法第四十二条第一項第一号に掲げる者が法第三十三条第一項の規定により調査票情報の提供を受けた者である場合にあっては，受託調査票情報を取り扱う区域として特定された区域への立入りの制限をするための措置）を講ずること。

(3) 受託調査票情報の取扱いに係る機器の盗難防止のための措置を講ずること。

(4) 受託調査票情報を削除し，又は受託調査票情報が記録された機器等を廃棄する場合には，復元不可能な手段で行うこと。

ニ　技術的管理措置

(1) 受託調査票情報を取り扱う電子計算機等において当該受託調査票情報を処理することができる者を限定するため，適切な措置を講ずること。

(2) 受託調査票情報を取り扱う電子計算機等が電気通信回線に接続している場合，不正アクセス行為を防止するため，適切な措置を講ずること。

(3) 受託調査票情報を取り扱う電子計算機等が電気通信回線に接続していることに伴う受託調査票情報の漏えい，滅失又は毀損を防止するため，適切な措置を講ずること。

ホ　その他の管理措置
　(1)　受託調査票情報の取扱いに関する業務を委託するときは，法第四十二条第
　　　一項において当該受託調査票情報を適正に管理するために必要な措置を講ず
　　　るべき者として同項第一号に掲げる者に対し，当該委託に係る業務のうち当
　　　該受託調査票情報を適正に管理するための措置について必要な確認を求める
　　　こと。
　(2)　(1)の委託を受けた者に対する必要かつ適切な監督を行うこと。
三　個人　次に掲げる措置
　イ　物理的管理措置
　(1)　受託調査票情報を取り扱う区域を特定すること。
　(2)　受託調査票情報を取り扱う区域として特定された区域への立入りの制限及
　　　び当該区域の状況の常時監視をするための措置（法第四十二条第一項第一号
　　　に掲げる者が法第三十三条第一項の規定により調査票情報の提供を受けた者
　　　である場合にあっては，受託調査票情報を取り扱う区域として特定された区
　　　域への立入りの制限をするための措置）を講ずること。
　(3)　受託調査票情報の取扱いに係る機器の盗難防止のための措置を講ずるこ
　　　と。
　(4)　受託調査票情報を削除し，又は受託調査票情報が記録された機器等を廃棄
　　　する場合には，復元不可能な手段で行うこと。
　ロ　技術的管理措置
　(1)　受託調査票情報を取り扱う電子計算機等において当該受託調査票情報を処
　　　理することができる者を限定するため，適切な措置を講ずること。
　(2)　受託調査票情報を取り扱う電子計算機等が電気通信回線に接続している場
　　　合，不正アクセス行為を防止するため，適切な措置を講ずること。
　(3)　受託調査票情報を取り扱う電子計算機等が電気通信回線に接続しているこ
　　　とに伴う受託調査票情報の漏えい，滅失又は毀損を防止するため，適切な措
　　　置を講ずること。
　ハ　その他の管理措置
　(1)　受託調査票情報を取り扱う者が，受託調査票情報の適正管理に関して相当
　　　の経験を有するか又はそれと同等以上の能力を備えること。
　(2)　受託調査票情報に係る管理簿を整備すること。
　(3)　受託調査票情報を取り扱う者以外の者が，受託調査票情報を取り扱う者に
　　　よる自己点検の適正性の確認を行うこと等の監査を行うこと。
　(4)　受託調査票情報の漏えい，滅失又は毀損の発生時における処理の手順をあ
　　　らかじめ定めること。
　(5)　受託調査票情報の取扱いに関する業務を委託するときは，法第四十二条第
　　　一項において当該受託調査票情報を適正に管理するために必要な措置を講ず
　　　るべき者として同項第一号に掲げる者に対し，当該委託に係る業務のうち当
　　　該受託調査票情報を適正に管理するための措置について必要な確認を求める
　　　こと。

(6) (5)の委託を受けた者に対する必要かつ適切な監督を行うこと。

4 法第四十二条第一項第二号に掲げる者から同号に定める情報の取扱いに関する業務の委託を受けた者その他の当該委託に係る業務を受託した者が講じなければならない同号に定める情報（以下この項において「受託匿名データ」という。）を適正に管理するために必要な措置として同条第二項の規定により準用する同条第一項柱書の総務省令で定めるものは，次の各号に掲げる者の区分に応じ，当該各号に定める措置とする。

一 行政機関等 次に掲げる措置

イ 組織的管理措置

(1) 受託匿名データを取り扱う者の権限及び責務並びに業務を明確にすること。

(2) 受託匿名データに係る管理簿を整備すること。

(3) 受託匿名データの適正管理に関する規程の策定及び実施並びにその運用の評価及び改善を行うこと。

(4) 受託匿名データの漏えい，滅失又は毀損の発生時における事務処理体制を整備すること。

ロ 人的管理措置として受託匿名データを取り扱う者に対する必要な教育及び訓練を行うこと。

ハ 物理的管理措置

(1) 受託匿名データを取り扱う区域を特定すること。

(2) 受託匿名データを取り扱う区域として特定された区域への立入りの制限をするための措置を講ずること。

(3) 受託匿名データの取扱いに係る機器の盗難防止のための措置を講ずること。

(4) 受託匿名データを削除し，又は受託匿名データが記録された機器等を廃棄する場合には，復元不可能な手段で行うこと。

ニ 技術的管理措置

(1) 受託匿名データを取り扱う電子計算機等において当該受託匿名データを処理することができる者を限定するため，適切な措置を講ずること。

(2) 受託匿名データを取り扱う電子計算機等が電気通信回線に接続している場合，不正アクセス行為を防止するため，適切な措置を講ずること。

(3) 受託匿名データを取り扱う電子計算機等が電気通信回線に接続していることに伴う受託匿名データの漏えい，滅失又は毀損を防止するため，適切な措置を講ずること。

二 法人等（独立行政法人等を除く。） 次に掲げる措置

イ 組織的管理措置

(1) 受託匿名データの適正管理に係る基本方針を定めること。

(2) 受託匿名データを取り扱う者の権限及び責務並びに業務を明確にすること。

(3) 受託匿名データに係る管理簿を整備すること。

(4) 受託匿名データの適正管理に関する規程の策定及び実施並びにその運用の評価及び改善を行うこと。

(5) 受託匿名データの漏えい，滅失又は毀損の発生時における事務処理体制を整備すること。

ロ　人的管理措置

(1) 受託匿名データを取り扱う者が，次のいずれにも該当しない者であることを確認すること。

　(ⅰ) 法，個人情報の保護に関する法律，行政機関の保有する個人情報の保護に関する法律若しくは独立行政法人等の保有する個人情報の保護に関する法律又はこれらの法律に基づく命令の規定に違反し，罰金以上の刑に処せられ，その執行を終わり，又は執行を受けることがなくなった日から起算して五年を経過しない者

　(ⅱ) 暴力団員等

　(ⅲ) 調査票情報若しくは匿名データを利用して不適切な行為をしたことがあるか若しくは関係法令の規定に反した等の理由により受託匿名データを取り扱うことが不適切であると行政機関の長又は特定独立行政法人等が認めた者

(2) 受託匿名データを取り扱う者に対する必要な教育及び訓練を行うこと。

ハ　物理的管理措置

(1) 受託匿名データを取り扱う区域を特定すること。

(2) 受託匿名データを取り扱う区域として特定された区域への立入りの制限をするための措置を講ずること。

(3) 受託匿名データの取扱いに係る機器の盗難防止のための措置を講ずること。

(4) 受託匿名データを削除し，又は受託匿名データが記録された機器等を廃棄する場合には，復元不可能な手段で行うこと。

ニ　技術的管理措置

(1) 受託匿名データを取り扱う電子計算機等において当該受託匿名データを処理することができる者を限定するため，適切な措置を講ずること。

(2) 受託匿名データを取り扱う電子計算機等が電気通信回線に接続している場合，不正アクセス行為を防止するため，適切な措置を講ずること。

(3) 受託匿名データを取り扱う電子計算機等が電気通信回線に接続していることに伴う受託匿名データの漏えい，滅失又は毀損を防止するため，適切な措置を講ずること。

三　個人　次に掲げる措置

イ　物理的管理措置

(1) 受託匿名データを取り扱う区域を特定すること。

(2) 受託匿名データを取り扱う区域として特定された区域への立入りの制限をするための措置を講ずること。

(3) 受託匿名データの取扱いに係る機器の盗難防止のための措置を講ずるこ

と。
(4) 受託匿名データを削除し，又は受託匿名データが記録された機器等を廃棄する場合には，復元不可能な手段で行うこと。
ロ　技術的管理措置
(1) 受託匿名データを取り扱う電子計算機等において当該受託匿名データを処理することができる者を限定するため，適切な措置を講ずること。
(2) 受託匿名データを取り扱う電子計算機等が電気通信回線に接続している場合，不正アクセス行為を防止するため，適切な措置を講ずること。
(3) 受託匿名データを取り扱う電子計算機等が電気通信回線に接続していることに伴う受託匿名データの漏えい，滅失又は毀損を防止するため，適切な措置を講ずること。
ハ　その他の管理措置
(1) 受託匿名データを取り扱う者が，受託匿名データの適正管理に関して相当の経験を有するか又はそれと同等以上の能力を備えること。
(2) 受託匿名データに係る管理簿を整備すること。
(3) 受託匿名データの漏えい，滅失又は毀損の発生時における処理の手順をあらかじめ定めること。

附　則　抄
（施行期日）
第一条　この省令は，法の施行の日（平成二十一年四月一日）から施行する。
（様式に関する経過措置）
第二条　この省令の施行の際現にある令による改正前の統計法施行令（昭和二十四年政令第百三十号）別記様式による証票は，この省令による改正後の統計法施行規則別記様式による証明書とみなす。

附　則　（令和元年六月二八日総務省令第一九号）
この省令は，不正競争防止法等の一部を改正する法律の施行の日（令和元年七月一日）から施行する。

別記様式（第五条関係）

（表面）

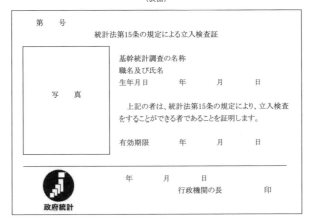

第　　号

統計法第15条の規定による立入検査証

写　　真

基幹統計調査の名称
職名及び氏名
生年月日　　　　　年　　　　　月　　　　　日

　上記の者は、統計法第15条の規定により、立入検査
をすることができる者であることを証明します。

有効期限　　　　　年　　　　　月　　　　　日

年　　　　　月　　　　　日

行政機関の長　　　　　印

政府統計

（裏面）

統計法（平成19年法律第53号）（抄）

第15条　行政機関の長は、その行う基幹統計調査の正確な報告を求めるため必要があると
　　認めるときは、当該基幹統計調査の報告を求められた個人又は法人その他の団体に対し
　　、その報告に関し資料の提出を求め、又はその統計調査員その他の職員に、必要な場所
　　に立ち入り、帳簿、書類その他の物件を検査させ、若しくは関係者に質問させることができ
　　る。

2　前項の規定により立入検査をする統計調査員その他の職員は、その身分を示す証明書
　　を携帯し、関係者の請求があったときは、これを提示しなければならない。

3　第1項の規定による権限は、犯罪捜査のために認められたものと解釈してはならない。

第61条　次の各号のいずれかに該当する者は、50万円以下の罰金に処する。
　　二　第15条第1項の規定による資料の提出をせず、若しくは虚偽の資料を提出し、又は
　　　　同項の規定による検査を拒み、妨げ、若しくは忌避し、若しくは同項の規定による質問
　　　　に対して答弁をせず、若しくは虚偽の答弁をした者

　備考　用紙の大きさは、日本産業規格A7とする。

2.1.4 地方公共団体又は独立行政法人等が行う統計調査に係る届出の手続等に関する事務処理要領（平成21年1月23日 総務省政策統括官（統計基準担当）決定）

第1 総論

1 目的

　　この要領（以下「本要領」という。）は，地方公共団体の長その他の執行機関又は独立行政法人等が，統計調査（統計法（平成19年法律第53号。以下「法」という。）第2条第5項に規定する統計調査をいう。以下同じ。）を実施又は変更しようとする場合に，法第24条第1項又は第25条に基づき必要とされる届出の手続等に関する事務処理の明確化，効率化及び統一化を図ることを目的とする。

2 総務大臣に対する届出が求められる地方公共団体及び独立行政法人等

　　統計法施行令（平成20年政令第334号）第7条第1項又は第8条第1項の規定により，総務大臣に対する統計調査の届出が求められるのは，次に掲げる者である。

(1) 地方公共団体 ^(注1)

　① 都道府県知事その他の都道府県の執行機関

　② 地方自治法（昭和22年法律第67号）第252条の19第1項に規定する指定都市の市長その他の指定都市の執行機関

　　（注1）地方公営企業が行う統計調査についても，普通地方公共団体である都道府県や指定都市が経営する地方公営企業が行うものについては届出を要するが，特別地方公共団体である一部事務組合又は広域連合が経営する地方公営企業が実施するものについては届出の必要はない。

(2) 独立行政法人等

　　日本銀行

3 定義

(1) 調査実施者

　　本要領において「調査実施者」とは，法第24条第1項又は第25条の規定により届出が求められる統計調査を実施する地方公共団体の長その他の執行機関又は独立行政法人等をいう。

(2) 調査計画

　　本要領において「調査計画」とは，統計調査の実施に関する全体像を明らかにしたものをいう。具体的には，法第24条第1項各号に掲げる事項（本要領の第3の2(3)に掲げる事項）の総称として用いる。

第2 総務大臣に対する届出を要しない調査の範囲

　　前記第1の2に掲げる地方公共団体又は独立行政法人等が行う調査 ^(注2) であっても，次の1から5までに掲げるものについては，法第2条第5項本文に規定する「統計調査」に該当しない。したがって，これらの調査について総務大臣に対して届け出る必要はない ^(注3)。

1　統計作成以外の目的で行われる調査

　個別の観察（例えば，被調査者が識別できるような形で作表し，公表又は利用する場合や，個別の事例研究をするために利用すること）や行政指導など，統計を作成すること以外の目的（以下「個別利用目的」という。）で行われる調査は，法第2条第5項本文に規定された「統計の作成を目的として」に当たらないことから，「統計調査」に該当しない。

　同一調査中に，統計の作成を目的とする事項と個別利用目的の事項が混在する場合には，統計の作成を目的とする事項に関する部分のみが「統計調査」に該当する。また，個別利用目的で用いるとともに統計の作成にも利用する事項については，個別利用目的の事項として取り扱う[注4]。

（注4）個別利用目的の事項が含まれる調査については，調査への協力依頼状，調査票又は記入の手引き等に「この調査によって報告された内容については，統計以外の目的に使用しない」旨の記述をすることはできない。

2　専ら意識等に関する調査

　専ら思想や感情その他の内面的意識（将来の事実についての予測に関する事項を除く。以下「意識等」という。）の把握を目的とする調査は，法第2条第5項本文に規定された「事実の報告」に当たらないことから，「統計調査」に該当しない。

　同一調査中に「事実の報告」と意識等に関する事項が混在する場合には，「事実の報告」に該当する部分のみが「統計調査」に該当する。

　ただし，内容的には「事実の報告」であっても，意識等の把握を専らの目的とする調査の中で設けられている次に掲げる事項は，「事実の報告」として扱わない。

①　「フェイス事項」[注5]としてのみ用いられる事項
②　意識等に関する事項の報告を求めるために従属的に設けられている事実に関する事項[注6]

（注5）「フェイス事項」とは，報告された事項を集計する際の集計区分として使用される被調査者の属性のことであり，属性の実態そのものを把握するために調べられているものではない事項をいう。
（注6）「意識等に関する事項の報告を求めるために従属的に設けられている事実に関する事項」とは，意識等に関する事項の報告を求める前提として，又は，意識等に関する事項の報告を求めることに付随して報告を求める事項であって，当該事項単独で，又は，他の事実に関する事項とともに集計することが予定されていない事項をいう。例えば，次のようなものが該当する。
①　意識の背景となる事実（例：事項の認知度を尋ねるという主設問に付随して，当該認知がどのような情報源から得られたのかを聞くような場合）
②　意識との乖離を確認するための現状に関する事実（例：既存の制度を今後活用したいか否かについて尋ねるという主設問に付随して，その制度を現在活用しているかどうかを聞くような場合）
③　意識等に関する主設問の回答を求める対象者を限定するための事実（例：既存の制度を使っていない人に対して，その理由を尋ねる前提として，制度を使っているか否かという事実について聞くような場合）

3 気象観測等に関する調査

報告者が存在しない気象観測や国土調査などは，法第2条第5項本文に規定された「報告を求めることにより行う」に当たらないことから，「統計調査」に該当しない。

4 インターネットのホームページにアクセスした者が自由意志で回答できるような調査

インターネットのホームページにアクセスした者が自由意志で回答できる意見募集のような調査については，法第2条第5項本文に規定する「報告を求める」行為が個別具体に行われていないことから，「統計調査」には当たらない。

5 法第2条第5項各号に規定する調査

法第2条第5項本文に規定する「統計の作成を目的として個人又は法人その他の団体に対し事実の報告を求めることにより行う調査」であっても，次の(1)から(3)に掲げるものは，同項各号の規定により「統計調査」に該当しない。

(1) 地方公共団体や独立行政法人等の内部で行われる業務報告等

例えば，地方公共団体や独立行政法人等が組織内の職員に対して行う調査や，地方公共団体の本庁が地方支分部局に対して求める業務報告は，法第2条第5項第1号に規定する「行政機関等がその内部において行うもの」に該当することから，「統計調査」に該当しない。

ただし，県立高校と県内の国私立高校を対象に調査を行うような場合にあっては，県立高校に対する調査と国私立高校に対する調査の調査票が異なる等，容易に区分できる事情がなければ，届出事務の煩瑣を避けるため，便宜，調査全体を届け出ることとする（県立病院とそれ以外の病院を対象に調査を行うような場合にあっても同様である。）(注7)。

(注7) 県教育委員会が県立高校に在籍する生徒に対して行うような調査は，「内部において行うもの」には該当せず，届出を要する。

(2) 法及び法に基づく命令以外の法律又は政令を根拠として行われる行政機関等に対する報告の求め

法及び法に基づく命令以外の法律又は政令の規定に基づいて，市町村などの行政機関等（法第2条第3項に規定する行政機関等をいう。以下同じ。）に対して行う報告の求めは，法第2条第5項第2号に規定する「この法律及びこれに基づく命令以外の法律又は政令において，行政機関等に対し，報告を求めることが規定されているもの」に該当することから，「統計調査」に該当しない。

なお，「報告を求めることが規定されているもの」とは，個別法による作用規定(注8)として定められていることを意味し，組織法令中の所掌事務規定は含まない。また，条例を根拠とする調査については，法第2条第5項第2号に該当せず，届出を要する。

(注8) 個別法による作用規定とは，例えば，次のような規定が該当する。
「都道府県知事は，〜に関し必要があると認めるときは，市町村長に対し，報告又は資料の提出を求

めることができる。」

(3) 政令で定める行政機関等が政令で定める事務に関して行う調査

都道府県警察（都道府県公安委員会並びに警視庁及び道府県警察本部）が「警察法第三十六条第二項の規定による責務を遂行するために行う事務」（統計法施行令第2条第5号）に関して行う調査は，法第2条第5項第3号に規定する「政令で定める行政機関等が政令で定める事務に関して行うもの」に該当することから，「統計調査」に該当しない。

第3 総務大臣への届出

1 共通事項

(1) 届出書及び添付書類の提出

ア 届出書及び添付書類は，総務省政策統括官（総務省組織令（平成12年政令第246号）第14条第2号に掲げる事務を分掌するもの。以下「総務省政策統括官（統計基準担当）」という。）付統計審査官室に対して提出する。

イ 届出は，特段の事情がなければ，調査実施者に属する統計主管部課を通じて届け出るものとする。

ウ 都道府県知事以外の都道府県の執行機関又は指定都市の市長以外の指定都市の執行機関（各種委員会等）が行う統計調査の場合にあっては，当該執行機関の統計主管部課を経由すれば足り，それぞれの都道府県知事又は指定都市の市長の統計主管部課を経由する必要はない。

エ 指定都市が行う統計調査の場合にあっては，それらの機関の統計主管部課を経由すれば足り，当該指定都市を包括する都道府県の統計主管部課を経由する必要はない。

オ 届出は，総務大臣の定めるところにより，総務大臣の使用に係る電子計算機（入出力装置を含む。以下同じ。）と調査実施者の使用に係る電子計算機とを電気通信回線で接続した電子情報処理組織を使用して行うことができる。

カ 複数の機関の共管で行われる統計調査の場合については，それぞれの機関から届出を行っても，共同の名義で一括して届出を行ってもよい。

(2) 届出を行う時期

届出は，調査計画の内容が確定し次第，速やかに行うものとし，統計法施行令第7条第2項の規定に基づき，「統計調査を行う日の三十日前までに」届け出るものとする。「統計調査を行う日」とは，被調査者に対する調査票の配布を開始する日など，被調査者に対する事務が開始される日をいう。

なお，統計調査を行う日の30日前までに届け出るべき事項及び書類の一部が確定していない場合には，統計調査を行う日の30日前までに，その理由を明らかにした文書を添えて，確定している範囲で届出を行い，確定し次第，届出書中の届出事項記載書又は添付書類の差し替えを行うものとする。

(3) 追加資料の提出

届出に当たって添付が求められる書類については，後記2及び3のそれぞれ(4)に

記載しているが，法第56条の規定に基づき，追加して資料の提出を求めることがある。

2　統計調査を新規に行おうとする場合

(1)　総論

調査実施者は，統計調査を新規に行おうとする場合には，地方公共団体の長その他の執行機関にあっては法第24条第1項前段の規定に基づき，独立行政法人等にあっては法第25条前段の規定に基づき，あらかじめ，総務大臣に届け出なければならない。調査実施者は，その際，統計法施行令第7条第2項及び第3項（第8条第2項において準用する場合を含む。以下同じ。）の規定に基づき，法第24条第1項各号に規定された事項を記載した書類（以下「届出書」という。）に調査票を添付して総務大臣に届け出なければならない。

(2)　届出書の様式

届出は，別記様式第1号により行う。

(3)　届出書に記載する事項

届出書には，法第24条第1項各号に規定されている事項を記載する。

①　調査の名称

「調査の名称」とは，統計調査を行うに当たって称される名称をいう。

②　調査の目的

「調査の目的」とは，統計調査により，どのような内容について調べ，明らかにするのかを記載する。

③　調査対象の範囲

「調査対象の範囲」とは，統計調査の対象となる母集団の地域的及び属性的な範囲をいう。届出書には，次に掲げる事項を記載する。

ⅰ）地域的範囲

例えば，「県内全域」と記載する。

ⅱ）属性的範囲

例えば，「世帯」，「日本標準産業分類に掲げる大分類○－○○業に属する事業所のうち，従業者数○人以上のもの」と記載する。

④　報告を求める個人又は法人その他の団体（報告者）

「報告を求める個人又は法人その他の団体」とは，統計調査を行うに当たって，実際に報告を求められる被調査者をいう。

届出書には，次に掲げる事項を記載する。

ⅰ）数

報告者の数を記載する。全数調査の場合であって，報告者の数が明確になっていないような場合には概数でもよい。

なお，標本調査の場合には，標本抽出の基礎となる母集団（調査対象の範囲）の大きさについても併せて記載する（概数でもよい。）。

ⅱ）選定の方法

全数，無作為抽出，有意抽出の別について明らかにした上で，報告者の具体

的な選定の方法について記載する。例えば，「県内市町村別に層化無作為抽出により選定する。」のように記載する。また，報告者の選定に使用した名簿等の名称についても記載する。

⑤ 報告を求める事項及びその基準となる期日又は期間

ⅰ）「報告を求める事項」とは，統計調査によって集められる情報の内容，いわゆる調査事項をいう。報告者から直接報告を受ける事項だけでなく，統計調査事務に携わる者が統計調査の円滑な実施に資する観点から便宜実測により把握する（例えば，住宅の構造や農地・宅地の広さについて，報告者から報告してもらうのではなく，統計調査員や職員が自ら確認するような場合をいう。）事項も含めて「報告を求める事項」として記載する。

なお，統計の作成を目的とする事項と個別利用目的の事項が混在する調査については，統計の作成を目的とする事項を記載する。また，「事実の報告」と意識等に関する事項が混在する調査については，「事実の報告」に該当する事項を記載する（第2の1及び2を参照）。

ⅱ）「基準となる期日又は期間」とは，いつの時点（例えば，○年○月○日現在，毎月○日現在）又はどの期間（例えば，○年○月から○月まで）の内容について報告を求めるのかを記載する。

⑥ 報告を求めるために用いる方法

「報告を求めるために用いる方法」とは，「報告を求める事項」を収集する方法，いわゆる調査方法をいう。届出書には，次に掲げる事項を記載する。

ⅰ）調査組織

どのような組織を用いて，又は，経由して統計調査を行うのかを記載する。例えば，「都道府県－統計調査員－報告者」，「都道府県－民間事業者－報告者」のように記載する。

ⅱ）調査方法

調査員調査，郵送調査，オンライン調査，その他の別について明らかにした上で，具体的な実施方法について記載する。統計調査員を設置する場合や民間事業者に対する業務委託を予定している場合には，それらが行う業務内容についても併せて記載する。

⑦ 報告を求める期間

「報告を求める期間」とは，いわゆる調査の実施期間をいう。届出書には，次に掲げる事項を記載する。

ⅰ）調査の周期

1回限り（定期的又は継続的に行う予定のないものをいう。），月，四半期，年，5年等，報告を求める周期を記載する。

ⅱ）調査の実施期間又は調査票の提出期限

調査票の配布の開始を予定している年月日及び調査票の回収の終了を予定している年月日を記載する。継続的に毎月行われている統計調査のような場合については，「毎月末日」「調査月の翌月の10日」のように，調査票の提出期限の形で示すこともできる。

(4) 届出書に添付すべき書類

　　届出書には，統計法施行令第7条第3項の規定に基づき，統計調査で使用する調査票を添付しなければならない。

　　「調査票」とは，報告を求める事項の記入に用いる帳票をいう。特定の様式を定めて報告を求める場合にはその様式を，聞き取り調査のような場合で様式を特に定めず質問事項だけが確定しているものについては，それら質問事項を明らかにしたものを添付する。

　　なお，統計の作成を目的とする事項と個別利用目的の事項が混在する調査票の場合には，個別利用目的の事項に該当する部分について赤枠を付する等，届出の対象とならない部分を明確にする。「事実の報告」と意識等に関する事項が混在する調査票の場合についても，意識等に関する事項に該当する部分について同様とする。

3　届け出た統計調査を変更しようとする場合

(1) 総論

　　前記2により総務大臣に届け出た統計調査の全部又は一部を変更しようとする場合（周期的に行うことが予定されている統計調査を特定の期間について休止する場合や，統計調査の一部を今後行わないこととする場合を含む。）には，地方公共団体の長その他の執行機関にあっては法第24条第1項後段の規定に基づき，独立行政法人等にあっては法第25条後段の規定に基づき，あらかじめ，総務大臣に届け出なければならない[注9]。

　　(注9) 届け出た統計調査について変更なく継続して行う場合には，改めて届け出る必要はない。届け出た統計調査の全部を中止しようとする場合についても同様である。

(2) 届出書の様式

　　届出は，別記様式第2号により行う。

(3) 届出書に記載する事項

　　届出書には，調査計画のうち，変更する事項について，変更の内容及び理由を記載する。

(4) 届出書に添付すべき書類

　　届出書には，次に掲げる書類を添付するものとする。

① 変更内容を反映させた調査計画
② 変更後の調査票（前記2(4)を参照）
③ 調査票の新旧対照表（調査票に変更がない場合には添付不要）

第4　届出の受領等

1　受理の連絡等

(1) 総務省政策統括官（統計基準担当）付統計審査官室は，届出に関する書類の送付を受けたときは，届出書の記載事項に不備がないこと及び必要な書類が添付されていることの確認をもって受理する。

　　受理した旨は，電子メールにより，調査実施者に属する統計主管部課（届出の

際に統計主管部課を経由していない場合には，調査実施部課）に連絡することとし，受理した旨の文書の送付は原則として行わない。ただし，同部課からの求めがあれば，当該文書を発出する。
(2)　総務省政策統括官（統計基準担当）付統計審査官室は，届出の受理後，別記様式第3号により，速やかに確認票を作成する。

2　法第24条第2項に基づく変更又は中止
(1)　総務大臣は，地方公共団体から届出のあった統計調査の実施により，基幹統計調査の実施に支障を及ぼすおそれがあると認めたときは，法第24条第2項の規定に基づき，当該届出のあった統計調査の変更又は中止を求めることができる。この変更又は中止の求めについては，届出がなされた時点で行うことができるほか，届出の時点では調整の必要がなかったものについて，その後の状況変化により，事後的に調整の必要が生じたような場合についても行うことができる。
(2)　前記(1)の求めは，別記様式第4号を調査実施者に送付することによって行う。調査実施者は，当該求めを受けて講ずる措置の内容を，別記様式第5号により回答する。

附　則
1　本要領は，平成21年4月1日から施行する。
2　平成17年8月15日付け総務省政策統括官（統計基準担当）決定「統計法第8条に基づく統計調査の範囲及び届出手続に関する事務処理要領」は，本要領の施行をもって廃止する。

附　則　（令和元年5月13日総政審第19号）
本要領は，令和元年5月13日から施行する。

別記様式第1号

（文書番号）

〇年〇月〇日

調査実施者　㊞

総務大臣　殿

統計調査の実施について（届出）

下記調査の実施について、統計法（平成19年法律第53号）第24条第1項前段（又は第25条前段）に基づき、別紙届出事項記載書に関係書類を添えて、届け出ます。

記

〇〇〇〇調査

調査実施部課	（部課名）　　　　　　　　　（担当者名） 電話　　（　　） e-mail
統計主管部課	（部課名）　　　　　　　　　（担当者名） 電話　　（　　） e-mail

注）　調査実施部課欄及び統計主管部課欄は、それぞれ次の区分に応じて記載する。
①　統計主管部課が実施する統計調査の場合には、調査実施部課欄に統計主管部課名を及びその担当者名を記載し、統計主管部課欄は「同上」とする。
②　統計主管部課以外の部課が実施する統計調査の場合には、当該調査名及びその担当者名を調査実施部課欄に記載する。当該調査が届け出る場合には統計主管部課を経由して届け出る場合には統計主管部課欄に記載し、経由しない場合には、統計主管部課欄に斜線を引く。

別紙

届　出　事　項　記　載　書

1　調査の名称 (注1)

2　調査の目的

3　調査対象の範囲
（1）地域的範囲
（2）属性的範囲

4　報告を求める個人又は法人その他の団体
（1）数
（2）選定の方法（□全数　□無作為抽出　□有意抽出）(注2)

5　報告を求める事項及びその基準となる期日又は期間
（1）報告を求める事項
（2）基準となる期日又は期間

6　報告を求めるために用いる方法
（1）調査組織
（2）調査方法（□調査員調査　□郵送調査　□オンライン調査　□その他（　　　　）） (注3)

7　報告を求める期間
（1）調査の周期
（2）調査の実施期間又は調査票の提出期限

注1）　調査票が複数ある場合には、調査票ごとに届出事項記載書を作成してもよい。この場合には、「1　調査の名称」の後に、調査票の名称をカッコ書で記載する。
2）「4（2）選定の方法」については、全数、無作為抽出、有意抽出のうち、該当するものを■にした上で、選定の方法について具体的に記載する。
3）「6（2）調査方法」については、調査員調査、郵送調査、オンライン調査、その他の方法、その他のうち、該当するものを■にした上で、調査の実施方法について具体的に記載する。
4）　記載欄が多くなる事項については、適宜、別紙にして差し支えない。

別記様式第2号

別記様式第3号

統計調査確認票

		担当	
		年 月 日	：

統計調査の名称					
実施機関					
届出の区分	届出	年 月 日		整理番号	
□ 新規	受理	年 月 日		前回の整理番号	
□ 変更					

本確認票作成時点において基幹統計調査の実施に支障を及ぼすおそれの有無
□ 有
□ 無
（理由）

備考（チェックリスト）
《届出書》（変更届出の場合は該当部分のみ）
□ 調査の名称
□ 調査の目的
□ 調査対象の範囲
□ 報告を求める個人又は法人その他の団体
□ 報告を求める事項及びその基準となる期日又は期間
□ 報告を求めるために用いる方法
□ 報告を求める期間
《添付書類》
□ 調査票
□ 変更内容を反映させた調査計画（変更届出の場合のみ）
□ 調査票の新旧対照表（変更届出の場合のみ）

（文書番号）
○年○月○日

調査実施者　㊞

総務大臣　殿

統計調査の変更について（届出）

下記調査の変更について、統計法（平成19年法律第53号）第24条第1項後段（又は第25条後段）の規定に基づき、別紙届出事項記載書類を添えて、届け出ます。

記

○○○○調査

別紙

届出事項記載書

1　調査の名称

2　変更の内容

変更案	変更前	変更理由

注1）調査実施機関欄及び統計調査主管部課欄については、別記様式第1号と同じ。
　2）記載量に応じて、横長で作成しても差し支えない。

別記様式第4号

総政審第〇〇号
〇年〇月〇日

調査実施者　あて

総　務　大　臣　㊞

届出のあった統計調査の変更（中止）について

〇年〇月〇日付け（文書番号）で届出のあった「（調査名）」について、統計法第24
条第2項の規定に基づき、{ 下記の変更を求めます。
　　　　　　　　　　　　 下記の理由により、中止を求めます。

記

別記様式第5号

（文書番号）
〇年〇月〇日

総　務　大　臣　殿

調　査　実　施　者　㊞

届出のあった統計調査の変更（中止）について（回答）

〇年〇月〇日付け（文書番号）で求めのあった標記について、別紙のとおり回答し
ます。

2.1.5 調査票情報の提供に関するガイドライン（平成20年12月24日総務省政策統括官（統計基準担当）決定）

第1 総則

1 目的

　調査票情報の提供に関するガイドライン（以下「本ガイドライン」という。）は，統計法（平成19年法律第53号。以下「法」という。）第33条及び第33条の2の規定に基づく調査票情報の提供に係る事務処理の明確化及び標準化を図ることにより，行政機関又は指定独立行政法人等及び法第37条の規定に基づき事務の全部を受託する独立行政法人統計センター（以下「統計センター」という。）が，これらの事務を適切かつ円滑に実施できるようにすることを目的とするものである。

2 定義

(1) 調査票情報

　本ガイドラインにおいて「調査票情報」とは，法第2条第11項に規定する情報をいう。

(2) ドキュメント

　本ガイドラインにおいて「ドキュメント」とは，将来の利用に当たって電子化又は磁気化された調査票情報がどのような情報であるかを示す情報をいう。例えば，データレイアウトフォーム，符号表等の調査票情報と結びつけて当該データを定義するために必要な情報，また，プログラム等公表された統計表を作成するために必要な情報等，電子計算機処理に必要な情報をいう。なお，プログラム作成のために必要な仕様，それらの取扱要領，調査概要資料も含む。

(3) 中間生成物

　本ガイドラインにおいて「中間生成物」とは，集計段階等において結果表等の最終生成物が完成するまでに生成される入出力帳票，チェック済データ，マッチング済データ等，調査票情報を含んだ生成物をいう。

(4) 公的機関

　本ガイドラインにおいて「公的機関」とは，法第2条第1項に規定する行政機関及び地方自治法（昭和22年法律第67号）第1条の3に規定する地方公共団体をいう。

(5) 公的機関等

　本ガイドラインにおいて「公的機関等」とは，上記(4)の「公的機関」，法第2条第2項に規定する独立行政法人等及び統計法施行規則（平成20年総務省令第145号。以下「規則」という。）第10条に規定する行政機関等に準ずる者をいう。

(6) 指定独立行政法人等

　本ガイドラインにおいて「指定独立行政法人等」とは，統計法施行令（平成20年政令第334号。以下「令」という。）第8条に規定する法人をいう。

(7) 提供機関

　本ガイドラインにおいて「提供機関」とは，行政機関及び指定独立行政法人等をいう。

(8) 提供機関等

本ガイドラインにおいて「提供機関等」とは，提供機関及び法第37条の規定等に基づき調査票情報の提供事務を受託する統計センターをいう。

(9) 電子計算機

本ガイドラインにおいて「電子計算機」とは，サーバ，パーソナルコンピュータ等の情報処理機器及び入出力用等の周辺機器をいう。

(10) 情報システム

本ガイドラインにおいて「情報システム」とは，統計調査の実施，集計又は保管等に使用する電子計算機処理，保管又は通信に係るシステムをいう。なお，ネットワークに接続しない端末，いわゆるスタンドアロンパーソナルコンピュータも含まれる。

(11) オンサイト利用

本ガイドラインにおいて「オンサイト利用」とは，行政機関又は指定独立行政法人等から調査票情報の提供を受けるに当たり，指定された場所及び機器（以下「オンサイト施設」という。）から，通信回線を経由して遠隔操作により指定された施設にある電子計算機（以下「中央電子計算機」という。）において調査票情報を利用する行為をいう。

3　調査票情報の提供の実施に際しての基本原則

(1) 運用体制

　ア　事務処理要綱等の策定

提供機関は，調査票情報の提供に係る具体的な事務処理や手続の明確化・効率化を図るため，本ガイドラインを参考に事務処理要綱を策定する。

事務処理要綱の策定に当たっては，必要に応じて組織内の関係各課室等の業務体制や役割分担，調査票情報の提供を円滑に実施するために設置する会議等についても規定する。

なお，統計センターに法第33条第1項の規定に基づき行うオンサイト利用による調査票情報の提供に係る事務及び法第33条の2第1項の規定に基づき行う調査票情報の提供に係る事務の全部を委託する場合，事務処理要綱は統計センターが策定することとし，その策定や改定に当たっては，提供機関と統計センターとの間で必要な協議，調整等を行う。

　イ　運用体制の明確化

提供機関は，調査票情報の提供に関する対応の統一化及び運用体制の明確化を図るため，調査票情報の提供を依頼しようとする者（以下「申出者」という。）や提供事務を受託する統計センターに対する一元的窓口機能及び調整機能を果たす組織体制（以下これらの機能を果たす組織を「窓口組織」という。）を指定する(注1)等の運用を行う。

また，必要に応じて提供機関内において関係職員を構成員とする会議等を設け，これを定期的に又は随時開催することなどにより，提供機関内における対応・意思の統一化を図る。

　ウ　共管統計調査における取扱い

　　　複数の府省が共管する統計調査の調査票情報の提供に当たっては，統計調査ごとに所管府省の間で次の①から③までを参考として運用体制等について事前に取決めを行い，当該取決めに従って対応を行う。

　　①　窓口府省を取り決め，当該窓口府省が一元的に提供事務を一括して行う。この場合，窓口府省は，その他の所管府省から当該共管統計調査における調査票情報の提供の判断の一任を取り付けるとともに，当該共管統計調査の調査票情報の提供を行った場合，その事実をその他の所管府省に連絡する。

　　②　窓口府省を取り決め，当該窓口府省が一元的に申出者と対応する。窓口府省は，申出に際して，事前相談に対応するとともに，提出された申出書類を受領し，その他の所管府省に回付する。その後，それぞれの所管府省において調査票情報の提供の内部手続を行う。

　　　　所管府省における手続終了後，提供の可否の連絡，調査票情報の提供，終了後のデータの受領等については，窓口府省が一元的に行い，必要な書類の回付や連絡調整を行う。

　　③　共管調査を所管する府省全てに対し申出者が必要な手続を行い，所管府省全ての承諾を得た場合に，調査票情報の提供等の事務を行う。この場合，提供の可否の判断が所管府省によって異ならないように，相互の連絡調整を着実に行った上で提供事務を進める。

(2)　秘密保護及び適正管理の確保

　ア　基本方針

　　　提供機関は，統計調査に対する国民の信頼を確保する観点から，法第39条第1項及び規則第41条による調査票情報の適正管理に関する規定並びに法第41条による守秘義務に関する規定，また，「調査票情報等の管理及び情報漏えい等の対策に関するガイドライン」（平成21年2月6日総務省政策統括官（統計基準担当）決定。以下「管理ガイドライン」という。）等を踏まえ，調査票情報の適正管理に必要な措置を講ずるとともに，秘密の保護に万全を期すものとする。

　　　また，提供機関は，調査票情報の提供に当たり，「公的統計の整備に関する基本的な計画」（平成30年3月6日閣議決定）や統計委員会答申（平成30年12月17日付け統計委第16号）等を踏まえ，探索的・創造的な研究と個人や企業の情報保護の両立が可能なオンサイト利用の枠組み（別紙参照）を最大限活用する。特に，法第33条の2第1項に基づく調査票情報の提供については，調査票情報のより厳格な管理に資する観点から，オンサイト利用を前提とする^{（注2）}。

　　　なお，提供機関は，調査票情報の提供に係る事務を委託する場合，法第39条第2項及び規則第41条第6項による調査票情報の適正管理に関する規定並びに法第41条による守秘義務に関する規定，また，（「統計調査における民間事業者の活用に係るガイドライン」（平成17年3月31日各府省統計主管課長等会議申合せ）以下「民間活用ガイドライン」という。）を踏まえ，所要の契約条項を設け，受託事業者が確実に履行できるよう措置する。

（注２）調査票情報を取り扱う区域として特定された区域への立入りの制限及び当該区域の状況の常時監視
をするための措置を講ずるなど，規則第42条に規定されている調査票情報の物理的管理措置や技術的
管理措置がオンサイト利用と同等と提供機関が認める場合を除く。

イ　調査票情報及びこれに付帯するドキュメントの保管・整備

　　　調査票情報の提供及び利用に当たっては，調査票の原票又は電子化された調査
票情報が利用に必要なドキュメントとともに適切に保管されている必要がある。

　　　提供機関は，所管統計調査に係る統計の作成完了後，管理ガイドラインに基づ
き，調査票情報及びドキュメントの適正な保管等の措置を講ずる。また，調査票
情報及びドキュメントの整備に当たっては，「統計調査等業務の業務・システム
最適化計画」（平成18年３月31日各府省情報化統括責任者（CIO）連絡会議決定）
に掲げる記法等の標準化の取組にも準拠しつつ，特にオンサイト利用に係る調査
票情報のデータ形式はCSV形式を基本とする。

　　　さらに，提供機関は，申出者からの調査票情報の提供に関する相談対応や調査
票情報の提供事務等に資するため，当該機関内における各課室の調査票情報及び
ドキュメントの存在の有無・所在とその保管状況，個別の調査票情報の利用の申
出があった場合の個別の統計調査に対応する内容審査担当部署等を把握し，別記
様式第１号を参考に調査票情報利用管理リストの作成などを行う。なお，当該リ
ストの更新は，年１回以上実施する。

(3)　利用者に対する周知・情報提供

　　　提供機関等は，申出者の利便性及び提供手続の透明性等を確保する観点から，上
記(1)により策定した事務処理要綱や利用者向けに策定した利用申出の手引等をイン
ターネット等により対外的に明らかにする。

　　　また，提供機関等は，調査票情報の二次的利用に関するポータルサイト（以下
「ミクロデータ利用ポータルサイト」という。）又は所管府省のホームページに調査
票情報の提供対象となる統計調査の名称，年次，データ形式等を掲載すること等に
より申出者に対する情報提供の充実を図る。

　　　なお，申出に当たって事前に了解しておくべき次の事項は，ミクロデータ利用
ポータルサイト等を活用し，広く周知する。

ア　調査票情報に関する情報

・　調査票情報の提供制度の趣旨及び法的根拠

・　提供可能な調査票情報に係る統計調査の名称，年次等

・　データレイアウトフォーム及び符号表

イ　申出手続に関する情報

・　相談・受付窓口，受付期間等

・　申出手続及び当該手続に必要な様式

・　申出者の本人確認方法

・　標準処理期間

・　手数料の算定方法

・　調査票情報の提供を受けた者の氏名又は名称，研究成果等の公表（公的機関
等を除く。）

・　調査票情報を利用して作成した統計等の提出義務（公的機関等を除く。）

- ・ 提供した調査票情報の返却義務
- ・ 申出手続等において使用する言語
- ウ 提供条件に関する情報
  - ・ 利用条件（欠格事由を含む。）
  - ・ 適正管理義務，守秘義務，提供を受けた目的以外の利用の禁止及び罰則
  - ・ 研究成果等の公表義務（法第33条第1項第1号を除く。）
  - ・ セキュリティ環境に関する要件
  - ・ 国外での利用の禁止
- エ その他
  - ・ 調査票情報の提供制度は，行政不服審査法（平成26年法律第68号）の対象外であること
  - ・ 法令に違反した場合の罰則のほか，利用条件に反した場合，全ての提供機関等による提供禁止措置が科されること

第2 調査票情報の提供手続

1 事前相談への対応

提供機関等は，申出者から連絡・相談等があった場合，法第33条及び第33条の2の趣旨，利用の制限（守秘義務，利用期間，提供可能な情報），審査の基準，適正管理義務等について説明を行うとともに，関連制度（法第32条，第34条及び第36条）と混同していない点等についても確認を行うよう努める。

また，申出後の要件不備による不承諾又は書類不備等による再提出を回避するため，当該申出に係る提供に関する応諾可能性についても可能な限り確認を行うとともに，手続等について不明な点がある場合には可能な限りその解消を行う。

なお，相談に当たっては，原則として窓口組織又は窓口業務を受託した統計センター等（以下これらを総称して「窓口組織等」という。）で行うものとし，必要に応じて統計調査所管課室が直接相談に応じる。

2 申出の受付

(1) 受付期間の設定

提供機関等は，受付事務や提供事務の効率的かつ計画的な実施等を図る観点から，受付期間を設定することも可能とする。受付期間を設定する場合，各年度当初にその予定をホームページ等により事前に公表する。

なお，提供機関等による受付事務等において使用する言語については，提供機関等が，その保有するリソース等を勘案して定める。

(2) 申出書の提出

調査票情報の提供の申出は，規則第8条又は第17条に基づき，申出者又はその代理人が，提供機関等の長宛ての文書（以下「申出書」という。）をもって行うものとし，提供機関等における提出先は窓口組織等とする。

なお，申出書は別記様式第2号を参考として提供機関等が定めた様式とする。

(3) 申出書の記載事項
　ア　申出者の属性
　　　以下に掲げる申出者の区分に応じて，当該申出者の氏名又は名称，連絡先等を記載する。
　　　なお，規則第8条第1項第4号に規定する者の場合，公的機関と同様の内容を記載する。
　　・　公的機関の場合，当該公的機関の名称，担当部局又は機関の名称，所在地及び連絡先（連絡担当者の所属，職名，氏名，電話番号及びe-mailアドレス）
　　・　法人その他の団体で代表者又は管理人の定めがあるもの（以下「法人等」という。）の場合，当該法人等の名称及び住所，代表者又は管理人の職名，氏名及び連絡先（連絡担当者の所属，職名，氏名，電話番号及びe-mailアドレス）
　　・　個人の場合，当該個人の職業，所属，職名，氏名，生年月日，自宅住所及び連絡先（電話番号及びe-mailアドレス）
　　・　代理人によって申出を行う場合，当該代理人の職業，所属，職名，氏名，生年月日，自宅住所及び連絡先（電話番号及びe-mailアドレス）
　イ　調査票情報を特定するために必要な事項
　　①　統計調査の名称及び年次
　　　　提供機関等が提供可能としている調査票情報に係る統計調査の名称及び年次を記載する。
　　　　なお，複数の調査票や調査名により一つの統計調査を構成している場合，年次等によって統計調査の名称が異なる場合は，それが明確になるよう記載する。
　　②　利用する調査票情報の名称
　　　　統計の作成等又は統計調査その他の統計を作成するための調査に係る名簿の作成に利用する調査票情報の項目を全て記載することとし，項目が多くなる場合には，適宜番号を付して列記する，一覧表形式で記載する等により，円滑な審査及び的確な項目の抽出が可能となるよう，分かりやすく記載する。ただし，オンサイト利用の場合，利用する調査票情報がどの調査票に該当するかを記載すれば足りることとする（下記③及び④も同様）。
　　　　また，提供機関が，調査票情報を基に加工して二次的に作成した項目（ウエイト等）についても必要に応じて記載する。
　　　　なお，調査対象の名称，住所・所在地等は原則として提供しないが，下記3の(3)のウに定める公的機関等が統計調査その他の統計を作成するための調査に係る名簿の作成に利用する場合又は複数の調査票情報等を結合しなければ作成できない統計を作成する場合，名称等を利用する具体的な理由を明確に記載する。
　　③　地域
　　　　どの地域の調査票情報であるかを記載する。
　　　　同一の申出の中に複数の利用者が存在し，利用者によって，それぞれ使用する調査票情報の地域の範囲が異なる場合には，それが明確になるよう記載する。
　　　　なお，地域属性について複数の概念がある場合，○○県在住者，○○県通勤者等と適宜区分して記載する。

④　属性的範囲

　　　特定の属性的範囲（例えば，従業者30人以上の事業所，資本金額1000万円以上の法人など）について利用する場合に記載する。

ウ　調査票情報の利用目的

　　調査票情報を利用して得ようとする資料又は情報及びその利用目的を具体的に記載する。

　　なお，法第33条第1項第1号に該当する申出である場合，その利用目的は統計の作成等又は統計調査その他の統計を作成するための調査に係る名簿の作成に，法第33条第1項第2号及び第33条の2第1項に該当する申出である場合，その利用目的は統計の作成等にそれぞれ限定される。

エ　調査票情報の利用場所

①　オンサイト利用の場合

　　　利用するオンサイト施設の名称を記載する。

②　オンサイト利用以外の場合

　　　調査票情報の利用場所，利用環境，保管場所及び管理方法を具体的に記載する。また，集計作業等を民間事業者等に委託する場合，委託先における調査票情報の利用場所，利用環境，保管場所及び管理方法も併せて記載する。

オ　調査票情報の利用者の範囲

　　調査票情報を利用する全ての者について，その所属，職名，氏名等を記載するとともに，これらの者が規則第11条第2項に掲げる者に該当しない旨を記載（選択式による記載も可）する。なお，組織による利用のため，申出時点において個別の利用者を特定できない場合，利用する組織をできるだけ限定的に記載し，利用者が明らかになった時点で速やかに追加する。

　　また，申出者は，調査票情報の利用に係る業務の一部を委託する場合又は調査票情報を利用して公的機関等と共同して研究を行う場合には，当該委託又は共同研究に係る契約書の写しを添付することとし，契約書のほかに，秘密保護に係る覚書等を取り交わしている場合には，当該覚書等の写しも添付する。なお，契約締結前である等の事情で委託契約書及び覚書等の写しが添付できないときには，提供機関等において別記様式第3号を参考として定めた様式に基づく文書を添付することで，これに代替できるものとする。

　　さらに，調査票情報の利用に係る業務を委託する場合にあっては，民間活用ガイドラインに基づき，その委託契約に当たり，秘密保護の観点から，次の事項を契約書又は覚書等に明記する等適切な措置を講ずることとする。

・　善良なる管理者の注意義務に関する事項
・　秘密保持義務に関する事項
・　適正管理義務に関する事項
・　調査票情報の複写，貸与及び提供の禁止に関する事項（オンサイト利用の場合を除く。）
・　調査票情報の集計のための作業の過程で作成し，不要となった入出力媒体等中間生成物の廃棄に関する事項（オンサイト利用の場合を除く。）

- ・ 業務の再委託の禁止に関する事項
- ・ 調査票情報の監査業務の実施状況に関する事項（調査票情報の管理を含む）（オンサイト利用の場合を除く。）
- ・ 事故又は災害発生時における報告に関する事項
- ・ 違反した場合の契約解除の措置その他必要な事項

カ　利用要件

(ア)　法第33条第1項第2号に基づく調査票情報の提供

① 公的機関等からの委託等又は競争的資金による調査研究

i) 調査研究の名称

「○○に関する研究」など調査研究の名称を記載する。

ii) 調査研究の必要性

調査研究の必要性や意義，当該調査研究の有用性を説明する内容を記載する。

なお，当該調査研究に公的機関等による競争的資金（科学研究費助成事業（科研費），厚生労働科学研究費補助金等）が交付・補助されている場合，当該資金の交付決定通知書等の写しを添付する。

iii) 調査研究の内容等

調査研究の具体的な内容，公的機関等からの委託内容若しくは公的機関等と共同する内容又は競争的資金の補助に係る内容，調査票情報を利用する方法及び作成する統計表の集計様式や分析出力の様式等について記載する。

また，統計の作成を行う場合の集計様式，統計的研究を行う場合の分析出力の様式等は，原則として全て添付する。ただし，分析出力の様式等の作成が困難な分析手法による場合で，かつ，提供機関等が認めるときは，所要の審査が必要な範囲において，当該分析に利用する変数，出力する統計値，適用する具体的な分析手法等を具体的に記載することとして差し支えない。さらに，オンサイト利用の場合は，主たる様式として差し支えない。

iv) 調査研究の実施期間及び調査票情報の利用期間

調査研究の研究スケジュール（当該調査研究の中で，実際に調査票情報を利用する期間，結果取りまとめ，公表時期等）及び調査票情報等を返却する時期（オンサイト利用の場合，利用を終了する時期。年月日）を記載する。

また，調査票情報の利用期間は，その利用に必要最小限の期間とするが，利用目的からみて合理的な理由により利用期間が1年以上となる場合は，提供機関等の判断により，利用期間を1年以上として差し支えない。

v) 成果の公表方法

発表予定の学会・大会の名称及び活動内容や掲載予定の学術誌，機関誌，専門誌など，調査研究の成果を公表する方法を記載する。

なお，公表に当たっては，提供機関及び特定の統計調査の調査票情報を利用して独自に集計等を行ったものである旨記載する。

vi) 適正管理措置の内容

調査票情報を適正に管理するために必要な措置として講ずる内容については，規則第42条に規定された主体別適正管理措置（組織的管理措置，人的管理措置，物理的管理措置，技術的管理措置及びその他の管理措置）の具体的内容を記載する。

なお，集計処理等を民間事業者に委託し，その利用又は保管が委託先となる場合も併せて措置の内容を記載する。

vii）調査票情報の提供方法及び年月日

調査票情報の提供方法（オンサイト利用を除く。）については，窓口組織等における直接の受取又は郵送による送付のいずれかを記載する。なお，郵送による送付の場合，原則として本人限定受取による書留を用いるものとする。

また，調査票情報の提供希望年月日（オンサイト利用の場合，利用開始希望日）を記載する。

viii）その他必要と認める事項

提供機関等は，事務処理要綱及び申出書の様式を定めるに当たり，必要に応じて，著作権の取扱い（調査票情報を利用して作成した統計等について著作権を主張しないことを求める。）やオンサイト利用における分析結果等の提供依頼の分量（予定）等の事項を追加し，申出書への記載を求める。

② 特別の事由

ⅰ）統計の作成等の有用性

申出に係る統計の作成等が，政策の企画，立案，実施，評価等として有用であることが分かる内容又は特別な事由があることが分かる内容を記載する。

また，上記内容を証明するものとして，行政機関の長，都道府県知事又は市町村長が文書名義人となり，政策の企画，立案，実施，評価等として有用である旨を記載した公文書を添付する。

ⅱ）適正管理措置の内容並びに調査票情報の提供方法及び年月日

上記①のⅵ）及びⅶ）と同様。

ⅲ）その他必要と認める事項

上記①のⅷ）と同様。

(イ) 法第33条の２第１項に基づく調査票情報の提供

① 学術研究目的

ⅰ）学術研究の名称

「○○に関する研究」など学術研究の名称を記載する。

ⅱ）学術研究の必要性

学術研究の必要性や意義，当該学術研究の有用性を説明する内容を記載する。

なお，当該学術研究に規則第19条第１項の大学等，公益社団法人又は公益財団法人（以下「大学，公益法人等」という。）による研究助成等が交付・補助されている場合（公益社団法人又は公益財団法人の場合，公益目

的事業に限る。），当該研究助成等の交付決定通知書等の写しを添付する。
iii）学術研究の内容等

　　学術研究の具体的な内容，調査票情報を利用する方法及び作成する統計表の集計様式や分析出力の様式等について記載する。

　　また，統計の作成を行う場合の集計様式，統計的研究を行う場合の分析出力の様式等は，オンサイト利用の場合，主たる様式として差し支えない。なお，分析出力の様式等の作成が困難な分析手法による場合で，提供機関等が認めるときは，所要の審査が必要な範囲において，当該分析に利用する変数，出力する統計値，適用する具体的な分析手法等を具体的に記載することとして差し支えない。

　　さらに，以下に掲げる利用形態に応じて，それぞれ必要な事項を記載する。
・　大学，公益法人等がこれらの者以外の者に委託し，又はこれらの者以外の者と共同して行う調査研究の場合，その委託又は共同に係る内容
・　大学等に所属する教員がこれら以外の者と共同して行う調査研究の場合，その共同に係る内容
・　実施に要する費用の全部又は一部を大学，公益法人等が公募の方法により補助する調査研究の場合，その補助に係る内容
・　規則第19条第１項第１号イ(4)に規定する，行政機関の長又は地方公共団体の長その他執行機関が相当の公益性を有するものとして特別な事由があると認めるものの場合，その内容

iv）学術研究の実施期間及び調査票情報の利用期間

　　学術研究の研究スケジュール（当該学術研究の中で，実際に調査票情報を利用する期間，結果取りまとめ，公表時期等）及びオンサイト利用を終了する時期（年月日）を記載する。

　　また，調査票情報の利用期間は，その利用に必要最小限の期間とするが，利用目的からみて合理的な理由により利用期間が１年以上となる場合は，提供機関等の判断により，利用期間を１年以上として差し支えない。

v）成果の公表方法

　　発表予定の学会・大会の名称及び活動内容や掲載予定の学術誌，機関誌，専門誌など，調査研究の成果を公表する方法を記載する。

　　なお，公表に当たっては，提供機関及び特定の統計調査の調査票情報を利用して独自に集計等を行ったものである旨記載する。

vi）個人及び法人の権利利益等の確認

　　調査票情報を利用して行う統計の作成等が，個人及び法人の権利利益，国の安全等を害するおそれがないかどうか確認し，そうしたおそれがない旨が明確になるよう記載する。

vii）適正管理措置の内容

　　調査票情報を適正に管理するために必要な措置として講ずる内容については，規則第42条に規定された主体別適正管理措置（組織的管理措置，人的管理措置，物理的管理措置，技術的管理措置及びその他の管理措置）の

具体的な内容を記載する。

　なお，集計処理等を民間事業者に委託し，その利用又は保管が委託先となる場合も併せて措置の内容を記載する。

viii）調査票情報の提供方法及び年月日

　調査票情報の提供方法（オンサイト利用を除く。）については，窓口組織等における直接の受取又は郵送による送付のいずれかを記載する。なお，郵送による送付の場合，原則として本人限定受取による書留を用いるものとする。

　また，調査票情報の提供希望年月日（オンサイト利用の場合，利用開始希望日）を記載する。

ix）その他必要と認める事項

　提供機関等は，事務処理要綱及び申出書の様式を定めるに当たり，必要に応じて，著作権の取扱い（調査票情報を利用して作成した統計等について著作権を主張しないことを求める。）やオンサイト利用における分析結果等の提供依頼の分量（予定）等の事項を追加し，申出書への記載を求める。

② 高等教育目的

ⅰ）学校及び学部学科の名称

　調査票情報を利用する学校（高等教育機関）及び学部学科の名称を記載する。

ⅱ）授業科目の名称

　「○○統計演習(Ⅲ)」など，授業科目の名称を記載する。

ⅲ）授業科目の目的及び調査票情報を授業科目で利用する必要性

　「統計の基本的な回帰分析の理論と実際の応用技術の学習」など，授業科目全般の目的を記載するとともに，当該授業科目において，調査票情報を利用する必要性について具体的に記載する。

ⅳ）授業科目の内容等

　授業科目の内容，調査票情報を利用する方法及び作成予定の統計表の集計様式や分析出力の様式等について記載する。

　また，統計の作成を行う場合の集計様式，統計的研究を行う場合の分析出力の様式等は，オンサイト利用の場合，主たる様式として差し支えない。なお，分析出力の様式等の作成が困難な分析手法による場合で，提供機関等が認めるときは，所要の審査が必要な範囲において，当該分析に利用する変数，出力する統計値，適用する具体的な分析手法等を具体的に記載することとして差し支えない。

ⅴ）授業科目の実施期間及び調査票情報の利用期間

　授業科目の実施期間（曜日，時限等を含む。）及び調査票情報の利用期間（期限）を記載する。

　また，調査票情報の利用期間は，その利用に必要最小限の期間とし，原則として１年以内とする。

vi）実施結果の公表方法

調査票情報を講義等で利用した場合の大学ホームページへの掲載や博士論文等で利用した場合の当該論文の公開など，授業科目において調査票情報を利用した際の実施結果について，その公表方法を記載する。

vii）個人及び法人の権利利益等の確認その他の事項

上記①のvi）からix）と同様。

キ　オンサイト利用における分析結果等の提供依頼の予定量

オンサイト利用の場合，オンサイト施設内で行った分析結果等を外部に持ち出すに当たっては，統計表や分析結果等について秘匿の措置が行われているか確認する必要があることから，事前に想定される提供依頼を行う分析結果等の分量について記載する。

なお，法第33条の2第1項に基づく調査票情報の提供を行う場合，当該想定量に応じて手数料の積算を行うことが必要である旨留意する。

(4)　本人確認

ア　申出者が個人である場合

提供機関等は，規則第8条第2項及び第17条第2項の規定に基づき，申出者及びその代理人に対して，申出の日において有効なこれらの者の「運転免許証」，「健康保険の被保険者証」，「個人番号カード」（住民基本台帳カードを含む。以下同じ。），「在留カード」，「特別永住証明書」等の官公署が発行した本人確認書類の提示を求めることにより本人確認を実施する。

なお，本人確認は，申出の方法により次のとおり実施することを基本とする。

①　窓口組織等に訪問して申出を行う場合

申出者の氏名，生年月日及び住所が記載され，かつ，顔写真が付いた本人確認書類が提示された場合，申出書の内容と照合した上で，顔写真と申出者を比較し，本人に間違いないことが確認されれば，当該書類の提示をもって本人確認とする。

一方，氏名，生年月日及び住所が記載されているが，顔写真が付いていない本人確認書類しかない場合又は顔写真が付いていても氏名，生年月日及び住所の全てを確認できない本人確認書類しかない場合，2種類以上の本人確認書類の提示を求め，氏名，生年月日及び住所の全てを確認する。

なお，必要に応じて，窓口組織等において本人確認書類の複写を行い，申出書の関係書類として取り扱う。

②　郵送により申出を行う場合

申出者の氏名，生年月日及び住所を確認できる本人確認書類（写しも可）を2種類以上求め，本人確認を実施する。この場合，規則に規定された本人確認書類を2種類そろえることができない場合，住民票の写し（申出日前6月以内に作成されたもの）なども認めるものとする。

なお，代理人が郵送により申出をする場合も同様とする。

イ　申出者が法人等である場合

提供機関等は，規則第8条第2項及び第17条第2項の規定に基づき，法人等の

登記事項証明書又は印鑑登録証明書で申出日前6月以内に作成されたものその他その者が本人であることを確認するに足りる書類（法人等の名称，住所，代表者名等が記載され，官公署が発行した書類等）の提示又は提出を求めることにより本人確認を実施する。

　なお，必要に応じて，連絡担当者（窓口組織等に訪問する者を含む。）が当該法人等に所属することを示すものについても提示又は提出を求める。

ウ　代理人による申出の場合

　代理人の本人確認は，申出者と同様に行い，この場合の申出者の本人確認は，郵送により申出をする場合に準じるものとする。

　また，代理人による申出の場合，代理権を証明する書面の提出を求める。

3　提供機関等における審査

(1)　審査体制

　審査は，窓口組織等が形式審査を行い，統計調査を所管する部署が内容審査を行うなど，提供機関等における適切な役割分担の下に実施する。

　また，統計センターに事務の全部を委託する場合，統計センターは，必要に応じ当該事務を委託した提供機関に確認を求めるなど，連携して対応する。

　なお，審査に当たっては，対応の統一性を確保する観点から，別記様式第4号を参考として提供機関等において定める審査票を作成するなどして対応することが望ましい。

(2)　基本的な考え方

　調査票情報の提供に当たっては，法第33条第1項又は第33条の2第1項の要件に該当するとともに，調査票情報の利用に際して，調査対象等の秘密保護に欠けることがなく，法第42条及び第43条が確実に遵守されると認められることが必要である。

　また，調査票情報の利用については，次のアからウまでのいずれかであることが必要であり（ただし，ウの利用は法第33条第1項第1号に該当する場合のみ可能），個々の申出については，次の(3)を参考に事務処理要綱に個別の審査基準や考え方を定め，当該基準等に基づき審査し，承諾の可否を決定する。

ア　統計の作成目的であること

　「統計の作成」とは，その統計調査が本来作成を予定していた統計以外の統計を作成することを意味する。

　複数の調査票情報を接続するために中間的に調査票情報のうち数量化になじまない情報（法人の名称など）を利用し，最終的に「統計の作成」を行う場合については，当該数量化になじまない情報の利用についても「統計の作成」目的に含まれる。(注3)

　また，調査票情報の内容を他の配布前の調査票にプレプリントする利用については，プレプリントにより実施した統計調査により，最終的に「統計の作成」となるため，当該利用についても「統計の作成」目的に含まれる。

（注3）例えば，A調査票情報の「法人名」，「売上高」等とB調査票情報の「法人名」，「研究経費内訳」等

を接続するため，両調査票情報に共通する項目である「法人名」をキーとして双方のデータをマッチングして，「売上高」と「研究経費内訳」に関する統計を作成する場合，「法人名」そのものは集計の対象とはされないものの，「法人名」によって「売上高」と「研究経費内訳」に関する統計が作成されるため，「統計の作成」に包含されるものである。

イ　統計的研究目的であること

「統計的研究」とは，調査票情報を利用して行う統計的手法による研究を意味する。例えば，集団の傾向等を分析し，統計の誤差の評価を行い，統計調査の計画に関する改善案を取りまとめる研究や，集団の傾向等の把握のために回帰分析[注4]を行って回帰式を推定する研究等が本区分に該当する。

なお，個別の調査客体の情報に着目した個別事例研究などは含まれない。

[注4]「回帰分析（Regressionanalysis）」とは，家計の収入と支出のように一方の変数が他方の変数の決定要因又は説明要因と考えられるとき，最小2乗法によって回帰式を推計し，両変数の関係を分析することをいう。また，説明要因と考えられる変数が2つ以上あると考えられるとき，同様の方法で3つ以上の変数の関係を分析することを重回帰分析という。なお，説明変数と考えられる変数や回帰式の形を選定したり，取捨選択することも，回帰分析や重回帰分析の一環である。

ウ　統計調査その他の統計を作成するための調査に係る名簿の作成目的であること

作成する名簿は，書面，電磁的記録等その媒体，形式を問わない。当該名簿は公的機関等が実施する「統計調査その他の統計を作成するための調査に係る名簿の作成」のみに用いられることを要する。

「統計調査その他の統計を作成するための調査」には，法第2条第5項に規定する「統計調査」のほか，統計の作成を目的として個人又は法人その他の団体に対し意識等の報告を求めることにより行う調査（いわゆる意識調査や世論調査等）についても含まれる。

また，作成した名簿の内容を配布前の調査票にプレプリントする場合であって，当該プレプリントした事項が統計の作成に利用しない事項のみからなるときは（例えば，企業名と住所の宛名情報だけの場合），本目的に含まれる。

なお，「統計調査その他の統計を作成するための調査」以外の別の目的で利用される名簿を作成することは認められない。

(3) 個別の審査基準

ア　利用要件の該当確認

① 法第33条第1項第1号に該当する申出の場合

調査票情報の利用目的が，上記(2)のアからウのいずれかであることが必要であるとともに，申出者の名義人が公的機関等の長であることが必要である。

また，当該調査票情報を利用して実施する統計の作成等又は統計調査その他の統計を作成するための調査に係る名簿の作成が，申出を行う組織又は法人の活動にとって必要不可欠であることを示す書類が添付（公的機関が申出する場合を除く。）されており，当該利用が個人ではなく当該組織として必要であると認められることが必要である。

なお，添付する書類については，別記様式第5号を参考として提供機関等が定める様式とする。

② 法第33条第1項第2号に該当する申出の場合

調査票情報の利用場所が日本国内であり，その利用目的が上記(2)のア又はイのいずれかであることが必要であるとともに，規則第11条第1項第1号から第

3号のいずれかに該当することを証明する，次のⅰ）又はⅱ）の文書が添付されていることが必要である。

ⅰ）規則第11条第1項第1号又は第2号該当の場合

　委託研究，共同研究又は補助の関係を示す文書の写し及び調査研究等の概要に関する資料

ⅱ）規則第11条第1項第3号該当の場合

　行政機関の長，都道府県知事又は市町村長が文書名義人となり，政策の企画，立案，実施，評価等（推進，調整といった行政上の作用を含むもの）として有用である旨を記載した公文書又は特別の事由について記載した公文書

③　法第33条の2第1項に該当する申出の場合

　調査票情報の利用場所が日本国内であり，その利用目的が上記(2)のア又はイのいずれかであるとともに，当該統計の作成等によって個人又は法人の権利利益，国の安全等を害するおそれがないことが必要であり，規則第19条第1項第1号又は第2号のいずれかに該当することを証明する，次のⅰ）又はⅱ）のそれぞれの場合に応じて該当する文書が添付されていることが必要である。

ⅰ）規則第19条第1項第1号該当の場合

・　大学，公益法人等が組織又は法人として実施する調査研究（公益社団法人又は公益財団法人の場合，公益目的事業に該当するものに限る。以下同じ。）に係る統計の作成等の場合，当該調査研究において，調査票情報を利用した統計の作成等が必要不可欠であることを示す文書，公益目的事業であることを示す文書及び当該組織若しくは法人又は当該調査研究を行う研究者の研究実績（査読付き論文の実績等。以下同じ。）を示す文書

・　上記調査研究を第三者に委託し，又は第三者と共同して行う調査研究に係る統計の作成等の場合，上記文書に加え，委託契約書，共同研究契約書等これらの事実を示す文書

・　大学等に所属する教員が行う調査研究又は当該教員がこれらの者以外と共同して行う調査研究に係る統計の作成等の場合，当該組織の長（学長，学部長等）の承認や倫理委員会の審議を経る等組織としての裏書，当該教員等の学位や研究実績を示す文書

・　大学，公益法人等が公募の方法により補助する調査研究に係る統計の作成等の場合，当該補助の関係を示す文書の写し及び調査研究の概要に関する資料

・　上記のほか，相当の公益性を有するものとして特別な事由があると認める統計の作成等の場合，当該事由を示す文書（例えば，ポストドクター等の研究者や大学院の博士課程の学生が学術研究目的で調査票情報を利用して行う統計の作成等の場合，上記教員に準じた文書等）

ⅱ）規則第19条第1項第2号該当の場合

　高等教育の実施に当たって，調査票情報を利用することが必要不可欠であることを示す文書（高等教育機関の組織として承認されていることが必要）及び当該教育の概要に関する資料（シラバス等）

イ　調査票情報の利用者の範囲
　①　法第33条第１項第１号に該当する申出の場合
　　　　法第33条第１項第１号に該当する申出の場合，申出を行った公的機関等にその利用を認めるものであり，当該公的機関等に所属する個人のための利用を認めるものではないことから，調査票情報の利用者は，職務に関して必要最小限の範囲とすることが必要である。
　　　　また，調査票情報を利用して行う統計の作成等又は統計調査その他の統計を作成するための調査に係る名簿の作成が，申出を行う当該公的機関等の活動にとって必要不可欠であることを証明する書類が添付されていることが必要である（公的機関が申出を行う場合を除く。）。
　　　　さらに，調査票情報の集計処理等を外部に委託する場合，規則第42条第１項に規定する受託者における調査票情報の適正管理措置についての必要な確認を行うこと及び受託者に対する必要かつ適切な監督を行うこと，規則第42条第３項に規定する調査票情報の適正管理措置が確実に講じられることが必要であり，委託契約書，秘密保護に関する覚書等により確認することが必要である。
　②　法第33条第１項第２号に該当する申出の場合
　　　　法第33条第１項第２号に該当する申出の場合，上記①に該当する者が行う統計の作成等と同等の公益性を有する統計の作成等として，規則第11条に規定する統計の作成等を行う者であるため，申出者は，法人等や個人のいずれにも限定されないこととなる。
　　　　このため，法人等が組織として申出を行う場合，当該法人等を申出者として，調査票情報の利用者は，統計の作成等に関して必要最小限の範囲とすることが必要である。
　　　　また，研究者等が個人として申出を行う場合，当該個人を申出者とし，複数の個人による申出の場合，その代表者を申出者とする。
　　　　なお，学生（大学院生を含む。）は原則として認められない。ただし，競争的資金を受けて行う調査研究等において，当該学生が研究者として明らかにされているような場合に限って利用が認められる。
　　　　このほか，利用者が規則第11条第２項第１号から第５号に掲げる者（欠格事由）に該当する場合は認められない。
　③　法第33条の２第１項に該当する申出の場合
　　　　法第33条の２第１項に該当する申出の場合，規則第19条第１項の規定に掲げる区分に応じて，次の考え方を参考にして，調査票情報の利用者の範囲について判断することが必要である。なお，この場合であっても，利用者が規則第19条第２項第１号から第５号までに掲げる者（欠格事由）に該当する場合は認められない。
　　　i）規則第19条第１項第１号該当の場合
　　　　・　大学，公益法人等が行う調査研究に係る統計の作成等の場合，当該機関等を申出者として，調査票情報の利用者は，当該機関等に所属する正規の職員であって，当該統計の作成等に関して必要最小限の範囲の者に限定

- 　大学，公益法人等がこれらの者以外の者に委託し，若しくはこれらの者以外の者と共同して行う調査研究に係る統計の作成等の場合，当該機関等を申出者として，調査票情報の利用者は，当該機関等に所属する正規の職員，共同研究者又は集計等の委託を受けた者であって，当該統計の作成等に関して必要最小限の範囲の者に限定
- 　大学等に所属する教員が行う調査研究に係る統計の作成等の場合，当該教員（当該機関に所属する教授，准教授，助教，講師及び助手）を申出者として，調査票情報の利用者は，当該統計の作成等に関して必要最小限の範囲の者に限定
- 　大学等に所属する教員がこれら以外の者と共同して行う調査研究に係る統計の作成等の場合，当該教員を申出者として，調査票情報の利用者は，当該教員及び共同研究者であって，当該統計の作成等に関して必要最小限の範囲の者に限定
- 　大学，公益法人等が公募の方法により補助する調査研究に係る統計の作成等の場合，当該補助を受けた者を申出者として，調査票情報の利用者は，当該統計の作成等に関して必要最小限の範囲の者に限定
- 　行政機関の長又は地方公共団体の長その他執行機関が特別な事由があると認める統計の作成等の場合，当該事由により統計の作成等を行う者を申出者として，調査票情報の利用者は，当該統計の作成等に関して必要最小限の者に限定

ⅱ）規則第19条第１項第２号該当の場合

　　組織としての高等教育機関が申出者である場合，調査票情報の利用者は，当該調査票情報を教育の用に供する当該機関に所属する正規の教員及び当該教員の指導の下，当該機関で教育を受ける学生であることが必要である。

　　また，高等教育機関に所属する正規の教員が申出者である場合，当該教員が調査票情報を利用した教育を行うことを当該機関が認めたものであることを前提として，調査票情報の利用者は，当該教員及び当該教員の指導の下，当該機関で教育を受ける学生であることが必要である。

ウ　利用する調査票情報の名称及び範囲

　　統計調査の名称及び年次並びに調査票情報の名称，地域及び属性的範囲が利用目的から判断して，必要最小限となっており，不要と考えられるものが含まれていないことが必要である。

　　また，利用する調査事項（調査票情報）が，利用目的及び集計様式又は分析出力様式等から判断して，必要最小限となっており，不要と考えられるものが含まれていないこと，また，集計様式が既に公表されている集計結果から作成できない場合であることが必要である。ただし，オンサイト利用の場合，利用する調査事項が，利用目的，研究計画等から判断して，明らかに不要と判断される場合を除き，柔軟に対応して差し支えないものとする。

　　なお，調査対象の名称，所在地等は，原則として提供しないが，①公的機関等が統計調査その他の統計を作成するための調査に係る名簿の作成に利用する場

合，②複数の調査票情報，他の行政記録情報や民間の情報等を結合しなければ作成できない統計を作成する場合であって，集計処理過程でマッチングのために使用し，マッチング処理完了後に名称，所在地等の情報が破棄される場合は提供しても差し支えない。

エ　公表の方法

調査票情報の利用者は，調査票情報を利用して行った調査研究の成果等について，原則としてインターネットの利用その他の適切な方法（学会発表，学術雑誌掲載等を含む。）により自ら公表することが必要であり，公表しない場合，その理由が妥当なものであることが必要である。

また，当該公表に当たっては，個々の調査対象に関する事項が特定又は類推されないよう秘匿措置を講ずることが必要であるとともに，例えば，「○○省の「○○統計調査」の調査票情報を独自集計したものである。」など当該調査の所管府省及び特定の調査票情報を利用した旨（出典）を明記することが必要である。

オ　調査票情報の利用場所及び適正管理措置の内容

申出者の区分に応じて，次の(ア)から(オ)までに掲げる適正管理措置のカテゴリーに掲げられた要件を全て満たすことが必要である。

また，集計処理等について委託を行う場合であって，調査票情報の利用又は保管が委託先で行われる場合についても同様であり，委託契約書等において確認することが必要である。

なお，オンサイト利用の場合，次の適正管理措置のカテゴリーのうち，物理的管理措置及び技術的管理措置については，省略して差し支えない。

(ア)　組織的管理措置（公的機関等及び法人等の場合）

①　調査票情報の適正管理に係る基本方針を定めること（公的機関等を除く。）

当該基本方針では，調査票情報の適正管理に関する考え方を示すとともに，関係法令や規程等を遵守するなどの内容とすることが必要である。

なお，当該基本方針は，添付書類として提出を求めることを原則とする。

②　調査票情報を取り扱う者の権限及び責務並びに業務を明確にすること

調査票情報を取り扱う者を明確にした上で，適正管理に関する責任者（以下「管理責任者」という。）を配置するとともに，当該情報を取り扱う権限及び責務並びに業務について別記様式第6号を参考として提供機関等が定める調査票情報に係る管理簿に記載するなど，その明確化を図ることが必要である。

③　調査票情報に係る管理簿を整備すること

提供を受けた調査票情報の名称，年次，ファイル数，利用期間（返却期限），保管場所，調査票情報を取り扱う者の範囲，管理責任者等を記載した調査票情報に係る管理簿を整備することが必要である。

④　調査票情報の適正管理に関する規程の策定及び実施並びにその運用の評価及び改善を行うこと

組織的管理措置，人的管理措置，物理的管理措置及び技術的管理措置の内容を盛り込んだ規程を策定（既存の規程においてこれらの要素が含まれる場合，これを準用することも可能とする。）し，調査票情報を取り扱う者に周知徹底

するとともに，当該規程の実施状況等について，適宜，把握・分析の上で評価し，必要な改善策を講ずることが必要である。

　なお，当該規程は，添付書類として提出を求めることを原則とする。

⑤　調査票情報を取り扱う者以外の者が，調査票情報を取り扱う者による自己点検の適正性の確認を行うこと等の監査を行うこと

　第三者機関や内部の情報セキュリティ担当部署等調査票情報を取り扱う者以外の者が，調査票情報を取り扱う者による自己点検の適正性の確認や調査票情報の管理状況の点検を行うなどの監査が行われることが必要である。

⑥　調査票情報の漏えい，滅失又は毀損の発生時における事務処理体制を整備すること

　調査票情報の漏えい，滅失若しくは毀損の発生又はその兆候を把握した場合，直ちに組織として状況を把握し，被害拡大の防止，二次被害や類似事案の発生防止等の措置を講ずるとともに，提供機関等への報告を迅速かつ適切に行い得るよう，当該組織内に必要な体制を整備することが必要である。

(イ)　人的管理措置（個人の場合を除く。）

①　申出者が法人等の場合，調査票情報を取り扱う者が次のいずれにも該当しない者であることを確認すること

・　法，個人情報の保護に関する法律（平成15年法律第57号），行政機関の保有する個人情報の保護に関する法律（平成15年法律第58号）若しくは独立行政法人等の保有する個人情報の保護に関する法律（平成15年法律第59号）又はこれらの法律に基づく命令の規定に違反し，罰金以上の刑に処せられ，その執行を終わり，又は執行を受けることがなくなった日から起算して5年を経過しない者

・　暴力団員による不当な行為の防止等に関する法律（平成3年法律第77号）第2条第6号に規定する暴力団員又は暴力団員でなくなった日から5年を経過しない者

・　調査票情報若しくは匿名データを利用して不適切な行為をしたことがあるか又は関係法令の規定に反した等の理由により調査票情報を取り扱うことが不適切であると提供機関等が認めた者

②　調査票情報を取り扱う者に対する必要な教育及び訓練を行うこと

　調査票情報の適正な取扱いに関する法令の理解と遵守の徹底が図られるよう当該情報を取り扱う者に対して関係法令や規程等の内容，研究倫理等について，適切な教育及び訓練を行うことが必要である。

　なお，研究倫理に関する教育については，例えば，国立研究開発法人科学技術振興機構や独立行政法人日本学術振興会等における研究倫理教育に関する教材の活用，研究機関等における研究倫理教育の受講などが想定される。

(ウ)　物理的管理措置

①　調査票情報を取り扱う区域を特定すること及び当該区域への立入りの制限をするための措置を講ずること

　調査票情報の利用場所については，当該情報が持ち出されないよう施錠可能

な物理的な場所（日本国内）に限定されるとともに，当該情報の利用時に利用場所に存在する者が制限される又は何らかの確認行為が行われるなど，利用場所への入退室管理を行うことが必要である。

② 調査票情報の取扱いに係る機器の盗難防止のための措置を講ずること

調査票情報が限定された媒体に格納され，当該媒体が施錠可能なキャビネット等に保管されること，また，調査票情報を利用する電子計算機については，ワイヤー等によって固定されること，さらに，利用場所から調査票情報が取り外し可能な外部記録装置等に転送されるなどにより不正に持ち出されないこと等の保安対策を講ずることが必要である。

③ 調査票情報を削除し，又は当該情報が記録された機器等を廃棄する場合には，復元不可能な手段で行うこと

調査票情報の利用期間終了までに調査票情報及び集計作業等によって生成される中間生成物を削除する場合，専用ツールを用いるなどにより第三者が復元できない手段で行うことが必要である。

また，調査票情報等が記録された機器，電子媒体等を廃棄する場合も物理的な破壊など当該機器等に記録されている調査票情報等を復元することができない手段で行うことが必要である。

さらに，これらの情報の削除や機器等の廃棄を行った場合には，その記録（削除日又は廃棄日及びその内容）を保存しておくことが必要である。

㈔ 技術的管理措置

① 調査票情報を取り扱う電子計算機等において当該情報を処理することができる者を限定するため，適切な措置を講ずること

調査票情報を利用する情報システムに識別及び主体認証，スクリーンロック等の不正操作対策を図るなど，利用者以外の者が調査票情報及び中間生成物を保管している電子計算機にアクセスできないよう制御された情報システムの環境であることが必要である。

② 調査票情報を取り扱う電子計算機等が電気通信回線に接続している場合，不正アクセス行為を防止するため，適切な措置を講ずること

調査票情報を利用する情報システムにコンピュータウイルス対策，セキュリティホール対策など不正アクセス行為を防止するための措置を講ずることが必要である。

③ 調査票情報を取り扱う電子計算機等が電気通信回線に接続していることに伴う調査票情報の漏えい，滅失又は毀損を防止するため，適切な措置を講ずること

外部ネットワークに接続する可能性のある電子計算機を利用する場合，オフラインで集計作業等を行い，作業後は当該電子計算機に調査票情報及び中間生成物は残留させない，ダウンロードやアップロードの監視を行うなど，調査票情報の漏えい等を防止するための措置を講ずることが必要である。

㈕ その他の管理措置

① 調査票情報の取扱いに関する業務を委託するときは，当該委託を受けた者が講ずべき当該調査票情報を適正に管理するための措置について必要な確認を行うこと

調査票情報の取扱いに関する業務を委託するに当たっては，上記２の(3)のオに掲げるとおり，善良なる管理者の注意義務に関する事項，秘密保持義務に関する事項等を契約書又は覚書等に明記する等適切な措置を講ずることが必要である。

②　上記①の委託を受けた者に対する必要かつ適切な監督を行うこと
　　申出者と受託者との間において，再委託の原則禁止，定期的な報告，立入検査の実施等をあらかじめ定めるとともに，これを適切かつ的確に実施することが必要である。

③　調査票情報の提供を受けた者が当該調査票情報の適正管理に関して相当の経験を有するか又はそれと同等以上の能力を備えること（個人の場合に限る。）
　　過去に調査票情報又は匿名データの提供を受け，当該情報を適正に管理しつつ統計の作成等を行った経験を有する者やこれらの情報以外の個別情報を適正に管理しつつ研究分析等を行った経験を有する者など，過去の取扱実績等に鑑み，提供機関等において適当と判断される者であることが必要である。

④　調査票情報に係る管理簿を整備すること（個人の場合に限る。）
　　上記(ア)の③と同様。

⑤　調査票情報の漏えい，滅失又は毀損の発生時における処理の手順をあらかじめ定めること（個人の場合に限る。）
　　調査票情報の漏えい，滅失若しくは毀損の発生又はその兆候を把握した場合，直ちに状況を把握し，被害拡大の防止，二次被害や類似事案の発生防止等の措置を講ずるとともに，提供機関等への報告を迅速かつ適切に行うことが必要である。

カ　調査票情報の利用期間
　　研究等の実施期間に照らして，適切な期間であることが必要であり，調査票情報を返却する時期（オンサイト利用の場合，利用を終了する時期）が明確になっていることが必要である。

キ　調査票情報の提供方法
　　提供機関等が実際に提供可能な媒体や方法であることが必要である。
　　また，調査票情報を記録した媒体を提供する場合，窓口組織等での直接の受取又は郵送による送付のいずれも可能であるが，申出者又は代理人の本人確認を実施した上で，当該本人に確実に提供されることが必要である。

ク　オンサイト利用における分析結果等の提供依頼の予定量
　　オンサイト利用の場合，分析結果等の提供依頼を行う分量（予定）が利用目的や利用期間，提供機関等における体制等を勘案して，対応可能なものであることが必要である。なお，提供機関等において，提供依頼１回当たりの分量に制限等を設けている場合，当該制限との関係にも留意する。

ケ　その他必要な事項
　　上記アからクまでに掲げる事項以外に，提供機関等において設定した審査事項がある場合（例えば，調査票情報を利用して作成した統計等について著作権を主張しないことなど），当該事項に係る審査の基準を満たしていることが必要である。

4 手数料の積算
(1) 基本的な考え方
　　法第33条の2第1項に基づく調査票情報の提供に当たっては，法第38条に基づき，実費を勘案して政令で定める額の手数料の納付を求める必要がある。
　　また，手数料の額については，令第12条第1項において，調査票情報の提供に要する時間単価，調査票情報の提供方法の区分に応じた費用及び送付に要する費用が規定されており，提供機関等において，(2)の算定方法を踏まえ，個々の提供申出の内容に応じて適切に見積りを行い，確定した手数料の額及び納付期限を承諾通知書により申出者に通知する。
　　なお，申出者は，通知された手数料の額を確認した上で，当該内容により調査票情報の提供の実施を求める場合，総務大臣が告示で定める様式による依頼書等を提出する。

(2) 算定方法
　　個別の申出に係る手数料の算定は，申出書等の審査を行った結果，提供可能と判断される場合に行う。
　　また，手数料の額については，令第12条第1項の規定に基づき，次のアからウまでの費用を全て加えた額とする。

ア　調査票情報の提供に要する時間
　　調査票情報の提供に必要な事務としては，調査票情報の提供を受けようとする者の申出を処理する事務（申出処理事務），提供しようとする調査票情報を処理する事務（調査票情報処理事務），調査票情報を用いて作成される統計等を審査する事務（審査事務）に区分される。
　　このうち，申出処理事務については，手数料の受領や交付手続等に要する時間として27分で積算するものとする。また，調査票情報処理事務については，オンサイト施設を利用する場合の基本環境整備，調査票情報の複写等に要する時間として，個々の申出内容に応じて見積りを行う。
　　さらに，審査事務については，調査票情報を利用して作成される統計等が個人又は法人等の秘匿が確保されるものかどうか等を審査するものであるが，あらかじめ1件当たりの時間を定めることが難しいことから，個々の申出内容に応じて見積りを行う。具体的には，統計表を作成する場合の総セル数，分析結果の回帰モデル数，プログラム・ログ等の持ち出し回数などを勘案して積算を行う。

イ　調査票情報の提供方法の区分に応じた費用
　　調査票情報の提供を磁気媒体に複写して行う場合，当該磁気媒体の費用が生ずることとなり，必要な量（枚数）に応じてこれを手数料の額として積算する。

ウ　送付に要する費用
　　調査票情報を複写した磁気媒体の送付を希望する場合，本人限定受取による郵便サービスを前提として，書留等必要な費用を積算する。

5 審査結果の通知
(1) 審査に要する期間
　提供機関等は，申出書を受理してから原則として14日以内に当該申出に対する審査結果の通知を行う。
(2) 審査後の手続
ア 申出を承諾する場合
　提供機関等は，申出者に対し，別記様式第7－1号を参考として提供機関等が定める様式による承諾通知書により通知する（e-mail を含む。）。
　また，調査票情報の提供等に係る依頼書等の様式を定める件（平成31年総務省告示第203号。以下「総務省告示」という。）で定める依頼書（別記様式第8－1号及び8－2号）並びに別記様式第9号及び第10号を参考として提供機関等が定める様式による誓約書及び利用規約を送付又はこれらの様式を入手することが可能なホームページアドレスを連絡する。
イ 申出を承諾しない場合
　提供機関等は，申出者に対し，別記様式第7－2号を参考として提供機関等が定める様式による不承諾通知書（調査票情報を提供しない理由を含む。）により通知する。

6 依頼書等の提出及び手数料の納付
(1) 依頼書等の提出
　申出が承諾された申出者は，令第12条（法第33条の2第1項の規定に基づく調査票情報の提供の場合）並びに規則第9条及び第18条に基づき，総務省告示で定める依頼書及び別記様式第10号を参考として提供機関等が定める様式の利用規約の内容を利用者全員が遵守する旨署名又は記名押印した誓約書を提出する。
　なお，遵守内容が書面上明確となるよう利用規約及び誓約書は一体として提出する。
(2) 手数料の納付
　法第33条の2第1項の規定に基づく申出者は，上記5の(2)のアの承諾通知書により提供機関等から通知された手数料の額を，通知された納付方法により納付期限までに提供機関等に納付する。
　なお，手数料の納付方法等については，次の考え方を踏まえ，提供機関等の定めるところによるものとする。
ア 収入印紙による場合
　申出者は，通知された手数料の額の収入印紙を依頼書に貼付し，提供機関等に提出することにより納付する。
　提供機関等は，依頼書に貼付された額面が通知した手数料の額と一致していることを確認し，収入印紙に検印を押す。
　収入印紙の消印は，額面等が確認できる範囲において，剥離や再利用できないよう鉛筆以外の方法で依頼書と収入印紙にまたがるよう確実に行い，更には穿孔等の措置を施すことが望ましい。

なお，毎年度，財務省から各府省に依頼される実績報告において，対象年度の手数料納付額を報告する。

イ　現金による場合

　提供機関等は，上記5の(2)のアの承諾通知書による通知に併せて納入告知書等を送付し，申出者は，当該納入告知書等により現金を納付する。

ウ　手数料の返却措置

　依頼書の提出及び手数料の納付後，やむを得ない事情により調査票情報の提供が困難となった場合，提供機関等において当該事務に着手しておらず，かつ，提供機関等及び申出者の間で相互に承諾されたときに，次の方法により手数料を返却して差し支えない。なお，提供機関等の関係部署において，事前に必要な手続を確認しておくことが望ましい。

① 収入印紙の場合

ⅰ）収入印紙の検印が押されていなければ，そのまま検印を押さずに依頼書を返却する。

ⅱ）賠償償還払戻金として償還手続をとる。

② 現金の場合

賠償償還払戻金として償還手続をとる。

第3　調査票情報の提供

1　調査票情報及び当該情報の利用に必要なドキュメント等の提供

　提供機関等は，依頼書等の受領（法第33条の2第1項の場合，手数料の受領を含む。）後14日以内に申出書により記載された方法により，調査票情報及び当該情報の利用に必要なドキュメントの提供を行う。また，オンサイト利用の場合，オンサイト施設で用いる利用者IDやパスワード等の提供を行う。

　また，調査票情報等の提供方法は，直接の受渡しを原則としつつ，郵送の場合，申出者本人が確実に受け取ることができる郵便サービスを用いるものとする。加えて，電磁的記録媒体による情報の提供やオンサイト施設の利用に必要な情報の提供に当たっては，情報漏洩防止の観点から，未使用品の使用，暗号化やパスワードの付与など必要な措置を講ずる。

　なお，提供機関等は，調査票情報の提供を受ける者に対し，法第42条第1項の適用を受けて調査票情報を適正に管理する義務を負うこと，法第43条の適用を受け守秘義務が課せられること並びに法第57条第1項第3号及び法第59条第2項の罰則の適用があることを必ず伝達する。

2　調査票情報の提供を受けた者の氏名等の公表

　提供機関等は，法第33条第2項（法第33条の2第2項の規定による準用を含む。），規則第12条等の規定に基づき，調査票情報を提供したとき（法第33条第1項第1号による場合を除く。）は，当該調査票情報の提供後1月以内に，総務省告示で定める依頼書に記載された次に掲げる事項をインターネットの利用その他の適切

な方法（ミクロデータ利用ポータルサイトへの掲載等）により公表する。
(1)　調査票情報の提供を受けた者の氏名又は名称
　　　申出者が個人の場合，調査票情報の提供を受けた者全員の氏名を，法人等の場合，当該法人等の名称を公表する。
(2)　提供した調査票情報に係る統計調査の名称
　　　統計調査の名称を公表する。
(3)　調査票情報を提供した年月日
　　　調査票情報を記録した電磁的記録媒体を窓口組織等で直接受渡しを行った場合は当該受渡日，郵送により送付した場合は当該媒体の受取日をそれぞれ公表する。
　　　また，オンサイト利用の場合，オンサイト施設で用いる利用者IDやパスワード等の通知を受けた日を公表する。
(4)　調査票情報の提供を受けた者（個人に限る。）の職業，所属等
　　　調査票情報の提供を受けた者（個人に限る。）の職業，所属その他の当該者に関する情報であって，提供機関等が調査票情報の提供をすることが適当と認めた理由を構成する事項のうち必要と認める事項として，当該者の所属及び職名を公表することを原則とする。
　　　ただし，当該事項の公表が困難な場合，職業等のその他の事項（例えば，退官した大学教授の場合，名誉教授又は元大学教授など）を公表する。
(5)　調査票情報の利用目的
　　　調査研究の名称や高等教育の内容など，提供要件の区分に応じてその内容が明らかとなるよう簡潔に整理した利用目的を公表する。

3　オンサイト利用における措置
(1)　利用期間中の安全管理措置
　　　オンサイト利用に当たっては，オンサイト施設の管理者が申出者の入退室管理など必要な措置を講ずる。
　　　また，中央データ管理施設の管理者は，オンサイト施設の利用状況を監視し，問題があると認める場合は速やかに中央データ管理施設の機器へのアクセスを遮断できるものとする。このとき，損害が生じた場合について，申出者及びオンサイト施設の管理者は，中央データ管理施設の管理者に対して補償を求めないものとする。
(2)　外部データ等の持込み対応
　　　申出者は，外部データや作成したプログラムをオンサイト施設に持ち込む場合，その旨を申出書に記載した上で，承諾後に当該データ等を持ち込むに当たってあらかじめ中央データ管理施設の管理者に許可を求める。この際，提供機関の特段の許可は不要とする。
　　　持込みの許可が得られた場合，申出者は，直接中央データ管理施設の窓口に持参するか，送料を負担の上，中央データ管理施設の管理者に送付する。
　　　なお，中央データ管理施設の管理者は，下記(3)の分析結果等の提供履歴とともに，外部データやプログラムの持込み履歴を保存するものとする。

(3) 分析結果等の確認

　　申出者は，オンサイト施設内で行った分析結果等（中間生成物を含む。）を中央電子計算機のサーバ上の領域から外部に持ち出したい場合，別記様式第11号を参考にして提供機関等が定めたチェックシートにより，統計表や分析結果等について秘匿の措置が行われているかなどを確認し，必要に応じ当該確認に資する補足説明資料を添えて，中央データ管理施設の管理者に提供依頼書を提出する。

　　中央データ管理施設の管理者は，チェックシート及び補足説明資料により，申出者が行った秘匿の措置に問題がないか確認し，問題がなければ確認結果を記載したチェックシートを添付するなどした上で分析結果等の提供を行う。

　　なお，秘匿の措置等に問題があると認められる場合には，必要に応じ提供機関にも確認の上，申出者に修正を求める。

4　承諾内容に変更が生じる場合の取扱い

(1)　基本原則

　　提供機関等は，調査票情報の提供後に申出書や依頼書等に記載された事項に変更が生じる旨申出者から連絡があった場合，原則として改めて申出を必要とする運用を行う。ただし，承諾を受けた利用目的や利用要件の範囲内で，利用者や調査票情報の追加，利用期間の延長，分析結果等の提供依頼の分量に係る変更等が生じる場合，別記様式第12号を参考として提供機関等が定める様式による申出書の記載事項変更申出書（以下「変更申出書」という。）の提出を求める運用を行う。

　　なお，申出者の組織名や役職名の変更，人事異動に伴う担当者の変更など，形式的な変更の場合，別記様式第13号を参考として提供機関等が定める様式による所属等変更届出書等の適切な方法による連絡を行い，提供機関等の承諾を得る。

(2)　提供要件を引き続き満たす変更の場合

　ア　利用者の変更

　　申出者は，利用者の追加，交代又は除外が生じる場合，変更申出書により変更手続を行い，提供機関等は，追加等の理由が妥当かどうか上記第2の3に準拠して審査を行い，その結果を上記第2の5の取扱いに準じて申出者に通知する。

　　また，上記通知後，変更が認められる場合，依頼書及び誓約書（追加又は交代の者のみ）の提出並びに法第33条の2の場合における手数料の納付（必要な場合のみ）をもって調査票情報の提供を行う。

　イ　調査票情報の追加

　　申出者は，直接の利用目的に変更はないが，提供を受けていない同一年次の調査票情報や同一調査の年次の追加など，新たな調査票情報の提供を受ける必要が生じた場合，追加が必要な理由，統計表の様式等を記載した変更申出書により変更手続を行う。

　　提供機関等は，追加理由等が妥当かどうか上記第2の3や次の基準に照らして審査を行い，その結果を上記2の5の取扱いに準じて申出者に通知する。

・　調査票情報を追加することがやむを得ないと判断される合理的な理由が示されていること。

- ・　利用目的や提供要件に変更がないこと。
- ・　提供を承諾してから初回の調査票情報の追加であること。

　　また，上記通知後，追加が認められる場合，依頼書の提出及び法第33条の2の場合における手数料の納付をもって新たな調査票情報の提供を行う。
- ウ　利用期間の延長

　　申出者は，やむを得ない合理的な理由により利用期間の延長を希望する場合，延長が必要な理由，希望する必要最低限の延長期間等を記載した変更申出書により変更手続を行う。

　　提供機関等は，延長理由等が妥当かどうか上記第2の3や次の基準に照らして審査を行い，その結果を上記第2の5の取扱いに準じて申出者に通知する。
- ・　延長することがやむを得ないと判断される合理的な理由が示されていること。
- ・　利用目的や提供要件に変更がないこと。
- ・　延長理由から判断して，延長期間が最低限度に限られていること。
- ・　提供を承諾してから初回の延長申出であること。

　　なお，延長が認められる場合，報告書及び調査票情報に係る管理簿の提出時期も併せて延長を認めることができるものとする。
- エ　分析結果等の提供依頼の分量に係る変更（オンサイト利用の場合に限る。）

　　申出者は，オンサイト利用において，分析結果等の提供依頼の分量が申出書に記載したものを上回る見込みとなった場合，その分量，内容等を記載した変更申出書により変更手続を行う。

　　提供機関等は，分析結果等の提供依頼の分量等について，上記第2の3の基準に照らして審査を行い，その結果を上記第2の5の取扱いに準じて申出者に通知する。

　　また，上記通知後，分量の追加が認められる場合，依頼書の提出及び法第33条の2の場合における手数料の納付をもって提供依頼の確認を行うものとする。
- (3)　提供要件を満たさない変更の場合

　　記載事項に変更が生じ，提供要件を満たさない変更となった場合（例えば，科学研究費助成事業（科研費）の対象から外れた場合等），速やかに下記第4の調査票情報の利用後の措置を講ずる。

5　監査

　　提供機関等は，調査票情報に関する秘密の保護の徹底を図る観点から，必要に応じ，職員の派遣，モニタリング等により調査票情報の利用状況について監査を行う。

　　また，当該監査に当たっては，規則第42条において，「調査票情報を取り扱う者以外の者が，調査票情報を取り扱う者による自己点検の適正性の確認を行うこと等の監査を行うこと」と規定されていることを踏まえ，その結果も適宜活用するものとする。

第4　調査票情報の利用後の措置

1　調査票情報の返却等

　　申出者は，調査票情報の利用期間終了（返却期限）までに，集計等のためにハードディスク等の記録装置に保存又は紙媒体等に出力した調査票情報及び中間生成物を復元できないように消去する（オンサイト利用の場合を除く。）。

　　ただし，調査票情報を再度利用することが予定されている場合であって，再度利用する際の名寄せによるマッチング等の作業を効率化するなど相当の理由がある場合，文書により提供機関等の了承を得た上で，調査票情報を特定するキーコード（提供機関等が割り振った一連番号などであって，調査対象者が報告を行っていない情報）のみをマッチングキーとして保管することとして差し支えない。

　　また，申出者は，法第33条第3項（法第33条の2第2項の規定により準用する場合を含む。）並びに規則第14条及び第22条の規定に基づき，調査票情報を利用して作成した統計又は行った統計的研究の成果を遅滞なく提供機関等に提出するときは，総務省告示で定める報告書（別記様式第14号）及び調査票情報に係る管理簿とともに，提供を受けた媒体等を併せて返却する。この際，提供媒体については，書留（送料は申出者の負担）による送付又は窓口組織等での直接の受渡しのいずれかによる（法第33条第1項第1号の申出についても，上記取扱いに準ずるものとし，報告書については，別記様式第14号を活用するなど適宜対応する。）。

　　なお，調査票情報を利用して作成した統計及び行った統計的研究の成果並びに報告書は，電磁的記録をもって作成し，提供機関等に提出する。

2　研究成果等の公表

(1)　提供機関等に提出された統計等の公表

　　提供機関等は，法第33条第4項（法第33条の2第2項の規定により準用する場合を含む。）並びに規則第15条，第16条，第23条及び第24条の規定に基づき，統計等の提出を受けた日から原則として3月以内に，調査票情報を提供した際に公表した事項（上記第3の2参照）に加え，報告書に記載された次のアからウまでに掲げる事項をインターネットの利用その他の適切な方法（ミクロデータ利用ポータルサイトへの掲載等）により公表する。

　　なお，当該公表に当たっては，利用者における学術論文の発表時期や学術雑誌等への掲載時期等との関係に留意し，利用者の権利利益を害することがないよう取り扱う。

ア　提出された統計若しくは統計的研究の成果又はその概要

　　上記1により提出された統計又は統計的研究の成果を公表することを原則とするが，提出された統計のファイル数が膨大，統計的研究の成果が偏見を助長するおそれがあるなど，提出された統計等をそのまま公表することが適当でないと判断される場合には，その概要を公表することとして差し支えない。

イ　統計又は統計的研究の成果に関連する事項

　　統計の作成又は統計的研究を行うに当たって利用した調査票情報に係る統計調

査の名称，年次，当該調査票情報の地域の範囲（統計の作成等に係る地域区分）その他の当該調査票情報を特定するために必要な事項を公表する。

また，統計の作成の方法又は統計的研究の方法の確認をするために，提供機関等が特に必要と認める事項を公表する。具体的な事項としては，提供を受けた調査票情報による推計手法や分析手法など当該統計の作成等を再現するために必要な情報の提供を求め，これを公表することなどが想定される。

　ウ　統計又は統計的研究の成果の公表状況

　　　提出された統計又は統計的研究の成果の全部又は一部が学術研究の成果等として学術雑誌等に掲載され又は掲載されることが予定されている場合，当該学術雑誌等の名称及び掲載年月日を公表する。

(2)　申出者における研究成果等の公表

　ア　成果の公表

　　　申出者は，原則として，調査票情報を利用して作成した統計又は行った統計的研究の成果を申出書に記載した方法及び公表時期に基づき公表する。

　　　また，当該公表に当たっては，提供機関の特定の調査票情報を利用して申出者が独自に集計等を行ったものである旨明記し，提供機関が作成・公表している統計等とは異なることを明らかにする。

　　　なお，申出時点では，学術雑誌への投稿等を予定していたが，調査情報の利用期間終了時点において，論文審査中であることなどの理由により，申出書に記載した公表方法を履行することができない場合，報告書に今後の予定（見通し）を記載するとともに，公表方法が明らかになり次第，改めて提供機関等に連絡する。

　イ　成果が公表できない場合の取扱い

　　　申出者の死亡，法人組織の解散，研究計画の中止等により研究成果を公表することができない場合（法第33条第1項第1号の場合を除く。），研究等の状況の概要及び公表できない理由を報告書により提供機関等に報告する。

3　調査票情報の不適切利用への対応

(1)　基本的な考え方

　　　調査票情報の提供を受けた者は，法第42条第1項並びに法第43条第1項及び第2項の規定に基づき，適正管理義務，守秘義務及び目的外利用の禁止が課されており，法第43条第1項又は第2項に違反した場合，法第57条第1項第3号又は法第59条第2項の規定に基づき，それぞれ罰則が適用される。

　　　また，提供機関等は，申出者が調査票情報の提供条件（利用規約）に反する行為を行った場合若しくは反する行為が疑われる場合又は制度に対する国民の信頼を損なうおそれがある行為があった場合，事実関係を確認の上，速やかに是正措置を講ずるよう指導するとともに，必要に応じ違反行為等の内容に応じて提供の取消しや一定期間の利用停止等の措置を講ずるものとする。

(2)　総務省及びその他提供機関等との連携

　　　提供機関は，申出者が法令違反又はその他の契約違反を行ったと判断した場合，一定期間の利用停止等の措置を講ずることを決定した場合，その他必要と判断した

場合には，その旨を総務省に連絡する。

　総務省は，提供機関から違反行為に関する連絡を受けた場合，その他の提供機関等に対し，当該連絡事項及び利用停止等に関する情報の提供を行い，全ての提供機関等において同様の対応が行われるよう必要な措置を講ずる。

　なお，統計センターが調査票情報の提供に関する事務を受託している場合，提供機関を通じて総務省に連絡を行う。

(3)　不適切利用の類型及び取扱い

　提供機関等は，次のような法令又は契約違反その他の制度に対する国民の信頼を損なうおそれがある行為に対して，速やかに是正措置を講ずるよう指導するとともに，法に基づく罰則の適用を検討することに加え，当該行為の内容に応じて一定期間の利用停止等の必要な措置を講ずるものとする。

- ・　承諾された利用環境以外の下で調査票情報の利用を行うこと（1か月以上9か月以内の提供禁止）
- ・　調査票情報を紛失すること（1か月以上9か月以内の提供禁止）
- ・　調査票情報の内容を漏えいすること（1か月以上12か月以内の提供禁止）
- ・　承諾された利用目的以外の利用を行うこと（1か月以上12か月以内の提供禁止）
- ・　期限までに調査票情報の返却等を行わないこと（返却が行われるまで他の調査票情報の提供禁止及び返却日以降，返却の遅延期間に相当する期間の提供禁止）
- ・　正当な理由なく作成した統計若しくは行った統計的研究の成果，報告書又は調査票情報に係る管理簿を提出しないこと（上記期限までに調査票情報の返却等を行わないことと同様）
- ・　正当な理由なく作成した統計又は行った統計的研究の成果を公表しないこと（上記期限までに調査票情報の返却等を行わないことと同様）
- ・　その他制度に対する国民の信頼を損なうおそれがある行為を行うこと（上記を参考に当該行為の内容に応じた提供禁止）

(4)　他の調査票情報の二次的利用との連携

　法第34条第1項に基づく委託による統計の作成等及び法第36条第1項に基づく匿名データの提供において，法令又は契約違反により一定期間の利用停止等の措置が講じられている場合，同様の期間，当該措置が講じられている者に対して調査票情報の提供を行わないものとする。

(5)　公益通報者保護法との関係

　法は，公益通報者保護法（平成16年法律第122号）の適用対象とされており，法に違反する行為を労働者が通報した場合，同法に基づき，当該労働者は解雇等の不利益な取扱いから保護されること等が規定されている。

　行政機関(注5)は，公益通報者保護法及び関連するガイドライン等に基づいて，内規の整備，受付窓口の整備等，適切な措置を講ずる。

(注5)　独立行政法人は，公益通報者保護法第2条第4項の「行政機関」には含まれない点に留意。

4　総務省及び統計委員会に対する報告

　提供機関は，法第55条に基づく総務大臣からの求めに応じ，毎年度，調査票情報

の提供状況を取りまとめ，総務省に報告する。

　また，総務省は，提供機関から報告を受けた調査票情報の提供状況を取りまとめ，その概要を公表するとともに，統計委員会に報告する。

　なお，総務省は，提供機関等と同様に申出者の秘密の保全に留意し，情報の管理を適切に行う。

附　則
1　平成31年4月19日付けで改正された本ガイドラインは，平成31年5月1日から施行する。
2　「オンサイト利用に係る統計法第33条の運用に関する本ガイドライン（試行運用版）」（平成28年7月1日総務省政策統括官（統計基準担当）決定）は，改正された本ガイドラインの施行をもって廃止する。

附　則
　令和元年6月27日付けで改正された本ガイドラインは，令和元年7月1日から施行する。

【添付資料一覧】
（別紙）
別紙　調査票情報のオンサイト利用（省略）
（別記様式）
別記様式第1号　調査票情報利用管理リスト【雛形】
別記様式第2号　調査票情報の提供申出書【雛形】
別記様式第3号　契約書類（写し）の代替文書【雛形】
別記様式第4号　調査票情報の提供の申出に係る審査票（省略）
別記様式第5号　調査票情報の利用について【雛形】
別記様式第6号　調査票情報に係る管理簿（省略）
別記様式第7-1号　調査票情報の提供申出に対する承諾通知書【雛形】
別記様式第7-2号　調査票情報の提供申出に対する不承諾通知書【雛形】
別記様式第8-1号及び8-2号　依頼書【雛形】
別記様式第9号　調査票情報の利用に係る誓約書【雛形】
別記様式第10号　調査票情報の提供に係る利用規約（省略）
別記様式第11号　オンサイト利用における分析結果等の提供に関する標準的なチェック内容（省略）
別記様式第12号　申出書の記載事項変更申出書【雛形】
別記様式第13号　所属等変更届出書【雛形】
別記様式第14-1号及び14-2号　報告書【雛形】

　上記，別記様式は調査票情報の提供に関するガイドライン（http://www.soumu.go.jp/main_content/000631449.pdf）を参照。

別記様式第1号

○○省調査票情報利用管理リスト

調査名	年次・月次等	調査票情報の形式	ドキュメント			提供の可否	オンサイト利用の可否	担当課室・係名	連絡先
			データレイアウト	コード表（符号表）	その他（具体的に）				
○○○○統計調査	平成17年1月～31年3月	CSV	○	○	データチェック要領、調査概要	可	可	○○局○○課○○係	03-XXXX-XXXX aaaa@soumu.go.jp
〃	平成3年1月～16年12月	テキスト	－	－	－	可	否	〃	〃
□□統計調査(甲)	平成21年、26年、31年	CSV	○	○	調査概要	可	可	□□局□□課□□室□□係	03-YYYY-YYYY bbbb@soumu.go.jp
□□統計調査(乙)	〃	CSV	○	○	調査概要	可	可	〃	〃

別記様式第2号

文　書　番　号

○○○○年○月○日

（行政機関等の長）　殿

申　出　者

調査票情報の提供について（申出）

標記について、統計法（平成19年法律第53号）第33条（又は第33条の2）第1項の規定に基づき、別紙のとおり調査票情報の提供の申出を行います。

別記様式第5号

○○○年○月○日

(行政機関等の長)　殿

組織の長　[印]

○○統計調査に係る調査票情報の利用について

○○○年○月○日付け（文書番号）で提供申出を行った○○統計調査に係る調査票情報については、下記のとおり、（法人名、組織名）として、その利用を必要とするものであるため、よろしくお取り計らい願いたい。

記

《記載例》
・　○○法人が○○年度調査研究事業として行う「○○に関する研究」の一環として実施する統計調査の対象者名簿を作成する。研究事業のパンフレットは別添1、本法人及び○○大学、○○研究所との連携体制は別添2を参照

・　○○大学が、○○学部○○○年度に実施する「○○に関する研究プロジェクト」において、○○統計調査に係る調査票情報を利用し、分析を行うとともに、本学主催のシンポジウムにて当該研究成果を広げる。プロジェクトのパンフレットは別添1、プロジェクト推進体制は別添2を参照

注1)　法人・組織に属する研究者等の個人が、自己の研究等の目的で調査票情報を利用するのではなく、法人・組織等として調査票情報を利用することを明確に記載してください。
　2)　行政機関又は地方公共団体その他の行政機関が申出を行う場合は、本様式は不要です。

別記様式第3号

○○○年○月○日

(行政機関等の長)　殿

申出者　[印]

調査票情報（○○統計調査）の提供申出に係る集計等業務委託
契約における秘密保持保持業務等に関する事項の明記について

○○○年○月○日付け（文書番号）で提供申出を行った○○統計調査に係る調査票情報については、集計等の業務を（受託者名）に委託することとしているが、現在、委託契約の締結事務を進めており、申出書に契約関係書類の写しを添付することができない。
当該契約関係書類の写しは、契約締結後速やかに貴機関あてに送付するが、現時点において契約書又は覚書等において、調査票情報の適正な管理や秘密保護等に関して、下記の事項について明記することとしていることので、よろしくお取り計らい願いたい。

記

①　善良なる管理者の注意義務に関する事項
②　業務上知り得た事項に係る秘密保持義務に関する事項
③　関係資料の適正管理義務に関する事項
④　調査票情報の転写、貸与及び提供の禁止に関する事項
⑤　調査票情報の集計のための作業の遂行に不要となった入力媒体の廃棄に関する事項
⑥　業務の再委託の禁止に関する事項
⑦　調査票情報の管理状況についての検査に関する事項
⑧　事故又は災害発生時における報告に関する事項
⑨　違反した場合の契約解除の措置その他必要な事項

別記様式第7-1号

文　書　番　号
○○○年○月○日

（行政機関等の長）

（申　出　者）　殿

○○統計調査に係る調査票情報の提供について（通知）

年　月　日付け（文書番号）の調査票情報の提供に係る申出について、統計法（平成19年法律第53号）第33条の2）第1項の規定に基づき、下記の内容にて承認します。
また、調査票情報の提供の提供に当たっての利用条件（利用規約）は別紙のとおりです。

記

1　調査票情報の名称、年次等

2　調査票情報の利用目的等

3　調査票情報の提供時期

4　手数料の額（統計法第33条の2第1項に該当する場合）

5　手数料の納付方法及び納付期限（統計法第33条の2第1項に該当する場合）

6　依頼書の提出期限

上記の内容に合意の上、調査票情報の提供を依頼する場合は、上記依頼書の提出期限までに必要な書類の提出とともに、上記指定された手数料の納付方法による手数料を納付期限までに納付してください。
上記期限までに依頼書の提出及び手数料の納付がなかった場合は、本通知書による承認は無効とします。

別記様式第7-2号

文　書　番　号
○○○年○月○日

（行政機関等の長）

（申　出　者）　殿

○○統計調査に係る調査票情報の提供について（通知）

年　月　日付け（文書番号）の調査票情報の提供に係る申出について、下記の理由により、承諾しないこととしたので、通知します。

記

別記様式第8－2号（第33条の2関係）

依頼書

（統計法（平成19年法律第53号）第33条の2関係）

年　月　日

殿

所属及び職名
氏　名　　　　　　　　（署名又は記名押印）
連絡先所在地
連絡先電話番号
連絡先e-mail

年　月　日付け　号の通知のとおり、統計法第33条の2第1項の規定に基づき、下記に係る供申出書のとおり、調査票情報の提供を依頼します。調査票情報の提供を受け、当該調査票情報に係る利用条件に従って誠実にこれを履行します。並びに、本国の法令及びが定める調査票情報に係る利用条件に従って誠実にこれを履行します。

記

1　調査票情報の名称、年次等
2　調査票情報の利用目的
3　提供希望年月
4　利用期間　　　　　年　月　日まで
5　手数料の額
6　手数料の納付方法
7　公表関係（統計法第33条の2第2項で準用する同法第33条第2項の規定によるもの）
次の表の各公表事項に係る公表内容を記載してください。

公表事項	公表内容
① 調査票情報の提供を受けた者の氏名又は名称	
② 提供した調査票情報に係る統計調査の名称	1と同じ
③ その他の必要と認める調査の名称	
④ 調査票情報の利用目的	2と同じ
⑤ 上記以外の調査票情報を提供した年月日ではなく、3の提供希望年月日に準じた年月日とする。	

※ 行政機関の長、指定独立行政法人等、統計センターが明らかにする公表内容（第33条の2によるもの）

ア 収入印紙による納付
イ その他現金による納付

8　規則第19条関係
次の各事項に該当する場合にそれぞれの□にチェック（☑）を付けてください。

事項	該当する場合にチェックを付けてください
① 調査票情報を適正に管理するために必要な措置が講じられている	□
② 個人又は法人の秘密の漏えい、国の安全を害するおそれがない	□
③ 規則第19条第1項第1号に該当しない者である	□
④ 規則第19条第2項第2号に該当しない者である	□
⑤ 規則第19条第2項第3号に該当しない者である	□
⑥ 規則第19条第2項第4号に該当しない者である	□

1から8までの記載内容に係る調査票情報の提供についての詳細は、　年　月　日付けの第33条の2提供申出書及び第33条の2提供申出書記載付事項のとおりです。

（収入印紙貼付欄）
所定の金額の
収入印紙を貼り、
消印しないこと。

備考　用紙の大きさは、日本産業規格A4とすること。

別記様式第8－1号（第33条関係）

依頼書

（統計法（平成19年法律第53号）第33条関係）

年　月　日

殿

所属及び職名
氏　名　　　　　　　　（署名又は記名押印）
連絡先所在地
連絡先電話番号
連絡先e-mail

年　月　日付け　号の通知のとおり、統計法第33条第1項の規定に基づき、下記に係る申出書のとおり、調査票情報の提供を受け、当該調査票情報を利用することに当たっては、日本国の法令及びが定める調査票情報に係る利用条件に従って誠実にこれを履行します。

記

1　調査票情報の名称、年次等
2　調査票情報の利用目的
3　提供希望年月
4　利用期間　　　　　年　月　日まで
5　公表関係（統計法第33条第2項の規定によるもの、統計法第1項第2号の場合のみ）
次の表の各公表事項について本依頼に係る公表内容を記載してください。

公表事項	公表内容
① 調査票情報の提供を受けた者の氏名又は名称	
② 提供した調査票情報に係る統計調査の名称	1と同じ
③ 調査票情報の提供を受けた年月日（個人に限る。）の事項	
④ 所属外の他の当該事項に関する事項	
⑤ 調査票情報の利用目的	2と同じ

6　規則第11条関係（統計法第33条第1項第2号の場合のみ）
次の各事項に該当する場合にそれぞれの□にチェック（☑）を付けてください。

事項	該当する場合にチェックを付けてください
① 調査票情報を適正に管理するために必要な措置が講じられている	□
② 規則第11条第2項第1号に該当しない者である	□
③ 規則第11条第2項第2号に該当しない者である	□
④ 規則第11条第2項第3号に該当しない者である	□
⑤ 規則第11条第2項第4号に該当しない者である	□

1から6までの記載内容に係る調査票情報の提供についての詳細は、　年　月　日付けの第33条提供申出書及び第33条提供申出書記載付事項のとおりです。

備考　用紙の大きさは、日本産業規格A4とすること。

調査票情報の利用に係る誓約書

年 月 日

行政機関等の長 殿

申出者 所属及び職名
氏 名 （署名又は記名押印）

　年 月 日付け（文書番号） で提供の申出を行った調査票情報の利用に当たり、別添の利用規約を遵守することを誓約します。

所属	職名	氏名	
			（署名又は記名押印）
			（署名又は記名押印）
			（署名又は記名押印）
			（署名又は記名押印）

（注）申出者が公的機関等や法人等の場合、当該機関等の長の名義により、本誓約書を提出する。

申出書の記載事項変更申出書

年 月 日

行政機関等の長 殿

申出者 所属及び職名
氏 名 （署名又は記名押印）
連絡先所在地
連絡先電話番号
連絡先 e-mail

　年 月 日付け調査票情報の提供に係る申出書について、記載事項の一部を変更したいので、以下のとおり申し出します。
　なお、本申出書の提出後、変更の承認の通知を受けるまでは、年 月 日付け申出書の記載内容に従って履行いたします。

当初申出年月日	年 月 日
調査票情報を用いて行う統計の作成、統計的研究等の名称	
変更事項	＜変更前＞ ＜変更後＞
変更理由	

備考 用紙の大きさは、日本産業規格A4とすること。

報告書(統計法(平成19年法律第53号)第33条関係)

年　月　日

殿

所属及び役職名
氏　名　　　　　　　　(署名又は記名押印)
連絡先所在地
連絡先電話番号
連絡先 e-mail

年　月　日付け政府統計により提供を受けた調査票情報による　　　　が完了しましたので、下記のとおり報告します。

記

提供を受けた調査票情報の名称	
1. 統計又は統計的研究の成果の名称	(1) 統計又は統計的研究の名称
2. 統計又は統計的研究の成果の概要等	(2) 調査票情報を利用した期間及び調査研究等の実施期間
	(3) 統計又は統計的研究の成果の概要(調査研究等の概要を含む)
	※記入しきれない場合は、別紙に記載し当該別紙を添付する。
	表を除く(名称)・・・ ・論文・著書 ・雑誌・学会等での発表 ・学会等への投稿 ・その他 ○ 上記以外の統計資料(名称)・・・ (※作成中の場合はその予定時期を記載)
	(4) 統計又は統計的研究の成果を公表している又は公表する予定の有無(統計法第43条第4項の規定により行う公表)
	※上記(4)に関して、インターネット上に掲載の場合は、併せてリンク先を掲載すること。
	(5) 公表関係(統計法第43条第4項の規定によるもの)
	公表等有
3. 調査票情報の利用後の状況	・措置の方法: ・措置を行った年月日:　　年　月　日 ・措置の責任者名:

備考
1　やむを得ない理由により調査研究等が中断した場合又は「2.統計又は統計的研究の成果の概要等」が示せない場合は、該当欄に、その理由を記載すること。
2　用紙の大きさは、日本産業規格A4とすること。

所属等変更届出書

年　月　日

行政機関等の長　殿

申出者
所属及び役職名
氏　名　　　　　　　(署名又は記名押印)
連絡先所在地
連絡先電話番号
連絡先 e-mail

{申出者／利用者／代理人}の

年　月　日付け調査票情報の提供に係る申出書等に
{所属／住所／連絡先／姓}
に変更がありましたので、以下のとおり届出します。

当初申出年月日	年　月　日
調査票情報を用いて行う統計の作成、統計的研究等の名称	
変更事項	<変更前> <変更後>
変更理由	

備考
1　本様式は、申出者の属性に係る軽微な変更や変更がある場合や変更に係る届出を行うものとし、利用者の範囲、利用場所、利用期間等、新たに審査を必要とする変更については、「申出書の記載事項変更審査申出書」により申し出ること。
2　用紙の大きさは、日本産業規格A4とすること。

別記様式第14-2号(第33条の2関係)

報告書(統計法(平成19年法律第53号)第33条の2関係)

　　　　　　　　　　　　　　　　　　　　　　　　　　　　年　月　日

　　　殿

　　　　　　　　　　　所属及び職名
　　　　　　　　　　　氏名　　　　　　　　　(署名又は記名押印)
　　　　　　　　　　　連絡先所在地
　　　　　　　　　　　連絡先電話番号
　　　　　　　　　　　連絡先e-mail

　年　月　日付け依頼書により提供を受けた調査票情報による　　　が完了しましたので、下記のとおり報告します。

記

1. 提供を受けた調査票情報の名称	
2. 統計又は統計的研究の成果の概要等	(1) 統計又は統計的研究の名称
	(2) 調査票情報を利用した期間及び研究の実施期間等
	(3) 統計又は統計的研究の成果を利用して行った研究の成果又は教育の内容又は数(調査票情報を利用して行う公表) ※ 記入しきれない場合は、別紙に記載し当該添付を添付する。
	(4) 調査票情報を利用して行った統計的研究の成果又は教育の公表(統計法施行規則第33条の2第2項の規定により実施する研究(統計法施行規則第33条第4項の規定により行う公表を除く)) ・論文(名称:) ・報告書・書籍(名称:) ・学会報告等(名称:) ・その他(　) ○ 上記の公表時期が(当年度の場合をその予定時期を記載する。インターネット上に掲載の予定がある場合は、併せてリンク先を掲載すること。
	(5) 公表関係(統計法施行規則第33条の2第2項の規定により実施する研究(統計法施行規則第33条第4項の規定によるもの))
	・統計又は統計的研究の成果等の公表を行うに当たって利用した調査票情報を特定するために必要な事項 ・統計又は統計的研究の成果の公表又は提供の方法 (統計・統計的研究の成果の名称又は主題) 統計的研究の名称又は主題 統計的研究の成果の公表年月日
3. 調査票情報の利用後の措置状況	・措置の方法: ・措置を行った年月日:　　年　月　日 ・措置の責任者名:

備考　1　やむを得ない理由により研究等が中断した場合など「2.統計又は統計的研究の成果の概要等」が示せない場合は、該当欄に中断するまでに実施した内容等を示すとともに、結果を示せない理由を記載すること。
　　　2　用紙の大きさは、日本産業規格A4とすること。

-336-

2.1.6 調査票情報等の管理及び情報漏えい等の対策に関するガイドライン （平成21年2月6日総務省政策統括官（統計基準担当）決定）

第1 総則

1 目的

調査票情報等の管理及び情報漏えい等の対策に関するガイドライン（以下「本ガイドライン」という。）は，統計調査に対する国民の信頼の確保及び調査票情報の利活用に資する観点から，統計調査によって収集された調査票情報及び一体として管理すべきドキュメント等の適正な管理とともに，調査票情報等の漏えい，滅失，毀損等を防止するために必要な措置の指針を示すことを目的とする。

なお，本ガイドラインは，調査票情報等を適正に管理するために講ずべき措置として標準的なものを示すものであり，調査実施者等におけるその他の効果的な取組を妨げるものではない。

2 用語の定義

(1) 調査実施者

本ガイドラインにおいて「調査実施者」とは，基幹統計調査又は一般統計調査を実施する統計法（平成19年法律第53号。以下「法」という。）第2条第1項に規定される行政機関をいう。

(2) 調査実施者等

本ガイドラインにおいて「調査実施者等」とは，上記(1)を含む法第39条第1項各号に掲げる者及び同項各号に掲げる者から当該各号に定める情報の取扱いに関する業務の委託を受けた者その他の当該委託に係る業務を受託した者（以下「受託者」という。）をいう。

(3) 統計調査

本ガイドラインにおいて「統計調査」とは，法第2条第5項に規定するものをいう。

(4) 調査票情報

本ガイドラインにおいて「調査票情報」とは，法第2条第11項に規定するものをいう。

(5) 調査関係書類

本ガイドラインにおいて「調査関係書類」とは，調査票以外であって，統計調査の実査段階（調査票の配布から回収に係る一連の活動をいう。以下同じ。）で利用する調査対象名簿，調査区地図，要図等その他の関係書類で調査対象の識別を可能とするものをいう。

(6) 行政記録情報

本ガイドラインにおいて「行政記録情報」とは，法第2条第10項に規定するもののうち，法第29条第1項の規定により他の行政機関から提供を受けたものをいう。

(7) 中間生成物

本ガイドラインにおいて「中間生成物」とは，集計段階等において結果表等の最終生成物が完成するまでに生成される入出力帳票，チェック済データ，マッチング

済データ等，調査票情報を含んだ生成物をいう。

(8) ドキュメント

本ガイドラインにおいて「ドキュメント」とは，将来の利用に当たって電子化又は磁気化された調査票情報及び匿名データがどのような情報であるかを示す情報並びに当該データを用いて作成した統計を再現するために必要な情報をいう。例えば，ⅰ）データレイアウトフォーム，符号表等の調査票情報及び匿名データと結びつけて当該データを定義するために必要な情報，ⅱ）母集団推計を行うための集計用乗率，行政機関自ら有する行政記録情報など公表された統計を作成するために必要な情報，ⅲ）電子計算機処理に必要な情報をいう。なお，集計プログラム作成のために必要な仕様，それらの取扱要領及び調査概要資料も含む。

(9) 匿名データ

本ガイドラインにおいて「匿名データ」とは，法第2条第12項に規定するものをいう。

(10) 事業所母集団データベース

本ガイドラインにおいて「事業所母集団データベース」とは，法第2条第8項に規定するものをいう。

(11) 調査票情報等

本ガイドラインにおいて「調査票情報等」とは，上記(4)及び(6)から(9)までに掲げる情報，上記(10)に記録されている情報並びに調査票及び上記(5)の総称をいう。

(12) 電子計算機

本ガイドラインにおいて「電子計算機」とは，サーバ，パーソナルコンピュータ等の情報処理機器及び入出力用等の周辺機器をいう。

(13) 電子計算機処理

本ガイドラインにおいて「電子計算機処理」とは，電子計算機を使用して行われる情報の入力，出力及び附随する処理をいう。

(14) 電磁的記録媒体

本ガイドラインにおいて「電磁的記録媒体」とは，電磁的方法により記録する磁気テープ，磁気ディスク，光ディスク及びこれらと同等の機能を持つ電磁的方式による記録媒体をいう。

(15) 情報システム

本ガイドラインにおいて「情報システム」とは，統計調査の実施，集計又は保管等に使用する電子計算機処理，保管又は通信に係るシステムをいう。なお，ネットワークに接続しない端末，いわゆるスタンドアロンパーソナルコンピュータも含まれる。

3 本ガイドラインの適用及び対象範囲

(1) 基本方針

調査実施者等は，法第39条及び統計法施行規則（平成20年総務省令第145号。以下「規則」という。）第41条の規定に基づき，本ガイドラインの第2の内容も参考として，調査票情報，事業所母集団データベースに記録されている情報，行政記録

情報及び匿名データを適正に管理するために必要な措置を講ずるものとする。

　また，調査実施者等は，上記情報と一体的に管理する必要があると認められるもの（下記(2)のイ参照）についても，本ガイドラインを参考として適正な管理を行うものとする。

　なお，法第33条第１項，法第33条の２第１項又は法第36条第１項の規定に基づき調査票情報又は匿名データの提供を受けた者は，法第42条及び規則第42条の規定に基づき，「調査票情報の提供に関するガイドライン」（平成20年12月24日総務省政策統括官（統計基準担当）決定）等の二次的利用関連ガイドラインを参考として調査票情報及び匿名データの適正な管理を行うものとする。

(2)　**適正な管理を行う情報の範囲**

　本ガイドラインにおいて適正な管理を行う情報の範囲は，法第39条第１項及び規則第41条に規定されている情報を原則とし，将来の利活用に当たって当該情報と一体的に管理する必要があると認められるものについても対象とする。具体的には次のア及びイに掲げるものとする。

　ア　法第39条第１項及び規則第41条に規定されている情報

　　①　調査票情報

　　　・　基幹統計調査及び一般統計調査に係る調査票情報

　　　・　指定地方公共団体が行った統計調査に係る調査票情報

　　　・　指定独立行政法人等が行った統計調査に係る調査票情報

　　②　事業所母集団データベースに記録されている情報

　　③　行政記録情報

　　④　匿名データ

　　　・　基幹統計調査及び一般統計調査に係る調査票情報を加工して作成した匿名データ

　　　・　指定独立行政法人等が行った統計調査に係る調査票情報を加工して作成した匿名データ

　　　（注）　上記①から④までに掲げる情報の取扱いに関する業務の委託を行った場合の当該情報（以下「受託情報」という。）を含む。

　イ　上記アの情報と一体的に管理する必要があると認められるもの

　　①　ドキュメント

　　②　中間生成物

　　③　調査票

　　④　調査関係書類

(3)　**適正な管理を行う者の範囲**

　本ガイドラインにおいて調査票情報等の適正な管理を求められる者の範囲は，上記(2)のア及びイに掲げる情報の取扱いに従事する者とする。具体的には，次のアからカまでに掲げる者とする。

　ア　調査実施者の職員（統計調査に係る業務に従事する者に限る。）

　イ　法第14条に基づき設置された統計調査員及び法第16条に基づき政令に定める範囲で基幹統計調査に関する事務の一部を処理することとされた地方公共団体及び

教育委員会の職員（当該事務に従事する者に限る。）

ウ　受託者

エ　事業所母集団データベースの整備及び運用に従事する者

オ　法第27条第2項の規定に基づき，事業所母集団データベースに記録されている情報の提供を受けた者

カ　その他上記(2)ア及びイに掲げる情報の取扱いに従事する者

4　関連法令等との整合性

調査実施者等は，調査票情報等の適正な管理に当たって，必要に応じて次の関連法令等と整合性を保つものとし，統一的かつ効率的な管理を行うものとする。

また，関連法令等の改正により，本ガイドラインとの整合性に問題が発生する場合，総務省は，本ガイドラインを早期に改正するものとし，改正するまでの間，調査実施者等に対して指導又は技術的な助言を行うことにより，調査票情報等の適正な管理を支援するものとする。

・　「政府機関等の情報セキュリティ対策のための統一基準」（サイバーセキュリティ戦略本部。以下「セキュリティ統一基準」という。）等情報システムセキュリティ関連

・　「公文書等の管理に関する法律」（平成21年法律第66号。以下「公文書管理法」という。）等公文書管理関連

・　「統計調査等業務の業務・システム最適化計画」（平成18年3月31日各府省情報化統括責任者（CIO）連絡会議決定。以下「最適化計画」という。）

・　「統計調査における民間事業者の活用に係るガイドライン」（平成17年3月31日各府省統計主管課長等会議申合せ。以下「民間活用ガイドライン」という。）

・　文書管理業務の業務・システム最適化計画（平成18年4月13日各府省統計主管課長等会議申合せ）

・　「事業所母集団データベース運用管理規程」（平成24年12月21日総務省統計局長・政策統括官（統計基準担当）決定。以下「データベース管理規程」という。）

・　二次的利用関連ガイドライン

・　「公表期日前の統計情報を共有する範囲・手続に関する指針」（平成22年5月12日総務省政策統括官（統計基準担当）決定）

第2　調査票情報等の適正な管理

1　組織的管理措置

(1)　管理体制

調査実施者等は，原則として次の体制によって調査票情報等を取り扱う者の権限及び責務並びに業務を明確にし，適正な管理を推進する。なお，関連法令等に基づき保有情報における管理体制が既に構築されている場合であって，次に掲げる責務等に準じ，調査票情報等の適正な管理が確実に達成できる場合は，別の体制によって対応することができるものとする。

【規則第41条第1項第1号イ，ニ及びホ，同条第2項第1号イ，ニ及びホ（同条第3項により準用する場合を含む。），同条第4項第1号イ，ニ及びホ（同条第5項により準用する場合を含む。）並びに同条第6項第1号イ(1)，(4)及び(5)並びに同項第2号イ(1)，(5)及び(6)関連】

ア　総括管理責任者

調査実施者等は，当該組織内全体における調査票情報等の適正な管理を統括する総括管理責任者を1名置く。その責務等は次のとおりとする。

・　総括管理責任者は，調査票情報等の適正な管理を達成するため，その実施する統計調査ごとに管理責任者を指名する。総括管理責任者は，調査票情報等の組織的かつ適正な管理を実現するため，統計調査ごとに設置される管理責任者を取りまとめ，必要に応じて指導等を行うことにより，当該組織内において，①調査票情報等を取り扱う統計調査事務従事者，②事業所母集団データベースの整備を行う者及び同データベースの運用に従事する者，③調査票情報等の保管及び提供事務に従事する者（以下「統計調査事務従事者等」という。）を統括する責務を負う。

なお，複数の統計調査の調査票情報等をまとめて保管する場合など，より効率的な管理ができる場合は，統計調査ごとに管理責任者を置かず，複数の統計調査をまとめて1名で対応できるものとする。

・　総括管理責任者は当該組織内において調査票情報等が適正に管理されているか監査するため監査責任者を1名指名する。総括管理責任者は，監査責任者に指示し，定期的に当該組織内における監査を実施し，調査票情報等の適正な管理を実現するため必要に応じて指導等を行う。

・　当該組織内において調査票情報等に係る漏えい等事故が発生したときは，速やかに被害拡大防止のために必要な措置，被害状況の把握及び原因究明を指示し，その内容を総務省に報告するとともに公表する。また，再発防止策についても早急に検討し，対策を講ずるよう指示するとともに，統計調査事務従事者等が故意に漏えいさせたと認められる場合には，刑事告発その他の法的措置を講ずるものとする。

イ　管理責任者

管理責任者は，総括管理責任者から指定された範囲で調査票情報等の適正な管理に係る責務等を負う。その内容は次のとおりとする。

・　担当する統計調査における調査票情報等について，その管理責任を負う。

・　統計調査の作業工程等を考慮し，必要に応じて複数の管理担当者を指定し，担当範囲及び責任を明確にした上で，その適正な管理に係る事務を担当させる。

・　管理担当者に対して，担当範囲の調査票情報等を網羅的に把握させ，これを下記(2)で示す管理簿により管理させる。

・　管理担当者と協力して調査票情報等を取り扱うことができる統計調査事務従事者等の範囲を明確にする。

・　管理担当者を取りまとめ，点検等を行い問題点等の把握に努める。

・　漏えい等事故が発生した場合は速やかに総括管理責任者に報告し，被害拡大防止のために必要な措置，被害状況の把握及び原因究明の指揮に当たる。また，再発防止策についても早急に検討し，対策を講ずる。

ウ　管理担当者

　　管理担当者は，管理責任者から指定された範囲で調査票情報等の適正な管理に係る責務等を負う。その内容は次のとおりとする。

・　担当する範囲における調査票情報等の取扱状況等について，統計調査事務従事者等を通じて把握し，管理簿の更新等を行う。

・　統計調査事務従事者等に対して必要な指導等を行うことによって適正な管理を推進する。

・　漏えい等事故が発生した場合は速やかに管理責任者に報告し，管理責任者の指示に基づき，被害拡大防止のために必要な措置を講ずるとともに，被害状況の把握及び原因究明に当たる。また，再発防止策についても早急に検討し，対策を講ずる。

エ　監査責任者

　　監査責任者は，総括管理責任者の指示に基づき，当該組織内における管理責任者及び管理担当者に対する調査票情報等の管理状況（自己点検の適正性の確認を行うことを含む。）について定期的に監査を行い，その結果を総括管理責任者に報告する。

オ　適正な管理に関する会議

　　総括管理責任者は，調査票情報等の適正な管理を推進するために必要があると認めるときは，管理責任者等をメンバーとした適正な管理に関する会議の開催等を通じて，調査票情報等の適正な管理に関する検討，連絡・調整等を行う。

(2)　管理簿の整備

　　調査実施者等は，次のア及びイに示す管理簿によって当該組織内における適正に管理すべき調査票情報等を組織的かつ網羅的に把握し，厳重に管理するものとする。なお，総括管理責任者又は管理責任者は，管理簿における管理の単位，管理項目，管理担当者，記載内容等について，適正に管理が図れると判断する範囲で柔軟に設定できるものとする。

　　また，調査実施者等において，管理簿に準ずるものが既に存在している場合であって，調査票情報等の適正な管理が実現している場合は，その方法によって対応することができるものとする。

【規則第41条第1項第1号ロ，同条第2項第1号ロ（同条第3項により準用する場合を含む。），同条第4項第1号ロ（同条第5項により準用する場合を含む。）並びに同条第6項第1号イ(2)，同項第2号イ(3)及び同項第3号ハ(2)関連】

ア　管理簿による管理

　　管理責任者は，管理担当者を通じて管理簿を整備し，常に管理している調査票情報等の管理状況について把握できるようにする。

　　具体的には，管理担当者が担当し管理を求められる調査票情報等の下記イに示す事項について，新規登録，更新，削除等を適宜行い，定期的又は随時に管理責任者に報告する。

　　なお，集計段階等において電子計算機処理の過程でハードディスク等の記録媒体に一時的に保存する調査票情報を含んだ情報については中間生成物として整理し，当該中間生成物については電子計算機又は情報システムに漏えい等の対策が

措置され，安全が確保されている場合，また，1年以内に廃棄される中間生成物について調査票情報等を取り扱う執務室，調査票情報等の保管を専用に行う保管室及び調査票情報等の電子計算機処理を専用に行う区域（以下「執務室等」という。）において漏えい対策が取られ安全が確保される場合，管理簿による管理の対象外として差し支えない。

イ　管理項目及び管理簿の様式

　　調査票情報等の管理項目は原則として次のとおりとし，管理簿の様式については別記様式第1号を参考として定めるものとする。なお，総括管理責任者又は管理責任者の判断により必要に応じて管理項目を追加すること，また，管理簿の様式等を適宜変更することができるものとする。

（管理項目）

・ 調査実施者名	・ 保存期間
・ 統計調査名	・ 作成（取得）時期
・ 統計種別（基幹統計調査等の分類）	・ 保存期間満了時期
・ 周期	・ 媒体の種類
・ 管理責任者名	・ 管理担当者
・ 作業段階及び管理単位の分類	・ 取扱者の範囲
・ 個別調査票情報等の名称	・ 保管場所
・ 調査票情報の有無	・ 更新等記録
・ 情報の格付け	・ 廃棄
・ 外部委託の有無	・ 備考

（調査実施者等以外に貸出又は提供する場合）

・ 貸出又は提供者に関する属性情報（氏名，所属機関名，住所，連絡先等必要な情報）

・ 貸出又は提供した調査票情報等の内容

・ 貸出又は提供期間

・ 利用場所

・ 返却又は消去予定日

・ 返却又は消去に係る報告の有無

⑶　調査票情報等の適正管理に関する規程の策定等

　　調査実施者等が，取り扱う情報の区分に応じて組織的管理措置，人的管理措置，物理的管理措置，技術的管理措置及びその他の管理措置の内容を盛り込んだ調査票情報等の適正管理に関する規程を策定（既存の規程においてこれらの内容が盛り込まれている場合，当該規定を準用することも可能）し，その内容を統計調査事務従事者等に周知徹底する。

　　また，当該規程の実施状況について，下記⑷の点検，監査等を通じて，適宜，把握・分析の上で評価し，必要な改善策を講ずるものとする。

【規則第41条第1項第1号ハ，同条第2項第1号ハ（同条第3項により準用する場合を含む。），同条第4項第1号ハ（同条第5項により準用する場合を含む。）並びに同条第6項第1号イ⑶及び同項第2号イ⑷関連】

(4) 点検及び監査

　　調査実施者等は，下記ア及びイのとおり，点検及び監査を組織的に行うことによって，調査票情報等の適正な管理を推進する。

【規則第41条第1項第1号ニ，同条第2項第1号ニ（同条第3項により準用する場合を含む。），同条第4項第1号ニ（同条第5項により準用する場合を含む。）並びに同条第6項第1号イ⑷，同項第2号イ⑸及び同項第3号ハ⑶関連】

　ア　点検

　　管理責任者は，管理担当者を通じて自ら管理責任を有する範囲の調査票情報等の取扱状況，保管状況等について定期的に点検を行い，問題が発生していないか確認し，必要があると認めるときは統計調査事務従事者等に対して速やかに指導等を行う。

　イ　監査

　　総括管理責任者は，監査責任者を通じて当該組織内における調査票情報等の取扱状況，保管状況等について，管理責任者又は管理担当者に対して定期的に監査を行う。

　　なお，総務省は，調査実施者等において調査票情報等の適正な管理が行われているか確認するため必要があると認めるときは，調査実施者等に対し，資料の提出及び説明を求めるものとする。

(5) 基本方針の策定

　　受託者（法人等（独立行政法人等を除く。）である場合に限る。）は，調査実施者等（受託者を除く。）から調査票情報等の取扱いに関する業務の委託を受けるに当たっては，当該情報の適正管理に関する考え方や関係法令の遵守などを内容とする基本方針を定めなければならない。

【規則第41条第6項第2号イ⑴関連】

2　人的管理措置

(1) 教育及び訓練

　　総括管理責任者は，統計調査事務従事者等に対し，調査票情報等の適正な取扱いに関する法令の理解と遵守が図られるよう，必要な教育及び訓練を行う。

【規則第41条第1項第2号，同条第2項第2号（同条第3項により準用する場合を含む。），同条第4項第2号（同条第5項により準用する場合を含む。）並びに同条第6項第1号ロ及び同項第2号ロ⑵関連】

(2) 受託情報を取り扱う者の確認

　　受託者（法人等（独立行政法人等を除く。）である場合に限る。）は，受託情報を取り扱う者が次のいずれにも該当しないことを事前に確認する。

【規則第41条第6項第2号ロ⑴関連】

・　法，個人情報の保護に関する法律（平成15年法律第57号），行政機関の保有する個人情報の保護に関する法律（平成15年法律第58号）若しくは独立行政法人等の保有する個人情報の保護に関する法律（平成15年法律第59号）又はこれらの法律に基づく命令の規定に違反し，罰金以上の刑に処せられ，その執行を終わり，又は執行を受けることがなくなった日から起算して5年を経過しない者

・　暴力団員による不当な行為の防止等に関する法律（平成3年法律第77号）第2条第6号に規定する暴力団員又は暴力団員でなくなった日から5年を経過しない者

・ 調査票情報若しくは匿名データを利用して不適切な行為をしたことがあるか若しくは関係法令の規定に反した等の理由により受託情報を取り扱うことが不適切であると調査実施者等が認めた者

3 物理的管理措置
(1) 執務室等の安全確保
　調査実施者等は執務室等における調査票情報等の漏えい等事故を防止するため，セキュリティ統一基準等に基づき策定する情報セキュリティポリシー（以下「情報セキュリティポリシー」という。）に沿った対策を講ずるものとする。
　具体例としては次のとおりとする。
ア　入退出管理
　執務室等については，原則として統計調査事務従事者等以外に立ち入らせない措置を講ずる。ただし，対応が困難である調査実施者等においては，管理責任者の責任の下，統計調査事務従事者等以外に調査票情報等が漏えい等しないように対策を講ずる。
　特に，調査票情報等の保管を専用に行う保管室及び調査票情報等の電子計算機処理を専用に行う区域（以下「保管室等」という。）の入退出管理については使用可能な出入口を限定するほか，必要に応じて個人認証による入退出の制限，また，入退出記録を残すなど厳重に管理する。
　なお，保管室等については事前に登録された統計調査事務従事者等以外の立入りを禁止するものとするが，管理責任者の許可を得た場合はその限りではなく，管理担当者が立ち会うことを条件に認める。
【規則第41条第1項第3号イ及びロ，同条第2項第3号イ及びロ（同条第3項により準用する場合を含む。），同条第4項第3号イ及びロ（同条第5項により準用する場合を含む。）並びに同条第6項第1号ハ(1)及び(2)，同項第2号ハ(1)及び(2)並びに同項第3号イ(1)及び(2)関連】
イ　保安対策
　調査実施者等は，執務室等における不正・犯罪に備え，業務時間外は必ず施錠するものとし，また，電子計算機についてはワイヤー等によって固定するなど不正な持出しを防止するための対策を講ずるものとする。調査票情報等をロッカー等に一時的に保管する必要がある場合についても，その都度施錠を行い不正に持ち出されないようにする。
　なお，特に，保管室等については，防犯ベルや監視設備等の防犯措置を講ずる。
【規則第41条第1項第3号ハ，同条第2項第3号ハ（同条第3項により準用する場合を含む。），同条第4項第3号ハ（同条第5項により準用する場合を含む。）並びに同条第6項第1号ハ(3)，同項第2号ハ(3)及び同項第3号イ(3)関連】
ウ　防災対策
　調査実施者等は，自然災害及び人為的災害から調査票情報等を保護するため，その重要度に応じて，耐震，防火，防煙，防水等災害対策として必要な措置を講じる。また，電子計算機の予備電源の確保などの対策も必要に応じて講ずる。
【規則第41条第1項第3号ハ，同条第2項第3号ハ（同条第3項により準用する場合を含む。），同条第4項第3号ハ（同条第5項により準用する場合を含む。）並びに同条第6項第1号ハ(3)，同項第2号ハ(3)及び同項第3号イ(3)関連】

(2) 情報システムの移行及び廃棄

　　調査実施者等は，調査票情報等を取り扱う情報システムの見直し等による移行を行う場合は，移行に伴う記録データのバックアップ措置を行い，新情報システムへの確実な移行を行うほか，旧情報システムに保管されていた記録データについても復元困難な状態にするため，専用ツールの活用，物理的な破壊など適切な措置を講ずる。

　　また，これらのバックアップ措置やデータの削除等を行った場合には，その記録（措置日，措置の内容等）を保存するものとする。

　　さらに，情報システムに使用しているソフトウエアのバージョンアップに当たっても，必要に応じて記録データのバックアップ措置を行うなど万全の対策を講ずる。

【規則第41条第1項第3号ニ，同条第2項第3号ニ（同条第3項により準用する場合を含む。），同条第4項第3号ニ（同条第5項により準用する場合を含む。）並びに同条第6項第1号ハ(4)，同項第2号ハ(4)及び同項第3号イ(4)関連】

4　技術的管理措置

　　調査実施者等は，調査票情報等を取り扱う情報システムにおける安全を確保するため，情報セキュリティポリシーに沿った対策を講ずる。

　　具体策としては次のとおりとする。

(1) 識別及び主体認証

　　調査票情報等を取り扱う情報システムについては，暗号化機能や識別及び主体認証機能を活用して，統計調査事務従事者等は次の対策を講ずる。

【規則第41条第1項第4号イ，同条第2項第4号イ（同条第3項により準用する場合を含む。），同条第4項第4号イ（同条第5項により準用する場合を含む。）並びに同条第6項第1号ニ(1)，同項第2号ニ(1)及び同項第3号ロ(1)関連】

・　自己のパスワードを他者に知られないように管理すること。

・　情報セキュリティポリシーに沿って定期的にパスワードの更新を行い，古いパスワードの再利用は行わないこと。

・　調査票情報等を取り扱う端末について，統計調査事務従事者等が離席する場合はスクリーンロックを行うなど，不正操作対策を講ずること。

(2) アクセス制御及び証跡管理

　　調査票情報等を取り扱う情報システムについては，統計調査事務従事者等以外にアクセスすることを認めない。また，情報システムに証跡管理機能を設け，ログデータを保管することによって，漏えい等事故に備えるとともに，可能であれば，保管したログデータを定期的に解析することにより，漏えい等がないか確認する。

　　特に，外部と接続している電子計算機を利用する場合は，外部からの不正なアクセスを遮断するためのファイヤウォールが設定された電子計算機のみ利用する。

【規則第41条第1項第4号，同条第2項第4号（同条第3項により準用する場合を含む。），同条第4項第4号（同条第5項により準用する場合を含む。）並びに同条第6項第1号ニ，同項第2号ニ及び同項第3号ロ関連】

(3) 不正アクセス行為の防止

　　調査票情報等を取り扱う情報システムについては，コンピュータウイルス対策，

セキュリティホール対策など不正アクセス行為を防止するために必要な措置を講ずる。

【規則第41条第1項第4号ロ，同条第2項第4号ロ（同条第3項により準用する場合を含む。），同条第4項第4号ロ（同条第5項により準用する場合を含む。）並びに同条第6項第1号ニ(2)，同項第2号ニ(2)及び同項第3号ロ(2)関連】

(4) 記録データのバックアップ

永年にわたり保管を行う調査票情報等の記録データについては，その滅失及びき損等に備え，必ず記録データのバックアップ措置を取るものとする。

その他の場合についても，記録データのバックアップの必要性の有無を検討し，必要があると認めた場合は同様の措置を講ずる。

また，災害等により生ずる支障の有無を検討し，支障があると認めたときは，別の遠隔地にバックアップしたデータを保管するなど同時被災等しないための適切な措置を講ずる。

【規則第41条第1項第3号ハ及び同項第4号ハ，同条第2項第3号ハ及び同項第4号ハ（同条第3項により準用する場合を含む。），同条第4項第3号ハ及び同項第4号ハ（同条第5項により準用する場合を含む。）並びに同条第6項第1号ハ(3)及び同号ニ(3)，同項第2号ハ(3)及び同号ニ(3)並びに同項第3号イ(3)及び同号ロ(3)関連】

5　その他の管理措置

(1) 業務委託における管理措置

調査票情報等の取扱いを含む業務を，調査実施者等以外の民間事業者等に委託する場合については，民間活用ガイドライン別紙1の内容も参考に，当該情報を適正に管理するための措置が講じられるよう，委託契約書等により具体的な措置内容を確認するものとする。

また，調査実施者等は，情報の取扱いに関する業務の委託を受ける者に対し，法第39条第2項及び規則第41条第6項の適用を受けて当該情報を適正に管理する義務を負うこと，法第57条第1項第2号及び法第59条第1項に罰則が規定されていることを伝達した上，当該情報が所定の目的にのみ利用され，被調査者の報告内容等が漏れることがないよう，適正な管理を徹底させるために必要かつ適切な監督（定期的な報告，立入検査の実施等）を行うものとする。

【規則第41条第1項第5号，同条第2項第5号（同条第3項により準用する場合を含む。）及び同条第4項第5号（同条第5項により準用する場合を含む。）関連】

(2) 受託者における管理措置

受託者は，受託情報の取扱いに関する業務を委託するときは（再委託する場合），調査実施者等（受託者を除く。）に対し，当該委託を受ける者による組織的管理措置，物理的管理措置，技術的管理措置及びその他の管理措置の内容について必要な確認を求めるものとする。

また，受託者は，当該委託を受けた者に対して，適正な管理を徹底させるために必要かつ適切な監督（定期的な報告，立入検査の実施等）を行うものとする。

【規則第41条第6項第1号ホ，同項第2号ホ並びに同項第3号ハ(5)及び(6)関連】

(3) 受託者が個人の場合の管理措置

受託者が個人の場合，物理的管理措置，技術的管理措置並びに上記(1)及び(2)のそ

の他の管理措置に加え，過去に受託情報を適正に管理の上，適切に業務を遂行した実績を有するか又は情報処理に関して一定の資格を有するなど当該実績と同等以上の能力を備えていると認められることが必要である。

　　また，受託情報の漏えい，滅失若しくは毀損の発生又はその兆候を把握した場合，直ちに状況を把握し，被害拡大の防止等の措置を講ずることができるようあらかじめ処理手順を定めておくものとする。

【規則第41条第6項第3号ハ(1)及び(4)関連】

第3　調査実施者における調査票情報等の取扱い

1　共通事項

(1)　調査票情報等の適正かつ安全な利用

　　統計調査事務従事者等は，総括管理責任者，管理責任者及び管理担当者の指導等に従い，調査票情報等の漏えい等事故を防止するため，次のとおり，関係法令や情報セキュリティポリシーを遵守し，調査票情報等の適正かつ安全な利用を行う。

・　法で認められた業務以外で利用しないこと。
・　情報セキュリティポリシーに基づく格付け及び取扱制限に沿って取り扱うこと。
・　管理責任者又は管理担当者から認められた範囲に限定して利用すること。また，収納する際は保管場所として決められた場所以外に収納しないこと。
・　調査票情報等に記録された事項の秘密を保持すること。
・　調査票情報等の利用に支障のある行為を行わないこと。
・　身分証明書を常に見やすいところに着用し，統計調査事務従事者等であることを明確にすること。
・　統計調査事務従事者等の異動によるアクセス制御や業務の引継ぎを適切に行うこと。
・　電磁的記録媒体によって情報の受け渡しを行う場合，できる限り未使用品を使用すること。なお，再利用する場合，記録された情報が復元不可能な状態とすること。

(2)　基幹統計調査及び一般統計調査に関する事務の一部を行う地方公共団体における調査票情報等の適正かつ安全な利用を図るための措置

ア　基幹統計調査

　　調査実施者は，法第16条の規定に基づき基幹統計調査に関する事務の一部を行う地方公共団体が調査票情報等の適正な管理を図るために措置すべき事項について，必要に応じて地方自治法（昭和22年法律第67号）第245条の9に基づく処理基準として定め，当該地方公共団体に周知徹底する。

イ　一般統計調査

　　調査実施者は，一般統計調査に関する事務の一部を行う地方公共団体が調査票情報等の適正な管理を図るために措置すべき事項について，調査実施者との間で取り交わす委託に係る実施要領等に定め，当該地方公共団体に周知徹底する。

また，一般統計調査に関する事務が，個別の法令により法定受託事務とされている場合，調査実施者は，地方公共団体が措置すべき事項について，必要に応じて地方自治法第245条の9に基づく処理基準として定め，当該地方公共団体に周知徹底する。

(3)　保存期間

　　調査票情報等の保存期間については，公文書等の管理に関する法律施行令（平成22年政令第250号）第8条第2項に基づき定めるものとし，次の整理によって決定するものとする。作業段階別における具体的な調査票情報等の種類及び保存期間は別表のとおりとする。

　　なお，管理する調査票情報等の保存期間及び分類については，調査実施者が公文書管理法第10条に基づき定めた行政文書管理規則（以下「行政文書管理規則」という。）に基づき規定する保存期間及び分類と整合性を保つこととし，離齬が生じないようにする。また，行政文書管理規則において保存期間及び分類が規定されていない場合については，行政文書管理規則に基づき任命された文書管理者が定める標準文書保存期間基準において定められた保存期間及び分類に準じることとし，その場合も以下の保存期間及び分類と離齬が生じないようにする。

ア　期限の定めなく保存し続ける必要のあるもの

　　将来にわたって利用するため電磁的方法で記録する調査票情報及びドキュメントの保存期間は，個別の基幹統計調査の実施に係る政省令に規定している場合はその保存期間とし，それ以外については「常用（無期限）」として保存し続けるものとする。

イ　保存期間を1年未満とするもの

　　1年以上保管することを要しない中間生成物については保存期間を1年未満とする。

ウ　調査実施者において保存期間を必要に応じて定めるもの

　　上記ア及びイ以外であって，次に示す調査票情報等の具体的な保存期間については，個別の基幹統計調査の実施に係る政省令に規定している場合はその保存期間とし，その他については事務及び事業の性質，内容等に応じて調査実施者において行政文書管理規則に基づき定めるものとする。

・　実査段階において作成・収集される調査票及びそれと一体で管理すべき調査関係書類

・　集計段階において最終生成物を作成するまでに作成される中間生成物及びそれと一体で管理すべきドキュメント

・　永年にわたり保管される調査票情報及びドキュメントと別に保管される副本

・　その他各段階において作成される行政文書であって，公文書管理法に基づき文書管理者がその保存期間を1年以上とした行政文書

2　作業段階別特記事項

(1)　実査段階

ア　調査担当者における対応

管理担当者は，調査を担当する統計調査事務従事者，統計調査員，民間事業者等の調査担当者に対して，調査票及び調査関係書類を適正に管理するように指導する。

　　特に，調査票の配布，取集等を行う統計調査員に対しては，次に示す点について細心の注意を払うよう指導の徹底を図る。

・　調査票及び調査関係書類について置き忘れ等により紛失しないこと。また，ひったくり，盗難等に遭ったりすることのないように注意すること。

・　調査票及び調査関係書類について，家族を含めて他人の目に触れさせたり，調査内容を他に漏らしたりすることが絶対無いようにすること。

イ　オンライン調査における対応

　　調査実施者が統計調査をオンライン調査システムにより実施する場合については，政府 CIO 補佐官の支援等を受けつつ被調査者等から報告された調査内容がネットワークを通じて漏えい又は改ざんされないようにセキュリティ対策を十分講ずる。

　　また，電子メールなどを利用する場合にあっては，暗号化，パスワードの設定等のセキュリティ対策を十分講ずる。

(2)　集計段階

　　調査票情報等の集計作業については，専用の情報システム内において実施することを原則とするが，やむを得ず職員用の端末に移行して対応する場合には，当該調査票情報等の範囲を必要最小限に限定し，管理責任者の指示に従うものとする。なお，集計作業が終了した後の職員用の端末に記録された調査票情報等は，専用ツールの活用などにより復元できないよう消去する。

　　また，集計作業等によって生成される調査票情報等を含む中間生成物等について廃棄する場合は，調査票情報の漏えい等事故が発生しないように細心の注意を払い一般廃棄物と区別した上で適正に管理し，溶解等により復元が困難な状態にするなどにより確実に廃棄するものとする。

(3)　保管段階

ア　電磁的記録媒体の更新

　　電磁的記録媒体に記録された調査票情報等を別の電磁的記録媒体へ移し替えることによって更新する場合は，バックアップ等の措置を講ずることにより滅失，毀損等の事故が発生しないように細心の注意を払う。

イ　調査票情報等の保存形式

　　平成19年度以降に実施した統計調査の調査票情報のデータ形式及びレイアウト構造（乗率や回答事項の配列，符号内容，データの型等）を示す記法については，最適化計画の「政府統計個票データレイアウト標準記法」に準拠するものとし，特にオンサイト利用に係るデータ形式は CSV 形式を基本とする。

　　また，平成19年度より前に実施した統計調査についても可能な限り同様のデータ形式及び記法に準拠するよう努めるものとする。

　　さらに，事業所・企業を対象とした統計調査の調査票情報については，事業所母集団データベースから付与された共通事業所コードを保持するものとする。

上記のほか，調査票情報とその符号内容等をスプレットシートで一体的に管理するなどによりレイアウト構造を示す符号表を作成しない場合は，管理する符号内容等は「政府統計個票データレイアウト標準記法」に示す記法の内容を可能な限り反映する。

　なお，調査票情報及び符号表以外の情報については，上記を参考として適宜のデータ形式又は記法により保存する。

ウ　保存期間満了時の対応

　管理担当者は，保存期間が満了した調査票情報等について，保存期間を延長する必要がない場合は，行政文書管理規則及び情報セキュリティポリシーの手続に沿って次の対応を行う。

　(ア)　紙媒体等書面によるもの

　　調査票情報等を書面で保管している場合は，溶解等によって復元困難な状態にする。

　(イ)　電磁的方法により保管しているもの

　　調査票情報等を電磁的方法により保管している場合は，電磁的記録媒体から速やかに消去する。なお，電磁的記録媒体自体を廃棄する場合は，媒体の粉砕等により物理的に復元困難な状態にした上で廃棄する。

(4)　提供段階

ア　事業所母集団データベースから提供する場合

　総務省が法第27条第2項に基づき，事業所母集団データベースに記録されている情報を行政機関等に提供する場合は，データベース管理規程の内容に基づき提供を行うものとし，法第39条の規定により適正に管理する義務を負うこと，法第41条の規定により守秘義務等が課され，違反した場合には，法第57条第1項第2号及び法第59条第1項の罰則が科されることを伝達した上，被調査者の報告内容等が漏れることがないよう，提供先の行政機関等による適正な管理を徹底させるための措置を講ずる。

イ　調査票情報の二次利用等のために提供を行う場合

　法第33条第1項，法第33条の2第1項又は法第36条第1項に基づき，調査票情報又は匿名データ（これらの情報の利用に必要なドキュメントを含む。以下，この項目において同じ。）を申出者に提供する場合は，二次的利用関連ガイドラインの内容を踏まえて提供を行うものとし，調査票情報等の提供を受ける者は，法第42条第1項の規定により適正に管理する義務を負うこと，法第43条の規定により守秘義務等が課され，違反した場合には，法第57条第1項第3号，法第59条第2項及び法第61条第3号の規定に基づき罰則が科されることを伝達した上，調査票情報又は匿名データが所定の目的にのみ利用され，かつ被調査者の報告内容等が漏れることがないよう，提供先の利用者による適正な管理を徹底させるための措置を講ずる。

　法第32条に基づき調査実施者内における他部局等へ調査票情報を提供する場合についても，同様の措置を講ずる。

第4　漏えい等事故への対応

1　漏えい等事故発生時等の対応
(1)　調査実施者内における対応
　　ア　統計調査事務従事者等は，担当する事務において調査票情報等の漏えい等事故
　　　　が発生した場合又は発生が予見される状態を把握した場合については，速やかに
　　　　管理担当者に報告した上被害拡大防止のために必要な措置を講ずる。
　　イ　管理担当者は，担当する範囲において調査票情報等の漏えい等事故が発生した
　　　　場合，被害拡大防止のための指示を行う一方，当該漏えい事故等に係る対応状
　　　　況，新たに判明した事実関係（事故発生の経緯，被害状況等）及び再発防止策を
　　　　含めて速やかに報告書に取りまとめ，管理責任者に提出する。
　　　　　また，事故までには至っていないものの当該組織全体において対策を要する又
　　　　は適正な管理のために参考となる情報であると判断した場合についても，管理責
　　　　任者に対して報告を行う。
　　ウ　管理責任者は，管理担当者から調査票情報等の漏えい等事故に関する報告書の
　　　　提出を受けた場合，速やかに総括管理責任者に報告を行う。また，事故までには
　　　　至っていないものの当該組織全体において対策を要する又は管理上の事象であっ
　　　　て当該事象の情報が適正な管理のために参考となる情報であると判断した場合に
　　　　ついても，総括管理責任者に報告を行う。
　　エ　総括管理責任者は，管理責任者から調査票情報等の漏えい等事故について報告
　　　　を受けた場合，速やかに被害拡大防止のために必要な措置，被害状況の把握及び
　　　　原因究明を指示するとともに，事実関係及び再発防止策を速やかに公表する。
　　　　　ただし，セキュリティの観点から，犯罪捜査に支障を及ぼすおそれ，不当に国
　　　　民の間に混乱を生じさせるおそれ，特定の者に不当に利益を与える又は不利益を
　　　　及ぼすおそれがある等，事故の内容，影響等を勘案して公表することが適切でな
　　　　いと判断される場合はこの限りではない。
　　　　　なお，盗難や庁舎外での紛失の場合には，警察署にそれぞれ被害届・遺失物届
　　　　を提出する。また，統計調査事務従事者等が故意に漏えいさせたと認められる場
　　　　合には，刑事告発その他の法的措置を講ずる。
(2)　総務省に対する報告
　　　総括管理責任者は，管理担当者から漏えい等事故について報告を受けて公表を行
　　う場合，速やかに総務省に対して報告（別記様式第2号参照）を行う。
　　　また，事故までには至っていないものの当該組織全体において対策を要する又は
　　管理上の事象であって当該事象の情報が適正な管理のために参考となる情報である
　　と判断した場合についても，総務省に対して報告（別記様式第3号参照）を行う。

2　再発防止措置
(1)　調査実施者内における対応
　　　総括管理責任者は，管理責任者から調査票情報等の漏えい等事故の連絡を受けた
　　場合であって，当該組織全体においても対策等が必要であると判断した場合につい

ては，その他の管理責任者に速やかに当該対策等の内容について周知徹底を行う。
　　また，総務省から注意喚起又は参考情報の連絡を受けた場合については，当該組織内における全ての管理責任者等を通じて全ての統計調査事務従事者等に対して速やかに情報共有を行い，調査票情報等の適正な管理について周知徹底を行う。

(2) **総務省における対応**

　　総務省は，調査実施者の総括管理責任者から漏えい等事故の連絡を受けた場合であって，その他の調査実施者全体においても対策等が必要であると判断した場合については，全ての調査実施者に対して速やかに情報共有を行い，調査票情報等の適正な管理について周知徹底を行う。

3　情報システムの障害・事故等

　　電子計算機又は情報システムの障害・事故等について，統計調査事務従事者等は，情報セキュリティポリシーに沿って対応する。特に次の事前の準備及び事後の対処については必ず実施する。

(1) **事前の準備**

　　電子計算機又は情報システムを用いて調査票情報等を取り扱う事務部分を担当している管理担当者は，障害・事故等が発生した場合に備えて，対処手順を事前に取り決めることによって速やかに適切な対応ができるように事前の対策を講ずる。
　　なお，管理担当者は，当該対処手順の内容についてあらかじめ確認しておくものとする。

(2) **事後の対処**

　ア　障害・事故等発生時

　　　当該事務の担当者が，電子計算機又は情報システムの障害・事故等の発生を知った場合は，事前に決められた対処手順に基づき速やかに対応する。
　　　なお，事前に決められた対処手順による対応が困難な場合については，当該システムの管理者等からその対処方策についての指示を受けるまで，当該障害・事故等による被害の拡大防止に努める。

　イ　原因の把握及び再発防止策

　　　管理担当者は，電子計算機又は情報システムの障害・事故等の原因を把握し，当該システム管理者等と協力して再発防止策を講ずる。

附　則

　平成31年4月19日付けで改正された本ガイドラインは，平成31年5月1日から施行する。

別表　調査票情報等の分類及び保存期間

作業段階等	管理を要する調査票情報等	説明	統計調査の種別	保存期間
実査段階	調査票	記録媒体を問わず実査段階において作成・収集されたもの。	基幹統計調査	調査規則で定めている期間

			一般統計調査	調査実施者において必要に応じて決定
	調査関係書類	調査対象名簿，調査区地図，要図等その他関係書類で調査対象の識別を可能とするもの。	−	調査実施者において必要に応じて決定
集計段階	中間生成物	成果物を作成するために段階的に作成される行政文書であり，一年以上一定期間保存を求められる行政文書。	−	調査実施者において必要に応じて決定
	ドキュメント	中間生成物と一体で保管を求められるもの。データレイアウトフォーム，符号表等の情報，公表される統計を作成するために必要な情報，電子計算機処理に必要な情報等。なお，集計プログラム作成のために必要な仕様，それらの取扱要領及び調査概要資料も含む。	−	調査実施者において必要に応じて決定
保管・提供段階	調査票情報（正本）	将来の利活用のために保管するもの。集計用個別データ等。電磁的方法により記録しているものに限る。	基幹統計調査	調査規則で定めている期間（永年保存となるように対応）
			一般統計調査	「常用（無期限）」（保存期間については，文書管理者において定める標準文書保存期間基準で「常用（無期限）」と整理し対応する。）
	調査票情報（副本）	記録媒体を問わず副本として1年以上保管するもの。	−	調査実施者において必要に応じて決定
	ドキュメント（正本）	データレイアウトフォーム，符号表等の調査票情報及び匿名データと結びつけて当該データを定義するために必要な情報，母集団推計を行うための集計用乗率，行政機関自ら有する行政記録情報など公表された統計を作成するために必要な情報，電子計算機処理に必要な情報等。なお，集計プログラム作成のために必要な仕様，それらの取扱要領及び調査概要資料も含む。	−	「常用（無期限）」（保存期間については，文書管理者において定める標準文書保存期間基準で「常用（無期限）」と整理し対応する。）
	ドキュメント（副本）	記録媒体を問わず副本として1年以上保管するもの。	−	調査実施者において必要に応じて決定
	匿名データ（正本）	電磁的方法により記録しているものに限る。	−	「常用（無期限）」（保存期間については，文書管理者において定める標準文書保存期間基準で「常用（無期限）」と整理し対応する。）
	匿名データ（副本）	記録媒体を問わず副本として1年以上保管するもの。	−	調査実施者において必要に応じて決定
	事業所母集団データベースに記録されている情報	基幹統計調査又は一般統計調査に係る調査票情報，法人その他の団体に対する照会その他の方法により把握した情報。	−	「常用（無期限）」（保存期間については，文書管理者において定める標準文書保存期間基準で「常用（無期限）」と整理し対応する。）
各段階共通	中間生成物	各段階の成果物を作成するために一時的に保存し，1年未満に廃棄する行政文書であって，調査票情報を含むもの。	−	1年未満
	行政記録情報	他の行政機関から提供を受けたもの。	−	調査実施者等において必要に応じて決定
	※廃棄物	業務で発生する調査票情報を含む廃棄物。	−	−

（別記様式第2号）

漏えい等事故に関する報告

1	報告年月日					
2	府省等名					
3	漏えい等事故の種類・発生形態	☐漏えい 　☐災害・事故 　☐誤配信・誤交付・誤操作 　☐ウイルス感染 　☐内部関係者持ち出し等利用ルール違反 　☐盗難・不正アクセス 　☐その他（　　　　　）	☐滅失 　☐災害・事故 　☐誤操作 　☐紛失 　☐盗難 　☐故意 　☐その他（　　　　）	☐き損 　☐災害・事故 　☐誤操作 　☐故意 　☐その他（　　　　）	☐改ざん	☐その他
4	発生又は発覚年月日					
5	漏えい等事故の情報の種類	統計調査名： 年度等範囲：				
6	漏えい等事故の発生元，発生の内容（場所，発覚や確認の経緯も含み具体的に説明）					
7	漏えい等事故の発生原因					
8	漏えい等事故に伴う二次被害※1が発生する可能性及び二次被害の拡大を防止する措置					
9	再発防止策※2					
10	公表の予定・状況					
11	報道状況※3（無の場合は無，有の場合は報道機関名，報道日等）					
12	その他（必要に応じて記載）					

※1 「二次被害」とは，漏えい等した情報が第三者に悪用されることにより発生する被害を指す。
※2 再発防止策として考えられる事項の例
　　・　組織的及び人的管理措置（管理体制の整備，規程・マニュアルの整備・見直し，職員の教育研修，職員の指導監督，委託先の指導監督等）
　　・　物理的管理措置（情報システム室の入退室の管理，ファイル保管庫の施錠等）
　　・　技術的管理措置（暗号化等の情報保護措置，ファイアウォールの設定等）
　　・　その他（保存期間満了の文書による漏えい等であった場合の当該文書の廃棄等）
※3 未報道の場合は無，報道済みの場合は報道機関名，報道日等報道の状況を記載する。

（別記様式第3号）

漏えい等事故防止に関する報告

1	報告年月日	
2	府省名	
3	発覚年月日	
4	漏えい等事故につながるおそれのあった状況等	
5	防止策	
6	その他（必要に応じて記載）	

別記様式第1号については（http://www.soumu.go.jp/main_content/000616556.pdf）を参照。

2.2 統計調査員の身分と補償
2.2.1 国家公務員である統計調査員の身分の取扱いについて

（照会）　　　　　　　　　　　　　　　　　　　　昭和27年1月10日　統委事第39号
　統計法（昭和22年法律第18号）第12条第1項の規定に基いて置かれる統計調査員は，国の行政機関の長が任命する国家公務員である統計調査員と地方公共団体の長の任命に係る地方公務員である統計調査員とがあるが，地方公務員である統計調査員の身分の取扱については，従来地方公務員法上一般職としてその事務を取扱ってきたが統計調査員の職務の特殊性に鑑み，これを同法第3条第3項第3号に規定する「臨時又は非常勤の顧問，参与」に準ずる者の職と解し，客年12月7日以降その身分を特別職として取扱っているので，国家公務員である統計調査員も地方公務員である統計調査員との権衡上特別職とすることについて，適当な措置を講じていただきたい。
　追って，地方公務員である統計調査員の職を地方公務員法第3条第3項第3号に規定する職と解釈することについては，地方自治庁の了解を得ているので，別紙（写）〔略〕を御参考までに添付致します。
　なお，また地方公務員である統計調査員と国家公務員である統計調査員の職務内容は同一であって，その間になんらの差異もないので念のため申添えます。

（回答）　　　　　　　　　　　　　　　　　　　　　昭和27年2月4日71−8
　　　　　　　　　　　　　　　　　　　　　　　　人事院事務総局法制局長発
　　　　　　　　　　　　　　　　　　　　　　　　統計委員会事務局長あて
　標記について，次のようにお答えします。

　　　　　　　　　　　　　　　　　　記

　国家公務員である統計調査員は，国家公務員法の規定では，一般職の職員と定められているが，その職務と責任の特殊性に基づき，必要な特例が広く定められているから御承知いただきたい。なお，両公務員法間に取扱上の差異があるのは，単に立法技術上の問題にすぎないと認められている。

2.2.2 地方公務員法第3条第3項第3号の解釈について

（照会）　　　　　　　　　　　　　　　　　　　昭和26年10月1日　26統委事第794号
　　　　　　　　　　　　　　　　　　　　　　　統計委員会事務局長発
　　　　　　　　　　　　　　　　　　　　　　　地方自治庁次長あて

　統計法第12条に基いて各都道府県に置かれる地方公務員である統計調査員は，各指定統計調査毎に一定の期間を限って，（主として10日−20日）臨時に会社員，学校の

教職員，店員，農業組合の役員等が現職のまま任命せられ，主として統計調査票の配付，取集等統計調査に関する事務に従事しているが，この統計調査員の職務について，地方公務員法第3条第3項第3号の「臨時又は非常勤の顧問，参与」に準ずる者の職と解釈して差支えないか，この点御回示願います。

　なお，もし差支えるとすれば統計調査員について，これを特別職とするか，又は地方公務員法中政治的行為等についての禁止又は制限に関する規定の適用を排除すること等について，適当な措置を講じていただきたい。

理　由

　国家公務員である統計調査員については人事院規則14－7第1項但し書の規定に基く人事院指令14－3が昭和26年8月10日に制定せられ，政治的行為に関する禁止又は制限に関する規定（国家公務員法第102条・人事院規則14－5・同規則14－7等）の適用が排除せられた。

　又これに伴って，公職選挙法施行令（昭和25年政令第9号）第90条第3項第2号が昭和26年9月21日政令第299号をもって改正せられたので国家公務員である統計調査員は公選による公職に立候補すること等ができるようになった。しかるに，地方公務員である統計調査員について，その地方公務員法上の地位を一般職であると解し，同法中政治的行為に関する条項の規定を適用するとすれば，地方公務員である統計調査員は，形式的には公選による公職に立候補することはできても，その当選のために行う各種の選挙運動等を自ら行うことはできなくなり，実質的には地方公務員である統計調査員に関する限り，右政令改正の効果は失われる。

　これを要するに，国家公務員である統計調査員と地方公務員である統計調査員との間に，その職務内容の同一にも拘わらず，著しく権衡を失することとなる。

（回答）
昭和26年10月25日　地自公発第480号
地方自治庁次長発
統計委員会事務局長あて

　本年10月1日26統委事第794号で御照会の件については，左記の通り回答します。

記

　統計法第12条に基づく地方公務員たる統計調査員は，臨時又は非常勤である限り，地方公務員法第3条第3項第3号に規定する職に該当するものと解する。

2.2.3　統計調査員公務災害補償費交付要綱

平成21年2月19日
総務省政策統括官（統計基準担当）決定

（目的）
1　国から委託を受けた統計調査の事務に従事させるため都道府県知事が任命した統計調査員（以下「統計調査員」という。）が受けた災害に対し，地方公務員災害補償法（昭和42年法律第121号）第69条第1項の規定に基づく条例による補償（以下

「公務災害補償」という。）を行った都道府県に交付する統計調査員公務災害補償費
（以下「補償費」という。）の取扱いについては，この要綱の定めるところによる。
（補償費）

2　国は，都道府県が公務災害補償として支出した経費の全部又は一部について，本
要綱の定めるところにより，当該都道府県に対し補償費を交付する。
（補償費交付の対象）

3　補償費交付の対象とする統計調査は，統計法（平成19年法律第53号）第2条第1項
に規定する行政機関が都道府県知事に委託して行う統計調査であって，同法第9条第
1項又は第19条第1項の規定により総務大臣の承認を受けた基幹統計調査又は一般統
計調査とする。

4　補償費は，総務大臣が定める認定基準を超えない範囲において行われた公務災害
補償に対して交付する。

5　都道府県が国家賠償法（昭和22年法律第125号）又は民法（明治29年法律第89
号）の規定により統計調査員に支払った損害賠償金は，補償費交付の対象としな
い。

6　補償の原因である災害が，第三者の行為によって生じた場合に都道府県が公務災
害補償を行い，その結果補償を受けた統計調査員が第三者に対して有する損害賠償
請求権を当該都道府県が取得することとなった場合は，その価額の限度において補
償費交付の対象としない。ただし，請求権の全部又は一部の実行が不可能であると
総務大臣が認めた場合は，この限りではない。
（補償費の算定）

7　補償費は，都道府県が行った補償又は国家公務員災害補償法（昭和26年法律第
191号）の定めるところにより国勢調査の統計調査員に適用されるべき補償のいず
れか低い方の基準を用いて算定する。
（金銭によらない公務災害補償）

8　金銭によらない公務災害補償に係る補償費は，総務大臣がその都度算定する。
（請求の手続）

9　都道府県知事は，公務災害補償を行ったときは，その都度速やかに別記様式によ
り，総務大臣に補償費交付の請求を行うものとする。
（補償費の交付）

10　総務大臣は，前項の請求があったときは本交付要綱及び第4項に基づく認定基準
に従って審査し，これに適合する場合は予算の範囲内において速やかに補償費を交
付するものとする。ただし，都道府県が公務災害補償を行った時から2年を経過し
た後に行われた当該公務災害補償に係る請求については，補償費を交付しない。
（調査）

11　総務大臣は，本要綱の実施のために必要と認める事項について，実地に調査を行
い，又は報告を求めることができる。
（補償費の返還）

12　総務大臣は，次の各号の一に該当する事実があったときは，既に交付した補償費
の全部又は一部の返還を求めることがある。

一　第9項の規定に基づく補償費交付の請求又は第11項の規定に基づく報告が事実に反して行われたとき。
二　第11項の規定による調査に応じないとき。

（準用）

13　本要綱の規定は，地方自治法（昭和22年法律第67号）第252条の17の2第1項の規定に基づく条例の定めるところにより，都道府県知事が行う事務を市町村長が処理することとされた場合について準用する。この場合，「都道府県知事」とあるのは「市町村長」と，都道府県とあるのは「市町村」と読み替えるものとする。

（施行細則）

14　本要綱の実施について必要な事項は，別に定める。

附　　則

1　本要綱は，平成21年4月1日から施行する。

2　昭和46年3月22日行政管理庁長管決定「統計調査員公務災害補償費交付要綱」は，本要綱の施行をもって廃止する。

3　本要綱の施行日前に発生した災害に係る公務災害補償については，なお従前の例による。

4　本要綱は，当分の間，厚生労働省所管統計調査に係る統計調査員のうち地方自治法（昭和22年法律第67号）第252条の19第1項の指定都市の市長，保健所を設置する市の市長又は特別区の区長が任命した者に対する公務災害補償についても適用するものとする。この場合において，本要綱中「都道府県知事」とあるのは「市長又は区長」と，「都道府県」とあるのは「市又は区」とする。

§3　公的統計の整備に関する基本的な計画（平成30年3月6日閣議決定）

はじめに

　平成19年（2007年）に全面改正された統計法（平成19年法律第53号）に基づき，公的統計の整備に関する施策の総合的かつ計画的な推進を図るため，平成21年（2009年）3月に初めて策定された「公的統計の整備に関する基本的な計画」（以下「第Ⅰ期基本計画」という。），さらに，第Ⅰ期基本計画を変更し，平成26年（2014年）3月に平成26年度を始期とする新たな「公的統計の整備に関する基本的な計画」（以下「第Ⅱ期基本計画」という。）を策定し，各種施策の推進が図られてきた。一方，「統計改革の基本方針」（平成28年12月21日経済財政諮問会議決定）では，経済統計の整備・改善に向けた喫緊の課題の解決や，統計委員会・統計行政部門の強化を進めるため，基本計画を平成29年（2017年）中に見直し，新たな統計整備方針を確立することとされた。この方針を受けた「統計改革推進会議最終取りまとめ」（平成29年5月19日統計改革推進会議決定）及び「経済財政運営と改革の基本方針2017」（平成29年6月9日閣議決定）においても，GDP統計を軸とした経済統計改善，証拠に基づく政策立案（EBPM）推進体制の構築等の統計改革の推進が示されるなど，統計をめぐる社会経済情勢は大きく変化している。

　このような状況の下，国民にとって合理的な意思決定を行うための基盤となる重要

な情報である公的統計が，その役割を十分に果たすためには，統計法の目的や理念を踏まえつつ，新たなニーズや社会経済情勢の変化にも留意しながら，政府一体となって取組を進めることが必要である。

　このため，統計法第4条第6項の規定に基づき，統計をめぐる社会経済情勢の変化を勘案し，統計委員会の審議を通じた公的統計の整備に関する施策の効果に関する評価を踏まえ，おおむね5年ごとに変更することと規定されている基本計画を1年前倒しで変更し，平成30年度（2018年度）を始期とする新たな「公的統計の整備に関する基本的な計画」（本計画。以下「第Ⅲ期基本計画」という。）をここに定める。今後，政府は，第Ⅲ期基本計画に盛り込まれた内容を着実かつ計画的に推進する。

　なお，第Ⅲ期基本計画は，第Ⅱ期基本計画までの基本計画の本文及び別表形式を踏襲し，本文に取組の経緯や必要性，今後の方向性，継続的な取組事項等を，別表に今後5年間に講ずる具体的な措置・方策，担当府省等を記載している。

第1　施策展開に当たっての基本的な視点及び方針

　公的統計は，「証拠に基づく政策立案」（Evidence-Based Policy Making。以下「ＥＢＰＭ」という。）を支える基礎であり，行政における政策評価，学術研究及び産業創造に積極的な貢献を果たすという役割が求められている。

　第Ⅱ期基本計画においては，この要請に応え，経済や雇用動向等をより適時・的確に捉える統計を作成・提供するため，①統計相互の整合性の確保・向上，②国際比較可能性の確保・向上，③経済・社会の環境変化への的確な対応，④正確かつ効率的な統計作成の推進及び⑤統計データのオープン化・統計作成過程の透明化の推進を施策展開に当たっての基本的な視点と位置付け，これらの視点に重点を置いた各種の施策を推進することにより，「公的統計の有用性の確保・向上」を目指すことを基本的な方針としている。

　各府省では，これらの視点を踏まえ，①経済構造統計（基幹統計）を軸とした産業関連統計に関する新たな枠組みの構築，②国民経済計算（基幹統計）の2008ＳＮＡ[注1]への対応や，国際労働機関（ＩＬＯ）における就業・失業等に関する国際基準の見直しへの対応，③「統計調査における売上高等の集計に係る消費税の取扱いに関するガイドライン」（平成27年5月19日各府省統計主管課長等会議申合せ）の作成，④統計調査におけるオンライン調査の推進，⑤「公的統計の品質保証に関するガイドライン」（平成22年3月31日各府省統計主管課長等会議申合せ）にプロセス保証[注2]を導入する改正等，おおむね計画に沿った取組を進めているものの，公的統計の作成及び提供を取り巻く環境は，統計調査の実施や統計リソース（予算・人員）の確保等を含め，一層厳しさを増している。

　このような状況の中，「統計改革の基本方針」（平成28年12月21日経済財政諮問会議決定。以下「基本方針」という。）においては，より正確な景気判断のため，ＧＤＰ統計に用いられる基礎統計の改善やＧＤＰ統計の加工・推計手法の改善等の具体的取

注1）　平成20年（2008年）から21年（2009年）にかけて国際連合統計委員会において採択された国民経済計算に関する国際基準
注2）　統計調査の実施過程の効果的な管理に関する取組

組とともに，第Ⅱ期基本計画の前倒し改定の方針が示されている。

また，基本方針に基づいて開催された統計改革推進会議による「統計改革推進会議最終取りまとめ」（平成29年5月19日統計改革推進会議決定。以下「最終取りまとめ」という。）においては，ＥＢＰＭと統計の改革を車の両輪として一体的に推進するため，その基盤となるユーザーの視点に立った統計システムの再構築と利活用促進，報告者負担の軽減と統計業務・統計行政体制の見直し・業務効率化及び基盤強化を含む抜本的な統計改革の方針が示されており，これらの改革方針の早急な具体化及び実行が求められている。

こうした社会経済情勢の変化や統計ニーズに応え，経済や雇用動向等をより適時・的確に捉える統計を作成・提供するためには，第Ⅱ期基本計画における施策展開に当たっての基本的な視点を，より一層重点化・明確化することが必要となっている。また，基本的な視点は，第Ⅲ期基本計画に掲げる取組全般の横断的な方針としての性格を併せ持つことにも留意が必要である。

このため，第Ⅲ期基本計画においては，統計委員会における司令塔機能を強化しつつ，政府一体となって最終取りまとめ等に示された統計改革の実現に取り組むとともに，統計法（平成19年法律第53号）における重要な目的でもある「公的統計の有用性の確保・向上」に向け，以下の1～5の視点に重点を置いた各種施策を推進するものとする。

1 ＥＢＰＭや統計ニーズへの的確な対応

官民データ活用推進基本法（平成28年法律第103号）に基づく「世界最先端ＩＴ国家創造宣言・官民データ活用推進基本計画」（平成29年5月30日閣議決定。以下「官民データ活用推進基本計画」という。）においては，官民データ活用の推進に関する施策についての基本的な方針が定められ，統計データ等を積極的に利活用して，ＥＢＰＭを推進する必要があるとされている。

このような状況の中，社会経済情勢の変化等に適切に対応した公的統計の作成及び提供に当たっては，統計調査の企画，設計等において，外部の声を把握し，それに対応することにより，報告者の負担軽減に配慮した改善を図っていくことが求められている。

このため，これまでも個別の調査ごとに行われてきた統計ニーズや，報告者の声（提案）の把握を経常的かつ横断的に実施する仕組みを再構築し，把握された提案への対応状況を統計委員会及び総務省においてフォローアップする。

また，ＥＢＰＭの推進に当たっては，統計等データ[注3]の整備・改善が必要不可欠なことから，統計委員会における定期的な統計の評価を通じた「統計棚卸し」（仮称。以下同じ。）や統計委員会内に新たに設置される「評価チーム」（仮称。以下同じ。）等による第三者評価に加え，各府省における統計の品質保証（Quality Assurance）の活動や「公的統計の品質保証に関するガイドライン」の見直し等を通じ，統計ニーズを可能な限り反映した統計の作成・提供を進める。

注3）　統計，調査票情報等及び統計的な利活用を行うために用いられる行政記録情報

2 国民経済計算・経済統計の改善を始めとする府省横断的な統計整備の推進

国民経済計算は，より正確な景気動向の把握はもとより，経済状況のふかんや国際比較といった観点からも極めて重要な指標であり，同時に，各種経済統計を横断的・体系的に整備するための基本的な概念や枠組みを提供する役割を有している。

このような国民経済計算について，最終取りまとめにおいて，精度向上を図るため，その基礎となる経済統計を横断的・体系的に整備するという，第Ⅱ期基本計画よりも踏み込んだ考え方が示されており，この新たな考え方の下で，統計委員会を中心に，関係府省が一体となってその具体化を図ることが重要となっている。

このため，国民経済計算について，5年ごとに経済構造を詳細に把握して推計する基準年における推計及びその補間年・延長年における推計において，供給・使用表（Supply and Use Tables。以下「ＳＵＴ」という。）体系へ移行することを目指し，この移行に向けた検討と準備を関係府省が一体となって推進し，その精度向上を図る。

このＳＵＴ体系への移行に向けては，ビジネスサーベイ（仮称。以下同じ。）の枠組み[注4]の下で，報告者負担の抑制にも留意しつつ，サービス産業に係る統計調査の統合，商業統計調査（基幹統計調査）及び工業統計調査（基幹統計調査）の改善等を一体的に実施する。これに伴い，事業所母集団データベースに収集したデータにより，経済センサス－活動調査（基幹統計調査）の中間年における経済構造統計の作成・提供を開始するとともに，統計調査による把握が困難な業種については，行政記録情報等の活用を積極的に検討する。

また，建設，不動産，医療，介護及び教育の5分野に代表される，上記取組によっては解決できない個別分野の問題解決に取り組み，段階的な改善を図る。

さらに，関係府省が連携して，関連する経済統計や企業を対象とする統計調査の在り方の検討や，行政記録情報等・ビッグデータ[注5]を含む民間データの活用に関する研究を実施する。

3 国際比較可能性や統計相互の整合性の確保・向上

グローバル化の進展は，資本や労働力などの経済活動にとどまらず，情報や文化などの社会の様々な面に影響を及ぼしており，施策上のニーズに応じて，その実態を的確に捉えることに加え，国際基準への寄与などを通じ，統計に関する国際比較可能性を向上させることが重要となっている。また，統計基準等の設定や見直しを適時・的確に行うことにより，統計相互の整合性・比較可能性の確保・向上を図ることは，統計の有用性の向上を目指す上でも重要であり，統計委員会を中心に，府省一体となった取組の強化が必要である。

このため，国際通貨基金（ＩＭＦ）が設定する「特別データ公表基準（以下「ＳＤＤＳ」という。）プラス[注6]」について，未対応の項目の公表を目指すとともに，国際連合が掲げる「持続可能な開発目標」（Sustainable Development Goals。以下

注4）　統合・拡充したサービス産業関連統計調査，年次化した商業統計調査，工業統計調査等により構成される国民経済計算の推計等に必要な項目を産業横断的に把握するための新たな枠組み
注5）　ＩＣＴの進展により生成・収集・蓄積等が可能・容易になる多種多量の民間企業が保有するデータ

「ＳＤＧｓ」という。）のグローバル指標の対応拡大に取り組む。

　また，男女の置かれている状況を客観的に把握するための統計（ジェンダー統計）については，国際連合統計部が「ジェンダー統計作成マニュアル」において，各種統計の作成過程でジェンダーに関する視点を取り込むことの重要性を指摘している。国内においても，「第４次男女共同参画基本計画」（平成27年12月25日閣議決定），「持続可能な開発目標（ＳＤＧｓ）実施指針」（平成28年12月22日ＳＤＧｓ推進本部決定。以下「ＳＤＧｓ実施指針」という。）において，ジェンダー統計の充実の観点から性別データの把握等に努めることが求められている。これらの施策上のニーズを踏まえ，可能な限り性別ごとのデータを把握し，年齢別・都道府県別にも把握・分析に資する統計の作成・提供を推進する。

　さらに，障害者統計については，平成29年度（2017年度）中に閣議決定を予定している第４次障害者基本計画に，その充実を図ることを盛り込むべく検討が進められている。また，障害者の権利に関する条約（平成26年条約第１号）第31条は，締約国に統計資料等の収集を求めており，同条約の第１回日本政府報告では，データ・統計の充実を課題として掲げ，改善に努める旨を記載している。これらの施策上のニーズ等を踏まえ，障害者統計の充実を図る。

　あわせて，ＳＵＴ体系への移行に向けた日本標準産業分類（平成25年総務省告示第405号）の必要な改定や生産物分類の構築など統計基準の整備に取り組むほか，地域区分等の表章区分の標準化を図るなど，統計相互の整合性の向上を図る。

4　ユーザー視点に立った統計データ等の利活用促進

　社会全体における統計データの利活用推進を図るためには，情報通信技術（以下「ＩＣＴ」という。）の進展に合わせて，利活用基盤の整備・強化を図るとともに，統計データを利活用可能な形で提供することが重要である。また，調査票情報等の提供及び活用[注7]は，調査実施者やデータ保有者等が想定していなかったニーズへの対応を可能とするなど，既存のデータの有効活用を図る取組であることにも留意が必要である。

　このため，政府統計の総合窓口（以下「e-Stat」という。）の利便性の向上を図るため，e-Statへの登録データの拡大を進めるとともに，ユーザーのニーズを踏まえた機能強化を推進する。

　また，調査票情報等の提供及び活用を推進するため，オンサイト利用について，利用拠点や利用可能なデータの段階的拡充に取り組むとともに，提供及び活用に関するワンストップサービス（一元的な申出受付・提供等）の構築を図る。あわせて，オンサイト利用を中心に，利用環境等のセキュリティレベルに応じた調査票情

注6）　ＳＤＤＳ（Special Data Dissemination Standard）プラスとは，ＩＭＦが定める経済・金融データに関するデータをタイムリーに公表するための最高水準の公表基準である。我が国では，参加条件である金融健全性指標や債務証券など５項目の公表に対応し，平成28年（2016年）４月に参加したが，移行期間である５年以内に，現時点で対応未了となっているその他の項目についても，過去５年分のデータを指定された形式で公表し，完全履行を達成する必要がある。
注7）　統計法第３章に規定する①調査票情報の二次利用（第32条），②調査票情報の提供（第33条），③オーダーメード集計（第34条）及び④匿名データの作成及び提供（第35条及び第36条）の総称

報等の提供の在り方について検討する。

　さらに，オーダーメード集計や匿名データの提供については，ユーザーのニーズを考慮し，提供内容の充実を図る。

5　統計改善の推進に向けた基盤整備・強化

　国民経済計算を軸とした経済統計の改善等の府省横断的な統計整備を始めとする第Ⅲ期基本計画に掲げる課題の実現を図るためには，取組に必要なリソースを確保する一方で，既存リソースを再配分・最適配置することも重要となる。また，統計委員会を中心として府省間の連携を一層強化することが欠かせない。

　このため，統計委員会を中心に，国民経済計算を軸とした経済統計の改善や，ユーザーの視点に立った統計システムの再構築と利活用促進などの実現に必要となる統計リソースを計画的に確保する。また，ＥＢＰＭの実践や推進，統計の作成・提供等に携わる人材層の総合的な構築のために必要なリソースを確保するため，「ＥＢＰＭを推進するための人材の確保・育成等に関する方針」（仮称。以下同じ。）に基づき，若手研究者等外部人材の活用のための国の統計部門の組織・人事運営上の課題の改善，地方公共団体との人事交流，統計研修の充実・強化を図る。さらに，地方公共団体を経由する統計調査の精査や，統計調査員への支援などを通じて地方公共団体の業務量の軽減等に引き続き取り組むとともに，地域の実情に応じた調査手法・審査手法の見直しや高度化等を促進するために必要な支援を行う。

　また，統計委員会に新たに統計棚卸チームを設け，民間部門の業務改革で活用されているＢＰＲ[注8]手法も活用し，統計棚卸しを実施するとともに，第Ⅲ期基本計画に基づく様々な取組を推進することにより，政府として統計に関する官民コスト（統計の調査実施者及び作成者，報告者，ユーザーの作業等に要する時間コストの合計）を3年間で2割削減する。

　さらに，連携強化の基盤として，各府省内又は政府全体の統計を取りまとめる事務責任者を，統計委員会の下に置く幹事（仮称。以下同じ。）として任命し，幹事が統計委員会と各府省との間の緊密な調整等を行う体制を整備する。各府省の幹事は，自府省の統計部門の総括責任者として統計委員会に参画するとともに，自府省の各部局に対して必要な連絡・調整や指導等を行うことが必要である。

第2　公的統計の整備に関する事項（抜粋）

2　社会・経済情勢の変化を的確に捉える統計の整備

　我が国では，本格的な人口減少社会を迎えるとともに，厳しい財政事情の中，社会経済情勢の様々な変化を的確かつ迅速に捉えた統計を整備し，各種施策の立案や効果検証に活用することが重要となっている。また，こうした統計の整備・改善に

注8）　ＢＰＲ（Business Process Reengineering）とは，現在の業務プロセスを詳細に調査・分解し，国民サービスの質の向上や人的リソースの活用等の面からどのような問題点があるかを徹底的に分析して，本質的な課題を発見し，適切な効果指標の設定にも留意しつつ，その改善を通じて，業務プロセスそのものの再構築を図ることをいう。（「国の行政の業務改革に関する取組方針（平成28年8月2日総務大臣決定）」による。）

当たっては，報告者の負担軽減や効率的な統計作成に加え，前述1の体系的な整備という観点にも留意する必要がある。

　このため，担当府省を中心に，関連する府省の協力を得て，以下の取組を重点的に実施する。

(1)　人口減少社会の実態をより的確に捉える統計の整備

　　我が国の人口は，戦後一貫して増加傾向にあったが，平成17年（2005年）には戦後初めての減少となり，その後，20年（2008年）をピークに減少に転じ，23年（2011年）以降は一貫して減少を続けており，本格的な人口減少社会を迎えている。また，生産年齢人口割合（15〜64歳人口の総人口に占める割合）は平成4年（1992年）をピークに低下を続けているのに対し，高齢化率（65歳以上人口の総人口に占める割合）は一貫して上昇が続いており，25年（2013年）には25.1％と4人に1人を上回るなど少子高齢化が進んでいる。こうした人口減少は，我が国経済に影響を与える可能性がある。すなわち，少子高齢化による生産年齢人口の減少は，労働投入の減少につながり，医療・介護サービスなど一部の分野で国内需要を拡大させる一方，多くの分野で国内需要の縮小要因となるばかりか，地域社会や都市機能の維持にも影響を及ぼすものと考えられる。

　　このような状況の中，人口やそれを取り巻く社会の構造変化等をより的確に把握する上で，国勢調査（基幹統計調査）及び国民生活基礎調査（基幹統計調査）の重要性はますます高まっている。このため，両調査については，これまで実施してきた取組に加え，地方公共団体における業務負担の軽減にも留意しつつ，調査方法等の更なる改善・効率化や，広報・情報提供の充実等を推進する。

　　また，人口動態調査（基幹統計調査）についても，集計の充実等に取り組んでいるところ，地域の特性に応じた地方別集計の充実を求めるニーズに対応し，外国人が一定規模以上居住する市区町村における集計可能性に関する検討を推進するとともに，調査票情報の更なる提供拡充やオンライン報告システムの充実等に取り組む。

第3　公的統計の整備に必要な事項（抜粋）

1　統計作成の効率化及び報告者の負担軽減
(1)　行政記録情報等及び民間企業等が保有するビッグデータ等の活用

　　行政記録情報等及び民間企業等が保有するビッグデータ等を統計の作成に活用することは，統計調査における報告者の負担軽減のみならず，正確で効率的な統計の作成にも寄与することから，各府省における積極的な活用が必要となっている。

　　一方，これらの行政記録情報等や民間企業等が保有するビッグデータ等は，①法令上の制約や電子化の状況が多様であること，②偏りやノイズなど個々のデータの性質の違いが大きいこと，③データ形式の標準化・統一化がなされていないことなどから，利用可能性の高いもの又は優先度の高いものから個別的・集中的に対応を進めていくことが重要である。

このため，総務省は，最終取りまとめにおいて，専門技術を有する委員等及び関係者による協議会を設け，集中的に課題に対応するパイロット的な枠組みを設けることとされていることも踏まえ，産官学連携による会議を開催し，民間データの活用に係る先行事例があるデータ又は優先度の高いデータ等（行政記録情報等を含む。）を選定し，関係者の協力を得て集中的に協議することにより利活用上の各種課題の解決や優良事例等を積み上げるとともに，ビッグデータ等の効果的な利用状況の把握に努めその情報の共有・横展開を促すことにより，各府省，地方公共団体，民間企業等におけるデータ等の相互利活用を推進する。

　また，各府省は，以下の取組を通じて，行政記録情報等及び民間企業等が保有するビッグデータ等の活用の推進に取り組むとともに，それらのデータを適正に管理する。

ア　行政記録情報等の活用

　各府省においては，第Ⅱ期基本計画に基づき，①統計調査の企画に当たっての行政記録情報等の活用可能性の検討，②総務大臣による統計調査の承認審査や統計委員会による基幹統計調査の審議における検討状況の確認，③行政記録情報等の統計作成への活用に係る実態調査の実施・公表などを通じて，行政記録情報等の利活用の促進を図っている。

　一方，基本方針及び最終取りまとめにおいては，①より正確な景気動向の把握や長期的な経済動向の分析，特に，賃金動向等の把握のための補完的な情報として，所得に関する税情報を活用する研究，②報告者の同意を得て，当該報告者が別に各府省に報告した行政記録情報を統計の作成に転用することを可能とする仕組み等の構築に向けた具体的な検討及び③公開情報や行政記録情報の活用による調査事項の縮減や代替が求められており，関係府省における更なる取組の強化が必要となっている。

　このため，総務省は，行政記録情報等の統計作成への活用に係る実態調査を充実させるとともに，諸外国の取組状況も踏まえつつ行政記録情報等の活用に係る研究を基礎・実用の両面から推進する。また，内閣府は，財務省の協力を得つつ，所得に関する税情報を賃金動向等の把握のための補完的な情報として活用することを端緒として，研究を進める。さらに，総務省は，関係府省と連携し，報告者の同意を得て行政記録情報を調査票への記入に代えるなど統計の作成に活用することや調査票の記入に代えて企業内の既存データの提供を求めることに関する個別具体的な方策を検討する。また，行政記録情報から作成する業務統計について，ユーザーのニーズを踏まえた提供情報の充実等に取り組むことにより，行政記録情報等の利活用の推進を図り，その利活用状況や課題等に関して，統計委員会や各府省との間で情報共有・横展開を進める。

　これらの取組に加え，各府省は，引き続き，統計調査の企画に当たって，行政記録情報等の活用可能性を事前に精査・検討し，調査事項の縮減や代替を図るとともに，総務大臣による統計調査の承認審査や統計委員会における基幹統計調査の審議等において確認を経ることを原則とする。なお，この行政記録情

報等の活用可能性の事前の精査・検討等に当たっては，各府省の政策立案過程総括審議官（仮称。以下同じ。）等と連携しつつ，取組を推進する。

(2) オンライン調査の推進

　各府省では，オンライン調査について，第Ⅱ期基本計画に基づき，①調査企画時における導入の検討，②総務大臣による統計調査の承認審査や統計委員会における基幹統計調査の審議に際しての確認，③取組の基盤となる「オンライン調査の推進に関する行動指針」（平成27年４月17日オンライン調査推進会議申合せ）の策定，④モバイル機器携帯型端末も利用可能な「政府統計オンライン調査総合窓口」の機能改善・拡充，⑤府省間との情報共有・取組への支援等に取り組んだ結果，その導入率は，平成28年度（2016年度）に８割近くに達している。

　一方，最終取りまとめでは，オンライン調査の導入早期化及び利用率の向上，これらを促進するための調査システムの利便性向上や，スマートフォン・タブレット端末への対応などが求められている。

　統計調査を取り巻く環境が一層厳しさを増す中，オンライン調査の導入及びオンライン回答率の向上は，報告者の負担軽減・利便性の向上を図るとともに，調査票の回収率・記入率の向上を通じた正確性の確保への寄与及び統計調査業務の効率化を実現するための有効な手段となっている。

　このため，各府省は，統計調査の企画に当たり，オンライン調査の導入やオンライン回答率の向上方策を引き続き検討することを原則とするとともに，ＩＣＴの普及状況を踏まえた「政府統計オンライン調査総合窓口」の機能改善・拡充等に一体となって取り組む。

(3) 報告者の負担軽減・統計ニーズの把握

　公的統計の作成及び提供に当たっては，社会経済情勢の変化に伴い生ずる統計ニーズを把握し，そのニーズに的確に対応することが公的統計の有用性の向上という観点からも重要である。一方で，統計ニーズに対応するために，報告者に過度な負担を強いることは，統計調査への協力意識の低下，ひいては統計調査の結果精度にも影響を及ぼすこととなるため留意が必要である。

　各府省では，第Ⅱ期基本計画に基づき，統計ニーズに係るアンケート調査の見直しや，所管統計の改善等に係る統計ニーズの情報共有，統計委員会における統計利用者等との意見交換会の実施等を通じて，ニーズを踏まえた統計の整備・改善等に取り組んでいる。

　一方，基本方針や最終取りまとめにおいては，①政策立案者を含めた定期的な意見交換の場の設置や，改善提案等を組織的に収集・反映する仕組みの構築，②統計委員会における報告者の声の募集と対応案の公表，③ＥＢＰＭ推進委員会・ＥＢＰＭ推進統括官との連携等，④統計調査に対する報告者が地方自治体，独立行政法人等や民間による各種調査との間の重複等も負担と感じていることに留意した上での重複等の取扱いに関する議論や調整の促進，⑤統計調査の企画時におけるニーズ把握・反映の原則化が求められている。

このため，総務省は，報告者の負担軽減・抑制にも留意しつつ，社会経済情勢の変化等に適切に対応した公的統計の作成及び提供を推進するため，各府省やEBPM推進委員会とも連携しつつ，経常的に報告者の声や統計ニーズを把握し，それらへの対応方策の作成・公表を行うとともに，統計委員会を中心に，その対応状況のフォローアップを定期的に行う。また，総務省は，報告者が各府省による統計調査と地方公共団体，独立行政法人等や民間による各種調査やアンケート調査等との間の重複等も負担と感じていることに留意し，これらの機関等との議論や調整を促進するため，必要に応じて当該機関等に対する情報提供や連絡等を行う。

　また，各府省における統計調査の企画・設計に当たっては，統計ニーズや報告者の声を把握し，その反映を検討することを原則とするとともに，自府省の政策立案過程総括審議官等に，必要なデータの有無や所在を事前確認することにより，報告者の負担軽減や統計ニーズへの的確な対応，調査事務の効率化を図る。

　なお，総務省は，統計調査の承認手続に係る審査等において，これらの取組のフォローアップを行うことにより，各府省の取組を促進する。また，統計棚卸しの取組や各府省が行った政策立案過程総括審議官等に対するデータ確認等の結果も活用することにより，統計調査の承認手続に係る審査等の簡素化・迅速化を図る。

4　統計リソースの確保・統計人材の育成
(1)　統計リソースの計画的な確保及び再配分・最適配置等

　第Ⅲ期基本計画の着実な推進を通じて，統計改革の実現や統計行政の諸課題を解決するためには，国・地方公共団体を通じた統計リソースの確保や統計人材の育成等を図ることが不可欠となっていることから，各府省は，統計委員会を中心に，一体となって以下の取組を推進する。

ア　統計リソースの計画的な確保及び再配分・最適配置

　各府省は，第Ⅱ期基本計画に基づき，統計リソースの確保に努めているものの，統計職員の数は，平成25年（2013年）4月1日現在1,990人から29年（2017年）4月1日現在1,895人と，依然として減少傾向にある。

　一方，基本方針では，統計関係の予算・機構定員等の抜本見直し・充実を図ることや，予算の充実・メリハリ，国・地方公共団体の効率的な統計作成の実施体制に向けた見直しを推進することが求められている。また，最終取りまとめでは，①既存の統計リソースの有効活用を図るとともに，統計改革の確実な実施に必要となる統計リソースを計画的に確保することや，②統計リソースの再配分と最適配置を促進し，新たな課題への対応のインセンティブを強化するメリハリのある体制整備を行うことが求められている。

　このため，各府省は，統計リソースについて，その再配分と最適配置を促進することなどにより，既存の統計リソースの有効活用を図るとともに，GDP統計を軸とした経済統計の改善や，ユーザーの視点に立った統計システム再構築と利活用促進などの統計改革の実現に必要な統計リソースを計画的に確保す

る。また，総務省は，この統計リソースの確保を支援するため，統計委員会を中心に，統計リソースを重点化するべき分野等を定める。なお，人的リソースの確保に関しては，専門知識等を有する者を確保するため，産官学の連携を図る。

さらに，総務省は，統計リソースの確保に関し，他府省と共有すべき新たな技術や有効な取組について，統計委員会等を通じ，引き続き府省間での情報共有を進めることにより，各府省における統計リソース確保の取組を支援・促進する。

なお，独立行政法人統計センターは，調査票情報等の提供及び活用，政府統計共同利用システムを通じた情報提供機能の強化等に中核的な役割を担っている。また，調査票情報等の提供及び活用に関しては，新たな提供形態であるオンサイト利用の推進が前述3(1)で求められていることや，機械判読可能な形式での統計情報の提供が求められていることなどの政府全体の情報提供機能の強化が3(2)で求められていることから，総務省は，これらの取組を着実に推進するため，引き続きそのリソースの確保に努める。

イ　地方公共団体との連携・支援

地方公共団体は，各府省が実施する統計調査の実査を担うという側面のみならず，地方における統計の利用や普及啓発等に当たっても重要な役割を担っている。このため，各府省では，第Ⅱ期基本計画に基づき，①調査計画の見直しによる地方公共団体の業務量の軽減及び平準化，②地域別表章の充実・支援，③統計調査事務地方公共団体委託費の交付対象範囲の見直し等に努めている。

また，最終取りまとめでは，①総務省が策定する地方統計機構（都道府県統計主管課等）における事務の見直しや高度化等を促進するための将来ビジョンを活用して，見直し・高度化プランを提案する地方統計機構に必要な支援を行うこと，②都道府県別表章の充実に向けた上乗せ調査の支援，推計・提供方法の在り方を検討し，順次実施すること，③地方統計機構と国の統計機構の人事交流の枠組みを整備すること，④統計研究研修所を活用したオンライン研修の充実，分析事例等を定期的に提供すること，⑤地方統計機構と大学等との連携を強化することなどが求められている。

一方，国・地方公共団体ともに厳しい財政事情の中，都道府県統計専任職員の減少傾向に歯止めがかからない状況となっている。

このため，各府省は，民間事業者が優れたノウハウを有する業務を中心に民間事業者を積極的に活用することを含め，報告者の特性も勘案した適切かつ効率的な調査手法の採用を検討するなどして，地方公共団体を経由する統計調査の精査や，統計調査員への支援などを通じて地方公共団体の業務量の軽減等に引き続き取り組む。

また，総務省を中心とする関係府省は，国が都道府県の統計主管課などに委託する事務等について，地域の実情に応じた調査手法・審査手法の見直しや高度化等を促進するため，協力を得られた地方公共団体との試行運用結果を踏まえつつ，当該見直しや高度化等に対する必要な支援を行う。あわせて，地方公

共団体の実情や利活用ニーズ等も踏まえつつ，地方公共団体におけるＥＢＰＭの推進を支援するため，都道府県別表章の充実に向けた上乗せ調査の技術面での支援や推計・提供方法の研究などに取り組む。

　さらに，関係府省は，地方公共団体に対する支援等の一環として，地方公共団体の職員と各府省の職員との人事交流を促進し，総務省は，統計研究研修所と連携したオンライン研修の充実や，優れた分析の事例・技術等に関する情報の定期的な提供，地域の大学等との連携に有用な専門家を活用した先進事例の提供や専門家リストの作成・提供等に取り組む。

第4　基本計画の推進

1　施策の効果的かつ効率的な実施

　第Ⅲ期基本計画を実効性のあるものとし，盛り込まれた課題の実現を図るためには，その推進基盤の整備に加え，取組の進捗状況を適時・適切に情報共有し，必要に応じて調整や連携の強化・促進を図ることが重要である。さらに，今後，統計制度の抜本改革の進展に伴い，派生して又は新たに顕在化する様々な課題に対しても，柔軟かつ機動的に対処することも必要である。

　このため，既存の公的統計基本計画推進会議に代えて，各府省の幹事を中心に，府省一体となった推進体制を整備するとともに，その下にワーキンググループを設けるなどして，機動的に課題解決に取り組む体制を再構築して，各種の取組方針等を決定し，今後顕在化する課題への対応を含め，関係府省一体となって統計改革の実現を推進する。

　また，統計委員会においては，統計法第55条第3項の規定に基づく施行状況報告の審議等を通じて，積極的に意見を提示し，各府省における取組を推進するとともに，以下のような取組を通じて，第Ⅲ期基本計画に掲げる各種施策の更なる推進や支援等に努める。

① 各府省の統計調査計画の企画・設計における統計ニーズの反映状況や，報告者の負担軽減の状況について，毎年定期的にフォローアップする。また，報告者の声（提案）の募集と，それに対する対応策の公表・対応策の検討状況をフォローアップする。

② 各府省の政策立案過程総括審議官等やＥＢＰＭ推進委員会からの検討要請に基づく調査審議の結果を，各府省やＥＢＰＭ推進委員会にフィードバックする。

③ 統計専門家，ユーザー，報告者，業務コンサルタント等から構成される統計棚卸チームを設置し，年度ごとに決定する棚卸計画（棚卸対象となる統計等）に沿って，統計棚卸しを実施する。

④ 通常の諮問に係る審議や統計棚卸しの取組とは別に，統計の品質面や統計作成の技術面等を改革する評価チームを設置し，統計棚卸しでは対応困難な先端的・技術的課題の解決に向け，統計に関連する他分野の有識者の知見も積極的に取り入れながら検討を行う。

⑤ 統計に関する官民コストの削減計画の策定・実施に際して，統計データの利活

用推進の観点に留意するとともに，統計ニーズに反する調査の廃止や，調査項目の縮減，調査結果の精度低下，異なる統計間の比較可能性の喪失等が生じないように注視する。

⑥ シェアリングエコノミー等多様化するサービス産業の計測や，資産の活用実態のより適切な把握などのパイロット的な課題について，その研究成果を踏まえ，実用化に向けた方法を検討する。また，国際動向等に関する情報について関係府省から定期的に報告を受けるとともに，必要に応じてそれらに関する研究を行う。

⑦ 行政記録情報や地方公共団体・民間が保有する各種データの統計的利活用について，技術的・中立的観点から支援する。

⑧ ＥＢＰＭ推進委員会が定める「統計等データの提供等の判断のためのガイドライン」（仮称）に関し，ＥＢＰＭ推進委員会の求めに応じて意見を述べること等を通じて，統計等データの利活用の一層の推進を図る。

なお，統計委員会の委員等の構成について，バランスのとれた審議を確保するため，専門知識を有する者や作成者・報告者・ユーザーの声を代表する者が確保されるよう措置する。

2　各種法定計画等との整合性の確保及び的確な情報提供の推進

公的統計は，国民にとって合理的な意思決定を行うための基盤となる重要な情報であり，社会の情報基盤としてあらゆる分野に関係するため，政府における各種法定計画等においても，必要に応じてＥＢＰＭの推進や国際比較可能性の向上の観点から，それぞれの分野における統計の整備に関する事項が掲げられており，統計に関する課題の解決に向けて各府省が連携した取組を行う必要がある。

また，統計委員会の機能強化や調査票情報等の提供及び活用の拡大等，統計関連法制の見直しも検討されている状況にある。

このため，第Ⅲ期基本計画の推進に当たっては，統計関連法制の見直しの動向も踏まえ，各種法定計画等における統計の整備及び当該分野における各種施策との整合性に留意しつつ，政策の信頼性及び客観性の確保に資するよう取組を推進する。

さらに，公的統計の整備に当たっては，幅広く国民の理解と協力を得ることが不可欠であることから，引き続き，国民に対し的確な情報提供を行うとともに，公的統計に対する国民の意見やニーズの把握及びその反映を推進する。

別表　今後5年間に講ずる具体的施策

「第2　公的統計の整備に関する事項」部分

項　目	具体的な措置，方策等	担当府省	実施時期
1 国民経済計算を軸とした横断的・体系的な経済統計の	◎毎月勤労統計について，平成34年（2022年）1月のローテーション・サンプリングへの全面移行に向け，実査機関とも十分に連携し，着実かつ円滑に取組を推進する。また，その間の結果公表について，移行期間である旨の説明を入れる等，利用者の混乱を招かないよう配慮するとともに，継続標本による参考指標を30年度（2018年度）以降も継続して公表する。	厚生労働省	平成34年（2022年）1月までに実施する。

項　目	具体的な措置，方策等	担当府省	実施時期
整備推進 (1)基礎統計の整備・改善及び国民経済計算の精度向上・充実 ア　より正確な景気判断に資する基礎統計改善及び国民経済計算の加工・推計手法の改善等	◎毎月勤労統計について，本調査の母集団を事業所母集団データベースの年次フレームに変更するに当たって，標本抽出方法や復元方法を検討する。	厚生労働省	平成30年度（2018年度）から実施する。
イ　生産面を中心に見直した国民経済計算への整備	○医療の中間投入構造の把握のため，検討を行う。具体的には，医療経済実態調査（医療機関等調査）の，基準年のみならず中間年推計における利活用に向けて，利用できない年次の補正について検討する。これを踏まえて，回収率の状況等も含めて，多角的に検証を進める。あわせて，必要に応じて年次統計の整備等について検討を行う。また，医療経済実態調査（医療機関等調査）の利活用に向けた検証及び内閣府から示された年次推計における医療分野の課題を踏まえ，当該調査の目的との整合性や調査項目が増えることによる回答率への影響を踏まえつつ，医療経済実態調査（医療機関等調査），産業連関構造調査（投入調査），ビジネスサーベイにおける調査項目見直しや拡充について検討する。病院・診療所は入院と入院外に区分したデータを保有しておらず，現在の部門分類に対応する投入調査は困難であるため，当面の対応としてレセプトデータ（社会医療診療行為別統計）などを活用した費用項目の推計見直しについて検討を進めるとともに，SUT体系への移行後における実測可能性のある部門分類の設定や，それに対応した費用項目の調査の在り方についても検討を行う。	厚生労働省，内閣府，関係府省	平成30年度（2018年度）から実施する。
	○社会福祉（国公立）についても社会福祉（非営利）と同程度の細かさで費用構造を把握できるよう，行政記録情報のさらなる活用の可能性を検証するとともに，報告者自身の計数把握状況や負担等に配慮しつつ，社会福祉（国公立）への投入調査の新規実施を検討する。また介護事業経営概況調査を用いて平成27年（2015年）産業連関表の推計を行い，その精度を検証する。さらに，同調査については，中間年推計における利活用に向けて，利用できない年次の補正について検討する。これを踏まえて，回収率の状況等も含めて，多角的に検証を進める。あわせて，必要に応じて年次統計の整備等について検討を行う。	厚生労働省，内閣府，関係府省	平成30年度（2018年度）から実施する。
2 社会・経済情勢の変化を的確に捉える統計の整備	◎国民生活基礎調査の非標本誤差の縮小に向けた更なる取組として，本調査及び国勢調査の調査対象世帯に係る属性等の比較・検証に加え，本調査結果及び国勢調査結果のかい離縮小に向けた検討や，回収率向上方策の検討を推進する。	厚生労働省	平成31年（2019年）調査の企画時期までに結論を得る。
(1)人口減少社会の実態をより的確に捉える統計の整備	◎国民生活基礎調査における調査単位区の設定に係る準備調査等の在り方等について，調査業務全般の効率化や調査方法の改善を図る観点から検討する。	厚生労働省	平成31年（2019年）調査の企画時期までに結論を得る。

(注)　「具体的な措置，方策等」欄について，基幹統計に係る事項を「◎」とし，その他の公的統計に係る事項を「○」とした。

項　　目	具体的な措置，方策等	担当府省	実施時期
	◎国民生活基礎調査のオンライン調査について，非標本誤差の縮小に向けた取組結果等も踏まえつつ，その導入可能性を引き続き検討する。	厚生労働省	平成３１年（2019年）調査の企画終了後に実施する。
	◎国民生活基礎調査における推計方法の検討状況や結果精度等について，情報提供の一層の充実を図る。	厚生労働省	平成30年度（2018年度）から実施する。
	◎人口動態調査の外国人が一定規模以上居住する市区町村における市区町村別の外国人集計について，集計可能性を検討する。	厚生労働省	可能な限り早期に結論を得る。
	◎人口動態統計における調査票情報の提供について，テキスト形式による提供を開始する。	厚生労働省	平成３０年（2018年）から実施する。
	◎人口動態調査について，作成事務の更なる効率化に向けたオンライン報告システムの機能追加・改修に引き続き取り組む。	厚生労働省	平成31年度（2019年度）中に実施する。
(2)教育や就業等の実態をより的確に捉える統計の整備	◎21世紀出生児縦断調査（平成13 年出生児）について，学校教育や奨学金等の施策ニーズを踏まえた調査事項を検討するとともに，報告者規模の維持，代表性の検証，回答精度の向上等に努める。	文部科学省，厚生労働省	平成30年度（2018年度）から実施する。
(3)働き方の変化等をより的確に捉える統計の整備	◎労働力調査及び毎月勤労統計調査について，両調査の調査方法や調査事項の相違点を整理した上で，集計表における労働者区分や用語の対応関係等を両調査のウェブサイト等において明確にするとともに，利用者の利便性向上に向け，両統計の活用に資する有用性の高い情報の提供等に関して具体的な方策を検討し，情報提供の充実に努める。	総務省，厚生労働省	平成30年度（2018年度）から実施する。
	◎賃金構造基本統計について，毎月勤労統計との比較に関する技術的な検討や，その検討結果を踏まえた試算及び非回答の事業所の偏りによる非標本誤差の分析等を実施し，統計利用者に本調査の特徴を含めた情報を提供する。	厚生労働省	平成30年度（2018年度）から実施する。
	◎賃金構造基本統計調査における匿名データの提供について，政府全体での検討状況も踏まえ，匿名データ化の手法が確立している世帯調査の手法を準用できる可能性のある個人票の提供を優先的に検討する。	厚生労働省	平成30年度（2018年度）から実施する。
	◎賃金構造基本統計調査について，調査の効率化に向けた調査方法の見直し及び公表の更なる早期化，回収率の向上策，調査対象職種の見直しや学歴区分「大学・大学院卒」，「高専・短大卒」の細分化について，試験調査の実施等により見直しの影響を検証しつつ検討する。また，回収率を考慮した労働者数の推計方法の変更や，オンライン調査導入に合わせ，抽出された事業所内の全労働者を調査することについての検討を進める。	厚生労働省	平 成 ３ ２ 年（2020年）調査の企画時期までに結論を得る。
3 グローバル化に対応した統計整備・国際協力等の推進	◎社会保障費用統計について，ＯＥＣＤ基準に加え，財源の国際比較が可能となるＥＵ（ＥＳＳＰＲＯＳ）基準に準拠した統計の作成について，ＥＵ統計局及び関係府省の協力を得て検討し，提供を開始する。	厚生労働省	平成34年度（2022年度）までに実施する。
	◎社会保障費用統計について，国際基準に準拠した地方公共団体の社会保障支出の総合的な把握に向け，社会保障関係費用に関する調査結果の活用や，単価に基づく推計等を検討し，改善を図る。	厚生労働省	平成34年度（2022年度）までに実施する。

§4 統計基準等

4.1 統計基準

　統計基準とは，公的統計が，一定の基準に沿って作成され，また，相互の比較可能性が確保されていることが，社会の情報基盤にふさわしい有用な情報となり得る条件であることを踏まえ，統計法に基づき公的統計の作成に際し，その統一性または総合性を確保するための技術的な基準として総務大臣が定めたものである。

(1) 統計分類

　統計法第28条第1項および附則第3条の規定に基づき，法第2条第9項に規定する統計基準として，平成21年12月21日付け総務省告示第555号「日本標準職業分類」，平成25年10月30日付け総務省告示第405号「日本標準産業分類」，平成27年2月13日付け総務省告示第35号「疾病，傷害及び死因の統計分類」をもって統計基準として設定されている。

(2) 指標関係

　経済指標とは経済活動の状況を示す基礎的な要因であり，各種経済指数などのことをいう。

① 季節調整法

　季節調整法は，経済指標の季節変動を調整するため広く利用されているもの。「季節調整法の適用について（指針）」（平成9年6月20日統計審議会了承）では，1）統計作成機関は，季節調整法を適用する場合は，センサス局法 X-12-ARIMA など，手法の適切性について一般的な評価を受けている手法を継続的に使用する，2）統計作成機関は，季節調整法に関する情報について，別途定める様式に従い，統計基準部（現在の総務省政策統括官（統計基準担当））に提出し，統計基準部はこれを一覧性のある資料に取りまとめて，一般に開示することとされている。

　近年では，平成12年基準指数の改定作業が一巡した平成17年度以降，季節調整法の適用状況を公表している。

② 指数の基準年

　経済指数のような時系列指数においては，比較の基準，すなわち基準時を統一しておくことは，各指数系列相互の比較利用に当たって欠かせないことである。現行の主要指数は，昭和56年3月の統計審議会答申「指数の基準時及びウエイト時の更新について」に基づき，原則として西暦年の末尾に0または5の付く年ごとに更新されている。

4.2 技術的基準および標準地域コード

　統計基準ではないが，統計作成に係る技術的な基準として，「日本標準商品分類」および「従業上の地位」に関する区分がある。また，「統計に用いる標準地域コード」が定められている。日本標準商品分類は，市場において取引され，かつ，移動で

きるすべての価値ある有体的商品（電気，ガス，用水を含む）について分類したものである。統計に用いる標準地域コードは，都道府県および市町村の区域を示す統計情報の表章や当該情報の相互利用のための基準である。なお，合併等により市町村等の区域に変更が生じた場合には，そのつど改正が行われる。

4.3 疾病，傷害及び死因分類（ICD-10）

疾病，傷害及び死因の統計は，保健福祉施策の立案・評価，人口問題の研究等の基礎資料として，特に異なる国や地域から異なる時点で集計された死因や疾病のデータの系列的な記録，分析，解釈および比較を行うためには，国際的に統一された分類である必要がある。疾病及び関連保健問題の国際統計分類：International Statistical Classification of Diseases and Related Health Problems（ICD）は「国際疾病分類」と略称されているが，世界保健機関（WHO）憲章に基づいて規定された分類である。1900年，フランス政府の提唱によって開催された第1回国際疾病分類改訂（revision）会議において「ICD-1」が導入されて以来，医学の進歩や社会の変化に伴い，約10年ごとに改訂が行われている。

現在，わが国で用いている分類は，1990年の第43回世界保健総会で採択された第10回改訂（ICD-10）を一部改正したもので，1996年から2013年までの一部改正を集積したICD-10（2013年版）準拠によるものである。

4.3.1 基本分類表

基本分類表は，Ⅰ～XXⅡ章に分けられている。

第Ⅰ章　感染症及び寄生虫症（A00-B99）
第Ⅱ章　新生物〈腫瘍〉（C00-D48）
第Ⅲ章　血液及び造血器の疾患並びに免疫機構の障害（D50-D89）
第Ⅳ章　内分泌，栄養及び代謝疾患（E00-E90）
第Ⅴ章　精神及び行動の障害（F00-F99）
第Ⅵ章　神経系の疾患（G00-G99）
第Ⅶ章　眼及び付属器の疾患（H00-H59）
第Ⅷ章　耳及び乳様突起の疾患（H60-H95）
第Ⅸ章　循環器系の疾患（I00-I99）
第Ⅹ章　呼吸器系の疾患（J00-J99）
第ⅩⅠ章　消化器系の疾患（K00-K93）
第ⅩⅡ章　皮膚及び皮下組織の疾患（L00-L99）
第ⅩⅢ章　筋骨格系及び結合組織の疾患（M00-M99）
第ⅩⅣ章　腎尿路生殖器系の疾患（N00-N99）
第ⅩⅤ章　妊娠，分娩及び産じょく〈褥〉（O00-O99）
第ⅩⅥ章　周産期に発生した病態（P00-P96）
第ⅩⅦ章　先天奇形，変形及び染色体異常（Q00-Q99）
第ⅩⅧ章　症状，徴候及び異常臨床所見・異常検査所見で他に分類されないもの（R00-R99）
第ⅩⅨ章　損傷，中毒及びその他の外因の影響（S00-T98）
第ⅩⅩ章　傷病及び死亡の外因（V01-Y98）
第ⅩⅪ章　健康状態に影響を及ぼす要因及び保健サービスの利用（Z00-Z99）
第ⅩⅫ章　特殊目的用コード（U00-U99）

表1　ICD-10（2013年版）準拠の分類体系

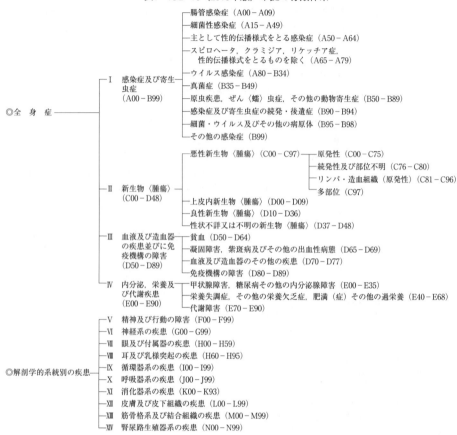

◎全　身　症

Ⅰ　感染症及び寄生虫症（A00－B99）
- 腸管感染症（A00－A09）
- 細菌性感染症（A15－A49）
- 主として性的伝播様式をとる感染症（A50－A64）
- スピロヘータ，クラミジア，リケッチア症，性的伝播様式をとるものを除く（A65－A79）
- ウイルス感染症（A80－B34）
- 真菌症（B35－B49）
- 原虫疾患，ぜん〈蠕〉虫症，その他の動物寄生症（B50－B89）
- 感染症及び寄生虫症の続発・後遺症（B90－B94）
- 細菌・ウイルス及びその他の病原体（B95－B98）
- その他の感染症（B99）

Ⅱ　新生物〈腫瘍〉（C00－D48）
- 悪性新生物〈腫瘍〉（C00－C97）
  - 原発性（C00－C75）
  - 続発性及び部位不明（C76－C80）
  - リンパ・造血組織（原発性）（C81－C96）
  - 多部位（C97）
- 上皮内新生物〈腫瘍〉（D00－D09）
- 良性新生物〈腫瘍〉（D10－D36）
- 性状不詳又は不明の新生物〈腫瘍〉（D37－D48）

Ⅲ　血液及び造血器の疾患並びに免疫機構の障害（D50－D89）
- 貧血（D50－D64）
- 凝固障害，紫斑病及びその他の出血性病態（D65－D69）
- 血液及び造血器のその他の疾患（D70－D77）
- 免疫機構の障害（D80－D89）

Ⅳ　内分泌，栄養及び代謝疾患（E00－E90）
- 甲状腺障害，糖尿病その他の内分泌腺障害（E00－E35）
- 栄養失調症，その他の栄養欠乏症，肥満（症）その他の過栄養（E40－E68）
- 代謝障害（E70－E90）

◎解剖学的系統別の疾患
- Ⅴ　精神及び行動の障害（F00－F99）
- Ⅵ　神経系の疾患（G00－G99）
- Ⅶ　眼及び付属器の疾患（H00－H59）
- Ⅷ　耳及び乳様突起の疾患（H60－H95）
- Ⅸ　循環器系の疾患（I00－I99）
- Ⅹ　呼吸器系の疾患（J00－J99）
- Ⅺ　消化器系の疾患（K00－K93）
- Ⅻ　皮膚及び皮下組織の疾患（L00－L99）
- XIII　筋骨格系及び結合組織の疾患（M00－M99）
- XIV　腎尿路生殖器系の疾患（N00－N99）

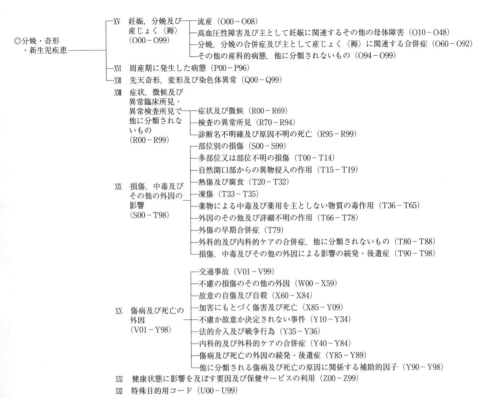

◎分娩・奇形
・新生児疾患

XV　妊娠，分娩及び　──流産（O00 - O08）
　　産じょく〈褥〉　──高血圧性障害及び主として妊娠に関連するその他の母体障害（O10 - O48）
　　（O00 - O99）　　──分娩，分娩の合併症及び主として産じょく〈褥〉に関連する合併症（O60 - O92）
　　　　　　　　　　──その他の産科的病態，他に分類されないもの（O94 - O99）
XVI　周産期に発生した病態（P00 - P96）
XVII　先天奇形，変形及び染色体異常（Q00 - Q99）
XVIII　症状，徴候及び
　　異常臨床所見・
　　異常検査所見で　──症状及び徴候（R00 - R69）
　　他に分類されな　──検査の異常所見（R70 - R94）
　　いもの　　　　　──診断名不明確及び原因不明の死亡（R95 - R99）
　　（R00 - R99）
XIX　損傷，中毒及び　──部位別の損傷（S00 - S99）
　　その他の外因の　──多部位又は部位不明の損傷（T00 - T14）
　　影響　　　　　　──自然開口部からの異物侵入の作用（T15 - T19）
　　（S00 - T98）　　──熱傷及び腐食（T20 - T32）
　　　　　　　　　　──凍傷（T33 - T35）
　　　　　　　　　　──薬物による中毒及び薬用を主としない物質の毒作用（T36 - T65）
　　　　　　　　　　──外因のその他及び詳細不明の作用（T66 - T78）
　　　　　　　　　　──外因の早期合併症（T79）
　　　　　　　　　　──外科的及び内科的ケアの合併症，他に分類されないもの（T80 - T88）
　　　　　　　　　　──損傷，中毒及びその他の外因による影響の続発・後遺症（T90 - T98）
XX　傷病及び死亡の　──交通事故（V01 - V99）
　　外因　　　　　　──不慮の損傷のその他の外因（W00 - X59）
　　（V01 - Y98）　　──故意の自傷及び自殺（X60 - X84）
　　　　　　　　　　──加害にもとづく傷害及び死亡（X85 - Y09）
　　　　　　　　　　──不慮か故意か決定されない事件（Y10 - Y34）
　　　　　　　　　　──法的介入及び戦争行為（Y35 - Y36）
　　　　　　　　　　──内科的及び外科的ケアの合併症（Y40 - Y84）
　　　　　　　　　　──傷病及び死亡の外因の続発・後遺症（Y85 - Y89）
　　　　　　　　　　──他に分類される傷病及び死亡の原因に関係する補助的因子（Y90 - Y98）
XXI　健康状態に影響を及ぼす要因及び保健サービスの利用（Z00 - Z99）
XXII　特殊目的用コード（U00 - U99）

注　1)　I～XXIIのローマ数字はICD - 10（2013年版）準拠における章の番号を表す。
　　2)　第XXII章は人口動態統計には用いない。
　　3)　ICD - 10（2013年版）準拠の分類項目を示すコード番号は必ずしも連続して使用されていない。

4.3.2　疾病分類表と死因分類表

　　基本分類表の分類項を集約して分類項数を少なくした分類表である。これらの分類表には，基本分類表の何番から何番までを集約して1つの分類項としたかが示されている。
　　また，疾病分類表は，大分類，中分類，小分類の3段階の分類表となっている。

4.3.3　人口動態統計において使用する分類表

　　以下の分類表は，人口動態統計用として，厚生労働省で使用しているものである。
(1)　死因基本分類表は，ICD-10の基本分類表を基本とし，これに日本で独自に使用する細分類項目（a．b．c，etc）を加えた分類に人口動態統計用としての細分類項目（A，B，C，etc）を加えた分類表である。
(2)　死因簡単分類表は，わが国における死因構造を全体として概観するための分類表

であり，死亡数が一定数以上認められるもの，死亡数は少なくても国民，研究者等にとって関心が高いものを，ICD-9からの継続性を図り，時系列比較の面から選択したものである。

(3) 選択死因分類表は，社会的に関心の高い死因について，クロス集計等のより詳細な分析を行うための分類表であり，死因簡単分類表から選択したものである。

(4) 死因年次推移分類表は，年次ごとの死因の動向を観察することを主目的とした分類表であり，明治32年以降の主要な死因の動向を踏まえ，ICD-9の主要死因について一部見直しを行った分類表である。

(5) 乳児死因簡単分類表は，乳児死亡について，重要な死因を把握するための分類表である。なお，乳児死亡を全体として概観する場合には，死因簡単分類表による年齢別の数値を活用する。

(6) 感染症分類表は，特に重要な感染症による死亡のサーベイランス的役割を果たすための分類表である。

省略

(1) 死因基本分類表
省略

(2) 死因簡単分類表

死因簡単 分類コード	分類名	死因基本分類コード
	総数	
01000	感染症及び寄生虫症	A00～B99
01100	腸管感染症	A00～A09
01200	結核	A15～A19
01201	呼吸器結核	A15～A16
01202	その他の結核	A17～A19
01300	敗血症	A40～A41
01400	ウイルス性肝炎	B15～B19
01401	B型ウイルス性肝炎	B16～B17.0, B18.0～B18.1
01402	C型ウイルス性肝炎	B17.1, B18.2
01403	その他のウイルス性肝炎	B15～B19の残り
01500	ヒト免疫不全ウイルス［HIV］病	B20～B24
01600	その他の感染症及び寄生虫症	A00～B99の残り
02000	新生物〈腫瘍〉	C00～D48
02100	悪性新生物〈腫瘍〉	C00～C96
02101	口唇, 口腔及び咽頭の悪性新生物〈腫瘍〉	C00～C14
02102	食道の悪性新生物〈腫瘍〉	C15
02103	胃の悪性新生物〈腫瘍〉	C16
02104	結腸の悪性新生物〈腫瘍〉	C18
02105	直腸S状結腸移行部及び直腸の悪性新生物〈腫瘍〉	C19～C20
02106	肝及び肝内胆管の悪性新生物〈腫瘍〉	C22
02107	胆のう及びその他の胆道の悪性新生物〈腫瘍〉	C23～C24
02108	膵の悪性新生物〈腫瘍〉	C25
02109	喉頭の悪性新生物〈腫瘍〉	C32
02110	気管, 気管支及び肺の悪性新生物〈腫瘍〉	C33～C34
02111	皮膚の悪性新生物〈腫瘍〉	C43～C44
02112	乳房の悪性新生物〈腫瘍〉	C50
02113	子宮の悪性新生物〈腫瘍〉	C53～C55
02114	卵巣の悪性新生物〈腫瘍〉	C56
02115	前立腺の悪性新生物〈腫瘍〉	C61
02116	膀胱の悪性新生物〈腫瘍〉	C67
02117	中枢神経系の悪性新生物〈腫瘍〉	C70～C72, C75.1～C75.3

死因簡単 分類コード	分類名	死因基本分類コード
02118	悪性リンパ腫	C81～C86
02119	白血病	C91～C95
02120	その他のリンパ組織, 造血組織及び関連 組織の悪性新生物〈腫瘍〉	C88～C90, C96
02121	その他の悪性新生物〈腫瘍〉	C00～C96の残り
02200	その他の新生物〈腫瘍〉	D00～D48
02201	中枢神経系のその他の新生物〈腫瘍〉	D32～D33, D35.2～D35.4, D42～D43, D44.3～D44.5
02202	中枢神経系を除くその他の新生物〈腫瘍〉	D00～D48の残り
03000	血液及び造血器の疾患並びに免疫機構の障害	D50～D89
03100	貧血	D50～D64
03200	その他の血液及び造血器の疾患並びに免疫機構の障害	D65～D89
04000	内分泌, 栄養及び代謝疾患	E00～E88
04100	糖尿病	E10～E14
04200	その他の内分泌, 栄養及び代謝疾患	E00～E88の残り
05000	精神及び行動の障害	F01～F99
05100	血管性及び詳細不明の認知症	F01～F03
05200	その他の精神及び行動の障害	F01～F99の残り
06000	神経系の疾患	G00～G98
06100	髄膜炎	G00～G03
06200	脊髄性筋萎縮症及び関連症候群	G12
06300	パーキンソン病	G20
06400	アルツハイマー病	G30
06500	その他の神経系の疾患	G00～G98の残り
07000	眼及び付属器の疾患	H00～H57
08000	耳及び乳様突起の疾患	H60～H93
09000	循環器系の疾患	I00～I99
09100	高血圧性疾患	I10～I15
09101	高血圧性心疾患及び心腎疾患	I11, I13
09102	その他の高血圧性疾患	I10, I12, I15
09200	心疾患（高血圧性を除く）	I01～I02.0, I05～I09, I20～I25, I27, I30～I51
09201	慢性リウマチ性心疾患	I05～I09
09202	急性心筋梗塞	I21～I22
09203	その他の虚血性心疾患	I20, I24～I25
09204	慢性非リウマチ性心内膜疾患	I34～I38
09205	心筋症	I42
09206	不整脈及び伝導障害	I44～I49
09207	心不全	I50
09208	その他の心疾患	I01～I02.0, I27, I30～I33, I40, I51
09300	脳血管疾患	I60～I69
09301	くも膜下出血	I60, I69.0
09302	脳内出血	I61, I69.1
09303	脳梗塞	I63, I69.3
09304	その他の脳血管疾患	I60～I69の残り
09400	大動脈瘤及び解離	I71
09500	その他の循環器系の疾患	I00～I99の残り
10000	呼吸器系の疾患	J00～J98
10100	インフルエンザ	J09～J11
10200	肺炎	J12～J18
10300	急性気管支炎	J20
10400	慢性閉塞性肺疾患	J41～J44
10500	喘息	J45～J46
10600	その他の呼吸器系の疾患	J00～J98の残り
10601	誤嚥性肺炎	J69
10602	間質性肺疾患	J84
10603	その他の呼吸器系の疾患(10601及び10602を除く)	J00～J98の残り（J69,J84を除く）
11000	消化器系の疾患	K00～K92
11100	胃潰瘍及び十二指腸潰瘍	K25～K27
11200	ヘルニア及び腸閉塞	K40～K46, K56
11300	肝疾患	K70～K76

(2) つづき

死因簡単分類コード	分類名	死因基本分類コード
11301	肝硬変（アルコール性を除く）	K74.3～K74.6
11302	その他の肝疾患	K70～K76の残り
11400	その他の消化器系の疾患	K00～K92の残り
12000	皮膚及び皮下組織の疾患	L00～L98
13000	筋骨格系及び結合組織の疾患	M00～M99
14000	腎尿路生殖器系の疾患	N00～N98
14100	糸球体疾患及び腎尿細管間質性疾患	N00～N15
14200	腎不全	N17～N19
14201	急性腎不全	N17
14202	慢性腎臓病	N18
14203	詳細不明の腎不全	N19
14300	その他の腎尿路生殖器系の疾患	N00～N98の残り
15000	妊娠，分娩及び産じょく	O00～O99
16000	周産期に発生した病態	P00～P96
16100	妊娠期間及び胎児発育に関連する障害	P05～P08
16200	出産外傷	P10～P15
16300	周産期に特異的な呼吸障害及び心血管障害	P20～P29
16400	周産期に特異的な感染症	P35～P39
16500	胎児及び新生児の出血性障害及び血液障害	P50～P61
16600	その他の周産期に発生した病態	P00～P96の残り
17000	先天奇形，変形及び染色体異常	Q00～Q99
17100	神経系の先天奇形	Q00～Q07
17200	循環器系の先天奇形	Q20～Q28
17201	心臓の先天奇形	Q20～Q24
17202	その他の循環器系の先天奇形	Q25～Q28
17300	消化器系の先天奇形	Q35～Q45
17400	その他の先天奇形及び変形	Q00～Q89の残り
17500	染色体異常，他に分類されないもの	Q90～Q99
18000	症状，徴候及び異常臨床所見・異常検査所見で他に分類されないもの	R00～R99
18100	老衰	R54
18200	乳幼児突然死症候群	R95
18300	その他の症状，徴候及び異常臨床所見・異常検査所見で他に分類されないもの	R00～R99の残り
20000	傷病及び死亡の外因	V01～Y89
20100	不慮の事故	V01～X59
20101	交通事故	V01～V98
20102	転倒・転落・墜落	W00～W17
20103	不慮の溺死及び溺水	W65～W74
20104	不慮の窒息	W75～W84
20105	煙，火及び火炎への曝露	X00～X09
20106	有害物質による不慮の中毒及び有害物質への曝露	X40～X49
20107	その他の不慮の事故	W00～X59の残り
20200	自殺	X60～X84
20300	他殺	X85～Y09
20400	その他の外因	Y10～Y89
22000	特殊目的用コード	U00～U49
22100	重症急性呼吸器症候群［SARS］	U04
22200	その他の特殊目的用コード	U00～U49の残り

注　これらの分類を精神保健の分野で使用する場合は，「精神及び行動の障害」を「精神疾患」と読み替えて使用することができる。

(3) 選択死因分類表

選択死因分類コード	分類名	死因簡単分類コード	死因基本分類コード
Se 01	結核	01200	A15～A19
Se 02	悪性新生物〈腫瘍〉	02100	C00～C96

(3) つづき

選択死因分類コード	分類名	死因簡単分類コード	死因基本分類コード
	（再掲）		
Se 03	食道の悪性新生物〈腫瘍〉	02102	C15
Se 04	胃の悪性新生物〈腫瘍〉	02103	C16
Se 05	結腸の悪性新生物〈腫瘍〉	02104	C18
Se 06	直腸S状結腸移行部及び直腸の悪性新生物〈腫瘍〉	02105	C19～C20
Se 07	肝及び肝内胆管の悪性新生物〈腫瘍〉	02106	C22
Se 08	胆のう及びその他の胆道の悪性新生物〈腫瘍〉	02107	C23～C24
Se 09	膵の悪性新生物〈腫瘍〉	02108	C25
Se 10	気管，気管支及び肺の悪性新生物〈腫瘍〉	02110	C33～C34
Se 11	乳房の悪性新生物〈腫瘍〉	02112	C50
Se 12	子宮の悪性新生物〈腫瘍〉	02113	C53～C55
Se 13	白血病	02119	C91～C95
Se 14	糖尿病	04100	E10～E14
Se 15	高血圧性疾患	09100	I10～I15
Se 16	心疾患（高血圧性を除く）	09200	I01～I02.0，I05～I09，I20～I25，I27，I30～I51
	（再掲）		
Se 17	急性心筋梗塞	09202	I21～I22
Se 18	その他の虚血性心疾患	09203	I20，I24～I25
Se 19	不整脈及び伝導障害	09206	I44～I49
Se 20	心不全	09207	I50
Se 21	脳血管疾患	09300	I60～I69
	（再掲）		
Se 22	くも膜下出血	09301	I60，I69.0
Se 23	脳内出血	09302	I61，I69.1
Se 24	脳梗塞	09303	I63，I69.3
Se 25	大動脈瘤及び解離	09400	I71
Se 26	肺炎	10200	J12～J18
Se 27	慢性閉塞性肺疾患	10400	J41～J44
Se 28	喘息	10500	J45～J46
Se 29	肝疾患	11300	K70～K76
Se 30	腎不全	14200	N17～N19
Se 31	老衰	18100	R54
Se 32	不慮の事故	20100	V01～X59
	（再掲）		
Se 33	交通事故	20101	V01～V98
Se 34	自殺	20200	X60～X84

注　選択死因分類コードの Se は Selection の略である。

(4) 死因年次推移分類表

死因年次推移分類コード	分類名	死因簡単分類コード	死因基本分類コード
Hi 01	結核	01200	A15～A19
Hi 02	悪性新生物〈腫瘍〉	02100	C00～C96
Hi 03	糖尿病	04100	E10～E14
Hi 04	高血圧性疾患	09100	I10～I15
Hi 05	心疾患（高血圧性を除く）	09200	I01～I02.0，I05～I09，I20～I25，I27，I30～I51
Hi 06	脳血管疾患	09300	I60～I69
Hi 07	肺炎	10200	J12～J18
Hi 08	慢性気管支炎及び肺気腫		J41～J43
Hi 09	喘息	10500	J45～J46
Hi 10	胃潰瘍及び十二指腸潰瘍	11100	K25～K27
Hi 11	肝疾患	11300	K70～K76
Hi 12	腎不全	14200	N17～N19
Hi 13	老衰	18100	R54
Hi 14	不慮の事故	20100	V01～X59
Hi 15	（再掲）交通事故	20101	V01～V98
Hi 16	自殺	20200	X60～X84

注　死因年次推移分類コードの Hi は History の略である。

(5) 乳児死因簡単分類表

乳児死因簡単分類コード		分類名	死因簡単分類コード	死因基本分類コード
		総数		
Ba	01	腸管感染症	01100	A00～A09
Ba	02	敗血症	01300	A40～A41
Ba	03	麻疹	01600の一部	B05
Ba	04	ウイルス性肝炎	01400	B15～B19
Ba	05	その他の感染症及び寄生虫症	01000 (Ba01～04を除く)	A00～B99の残り
Ba	06	悪性新生物〈腫瘍〉	02100	C00～C96
Ba	07	白血病	02119	C91～C95
Ba	08	その他の悪性新生物〈腫瘍〉	02100 (Ba07を除く)	C00～C96の残り
Ba	09	その他の新生物〈腫瘍〉	02200	D00～D48
Ba	10	栄養失調（症）及びその他の栄養欠乏症	04000の一部	E40～E64
Ba	11	代謝障害	04000の一部	E70～E88
Ba	12	髄膜炎	06100	G00～G03
Ba	13	脊髄性筋萎縮症及び関連症候群	06200	G12
Ba	14	脳性麻痺	06500の一部	G80
Ba	15	心疾患（高血圧性を除く）	09200	I01～I02.0, I05～I09, I20～I25, I27, I30～I51
Ba	16	脳血管疾患	09300	I60～I69
Ba	17	インフルエンザ	10100	J09～J11
Ba	18	肺炎	10200	J12～J18
Ba	19	喘息	10500	J45～J46
Ba	20	ヘルニア及び腸閉塞	11200	K40～K46, K56
Ba	21	肝疾患	11300	K70～K76
Ba	22	腎不全	14200	N17～N19
Ba	23	周産期に発生した病態	16000	P00～P96
Ba	24	妊娠期間及び胎児発育に関連する障害	16100	P05～P08
Ba	25	出産外傷	16200	P10～P15
Ba	26	出生時仮死	16300の一部	P21
Ba	27	新生児の呼吸窮〈促〉迫	16300の一部	P22
Ba	28	周産期に発生した肺出血	16300の一部	P26
Ba	29	周産期に発生した心血管障害	16300の一部	P29
Ba	30	その他の周産期に特異的な呼吸障害及び心血管障害	16300の残り	P20～P29の残り
Ba	31	新生児の細菌性敗血症	16400の一部	P36
Ba	32	その他の周産期に特異的な感染症	16400の残り	P35～P39の残り
Ba	33	胎児及び新生児の出血性障害及び血液障害	16500	P50～P61
Ba	34	その他の周産期に発生した病態	16000 (Ba24～33を除く)	P00～P96の残り
Ba	35	先天奇形，変形及び染色体異常	17000	Q00～Q99
Ba	36	神経系の先天奇形	17100	Q00～Q07
Ba	37	心臓の先天奇形	17201	Q20～Q24
Ba	38	その他の循環器系の先天奇形	17202	Q25～Q28
Ba	39	呼吸器系の先天奇形	17400の一部	Q30～Q34
Ba	40	消化器系の先天奇形	17300	Q35～Q45
Ba	41	筋骨格系の先天奇形及び変形	17400の一部	Q65～Q79
Ba	42	その他の先天奇形及び変形	17400の残り	Q00～Q89の残り
Ba	43	染色体異常，他に分類されないもの	17500	Q90～Q99
Ba	44	乳幼児突然死症候群	18200	R95
Ba	45	その他のすべての疾患	上記以外の残り（Ba01～09を除く）	D50～R99の残り，U00～U49
Ba	46	不慮の事故	20100	V01～X59
Ba	47	交通事故	20101	V01～V98
Ba	48	転倒・転落・墜落	20102	W00～W17
Ba	49	不慮の溺死及び溺水	20103	W65～W74
Ba	50	胃内容物の誤えん及び気道閉塞を生じた食物等の誤えん〈吸引〉	20104の一部	W78～W80
Ba	51	その他の不慮の窒息	20104の残り	W75～W84の残り
Ba	52	煙，火及び火炎への曝露	20105	X00～X06
Ba	53	有害物質による不慮の中毒及び有害物質への曝露	20106	X40～X49
Ba	54	その他の不慮の事故	20107	W00～X59の残り
Ba	55	他殺	20300	X85～Y09
Ba	56	その他の外因	20400	Y10～Y89

注　「敗血症」には，"新生児の細菌性敗血症"を含まない。乳児死因簡単分類コードの Ba は Baby の略である。

4.4 日本標準産業分類（平成25年10月改訂）

大分類

A 農業,林業	H 運輸業,郵便業	O 教育,学習支援業
B 漁業	I 卸売業,小売業	P 医療・福祉
C 鉱業,採石業,砂利採取業	J 金融業,保険業	Q 複合サービス事業
D 建設業	K 不動産業,物品賃貸業	R サービス業(他に分類されないもの)
E 製造業	L 学術研究専門・技術サービス業	S 公務（他に分類されるものを除く）
F 電気・ガス・熱供給・水道業	M 宿泊業,飲食サービス業	T 分類不能の産業
G 情報通信業	N 生活関連サービス業,娯楽業	

A 農業，林業
　01 農業
　02 林業
B 漁業
　03 漁業（水産養殖業を除く）
　04 水産養殖業
C 鉱業，採石業，砂利採取業
　05 鉱業，採石業，砂利採取業
D 建設業
　06 総合工事業
　07 職別工事業（設備工事業を除く）
　08 設備工事業
E 製造業
　09 食料品製造業
　10 飲料・たばこ・飼料製造業
　11 繊維工業
　12 木材・木製品製造業（家具を除く）
　13 家具・装備品製造業
　14 パルプ・紙・紙加工品製造業
　15 印刷・同関連業
　16 化学工業
　17 石油製品・石炭製品製造業
　18 プラスチック製品製造業（別掲を除く）
　19 ゴム製品製造業
　20 なめし革・同製品・毛皮製造業
　21 窯業・土石製品製造業
　22 鉄鋼業
　23 非鉄金属製造業
　24 金属製品製造業
　25 はん用機械器具製造業
　26 生産用機械器具製造業
　27 業務用機械器具製造業
　28 電子部品・デバイス・電子回路製造業
　29 電気機械器具製造業
　30 情報通信機械器具製造業
　31 輸送用機械器具製造業
　32 その他の製造業
F 電気・ガス・熱供給・水道業
　33 電気業
　34 ガス業
　35 熱供給業
　36 水道業
G 情報通信業
　37 通信業
　38 放送業
　39 情報サービス業
　40 インターネット付随サービス業
　41 映像・音声・文字情報制作業
H 運輸業，郵便業
　42 鉄道業
　43 道路旅客運送業
　44 道路貨物運送業
　45 水運業
　46 航空運輸業
　47 倉庫業
　48 運輸に付帯するサービス業
　49 郵便業（信書便事業を含む）
I 卸売業，小売業
　50 各種商品卸売業
　51 繊維・衣服等卸売業
　52 飲食料品卸売業
　53 建築材料，鉱物・金属材料等卸売業
　54 機械器具卸売業
　55 その他の卸売業
　56 各種商品小売業
　57 織物・衣服・身の回り品小売業
　58 飲料食品小売業
　59 機械器具小売業
　60 その他の小売業
　61 無店舗小売業
J 金融業，保険業
　62 銀行業
　63 協同組織金融業
　64 貸金業・クレジットカード業等非預金信用機関
　65 金融商品取引業，商品先物取引業
　66 補助的金融業等
　67 保険業（保険媒介代理業，保険サービス業を含む）
K 不動産業，物品賃貸業
　68 不動産取引業
　69 不動産賃貸業・管理業
　70 物品賃貸業
L 学術研究，専門・技術サービス業
　71 学術・開発研究機関
　72 専門サービス業（他に分類されないもの）
　73 広告業
　74 技術サービス業（他に分類されないもの）
M 宿泊業，飲食サービス業
　75 宿泊業
　76 飲食店
　77 持ち帰り・配達飲食サービス業
N 生活関連サービス業，娯楽業
　78 洗濯・理容・美容・浴場業
　79 その他の生活関連サービス業
　80 娯楽業
O 教育，学習支援業
　81 学校教育
　82 その他の教育，学習支援業
P 医療・福祉
　83 医療業
　84 保健衛生
　85 社会保険・社会福祉・介護事業
Q 複合サービス事業
　86 郵便局
　87 協同組合（他に分類されないもの）
R サービス業（他に分類されないもの）
　88 廃棄物処理業
　89 自動車整備業
　90 機械等修理業（別掲を除く）
　91 職業紹介・労働者派遣業
　92 その他の事業サービス

93	政治・経済・文化団体	S	公務（他に分類されるものを除く）
94	宗教	97	国家公務
95	その他のサービス業	98	地方公務
96	外国公務	T	分類不能の産業
		99	分類不能の産業

4.5　日本標準職業分類（平成21年12月改訂）

大分類

A	管理的職業従事者	E	サービス職業従事	I	輸送・機械運転従事者
B	専門的・技術的職業従事者	F	保安職業従事者	J	建設・採掘従事者
C	事務従事者	G	農林漁業従事者	K	運輸・清掃・包装等従事者
D	販売従事者	H	生産工程従事者	L	分類不能の職業

A　管理的職業従事者
01　管理的公務員
02　法人・団体等役員
03　法人・団体管理職員
04　その他の管理的職業従事者
B　専門的・技術的職業従事者
05　研究者
06　農林水産技術者
07　製造技術者（開発）
08　製造技術者（開発を除く）
09　建築・土木・測量技術者
10　情報処理・通信技術者
11　その他の技術者
12　医師，歯科医師，獣医師，薬剤師
13　保健師，助産師，看護師
14　医療技術者
15　その他の保健医療従事者
16　社会福祉専門職業従事者
17　法務従事者
18　経営・金融・保険専門職業従事者
19　教員
20　宗教家
21　著述家，記者，編集者
22　美術家，デザイナー，写真家，映像撮影者
23　音楽家，舞台芸術家
24　その他の専門的職業従事者
C　事務従事者
25　一般事務従事者
26　会計事務従事者
27　生産関連事務従事者
28　営業・販売事務従事者
29　外務事務従事者
30　運輸・郵便事務従事者
31　事務用機器操作員
D　販売従事者
32　商品販売従事者
33　販売類似職業従事者
34　営業職業従事者
E　サービス職業従事
35　家庭生活支援サービス職業従事者
36　介護サービス職業従事者
37　保健医療サービス職業従事者
38　生活衛生サービス職業従事者

39　飲食物調理従事者
40　接客・給仕職業従事者
41　居住施設・ビル等管理人
42　その他のサービス職業従事者
F　保安職業従事者
43　自衛官
44　司法警察職員
45　その他の保安職業従事者
G　農林漁業従事者
46　農業従事者
47　林業従事者
48　漁業従事者
H　生産工程従事者
49　生産設備制御・監視従事者（金属製品）
50　生産設備制御・監視従事者（金属製品を除く）
51　機械組立設備制御・監視従事者
52　製品製造・加工処理従事者（金属製品）
53　製品製造・加工処理従事者（金属製品を除く）
54　機械組立従事者
55　機械整備・修理従事者
56　製品検査従事者（金属製品）
57　製品検査従事者（金属製品を除く）
58　機械検査従事者
59　生産関連・生産類似作業従事者
I　輸送・機械運転従事者
60　鉄道運転従事者
61　自動車運転従事者
62　船舶・航空機運転従事者
63　その他の輸送従事者
64　定置・建設機器運転従事者
J　建設・採掘従事者
65　建設躯体工事従事者
66　建設従事者（建設躯体工事従事者を除く）
67　電気工事従事者
68　土木作業従事者
69　採掘従事者
K　運輸・清掃・包装等従事者
70　運搬従事者
71　清掃従事者
72　包装従事者
73　その他の運輸・清掃・包装等従事者
L　分類不能の職業
99　分類不能の職業

§5　死亡診断書等と死因コーディング

5.1　死亡診断書（死体検案書），出生証明書及び死産証書（死胎検案書）
5.1.1　死亡診断書と人口動態統計
⑴　死亡診断書（死体検案書）の意義
　死亡診断書（死体検案書）は，①人間の死亡を医学的・法律的に証明する，②わが国の死因統計作成の資料となる，という２つの大きな意義をもっている。
　死亡診断書（死体検案書）は，人の死亡に関する厳粛な医学的・法律的証明であり，死亡者本人の死亡に至るまでの過程を可能な限り詳細に理論的に表すものである。したがって，その作成に当たっては，死亡に関する医学的・客観的な事実を正確に記入することが要請されている。
　また，死因統計は国民の保健・医療・福祉に関する行政の重要な基礎資料として役立つとともに，医学研究をはじめとした各分野においても貴重な資料となっている。
　死亡診断書（死体検案書）は，以上のような重要な意義をもっていることから，医師，歯科医師には，その作成交付の義務が法律によって規定されている。

> （参考）疾病，傷害及び死因の統計分類について
> 　疾病，傷害及び死因の統計は，世界各国の国民の健康の保持，増進に役立てるため，国際的に比較可能なものであることが必要である。このため，国際連合の機関である世界保健機関（WHO）が定めた「疾病及び関連保健問題の国際統計分類：International Statistical Classification of Diseases and Related Health Problems（ICD）」が，国際的に了承された統一的な分類として使用されており，我が国においても ICD が導入されている。

⑵　死亡診断書（死体検案書）の関係法令
　死亡診断書（死体検案書）に関する主な法令は次のとおりである。
　死亡の届け出の義務
　戸籍法第86条第１項は，「死亡の届出は，届出義務者が，死亡の事実を知つた日から７日以内（国外で死亡があつたときは，その事実を知つた日から３箇月以内）に，これをしなければならない。」と，また，同条第２項は，「届書には，次の事項を記載し，診断書又は検案書を添付しなければならない。（以下省略）」と規定している。
　死亡診断書（死体検案書）作成の義務
　医師法第19条第２項は，「診察若しくは検案をし，又は出産に立ち会つた医師は，診断書若しくは検案書又は出生証明書若しくは死産証書の交付の求があつた場合には，正当の事由がなければ，これを拒んではならない。」と，また，歯科医師法第19条第２項は，「診察をなした歯科医師は，診断書の交付の求があつた場合は，正当な事由がなければ，これを拒んではならない。」と規定している。
　さらに，医師法第20条は，「医師は，自ら診察しないで治療をし，若しくは診断書若しくは処方せんを交付し，自ら出産に立ち会わないで出生証明書若しくは死産証書を交付し，又は自ら検案をしないで検案書を交付してはならない。但し，診療中の患

者が受診後24時間以内に死亡した場合に交付する死亡診断書については，この限りでない。」と，また，歯科医師法第20条は，「歯科医師は，自ら診察しないで治療をし，又は診断書若しくは処方せんを交付してはならない。」と規定しており，みだりに交付することはできない旨を定めている。

(3) 死亡診断書と死体検案書の使い分け

医師は，「自らの診療管理下にある患者が，生前に診療していた傷病に関連して死亡したと認める場合」には「死亡診断書」を，それ以外の場合には「死体検案書」を交付することになっている。

また，「死亡診断書」であるか「死体検案書」であるかを問わず，医師法第21条で「医師は，死体又は妊娠4月以上の死産児を検案して異状があると認めたときは，24時間以内に所轄警察署に届け出なければならない。」とされている。

(4) 死因統計等の作成について

わが国の死因統計の作成については，統計法（平成19年法律第53号。以下，法）第28条第1項及び附則第3条の規定に基づく，法第2条第9項に規定する統計基準として，疾病，傷害及び死因に関する分類として定められ，公的統計（法第2条第3項に規定する公的統計）の表示に適用することとされている（総務省告示第35号）。

これは，公的統計を疾病，傷害及び死因別に表示する場合において，当該公的統計の統一性と総合性を確保し，利用の向上を図ることを目的としているためであり，公的統計を作成する際には，この規定に従って行うことが定められている。

(5) 原死因の選択

WHOでは，死亡を招いた一連の病態の原因となった傷病を原死因と定義し，死亡診断書（死体検案書）の「死亡の原因」欄の記載内容から原死因を選び出すため，死因選択ルールが作られている。厚生労働省では，WHOが示した死因選択ルールに従って「原死因」を確定し，死因統計の作成を行っている。

なお，WHOでは，「原死因」を次のように定義している。

(a) 直接に死亡を引き起こした一連の事象の起因となった疾病又は損傷

(b) 致命傷を負わせた事故又は暴力の状況

(6) 死亡診断書（死体検案書）の様式

死亡診断書（死体検案書）の様式は，次頁のとおりである。

死亡診断書（死体検案書）の「死亡の原因」欄は，Ⅰ欄とⅡ欄に分かれ，Ⅰ欄には「最も死亡に影響を与えた傷病名を医学的因果関係の順番」に，Ⅱ欄には「直接には死因に関係しないが，Ⅰ欄の傷病等の経過に影響を及ぼした傷病名等」を記入するようになっている。

なお，これらの因果関係をさらに明確にするために，「発病（発症）又は受傷から死亡までの期間」を記入するようになっている。

また，「死因の種類」欄については，「死亡の原因」欄により，死因の種類として該

第四号書式(第十九条の四関係)

死亡診断書(死体検案書)

この死亡診断書(死体検案書)は、我が国の死因統計作成の資料としても用いられます。楷書で、できるだけ詳しく書いてください。

氏 名			1男 2女	生年月日	明治 昭和 大正 平成 令和　　年　　月　　日			
					生まれてから30日以内に死亡したときは生まれた時刻も書いてください		午前・午後　時　分	

- 生年月日が不詳の場合は、推定年齢をカッコを付して書いてください。

死亡したとき	令和　　年　　月　　日　　午前・午後　　時　　分

- 夜の12時は「午前0時」、昼の12時は「午後0時」と書いてください。

死亡したところ 及びその種別	死亡したところの種別	1病院 2診療所 3介護医療院・介護老人保健施設 4助産所 5老人ホーム 6自宅 7その他
	死亡したところ	番地 番　　号
	(死亡したところの種別1〜5) 施設の名称	

- 「5老人ホーム」は、養護老人ホーム、特別養護老人ホーム、軽費老人ホーム及び有料老人ホームをいいます。

- 死亡したところの種別で「3介護医療院・介護老人保健施設」を選択した場合は、施設の名称に続けて、介護医療院、介護老人保健施設の別をカッコ内に書いてください。

死亡の原因	I	(ア)直接死因		発病(発症)又は受傷から死亡までの期間
		(イ)(ア)の原因		
		(ウ)(イ)の原因		◆年、月、日等の単位で書いてください ただし、1日未満の場合は、時、分等の単位で書いてください(例:1年3ケ月、5時間20分)
		(エ)(ウ)の原因		
	II	直接には死因に関係しないがI欄の傷病経過に影響を及ぼした傷病名等		
	手術	1無 2有	部位及び主要所見	手術年月日　令和 平成　年　月　日 昭和
	解剖	1無 2有	主要所見	

◆I欄、II欄ともに疾患の終末期の状態としての心不全、呼吸不全等は書かないでください

◆I欄では、最も死亡に影響を与えた傷病名を医学的因果関係の順番で書いてください

◆I欄の傷病名の記載は各欄一つにしてください

ただし、欄が不足する場合は(エ)欄に残りを医学的因果関係の順番で書いてください

- 傷病名等は、日本語で書いてください。
- I欄では、各傷病について発病の型(例:急性)、病因(例:病原体名)、部位(例:胃噴門部がん)、性状(例:病理組織型)等もできるだけ書いてください。

- 妊娠中の死亡の場合は「妊娠満何週」、また、分娩中の死亡の場合は「妊娠満何週の分娩中」と書いてください。産後42日未満の死亡の場合は「妊娠満何週産後満何日」と書いてください。

- I欄及びII欄に関係した手術について、術式又はその診断名と関連のある所見等を書いてください。紹介状や伝聞による情報についてもカッコを付して書いてください。

死因の種類	1病死及び自然死
	不慮の外因死 { 2交通事故 3転倒・転落 4溺水 5煙、火災及び火焔による傷害 6窒息 7中毒 8その他 }
	外因死 その他及び不詳の外因死 { 9自殺 10他殺 11その他及び不詳の外因死 }
	12不詳の死

- 「2交通事故」は、事故発生からの期間にかかわらず、その事故による死亡が該当します。
- 「5煙、火災及び火焔による傷害」は、火災による一酸化炭素中毒、窒息等も含まれます。

外因死の追加事項	傷害が発生したとき	令和・平成・昭和　　年　　月　　日　午前・午後　時　分	傷害が発生したところ	都道府県 市区 郡町村
	傷害が発生したところの種別	1住居 2工場及び建築現場 3道路 4その他( )		
	手段及び状況			

◆伝聞又は推定情報の場合でも書いてください

- 「1住居」とは、住宅、庭等をいい、老人ホーム等の居住施設は含まれません。
- 傷害がどういう状況で起こったかを具体的に書いてください。

生後1年未満で病死した場合の追加事項	出生時体重 グラム	単胎・多胎の別 1単胎 2多胎(子中第 子)	妊娠週数 満 週
	妊娠・分娩時における母体の病態又は異状 1無 2有 3不詳	母の生年月日 昭和 平成　年　月　日 令和	前回までの妊娠の結果 出生児　　人 死産児　　胎 (妊娠満22週以後に限る)

- 妊娠週数は、最終月経、基礎体温、超音波計測等により推定し、できるだけ正確に書いてください。
- 母子健康手帳等を参考に書いてください。

その他特に付言すべきことがら

上記のとおり診断(検案)する	診断(検案)年月日　令和　　年　　月　　日
	本診断書(検案書)発行年月日　令和　　年　　月　　日
(病院、診療所、介護医療院若しくは介護老人保健施設等の名称及び所在地又は医師の住所)	番地 番　　号
(氏名) 医師	印

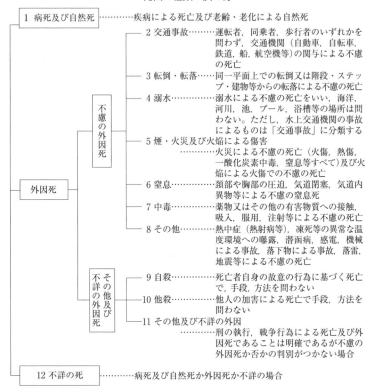

死因の種類の決め方

1 病死及び自然死 ……………疾病による死亡及び老齢・老化による自然死

外因死

不慮の外因死

2 交通事故 ………運転者，同乗者，歩行者のいずれかを問わず，交通機関（自動車，自転車，鉄道，船，航空機等）の関与による不慮の死亡

3 転倒・転落 ……同一平面上での転倒又は階段・ステップ・建物等からの転落による不慮の死亡

4 溺水 ………………溺水による不慮の死亡をいい，海洋，河川，池，プール，浴槽等の場所は問わない。ただし，水上交通機関の事故によるものは「交通事故」に分類する

5 煙・火災及び火焔による傷害 ………………火災による不慮の死亡（火傷，熱傷，一酸化炭素中毒，窒息等すべて）及び火焔による火傷での不慮の死亡

6 窒息 ………………頚部や胸部の圧迫，気道閉塞，気道内異物等による不慮の窒息死

7 中毒 ………………薬物又はその他の有害物質への接触，吸入，服用，注射等による不慮の死亡

8 その他 …………熱中症（熱射病等），凍死等の異常な温度環境への曝露，潜函病，感電，機械による事故，落下物による事故，落雷，地震等による不慮の死亡

その他及び不詳の外因死

9 自殺 ……………死亡者自身の故意の行為に基づく死亡で，手段，方法を問わない

10 他殺 ……………他人の加害による死亡で手段，方法を問わない

11 その他及び不詳の外因 ………………刑の執行，戦争行為による死亡及び外因死であることは明確であるが不慮の外因死か否かの判別がつかない場合

12 不詳の死 ……………病死及び自然死か外因死か不詳の場合

当するものを1つ○で囲むことになっており，死因の種類が「外因死」の場合は，「外因死の追加事項」欄にその状況を必ず記入することになっている。

5.1.2 出生証明書及び死産証書（死胎検案書）と人口動態統計

(1) 出生証明書及び死産証書（死胎検案書）の意義

　出生証明書及び死産証書（死胎検案書）は，①人の出生又は胎児の死亡を医学的・法律的に証明する，②わが国の出生又は死産に関する統計作成の資料となる，という2つの大きな意義をもっている。

　出生証明書及び死産証書（死胎検案書）は，それぞれ人の出生又は胎児の死亡に関する厳粛な医学的・法律的証明であるため，その作成に当たっては，出生及び死産に関する医学的・客観的な事実を正確に記入することが要請されている。

　出生に関する統計，死産に関する統計は，保健・医療・福祉に関する行政の重要な基礎資料として役立つとともに，医学研究をはじめとした各分野においても貴重な資料となっている。

⑵　出生証明書及び死産証書（死胎検案書）の関係法令

　　出生証明書及び死産証書（死胎検案書）に関する主な法令は次のとおりである。

　　出生及び死産の届け出の義務

　　戸籍法第49条第1項は，「出生の届出は，14日以内（国外で出生があつたときは，3箇月以内）にこれをしなければならない。」と，また，同条第3項は，「医師，助産師又はその他の者が出産に立ち会つた場合には，医師，助産師，その他の者の順序に従つてそのうちの1人が法務省令・厚生労働省令の定めるところによつて作成する出生証明書を届書に添付しなければならない。ただし，やむを得ない事由があるときは，この限りでない。」と規定している。

　　また，死産の届出に関する規程第4条は，「死産の届出は，医師又は助産師の死産証書又は死胎検案書を添えて，死産後7日以内に届出人の所在地又は死産があつた場所の市町村長（特別区の区長を含むものとし，地方自治法（昭和22年法律第67号）第252条の19第1号の指定都市にあつては，区長又は総合区長とする。以下同じ。）に届け出なければならない。」と規定している。

　　出生証明書及び死産証書（死胎検案書）作成の義務

　　医師法第19条第2項は，「診察若しくは検案をし，又は出産に立ち会つた医師は，診断書若しくは検案書又は出生証明書若しくは死産証書の交付の求があつた場合には，正当の事由がなければ，これを拒んではならない。」と，また，保健師助産師看護師法第39条第2項は，「分べんの介助又は死胎の検案をした助産師は，出生証明書，死産証書又は死胎検案書の交付の求めがあつた場合は，正当な事由がなければ，これを拒んではならない。」と規定している。

　　さらに，医師法第20条は，「医師は，自ら診察しないで治療をし，若しくは診断書若しくは処方せんを交付し，自ら出産に立ち会わないで出生証明書若しくは死産証書を交付し，又は自ら検案をしないで検案書を交付してはならない。但し，診療中の患者が受診後24時間以内に死亡した場合に交付する死亡診断書については，この限りでない。」と，また，保健師助産師看護師法第40条は，「助産師は，自ら分べんの介助又は死胎の検案をしないで，出生証明書，死産証書又は死胎検案書を交付してはならない。」と規定しており，みだりに交付することはできない旨を定めている。

⑶　死産統計の作成及び死産の原因の選択

　　死産統計の作成については，前述の死因統計同様に，統計法（平成19年法律第53号。以下，法）第28条第1項及び附則第3条の規定に基づく，法第2条第9項に規定する統計基準として，疾病，傷害及び死因に関する分類として定められ，公的統計（法第2条第3項に規定する公的統計）の表示に適用することとされている（総務省告示第35号）。

　　また，死産の原因の選択についても，WHOが示した死因選択ルールに従って「死産の原因」を確定し，死産統計の作成を行っている。

⑷　出生証明書の様式

　　出生証明書の様式は，次頁のとおりである。

別記様式(第二条関係)

出 生 証 明 書

子の氏名		男女の別	1男　2女
生まれたとき	令和　年　月　日	午前午後	時　分

出生したところ及びその種別	出生したところの種別	1病院　2診療所　3助産所 4自宅　5その他	
	出生したところ		番地番　号
	出生したところの種別1～3施設の名称		

体重及び身長	体重　　　　グラム	身長　　　　センチメートル
単胎・多胎の別	1 単胎　2 多胎（　子中第　子）	
母の氏名		妊娠週数　満　週　日

この母の出産した子の数	出 生 子 {この出生子及び出生後死亡した子を含む}	人
	死 産 児（妊娠満22週以後）	胎

上記のとおり証明する。

令和　年　月　日

1 医師

2 助産師　〈住所〉

番地

3 その他

番　号

（氏名）　　　　　　印

記入の注意欄:

夜の12時は「午前0時」、昼の12時は「午後0時」と書いてください。

体重及び身長は、立会者が医師又は助産師以外の者で、わからなければ書かなくてもかまいません。

この母の出産した子の数は、当該母又は家人などから聞いて書いてください。

この出生証明書の作成者の順序は、この出生の立会者が例えば医師・助産師ともに立ち会った場合には医師が書くように1,2,3の順序に従って書いてください。

(5) 死産証書（死胎検案書）の様式

死産証書（死胎検案書）の様式は，391頁のとおりである。

死産証書（死胎検案書）の作成は，「妊娠満12週以後の死産」が該当する。

なお，「妊娠満12週以後の死産」であっても，次の場合は作成する必要はないことになっている。

(a) 子宮内容物が胎児の形を成していない等の場合

(b) 妊婦が死亡し，胎児の死亡も確実な場合

なお，「自然死産の原因若しくは理由又は人工死産の理由」欄については，自然死産と人工死産に分けて記入するようになっている。

自然死産の場合は，Ⅰ欄には「死産の直接原因又は理由とこれに関係がある原因又

別記様式(第三条関係)

この死産証書(死胎検案書)は、我が国の死産統計作成の資料としても用いられます。かい書で、できるだけ詳しく書いてください。

					記入の注意
死産児の男女別	1 男 2 女 3 不詳	母の氏名			妊娠週数は、最終月経、基礎体温、超音波計測等により推定し、できるだけ正確に書いてください。
		妊娠週数	満　　　週　　　日		
死産があったとき		令和　　年　　月　　日　　午前・午後　　時　　分			夜の12時は、「午前0時」、昼の12時は、「午後0時」と書いてください。
死産児の体重及び身長	体　重		グラム	身　長　　　　　センチメートル	
胎児死亡の時期 妊娠満22週以後の自然死産に限る	1 分娩前　　　2 分娩中　　　3 不明				
死産があったところ及びその種別	死産があったところの種別	1 病院　2 診療所　3 助産所　4 自宅　5 その他			
	死産があったところ			番地 番　号	
	死産があったところの種別1~3施設の名称				
単胎・多胎の別	1 単胎　　2 多胎(　　子中第　　子)　　3 不詳				
死産の自然人工別 ◆胎児を出生させることを目的として人工的処置を加えたにもかかわらず死産した場合は「自然死産」とします	1 自然死産 2 母体保護法による人工死産 3 母体保護法によらない人工死産 4 不明				

自然死産の原因若しくは理由又は人工死産の理由		自然死産の場合		人工死産の場合			I欄及びII欄に関係した手術について、術式又はその診断名と関連のある所見等を中心に書いてください。
		胎児の側	母の側	母体保護法による場合	1　母体側の疾患による	疾患名	
◆Iの(ア)欄には直接原因又は理由を胎児の側か母の側のいずれかに分けて書き、さらにそれと因果関係のある原因又は理由があれば(イ)欄(ウ)欄と続けて、それぞれ胎児又は母の側に分けて書いてください	I	ア 直接原因又は理由			2　その他	理由	
		イ (ア)の原因					
		ウ (イ)の原因		母体保護法によらない場合	1　母体側の疾患による	疾患名	
ただし、胎児又は母の側いずれか決めかねる場合は、母の側に書いてください		エ (ウ)の原因					
◆自然死産か人工死産か不明の場合は、自然死産の欄に書いてください	II	直接には死産に関係しないが、I欄の経過に影響を及ぼした傷病名等			2　その他	理由	
胎児手術の有無	1 無　　2 有	部位及び主要所見					
死胎解剖の有無	1 無　　2 有	主要所見					

1 医師 2 助産師	上記のとおり証明(検案)する (病院、診療所若しくは助産所の名称及び 所在地又は医師若しくは助産師の住所) (氏名)	証明(検案)年月日　令和　　年　　月　　日 本証明書(検案書)発行年月日　令和　　年　　月　　日 番地 番　号 印

は理由を胎児の側か母の側のいずれか」に分けて，II欄には「直接には死産に関係しないが，I欄の経過に影響を及ぼした傷病名等」を記入することになっている。

また，人工死産の場合は，「母体保護法による場合と母体保護法によらない場合とに分け，その理由について母体側の疾患とその他の理由」に分けて記入することになっている。

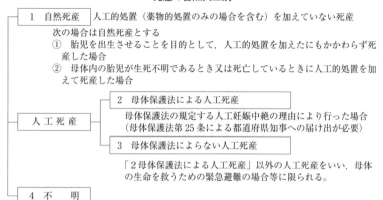

死産の自然人工別

1 自然死産　人工的処置（薬物的処置のみの場合を含む）を加えていない死産
　　　　　　次の場合は自然死産とする
　　　　　　① 胎児を出生させることを目的として，人工的処置を加えたにもかかわらず死
　　　　　　　産した場合
　　　　　　② 母体内の胎児が生死不明であるとき又は死亡しているときに人工的処置を加
　　　　　　　えて死産した場合

人 工 死 産
　　　　　　2　母体保護法による人工死産
　　　　　　母体保護法の規定する人工妊娠中絶の理由により行った場合
　　　　　　（母体保護法第25条による都道府県知事への届け出が必要）

　　　　　　3　母体保護法によらない人工死産
　　　　　　「2母体保護法による人工死産」以外の人工死産をいい，母体
　　　　　　の生命を救うための緊急避難の場合等に限られる。

4 不　　　明

5.1.3　死亡診断書（死体検案書），出生証明書，死産証書（死胎検案書）から死因（死産）統計の作成まで

　医師，歯科医師，助産師等が交付した死亡診断書（死体検案書），出生証明書及び死産証書（死胎検案書）は，死亡届等に添付されて，市（区）役所や町村の役場の戸籍担当係に届け出られる。戸籍担当係は，この届書及び添付資料をもとにして，必要な事項を人口動態調査票に転記し，死産届とともに所轄の保健所に送付する。

　保健所では，人口動態死亡小票及び出生小票を作成し，その地区の保健医療行政等の基礎資料とするとともに，調査票原票を都道府県に送付，都道府県ではこれをとりまとめて厚生労働省に送付する。

　厚生労働省は，これによって死因（死亡・死産）に関する統計を作成し，速報，月報（概数）及び年報（概数・確定数）として公表している。

5.2　死因コーディング

　統計の製表には，死因が死亡診断書に1つだけ記載された場合には，この原因が製表に使用される。複数の死因が記載された場合は，下記に示されたルールに従って，選択していかなければならない。このルールは，原死因の概念に基づいている。

(1)　原死因（Underlying cause of death）

　一次製表のための死因は，原死因とするべきであるということが，国際的に合意されている。

　死亡の防止という観点からは，病的事象の連鎖をある時点で切るか，ある時点で疾病を治すことが重要である。また，最も効果的な公衆衛生の目的は，その活動によって原因を防止することである。

　この目的のために，原死因を次のように定義した。

　(a)　直接に死亡を引き起こした一連の事象の起因となった疾病又は損傷

死亡診断書（死体検案書），出生証明書，死産証書（死胎検案書）から死因（死産）統計の作成まで

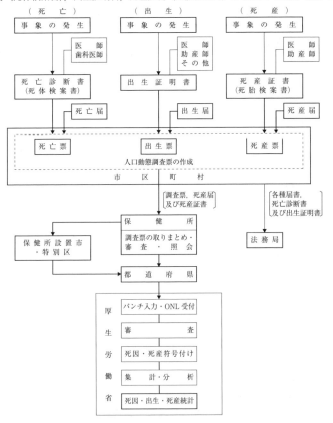

(b) 致命傷を負わせた事故又は暴力の状況

(2) 死亡統計製表のための原死因の選択手順

　単一の死因が死亡診断書に記載された場合は，単一死因ルールの適用により，この原因が表に記載される。

　多数の死因が記載された場合は，原死因選択の第一歩は，一般原則又は選択ルール1，2及び3を適用して，起点となる先行原因を決定することであり，この先行原因は，本来，死亡診断書のI欄の最下欄に記載されている。

　ある状況では，ICDは，起点とされた死因を，製表にあたって原死因を示すためにより相応しいと考えられる分類項目に置き換えることを認めている。たとえば，いくつかの複合病態のための分類項目がいくつか用意されている場合があり，また，死亡診断上のその他の病態に先行する優位な疫学的理由がある場合がある。

それゆえ，次の段階は，上記の状況を取り扱う修正ルールAからDのうち1つ以上のものが，適用されるかどうかを決定することである。製表に使用されることになるコード番号は，原死因のコード番号である。

起点となる先行原因が，第XIX章に分類される損傷又はその他の外因の影響である場合は，製表のための原死因としてはその病態を生じる状況を選択してV01-Y89にコードすべきである。損傷又は影響に対するコードは，追加コードとして使用してもよい。

(3) 一般原則と選択ルール

一般原則

死亡診断書に多数の病態が記載されている場合は，I欄の最下欄に単独で記載された病態が，その上欄に記載されたすべての病態を引き起こす可能性がある場合に限り，その病態を選ぶ。

例　I（ア）脳出血
　　　（イ）高血圧（症）
　　　（ウ）慢性腎盂腎炎
　　　（エ）前立腺腺腫
　前立腺腺腫（D29.1）を選ぶ。

ルール1

一般原則が適用できず，死亡診断書に最初に記載された病態に帰着する上下の因果関係がある場合には，この上下の因果関係の起因を選ぶ。最初に記載された病態に帰着する上下の因果関係が多数ある場合には，最初に記載された上下の因果関係の起因を選ぶ。

例　I（ア）気管支肺炎
　　　（イ）脳梗塞および高血圧性心疾患
　脳梗塞（I63.9）を選ぶ。死亡診断書の最初に記載された病態に帰着する2つの上下の因果関係が記載されている；すなわち，脳梗塞による気管支肺炎及び高血圧性心疾患による気管支肺炎である。したがって，最初に記載された上下の因果関係の起因を選ぶ。

ルール2

死亡診断書に最初に記載された病態に帰着する上下の因果関係の記載がない場合には，この最初に記載された病態を選ぶ。

例　I（ア）悪性貧血及び足の壊疽
　　　（イ）アテローム〈じゅく〈粥〉状〉硬化（症）
　悪性貧血（D51.0）を選ぶ。最初に記載された病態に帰着する上下の因果関係は記載されていない。

ルール3
　一般原則，ルール1又はルール2によって選ばれた病態が，明らかにI欄又はII欄に記載されている他の病態の直接影響による場合には，先行する病態を選ぶ。
例　I（ア）急性貧血症
　　　（イ）吐血症
　　　（ウ）食道静脈瘤の出血
　　　（エ）門脈圧亢進（症）
　　II　肝硬変
　肝硬変（K74.6）を選ぶ。一般原則により選択された門脈圧亢進（症）は，直接，肝硬変の結果生じたと考えられる。

⑷　選択された死因の修正
　選択された死因は，必ずしも製表のために最も有効で有益な病態とは限らない。たとえば，老衰又は高血圧（症）もしくはアテローム〈じゅく〈粥〉状〉硬化（症）のような全身性の疾患が選ばれたとすると，加齢や疾病による症状発現やその結果が選ばれるよりも有用性は低くなってしまうだろう。時として分類の要求に沿うよう，死因の選択を修正する必要があるかもしれない。すなわち，複数の死因が共に記載された際に該当する単一のコードを付けるためであったり，特定の死因と他の一定の病態が記載された際にいずれかを優先して死因としたりする場合などがある。
　下記の修正ルールは，死亡データの有効性と正確性の改善を意図したものであり，起点となる先行原因の選択の後に適用されるべきである。選択と修正との過程は，相互に入り組んだものであるが，明確にするために分けられてきた。

⑸　修正ルール
ルールA　老衰及びその他の診断名不明確な病態
　選ばれた死因が診断名不明確な病態である場合で，他に分類される病態が死亡診断書に記載されている場合には，その診断名不明確な病態は記載されなかったものとして，死因を選びなおす。ただし，その病態によってコード番号が変わる場合には，その病態を考慮する。次の記載は，いずれも診断名不明確な病態とみなす。I46.1；I46.9；I95.9；I99；J96.0；J96.9；P28.5；R00-R64及びR96－R99。ただし，R95は含まれない。
　死亡診断書に記載されている他のすべての病態が診断名不明確な病態又は軽微な病態である場合は，死因を選びなおすことはしない。つまりこのような場合にはルールAは適用されない。
例　I（ア）心筋変性（症）
　　　（イ）肺気腫
　　　（ウ）老衰
　心筋変性（症）（I51.5）にコードする。一般原則により老衰が選ばれるが，これは無視してルール2を適用する。

ルールB　軽微な病態

　選ばれた死因が，それ自身では死因になりそうもない軽微な病態で，同時にもっと重篤な病態が記載されている場合には，その軽微な病態が記載されなかったものとして，原死因を選びなおす。もし軽微な病態を治療して副作用が生じ，その結果死亡したとしたら，副作用を死因として選ぶ。

例　Ⅰ（ア）術中出血

　　　（イ）扁桃摘出術

　　　（ウ）扁桃肥大

　術中出血（Y60.0）にコードする。一般原因により選ばれた扁桃肥大の治療で生じた副作用にコードする。

ルールC　連鎖（Linkage）

　選ばれた死因が，分類にある規定又は原死因コーディングのための注※にある規定によって，死亡診断書上の１つ以上の他の病態と連鎖する場合には，複合した病態にコードする（※は「疾病，傷害及び死因の統計分類提要ICD-10（2013年版）準拠第１巻，第２巻」を参照）。

　連鎖の規定が，１つの病態が他の病態によると明示された組合せを規定しているだけの場合は，正しい因果関係が記載されているか，又は選択ルールの適用によってその因果関係が推測することができる場合にのみ，複合した病態にコードする。

　選択された死因と他の病態との間に連鎖の関係が複数ある場合，初めに選択された死因が記載されなかったと考えた場合に，選択される病態を連鎖の対象とする。更に連鎖が可能な場合は，更に連鎖を適用する。

例　Ⅰ（ア）急性心筋梗塞

　　　（イ）アテローム〈じゅく〈粥〉状〉硬化性心疾患

　　　（ウ）インフルエンザ

　急性心筋梗塞（I21.9）にコードする。ルール１によりアテローム〈じゅく〈粥〉状〉硬化性心疾患が選ばれるが，これは心筋梗塞と連鎖する。

ルールD　特異性（原死因の明確化）

　選ばれた死因が，一般的な用語で病態を表しており，この病態の部位又は性質について，より詳細な情報を与える用語が，死亡診断書に記載されている場合には，このより詳細な情報のある用語を選ぶ。このルールは，一般的な用語が形容詞としてより明確な用語を修飾しているような場合に，しばしば適用される。

例　Ⅰ（ア）脳梗塞

　　　（イ）脳卒中

　脳梗塞（I63.9）にコードする。

修正後のルール３の適用

　修正ルールの適用後，改めてルール３を適用する。ただし，修正ルールにより選ばれた起因が他の病態によることが正しく記載されている場合，その病態が診断名不明

確な病態又は軽微な病態である場合を除き，ルール3は適用しない。
例　Ⅰ（ア）敗血症
　　　（イ）動脈塞栓症
　　　（ウ）循環不全
　　Ⅱ　結腸の悪性新生物〈腫瘍〉

　結腸の悪性新生物〈腫瘍〉（C18.9）にコードする。一般原則により選ばれる循環不全は，（ルールA　老衰及びその他の診断名不明確な病態）により無視し，動脈塞栓症を起因として選ぶ。動脈塞栓症は，結腸の悪性新生物〈腫瘍〉（消耗性疾患）の直接的な結果と考えることができる。ルール3が適用され，結腸の悪性新生物〈腫瘍〉（C18.9）が原死因として選ばれる。

§6　国際生活機能分類

6.1　国際生活機能分類（ICF）

　国際生活機能分類（International Classification of Functioning, Disability and Health）（ICF）は，1980年にWHOが試案として発表した国際障害分類（ICIDH）の改定版にあたる。これは2001年の第54回世界保健会議（WHO総会）によって承認された（決議WHA54.21）。ICFは，WHOから日本を始めとする加盟各国に勧告されたもので，健康状況と健康関連状況（心身機能・身体構造，活動，社会参加）について，統一的で標準的な言語と概念的枠組みを提供することを目的としている分類であり，すべての人の健康状態を全人的に把握するためのものとして開発された。WHOが総合的に管理運営しているWHO-FIC（世界保健機関国際統計分類ファミリー）の中心的分類の1つである。

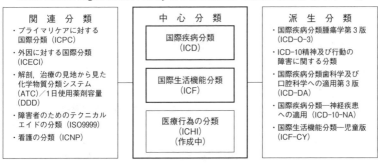

6.2　ICFの構成要素間の相互作用

　個人の生活機能は，健康状態と背景因子（人々が生活し，人生を送っている物的な環境や社会的環境等）との間に相互作用あるいは複合的な関係があると考えられてい

る。また，生活機能を構成する「心身機能・身体構造」「活動」「参加」の間にも相互作用あるいは複合的な関係があると考えられている。

その概念図は次のとおりである。

概念図

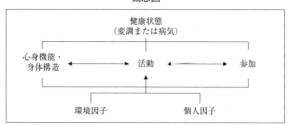

・心身機能（body functions）
　　身体系の生理的機能（心理的機能を含む）である。
・身体構造（body structures）
　　器官・肢体とその構成部分などの，身体の解剖学的部分である。
・機能障害（構造障害を含む）（impairments）
　　著しい変異や喪失などといった，心身機能または身体構造上の問題である。
・活動（activity）
　　課題や行為の個人による遂行のことである。
・参加（participation）
　　生活・人生場面（life situation）への関わりのことである。
・環境因子（environmental factors）
　　個人の人生と生活に関する背景の一部であり，人々が生活し，人生を送っている物的な環境や社会的環境，人々の社会的な態度による環境を構成する因子のことである。
　　なお，個人因子も背景因子の構成要素であるが，社会的・文化的に大きな相違があるために，ICF では分類に含まれていない。

6.3 ICF の適用
　＜さまざまな用途への使用＞
　　・統計ツール（手段）として：データ収集・記録（例：人口統計，実態調査，管理情報システム）。
　　・研究ツールとして：結果の測定，QOL や環境因子の測定。
　　・臨床ツールとして：ニーズの評価，特定の健康状態と治療法との対応，職業評価，リハビリテーション上の評価，結果の評価。
　　・社会政策ツールとして：社会保障計画，補償制度，政策の立案と実施。
　　・教育ツールとして：カリキュラムの立案，市民啓発，ソーシャルアクション。

<活用の可能性>
　　・障害や疾病を持った人やその家族，保健・医療・福祉等の幅広い分野の従事者
　　　が，ICF を用いることにより，障害や疾病の状態についての共通理解の促進
　　・様々な障害者に向けたサービスを提供する施設や機関などで行われるサービス
　　　の計画や評価，記録などのために実際的な手段の提供
　　・障害者に関する様々な調査や統計について比較検討する標準的な枠組みの提供
　　　等の活用が期待されており，具体的な活用のあり方については，現在，WHO
　　　においても検討が進められているところである。

6.4　ICF の構造
6.4.1　ICF における構成要素
　ICF は，「心身機能・身体構造」「活動」「参加」の３つの構成要素からなる「生活
機能」と，それらに影響を及ぼす「環境因子」等の「背景因子」の項目で構成されて
いる。人間の生活機能に関する項目を，アルファベットと数字を組み合わせた方式で
表したものであり，約1,500項目に分類されている。
　各項目には，第１レベル，第２レベル，詳細分類（第３レベル・第４レベル）があ
り，どのレベルでも利用できる。
（例）
　　第１レベルの項目　　　a 4　　　　　運動・移動
　　第２レベルの項目　　　a 450　　　　歩行
　　第３レベルの項目　　　a 4501　　　長距離歩行

6.4.2　ICF の評価を用いるときの基本的考え方
　ICF の分類項目は，それぞれについて，その評価と一体で用いられるものであり，
個人について全人的に把握することが可能な設計となっている。ただし，実際に活用
する場合に，すべての項目について調べ把握することを求めていない。健康状態や環
境等，様々な要素が生活機能に対して相互に影響を与えうるとされていることを理解
した上で活用すべきである。評価方法等については，WHO から一定の指針は示され
ているが，詳細な具体的活用方法等については，各国の判断に委ねられている。わが国
は，社会保障審議会統計分科会生活機能分類専門委員会において検討を行っている。

6.4.3　ICF における第１レベルの分類
心身機能　body functions
　　第１章　精神機能　mental functions
　　第２章　感覚機能と痛み　sensory functions and pain
　　第３章　音声と発話の機能　voice and speech functions
　　第４章　心血管系・血液系・免疫系・呼吸器系の機能　functions of the cardiovascular, haematological, immunological and respiratory systems
　　第５章　消化器系・代謝系・内分泌系の機能　functions of the digestive, metabolic and endocrine systems

§7 基本的確率分布

7.1 正規分布の上側確率

$$\alpha = \int_x^\infty \frac{1}{\sqrt{2\pi}} e^{-\frac{u^2}{2}} du$$

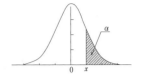

x	0.00	0.01	0.02	0.03	0.04	0.05	0.06	0.07	0.08	0.09
0.0	0.50000	0.49601	0.49202	0.48803	0.48405	0.48006	0.47608	0.47210	0.46812	0.46414
0.1	0.46017	0.45620	0.45224	0.44828	0.44433	0.44038	0.43644	0.43251	0.42858	0.42465
0.2	0.42074	0.41683	0.41294	0.40905	0.40517	0.40129	0.39743	0.39358	0.38974	0.38591
0.3	0.38209	0.37828	0.37448	0.37070	0.36693	0.36317	0.35942	0.35569	0.35197	0.34827
0.4	0.34458	0.34090	0.33724	0.33360	0.32997	0.32636	0.32276	0.31918	0.31561	0.31207
0.5	0.30854	0.30503	0.30153	0.29806	0.29460	0.29116	0.28774	0.28434	0.28096	0.27760
0.6	0.27425	0.27093	0.26763	0.26435	0.26109	0.25785	0.25463	0.25143	0.24825	0.24510
0.7	0.24196	0.23885	0.23576	0.23270	0.22965	0.22663	0.22363	0.22065	0.21770	0.21476
0.8	0.21186	0.20897	0.20611	0.20327	0.20045	0.19766	0.19489	0.19215	0.18943	0.18673
0.9	0.18406	0.18141	0.17879	0.17619	0.17361	0.17106	0.16853	0.16602	0.16354	0.16109
1.0	0.15866	0.15625	0.15386	0.15151	0.14917	0.14686	0.14457	0.14231	0.14007	0.13786
1.1	0.13567	0.13350	0.13136	0.12924	0.12714	0.12507	0.12302	0.12100	0.11900	0.11702
1.2	0.11507	0.11314	0.11123	0.10935	0.10749	0.10565	0.10383	0.10204	0.10027	0.09853
1.3	0.09680	0.09510	0.09342	0.09176	0.09012	0.08851	0.08691	0.08534	0.08379	0.08226
1.4	0.08076	0.07927	0.07780	0.07636	0.07493	0.07353	0.07215	0.07078	0.06944	0.06811
1.5	0.06681	0.06552	0.06426	0.06301	0.06178	0.06057	0.05938	0.05821	0.05705	0.05592
1.6	0.05480	0.05370	0.05262	0.05155	0.05050	0.04947	0.04846	0.04746	0.04648	0.04551
1.7	0.04457	0.04363	0.04272	0.04182	0.04093	0.04006	0.03920	0.03836	0.03754	0.03673
1.8	0.03593	0.03515	0.03438	0.03362	0.03288	0.03216	0.03144	0.03074	0.03005	0.02938
1.9	0.02872	0.02807	0.02743	0.02680	0.02619	0.02559	0.02500	0.02442	0.02385	0.02330
2.0	0.02275	0.02222	0.02169	0.02118	0.02068	0.02018	0.01970	0.01923	0.01876	0.01831
2.1	0.01786	0.01743	0.01700	0.01659	0.01618	0.01578	0.01539	0.01500	0.01463	0.01426
2.2	0.01390	0.01355	0.01321	0.01287	0.01255	0.01222	0.01191	0.01160	0.01130	0.01101
2.3	0.01072	0.01044	0.01017	0.00990	0.00964	0.00939	0.00914	0.00889	0.00866	0.00842
2.4	0.00820	0.00798	0.00776	0.00755	0.00734	0.00714	0.00695	0.00676	0.00657	0.00639
2.5	0.00621	0.00604	0.00587	0.00570	0.00554	0.00539	0.00523	0.00508	0.00494	0.00480
2.6	0.00466	0.00453	0.00440	0.00427	0.00415	0.00402	0.00391	0.00379	0.00368	0.00357
2.7	0.00347	0.00336	0.00326	0.00317	0.00307	0.00298	0.00289	0.00280	0.00272	0.00264
2.8	0.00256	0.00248	0.00240	0.00233	0.00226	0.00219	0.00212	0.00205	0.00199	0.00193
2.9	0.00187	0.00181	0.00175	0.00169	0.00164	0.00159	0.00154	0.00149	0.00144	0.00139
3.0	0.00135	0.00131	0.00126	0.00122	0.00118	0.00114	0.00111	0.00107	0.00104	0.00100
3.1	0.00097	0.00094	0.00090	0.00087	0.00084	0.00082	0.00079	0.00076	0.00074	0.00071
3.2	0.00069	0.00066	0.00064	0.00062	0.00060	0.00058	0.00056	0.00054	0.00052	0.00050
3.3	0.00048	0.00047	0.00045	0.00043	0.00042	0.00040	0.00039	0.00038	0.00036	0.00035
3.4	0.00034	0.00032	0.00031	0.00030	0.00029	0.00028	0.00027	0.00026	0.00025	0.00024
3.5	0.00023	0.00022	0.00022	0.00021	0.00020	0.00019	0.00019	0.00018	0.00017	0.00017
3.6	0.00016	0.00015	0.00015	0.00014	0.00014	0.00013	0.00013	0.00012	0.00012	0.00011
3.7	0.00011	0.00010	0.00010	0.00010	0.00009	0.00009	0.00008	0.00008	0.00008	0.00008
3.8	0.00007	0.00007	0.00007	0.00006	0.00006	0.00006	0.00006	0.00005	0.00005	0.00005
3.9	0.00005	0.00005	0.00004	0.00004	0.00004	0.00004	0.00004	0.00004	0.00003	0.00003
4.0	0.00003	0.00003	0.00003	0.00003	0.00003	0.00003	0.00002	0.00002	0.00002	0.00002

表の左と上の見出しから正の偏差 x の値を読み，その交差点で上側確率 α を得る。
例：$x = 2.96$ に対する α は，左の見出しの2.9と，上の見出しの0.06の交差点の0.00154である。

7.2　正規分布のパーセント点

$$x : \int_x^\infty \frac{1}{\sqrt{2\pi}} e^{-\frac{u^2}{2}} du = \alpha$$

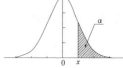

α	0.000	0.001	0.002	0.003	0.004	0.005	0.006	0.007	0.008	0.009
0.00	∞	3.09023	2.87816	2.74778	2.65207	2.57583	2.51214	2.45726	2.40892	2.36562
0.01	2.32635	2.29037	2.25713	2.22621	2.19729	2.17009	2.14441	2.12007	2.09693	2.07485
0.02	2.05375	2.03352	2.01409	1.99539	1.97737	1.95996	1.94313	1.92684	1.91104	1.89570
0.03	1.88079	1.86630	1.85218	1.83842	1.82501	1.81191	1.79912	1.78661	1.77438	1.76241
0.04	1.75069	1.73920	1.72793	1.71689	1.70604	1.69540	1.68494	1.67466	1.66456	1.65463
0.05	1.64485	1.63523	1.62576	1.61644	1.60725	1.59819	1.58927	1.58047	1.57179	1.56322
0.06	1.55477	1.54643	1.53820	1.53007	1.52204	1.51410	1.50626	1.49851	1.49085	1.48328
0.07	1.47579	1.46838	1.46106	1.45381	1.44663	1.43953	1.43250	1.42554	1.41865	1.41183
0.08	1.40507	1.39838	1.39174	1.38517	1.37866	1.37220	1.36581	1.35946	1.35317	1.34694
0.09	1.34076	1.33462	1.32854	1.32251	1.31652	1.31058	1.30469	1.29884	1.29303	1.28727
0.10	1.28155	1.27587	1.27024	1.26464	1.25908	1.25357	1.24808	1.24264	1.23723	1.23186
0.11	1.22653	1.22123	1.21596	1.21073	1.20553	1.20036	1.19522	1.19012	1.18504	1.18000
0.12	1.17499	1.17000	1.16505	1.16012	1.15522	1.15035	1.14551	1.14069	1.13590	1.13113
0.13	1.12639	1.12168	1.11699	1.11232	1.10768	1.10306	1.09847	1.09390	1.08935	1.08482
0.14	1.08032	1.07584	1.07138	1.06694	1.06252	1.05812	1.05374	1.04939	1.04505	1.04073
0.15	1.03643	1.03215	1.02789	1.02365	1.01943	1.01522	1.01103	1.00686	1.00271	0.99858
0.16	0.99446	0.99036	0.98627	0.98220	0.97815	0.97411	0.97009	0.96609	0.96210	0.95812
0.17	0.95417	0.95022	0.94629	0.94238	0.93848	0.93459	0.93072	0.92686	0.92301	0.91918
0.18	0.91537	0.91156	0.90777	0.90399	0.90023	0.89647	0.89273	0.88901	0.88529	0.88159
0.19	0.87790	0.87422	0.87055	0.86689	0.86325	0.85962	0.85600	0.85239	0.84879	0.84520
0.20	0.84162	0.83805	0.83450	0.83095	0.82742	0.82389	0.82038	0.81687	0.81338	0.80990
0.21	0.80642	0.80296	0.79950	0.79606	0.79262	0.78919	0.78577	0.78237	0.77897	0.77557
0.22	0.77219	0.76882	0.76546	0.76210	0.75875	0.75542	0.75208	0.74876	0.74545	0.74214
0.23	0.73885	0.73556	0.73228	0.72900	0.72574	0.72248	0.71923	0.71599	0.71275	0.70952
0.24	0.70630	0.70309	0.69988	0.69668	0.69349	0.69031	0.68713	0.68396	0.68080	0.67764
0.25	0.67449	0.67135	0.66821	0.66508	0.66196	0.65884	0.65573	0.65262	0.64952	0.64643
0.26	0.64335	0.64027	0.63719	0.63412	0.63106	0.62801	0.62496	0.62191	0.61887	0.61584
0.27	0.61281	0.60979	0.60678	0.60376	0.60076	0.59776	0.59477	0.59178	0.58879	0.58581
0.28	0.58284	0.57987	0.57691	0.57395	0.57100	0.56805	0.56511	0.56217	0.55924	0.55631
0.29	0.55338	0.55047	0.54755	0.54464	0.54174	0.53884	0.53594	0.53305	0.53016	0.52728
0.30	0.52440	0.52153	0.51866	0.51579	0.51293	0.51007	0.50722	0.50437	0.50153	0.49869
0.31	0.49585	0.49302	0.49019	0.48736	0.48454	0.48173	0.47891	0.47610	0.47330	0.47050
0.32	0.46770	0.46490	0.46211	0.45933	0.45654	0.45376	0.45099	0.44821	0.44544	0.44268
0.33	0.43991	0.43715	0.43440	0.43164	0.42889	0.42615	0.42340	0.42066	0.41793	0.41519
0.34	0.41246	0.40974	0.40701	0.40429	0.40157	0.39886	0.39614	0.39343	0.39073	0.38802
0.35	0.38532	0.38262	0.37993	0.37723	0.37454	0.37186	0.36917	0.36649	0.36381	0.36113
0.36	0.35846	0.35579	0.35312	0.35045	0.34779	0.34513	0.34247	0.33981	0.33716	0.33450
0.37	0.33185	0.32921	0.32656	0.32392	0.32128	0.31864	0.31600	0.31337	0.31074	0.30811
0.38	0.30548	0.30286	0.30023	0.29761	0.29499	0.29237	0.28976	0.28715	0.28454	0.28193
0.39	0.27932	0.27671	0.27411	0.27151	0.26891	0.26631	0.26371	0.26112	0.25853	0.25594
0.40	0.25335	0.25076	0.24817	0.24559	0.24301	0.24043	0.23785	0.23527	0.23269	0.23012
0.41	0.22754	0.22497	0.22240	0.21983	0.21727	0.21470	0.21214	0.20957	0.20701	0.20445
0.42	0.20189	0.19934	0.19678	0.19422	0.19167	0.18912	0.18657	0.18402	0.18147	0.17892
0.43	0.17637	0.17383	0.17128	0.16874	0.16620	0.16366	0.16112	0.15858	0.15604	0.15351
0.44	0.15097	0.14843	0.14590	0.14337	0.14084	0.13830	0.13577	0.13324	0.13072	0.12819
0.45	0.12566	0.12314	0.12061	0.11809	0.11556	0.11304	0.11052	0.10799	0.10547	0.10295
0.46	0.10043	0.09791	0.09540	0.09288	0.09036	0.08784	0.08533	0.08281	0.08030	0.07778
0.47	0.07527	0.07276	0.07024	0.06773	0.06522	0.06271	0.06020	0.05768	0.05517	0.05266
0.48	0.05015	0.04764	0.04513	0.04263	0.04012	0.03761	0.03510	0.03259	0.03008	0.02758
0.49	0.02507	0.02256	0.02005	0.01755	0.01504	0.01253	0.01003	0.00752	0.00501	0.00251

0.1%きざみで与えた上側確率αを, 表の左と上の見出しから拾い, 対応する正の偏差xを読みとる。
例: α = 0.211に対するxは, 左の見出し0.21と, 上の見出しの0.001の交差点の0.80296である。
また, 5パーセント点としては, α = 0.05からx = 1.64485を得る。

7.3 t分布のパーセント点

$$t_\alpha(\nu) : \int_{t_\alpha(\nu)}^{\infty} \frac{1}{\sqrt{\nu}\, B\left(\frac{1}{2}, \frac{\nu}{2}\right)\left(1+\frac{t^2}{\nu}\right)^{\frac{\nu+1}{2}}}\, dt = \alpha$$

ν \ α (2α)	0.250 (0.500)	0.200 (0.400)	0.150 (0.300)	0.100 (0.200)	0.050 (0.100)	0.025 (0.050)	0.010 (0.020)	0.005 (0.010)	0.0005 (0.0010)
1	1.000	1.376	1.963	3.078	6.314	12.706	31.821	63.657	636.619
2	0.816	1.061	1.386	1.886	2.920	4.303	6.965	9.925	31.599
3	0.765	0.978	1.250	1.638	2.353	3.182	4.541	5.841	12.924
4	0.741	0.941	1.190	1.533	2.132	2.776	3.747	4.604	8.610
5	0.727	0.920	1.156	1.476	2.015	2.571	3.365	4.032	6.869
6	0.718	0.906	1.134	1.440	1.943	2.447	3.143	3.707	5.959
7	0.711	0.896	1.119	1.415	1.895	2.365	2.998	3.499	5.408
8	0.706	0.889	1.108	1.397	1.860	2.306	2.896	3.355	5.041
9	0.703	0.883	1.100	1.383	1.833	2.262	2.821	3.250	4.781
10	0.700	0.879	1.093	1.372	1.812	2.228	2.764	3.169	4.587
11	0.697	0.876	1.088	1.363	1.796	2.201	2.718	3.106	4.437
12	0.695	0.873	1.083	1.356	1.782	2.179	2.681	3.055	4.318
13	0.694	0.870	1.079	1.350	1.771	2.160	2.650	3.012	4.221
14	0.692	0.868	1.076	1.345	1.761	2.145	2.624	2.977	4.140
15	0.691	0.866	1.074	1.341	1.753	2.131	2.602	2.947	4.073
16	0.690	0.865	1.071	1.337	1.746	2.120	2.583	2.921	4.015
17	0.689	0.863	1.069	1.333	1.740	2.110	2.567	2.898	3.965
18	0.688	0.862	1.067	1.330	1.734	2.101	2.552	2.878	3.922
19	0.688	0.861	1.066	1.328	1.729	2.093	2.539	2.861	3.883
20	0.687	0.860	1.064	1.325	1.725	2.086	2.528	2.845	3.850
21	0.686	0.859	1.063	1.323	1.721	2.080	2.518	2.831	3.819
22	0.686	0.858	1.061	1.321	1.717	2.074	2.508	2.819	3.792
23	0.685	0.858	1.060	1.319	1.714	2.069	2.500	2.807	3.768
24	0.685	0.857	1.059	1.318	1.711	2.064	2.492	2.797	3.745
25	0.684	0.856	1.058	1.316	1.708	2.060	2.485	2.787	3.725
26	0.684	0.856	1.058	1.315	1.706	2.056	2.479	2.779	3.707
27	0.684	0.855	1.057	1.314	1.703	2.052	2.473	2.771	3.690
28	0.683	0.855	1.056	1.313	1.701	2.048	2.467	2.763	3.674
29	0.683	0.854	1.055	1.311	1.699	2.045	2.462	2.756	3.659
30	0.683	0.854	1.055	1.310	1.697	2.042	2.457	2.750	3.646
31	0.682	0.853	1.054	1.309	1.696	2.040	2.453	2.744	3.633
32	0.682	0.853	1.054	1.309	1.694	2.037	2.449	2.738	3.622
33	0.682	0.853	1.053	1.308	1.692	2.035	2.445	2.733	3.611
34	0.682	0.852	1.052	1.307	1.691	2.032	2.441	2.728	3.601
35	0.682	0.852	1.052	1.306	1.690	2.030	2.438	2.724	3.591
36	0.681	0.852	1.052	1.306	1.688	2.028	2.434	2.719	3.582
37	0.681	0.851	1.051	1.305	1.687	2.026	2.431	2.715	3.574
38	0.681	0.851	1.051	1.304	1.686	2.024	2.429	2.712	3.566
39	0.681	0.851	1.050	1.304	1.685	2.023	2.426	2.708	3.558
40	0.681	0.851	1.050	1.303	1.684	2.021	2.423	2.704	3.551
41	0.681	0.850	1.050	1.303	1.683	2.020	2.421	2.701	3.544
42	0.680	0.850	1.049	1.302	1.682	2.018	2.418	2.698	3.538
43	0.680	0.850	1.049	1.302	1.681	2.017	2.416	2.695	3.532
44	0.680	0.850	1.049	1.301	1.680	2.015	2.414	2.692	3.526
45	0.680	0.850	1.049	1.301	1.679	2.014	2.412	2.690	3.520
46	0.680	0.850	1.048	1.300	1.679	2.013	2.410	2.687	3.515
47	0.680	0.849	1.048	1.300	1.678	2.012	2.408	2.685	3.510
48	0.680	0.849	1.048	1.299	1.677	2.011	2.407	2.682	3.505
49	0.680	0.849	1.048	1.299	1.677	2.010	2.405	2.680	3.500
50	0.679	0.849	1.047	1.299	1.676	2.009	2.403	2.678	3.496
60	0.679	0.848	1.045	1.296	1.671	2.000	2.390	2.660	3.460
80	0.678	0.846	1.043	1.292	1.664	1.990	2.374	2.639	3.416
120	0.677	0.845	1.041	1.289	1.658	1.980	2.358	2.617	3.373
240	0.676	0.843	1.039	1.285	1.651	1.970	2.342	2.596	3.332
∞	0.674	0.842	1.036	1.282	1.645	1.960	2.326	2.576	3.291

自由度 ν（左の見出し）の t 分布で，上側確率 α（上の見出し）に対するパーセント点 $t_\alpha(\nu)$ を与えている。（注意：両側確率 2α に対する値を $100 \times 2\alpha$ パーセント点とよぶことが多い） $\nu = \infty$ のところは正規分布のパーセント点と一致する。
例：$\nu = 20$ で $\alpha = 0.05$ に対しては $t_{0.05}(20) = 1.725$ を得る。
また，両側で 0.05 のときは，この表では $\alpha = 0.025$ のところを引いて $t_{0.025}(20) = 2.086$ を得る。

7.4 χ²分布のパーセント点

$$\chi_\alpha^2(\nu) : \int_{\chi_\alpha^2(\nu)}^{\infty} \frac{1}{2\Gamma\left(\dfrac{\nu}{2}\right)} \left(\frac{\chi^2}{2}\right)^{\frac{\nu}{2}-1} e^{-\frac{\chi^2}{2}} d\chi^2 = \alpha$$

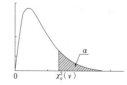

ν \ α	0.995	0.990	0.975	0.950	0.900	0.750
1	0.00004	0.00016	0.00098	0.00393	0.01579	0.10153
2	0.01003	0.02010	0.05064	0.10259	0.21072	0.57536
3	0.07172	0.11483	0.21580	0.35185	0.58437	1.21253
4	0.20699	0.29711	0.48442	0.71072	1.06362	1.92256
5	0.41174	0.55430	0.83121	1.14548	1.61031	2.67460
6	0.67573	0.87209	1.23734	1.63538	2.20413	3.45460
7	0.98926	1.23904	1.68987	2.16735	2.83311	4.25485
8	1.34441	1.64650	2.17973	2.73264	3.48954	5.07064
9	1.73493	2.08790	2.70039	3.32511	4.16816	5.89883
10	2.15586	2.55821	3.24697	3.94030	4.86518	6.73720
11	2.60322	3.05348	3.81575	4.57481	5.57778	7.58414
12	3.07382	3.57057	4.40379	5.22603	6.30380	8.43842
13	3.56503	4.10692	5.00875	5.89186	7.04150	9.29907
14	4.07467	4.66043	5.62873	6.57063	7.78953	10.16531
15	4.60092	5.22935	6.26214	7.26094	8.54676	11.03654
16	5.14221	5.81221	6.90766	7.96165	9.31224	11.91222
17	5.69722	6.40776	7.56419	8.67176	10.08519	12.79193
18	6.26480	7.01491	8.23075	9.39046	10.86494	13.67529
19	6.84397	7.63273	8.90652	10.11701	11.65091	14.56200
20	7.43384	8.26040	9.59078	10.85081	12.44261	15.45177
21	8.03365	8.89720	10.28290	11.59131	13.23960	16.34438
22	8.64272	9.54249	10.98232	12.33801	14.04149	17.23962
23	9.26042	10.19572	11.68855	13.09051	14.84796	18.13730
24	9.88623	10.85636	12.40115	13.84843	15.65868	19.03725
25	10.51965	11.52398	13.11972	14.61141	16.47341	19.93934
26	11.16024	12.19815	13.84391	15.37916	17.29189	20.84343
27	11.80759	12.87850	14.57338	16.15140	18.11390	21.74941
28	12.46134	13.56471	15.30786	16.92788	18.93924	22.65716
29	13.12115	14.25645	16.04707	17.70837	19.76774	23.56659
30	13.78672	14.95346	16.79077	18.49266	20.59923	24.47761
31	14.45777	15.65546	17.53874	19.28057	21.43356	25.39014
32	15.13403	16.36222	18.29076	20.07191	22.27059	26.30411
33	15.81527	17.07351	19.04666	20.86653	23.11020	27.21944
34	16.50127	17.78915	19.80625	21.66428	23.95225	28.13608
35	17.19182	18.50893	20.56938	22.46502	24.79666	29.05396
36	17.88673	19.23268	21.33588	23.26861	25.64330	29.97304
37	18.58581	19.96023	22.10563	24.07494	26.49209	30.89326
38	19.28891	20.69144	22.87848	24.88390	27.34295	31.81457
39	19.99587	21.42616	23.65432	25.69539	28.19579	32.73693
40	20.70654	22.16426	24.43304	26.50930	29.05052	33.66030
50	27.99075	29.70668	32.35736	34.76425	37.68865	42.94204
60	35.53449	37.48485	40.48175	43.18796	46.45889	52.29382
70	43.27518	45.44172	48.75757	51.73928	55.32894	61.69833
80	51.17193	53.54008	57.15317	60.39148	64.27785	71.14451
90	59.19630	61.75408	65.64662	69.12603	73.29109	80.62467
100	67.32756	70.06490	74.22193	77.92947	82.35814	90.13322
110	75.55005	78.45831	82.86705	86.79163	91.47104	99.66597
120	83.85157	86.92328	91.57264	95.70464	100.62363	109.21967
130	92.22246	95.45102	100.33126	104.66223	109.81103	118.79171
140	100.65484	104.03441	109.13687	113.65934	119.02926	128.38002
150	109.14225	112.66758	117.98452	122.69178	128.27505	137.98286
160	117.67926	121.34563	126.87005	131.75606	137.54569	147.59880
170	126.26130	130.06441	135.78996	140.84923	146.83888	157.22662
180	134.88445	138.82036	144.74126	149.96878	156.15263	166.86529
190	143.54533	147.61044	153.72135	159.11251	165.48525	176.51390
200	152.24099	156.43197	162.72798	168.27856	174.83528	186.17167

自由度 ν と上側確率 α を与えて, 対応するパーセント点 $\chi_\alpha^2(\nu)$ を読みとる表である。

0.500	0.250	0.100	0.050	0.025	0.010	0.005	α / ν
0.45494	1.32330	2.70554	3.84146	5.02389	6.63490	7.87944	1
1.38629	2.77259	4.60517	5.99146	7.37776	9.21034	10.59663	2
2.36597	4.10834	6.25139	7.81473	9.34840	11.34487	12.83816	3
3.35669	5.38527	7.77944	9.48773	11.14329	13.27670	14.86026	4
4.35146	6.62568	9.23636	11.07050	12.83250	15.08627	16.74960	5
5.34812	7.84080	10.64464	12.59159	14.44938	16.81189	18.54758	6
6.34581	9.03715	12.01704	14.06714	16.01276	18.47531	20.27774	7
7.34412	10.21885	13.36157	15.50731	17.53455	20.09024	21.95495	8
8.34283	11.38875	14.68366	16.91898	19.02277	21.66599	23.58935	9
9.34182	12.54886	15.98718	18.30704	20.48318	23.20925	25.18818	10
10.34100	13.70069	17.27501	19.67514	21.92005	24.72497	26.75685	11
11.34032	14.84540	18.54935	21.02607	23.33666	26.21697	28.29952	12
12.33976	15.98391	19.81193	22.36203	24.73560	27.68825	29.81947	13
13.33927	17.11693	21.06414	23.68479	26.11895	29.14124	31.31935	14
14.33886	18.24509	22.30713	24.99579	27.48839	30.57791	32.80132	15
15.33850	19.36886	23.54183	26.29623	28.84535	31.99993	34.26719	16
16.33818	20.48868	24.76904	27.58711	30.19101	33.40866	35.71847	17
17.33790	21.60489	25.98942	28.86930	31.52638	34.80531	37.15645	18
18.33765	22.71781	27.20357	30.14353	32.85233	36.19087	38.58226	19
19.33743	23.82769	28.41198	31.41043	34.16961	37.56623	39.99685	20
20.33723	24.93478	29.61509	32.67057	35.47888	38.93217	41.40106	21
21.33705	26.03927	30.81328	33.92444	36.78071	40.28936	42.79565	22
22.33688	27.14134	32.00690	35.17246	38.07563	41.63840	44.18128	23
23.33673	28.24115	33.19624	36.41503	39.36408	42.97982	45.55851	24
24.33659	29.33885	34.38159	37.65248	40.64647	44.31410	46.92789	25
25.33646	30.43457	35.56317	38.88514	41.92317	45.64168	48.28988	26
26.33634	31.52841	36.74122	40.11327	43.19451	46.96294	49.64492	27
27.33623	32.62049	37.91592	41.33714	44.46079	48.27824	50.99338	28
28.33613	33.71091	39.08747	42.55697	45.72229	49.58788	52.33562	29
29.33603	34.79974	40.25602	43.77297	46.97924	50.89218	53.67196	30
30.33594	35.88708	41.42174	44.98534	48.23189	52.19139	55.00270	31
31.33586	36.97298	42.58475	46.19426	49.48044	53.48577	56.32811	32
32.33578	38.05753	43.74518	47.39988	50.72508	54.77554	57.64845	33
33.33571	39.14078	44.90316	48.60237	51.96600	56.06091	58.96393	34
34.33564	40.22279	46.05879	49.80185	53.20335	57.34207	60.27477	35
35.33557	41.30362	47.21217	50.99846	54.43729	58.61921	61.58118	36
36.33551	42.38331	48.36341	52.19232	55.66797	59.89250	62.88334	37
37.33545	43.46191	49.51258	53.38354	56.89552	61.16209	64.18141	38
38.33540	44.53946	50.65977	54.57223	58.12006	62.42812	65.47557	39
39.33535	45.61601	51.80506	55.75848	59.34171	63.69074	66.76596	40
49.33494	56.33360	63.16712	67.50481	71.42020	76.15389	79.48998	50
59.33467	66.98146	74.39701	79.08194	83.29768	88.37942	91.95170	60
69.33448	77.57666	85.52704	90.53123	95.02318	100.42518	104.21490	70
79.33433	88.13026	96.57820	101.87947	106.62857	112.32879	116.32106	80
89.33422	98.64993	107.56501	113.14527	118.13589	124.11632	128.29894	90
99.33414	109.14124	118.49800	124.34211	129.56120	135.80672	140.16949	100
109.33406	119.60838	129.38514	135.48018	140.91657	147.41431	151.94848	110
119.33400	130.05459	140.23257	146.56736	152.21140	158.95017	163.64818	120
129.33395	140.48247	151.04520	157.60992	163.45314	170.42313	175.27834	130
139.33391	150.89410	161.82699	168.61295	174.64783	181.84034	186.84684	140
149.33387	161.29120	172.58121	179.58063	185.80045	193.20769	198.36021	150
159.33383	171.67521	183.31058	190.51646	196.91514	204.53009	209.82387	160
169.33381	182.04734	194.01741	201.42338	207.99543	215.81172	221.24242	170
179.33378	192.40864	204.70367	212.30391	219.04432	227.05612	232.61980	180
189.33376	202.75999	215.37106	223.16025	230.06439	238.26637	243.95940	190
199.33374	213.10219	226.02105	233.99427	241.05790	249.44512	255.26416	200

例： $\nu = 20$, $\alpha = 0.05$に対しては$\chi^2_{0.05}(20) = 31.41043$を得る。これは，自由度20の$\chi^2$分布では，$\chi^2 \geqq 31.41043$となる確率が0.05であることを意味する。

81 58 64 69 33	60 98 09 61 80	61 27 24 90 20	03 23 11 48 43	61 03 65 68 57
25 41 23 45 33	23 05 68 16 36	34 00 94 72 25	85 16 47 65 46	72 54 28 02 14
01 46 62 34 31	13 33 16 32 78	81 13 66 66 97	42 98 84 81 08	54 20 99 59 90
83 34 38 37 68	27 14 16 54 15	92 38 03 48 83	89 21 73 60 37	81 07 36 82 61
27 12 53 58 80	76 77 21 89 28	04 51 15 11 81	69 37 44 23 07	84 16 81 72 86
54 90 28 88 02	60 19 87 47 08	18 76 53 00 44	54 88 87 57 35	10 47 51 10 46
55 04 38 35 00	16 87 18 05 52	74 83 56 42 34	08 51 17 92 64	56 66 07 77 09
31 21 78 34 85	58 76 40 89 49	59 27 82 81 13	55 59 90 11 12	95 94 03 40 05
50 25 41 57 33	69 42 60 70 68	31 23 03 33 64	97 30 38 04 03	38 10 67 36 47
68 31 85 67 32	85 06 92 61 97	67 92 92 30 65	50 80 51 45 38	34 67 03 93 84
63 51 67 59 25	08 38 68 85 72	98 00 76 81 77	57 63 82 67 75	36 58 41 96 57
54 98 54 89 71	22 34 93 30 17	35 51 31 97 81	37 55 42 99 75	31 12 31 39 56
14 22 40 68 48	86 81 69 52 27	99 01 29 78 00	72 32 62 77 99	10 58 27 62 80
16 50 67 96 03	83 09 50 89 43	95 23 06 92 40	25 14 08 87 95	63 44 39 01 82
80 21 49 43 84	53 13 60 30 40	53 55 41 55 74	42 42 29 93 10	66 79 81 37 80
57 44 84 05 34	01 01 33 30 46	35 28 84 11 39	68 12 02 38 40	98 99 48 06 24
61 29 60 51 63	60 34 03 44 57	91 76 48 43 77	63 27 99 75 01	96 94 93 28 20
32 15 62 44 96	08 58 27 30 93	73 78 03 86 32	60 07 68 29 36	88 26 20 33 02
18 72 82 18 21	93 23 46 13 92	39 90 00 67 92	59 15 51 45 49	63 47 78 44 68
92 24 83 13 08	29 53 96 81 37	03 67 07 37 86	30 85 12 88 07	09 63 96 64 06
40 76 31 59 56	11 06 73 03 69	51 32 41 62 13	98 45 55 90 20	60 26 28 19 47
22 80 91 98 58	13 92 19 45 90	17 37 39 02 95	20 32 20 11 43	89 98 99 12 96
83 43 31 94 50	18 64 21 32 31	87 36 49 70 24	22 29 95 04 04	59 38 41 62 53
81 88 60 83 79	32 05 68 85 78	00 54 01 82 96	13 68 69 37 60	81 73 70 91 32
51 57 74 29 85	99 07 08 29 57	70 13 25 25 21	25 62 45 46 62	57 28 12 32 26
41 49 19 09 63	63 39 18 97 54	11 29 08 57 75	18 14 47 40 68	74 97 85 97 42
84 53 97 72 06	03 58 58 38 44	42 93 61 63 53	14 43 15 72 06	42 62 07 21 07
16 32 42 41 28	03 93 00 07 91	23 30 39 82 75	45 23 90 56 40	18 05 29 78 68
78 35 43 44 77	81 44 74 49 72	79 91 26 28 91	16 34 01 34 28	81 37 38 92 67
68 80 74 20 64	83 07 54 48 05	26 56 00 72 96	17 65 85 79 44	08 61 33 91 12
13 57 36 17 46	83 01 87 98 92	01 18 51 06 51	67 95 53 94 04	02 71 31 25 20
14 86 88 37 55	21 65 24 89 43	98 07 20 50 65	56 66 35 93 43	73 86 81 03 36
62 68 28 34 93	42 35 35 88 99	38 90 08 16 42	47 66 20 30 40	96 93 67 97 14
89 96 53 45 47	69 57 75 58 22	12 86 71 47 64	17 16 06 08 58	29 65 49 19 05
72 24 75 37 28	36 42 20 36 30	15 92 56 96 73	58 75 73 43 70	36 30 59 02 10
77 58 47 67 96	70 24 11 03 10	21 86 98 22 47	97 20 35 09 39	02 93 90 13 09
54 34 31 64 23	85 80 29 66 99	83 39 73 20 65	83 43 73 56 48	61 40 35 81 55
65 17 43 93 02	25 69 84 11 65	02 94 76 66 89	56 72 94 97 11	61 14 58 08 03
30 84 51 75 71	27 95 16 75 86	52 71 54 57 41	84 79 27 32 04	81 25 21 78 15
40 21 68 22 80	95 43 11 09 65	42 35 02 60 70	92 79 00 92 60	74 85 46 53 53
85 59 86 11 75	28 94 75 29 50	17 99 58 48 87	96 83 68 01 93	63 55 82 90 56
20 84 00 24 52	27 85 34 98 57	94 02 21 55 03	07 39 69 29 23	36 64 47 53 67
95 09 57 06 86	09 59 45 02 04	15 16 46 14 98	60 37 27 92 48	41 46 35 80 60
76 15 12 46 42	43 49 58 26 00	47 83 12 39 29	32 70 85 12 92	59 98 69 81 80
45 28 34 87 68	33 92 43 27 13	80 31 32 29 34	51 91 90 25 98	89 99 53 94 13
84 04 74 69 59	36 20 67 43 17	53 35 32 83 97	89 94 24 94 73	12 69 26 92 02
97 22 72 73 99	16 11 69 45 21	26 49 19 14 50	47 85 56 37 26	66 61 28 50 58
25 84 58 30 92	34 75 58 02 81	26 25 09 07 37	36 20 38 78 79	69 45 79 48 70
84 20 61 87 21	92 85 52 76 93	90 83 56 48 10	77 74 12 65 20	14 85 21 79 31
41 79 56 40 95	00 24 29 62 65	24 89 26 09 16	12 34 62 41 19	80 06 06 84 58

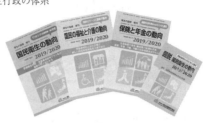

ギ リ シ ャ 文 字

大文字	小文字	読 み 方		大文字	小文字	読 み 方	
A	α	Alpha	（アルファ）	N	ν	Nu	（ニュー）
B	β	Beta	（ベータ）	Ξ	ξ	Xi	（クシイ）
Γ	γ	Gamma	（ガンマ）	O	o	Omicron	（オミクロン）
Δ	δ	Delta	（デルタ）	Π	π	Pi	（パイ）
E	ε	Epsilon	（イプシロン）	P	ρ	Rho	（ロー）
Z	ζ	Zeta	（ツェータ）	Σ	σ	Sigma	（シグマ）
H	η	Fta	（イータ）	T	τ	Tau	（タウ）
Θ	θ	Theta	（シータ）	Υ	υ	Upsilon	（ウプシロン）
I	ι	Iota	（イオタ）	Φ	ϕ	Phi	（ファイ）
K	κ	Kappa	（カッパ）	X	χ	Chi	（カイ）
Λ	λ	Lambda	（ラムダ）	Ψ	ψ	Psi	（プシー）
M	μ	Mu	（ミュー）	Ω	ω	Omega	（オメガ）

定価は表紙に表示してあります

厚生統計テキストブック　第7版

1987年12月16日　初版発行
1990年 3月 1日　第2版発行
1995年 4月 1日　第3版発行
2003年 3月25日　第4版発行
2009年 7月31日　第5版発行
2014年 8月15日　第6版発行
2017年 4月14日　第6版2刷発行
2020年 2月10日　第7版発行　〔無断転載を禁ず〕

編集・発行　一般財団法人　厚生労働統計協会
〒103-0001　東京都中央区日本橋小伝馬町4－9　小伝馬町新日本橋ビルディング3F
　　　　　　電話・（代表）03（5623）4123
　　　　　　編集部直通　03（5623）4124・FAX　03（5623）4125
　　　　　　URL：https://www.hws-kyokai.or.jp/
印刷　奥村印刷株式会社

※乱丁・落丁本はお取り替えいたします。
ISBN978-4-87511-809-1